한국 한의학을 만든 사람들 2

집필진

안상우　한국한의학연구원
이선아　전 한국한의학연구원
강연석　원광대학교 의사학교실
김남일　경희대학교 의사학교실
김홍균　한국전통의학史연구소
박성규　예올한의원
신동원　한국과학기술원 인문사회과학과
유호석　전북대학교 한국학자료센터
이병욱　동국대학교 원전의사학교실
이희환　전북대학교 역사교육과
정재서　이화여자대학교 중어중문학과
차웅석　경희대학교 의사학교실
홍세영　한의사, 저술가

한국 한의학을 만든 사람들 2

2015년 1월 15일 초판 발행 ● 한국한의학연구원 편저 ● 펴낸이 김기창
기획 임종수 ● 표지디자인 정신영 ● 본문디자인 최은경
펴낸곳 도서출판 문사철 ● 서울 종로구 명륜동 2가 93번지 두리빌딩 207호(110-522)
전화 02 741 7719 ● 팩스 0303 0300 7719 ● 전자우편 lihiphi@lihiphi.com
홈페이지 wwww.lihiphi.com
출판등록 제300-2008-40호

ISBN 978-89-93958-91-1
ISBN 978-89-93958-89-8 (세트)

※ 값은 뒤표지에 있습니다.

한국 한의학을 만든 사람들 2

한국한의학연구원 편저

도서출판문사철

발간에 즈음하여

아아, "예가 상실되면 재야에서 구한다.[禮失而求諸野]"고 하더니 그 말이 틀림없지 않은가! 지금 중국 천하가 모두 머리 깎고 오랑캐 옷을 입어 한관漢官의 위의威儀를 알지 못한 지 이미 100여 년인데, 유독 연희演戱 마당에서만 오모烏帽와 단령團領과 옥대玉帶와 상홀象笏(상아로 만든 홀)을 본떠서 장난과 웃음거리로 삼고 있다. 아아, 중원中原의 유로遺老들이 다 세상을 떠났지만, 그래도 혹시 낯을 가리지 않고는 차마 보지 못할 이가 있겠는가? 아니면 혹시 이 연희 마당에서 그것들을 즐겁게 구경하면서 예로부터 전해온 제도를 상상하는 이라도 있겠는가?

연암 박지원의 유명한 「자소집서自笑集序」의 일부입니다. 위의 글에서처럼 중국에서는 청나라가 들어선 뒤 변발하고 여진족의 복장을 하게 되어 옛 중국 전통복장은 연희 마당에서나 보면서 웃음거리가 된 상황이었습니다. 그리고 연암이 글을 쓰던 당시 우리나라 아낙들은 고려시대 때 내려온 원나라 궁중에서 유입된 복장을 우아한 것으로 쳐서, 전아한 옛 복식은 기생에게서나 볼 수 있는 상황이었다고 합니다. 전통에 외부의 압박이 들어오자 사람들의 관심이 벗어난 변방에서 오히려 전통을 간직하게 된다는 아이러니입니다.

오늘날 한의학은 새롭게 각광을 받으면서도 대내외의 위협 속에 놓여 있습니다. 특히 근거주의라는 외부적 논리에 의해 우리 것이 타자화되어 위협당하고, 악화되는 시장 상황 속에서 온갖 해괴한 퓨전들이 난무하고 있습니다. 어쩌면 한 세대가 지나면 우리가 알고 있는 전통적인 한의학은 한의원에서 찾는 것이 아니라 민간의 설화 속에 숨어버릴지도 모른다는 자괴감마저 듭니다. 우리는 이럴 때일수록 우리 전통이 어떠한 기반 하에서 형성되었으며 그 기반을 다진 이들의 땀방울이 어떻게 맺혀졌는지에 대한 진지한 고민이 필요하다고 생각합니다.

이 책에 소개되는 사람들은 익히 알려진 『동의보감』, 『의방유취』, 『향약집성방』 등 한의학이 한의학으로서의 특성을 뚜렷하게 가지게 한 서적들을 만들어낸 분들입니다. 다시 말해, 한의학을 만들어낸 사람들이라고 해도 과언이 아니라 할 것입니다. 저는 독자들께서 이 책을 읽어나가시면서 한 사람 한 사람의 구체적 개체로서의 사람이 구체적인 역사 속에서 어떻게 한의학을 자리매김하는지 알게 되시기를 간절히 바랍니다.

2014년 7월 필자를 대표하여
한국한의학연구원 안상우 쓰다

발간에 즈음하여 5

방사량 房士良

가계와 인맥 13 ▪ 수의학 분야의 성취 21 ▪ 사상과 정치적 견해 33 ▪ 향약정신의 표출 38 ▪ 약력 42

서 찬 徐贊

들어가는 글 45 ▪ 배주지사로 『대명률직해』의 인쇄를 담당함 47 ▪ 『삼화자향약방』을 보수하여 『향약간이방』을 편찬하여 간행함 50 ▪ 『향약간이방』의 내용을 통해 살펴본 서찬의 의학사상 53 ▪ 맺는말 63 ▪ 약력 67

윤 상 尹祥

들어가는 글 71 ▪ 향리의 신분에서 성균대사성의 자리에 오르다 73 ▪ 조선초 성리학의 적통으로 평가받다 80 ▪ 『향약구급방』의 발문을 쓰다 89 ▪ 맺는말 95 ▪ 약력 96

황자후 黃子厚

가계와 인맥 101 ▪ 향약을 보급하기 위해 노력한 황자후 108 ▪ 『향약구급방』, 『향약제생집성방』, 『향약집성방』의 심복통 관련 부분의 비교 111 ▪ 황자후가 건의한 향약채취 가공법 114 ▪ 의학 전문화와 처우 개선 123 ▪ 약력 127

김예몽 金禮蒙

가계 131 ▪ 생애 134 ▪ 학문 140 ▪ 의학관련 기록과 의학사상 145 ▪ 약력 153

유성원 柳誠源

묻혀버린 생애 157 ■ 가계와 인맥 160 ■ 조선초 의학인물들과의 관계 172 ■ 절개를 보인 의학인물 유성원 174 ■ 약력 180

김수온 金守溫

들어가는 글 183 ■ 불교에 심취한 가문에서 태어나다 185 ■ 생애와 관직생활 189 ■ 잇따른 서적편찬에 참여 192 ■ 의서 습독관제도와 유자들의 의학적 소양 198 ■ 드날린 문명 210 ■ 불교적 성향과 당대인들의 평가 214 ■ 당대인들과의 교류 220 ■ 약력 224

전순의 全循義

약력과 가계 229 ■ 구료하기 위해 살다 234 ■ 의학세계 262 ■ 학문세계 272 ■ 양생과 일화 286 ■ 약력 289

이 용 李瑢

시대적 배경 293 ■ 가계 298 ■ 생애 302 ■ 예술과 정치의 간극 309 ■ 잇따른 왕실 질병이 가져온 변화 319 ■ 약력 324

양성지 梁誠之

들어가는 글 329 ■ 생애와 가계 330 ■ 사상과 학문 332 ■ 『의방유취』 교정과 서적 편찬 338 ■ 그 밖의 서적 편찬과 제서유취 344 ■ 의학교육 351 ■ 의료행정 방면의 업적 354 ■ 양성지의 의학사상 358 ■ 맺는말 363 ■ 약력 365

임원준 任元濬

가계와 생애 369 ▪ 의료제도 개혁과 의약론 주해 378 ▪ 의서 편찬 385 ▪ 왕실진료와 국정활약 401 ▪ 학문세계 407 ▪ 약력 420

권 찬 權攅

안동권문의 후예로 태어나다 425 ▪ 학문적 성장 과정 430 ▪ 환로에 오르다 433 ▪ 윤소훈의 은덕을 입다 440 ▪ 남이의 난을 계기로 비상하다 447 ▪ 예종 독살설에 연루되다 452 ▪ 출중한 능력으로 성종의 총애를 받다 461 ▪ 선비는 자기를 알아주는 사람을 위해 죽는다 467 ▪ 의학적 성취 475 ▪ 약력 485

한계희 韓繼禧

생애와 가계 489 ▪ 순탄했던 관직생활 495 ▪ 고매한 인품과 학문세계 501 ▪ 김수온과 함께 한 불경간행 505 ▪ 『신응경』의 서문을 짓고 『의방유취』를 간행하다 507 ▪ 의학세계 513 ▪ 약력 519

서거정 徐居正

가계와 인맥 523 ▪ 의학과 관련한 활동 526 ▪ 15세기 왕실과 관료들의 의학적 성취 533 ▪ 조선 최고 문장가의 손을 거친 조선의학 541 ▪ 약력 543

방사량

房士良

가계와 인맥

송시열宋時烈의 5대손이자 학덕과 의역醫易에 뛰어났던 송환기宋煥箕(1728-1807)는 방사량房士良의 신도비神道碑에서 "행은杏隱공은 고려조 문덕文德과 제생濟生을 겸비한 현량賢良이다."라고 기록하고 있다. 여기에는 함축된 의미가 자못 깊다. 즉, 송환기의 말에 따르면 방사량은 문덕文德에다가 제생濟生까지 뛰어났다. 그의 평가에 근거하면 호號에 '행杏'자가 들어갔음은 당연히 정치가요 학자보다 의학자적인 설명이 강한 것이다.

방사량의 고명古名은 중량仲良이고, 본관은 남양南陽이며, 호號는 행은杏隱이다. 생몰연대는 알려진 게 없다. 다만 그가 우왕 3년(1377)에 과거에 급제한 기록과, 그의 차자인 방구달房九達이 태종 14년(1414)년에, 삼자三子인 구행九行이 세종 2년(1420)에 문과에 급제한 사실과 장자인 구성九成이 1390년경에 출생하였다는 기록, 그리고 공민왕 1년(1352)에 태어난 권근權近이 『향약제생집성방鄕藥濟生集成方』 발문에서 '방군사량房君士良'이라고 기록한 것으로 미루어 볼 때, 아마도 공민왕 조인 1352년 이후에 출생하였을 것으로 짐작된다.

방사량의 가계에 대한 기록은 『남양방씨대동보南陽房氏大同譜』와 『국조문과방목國朝文科榜目』을 통해 알 수 있다. 족보에는 방사량의 아버지는 광정대부匡靖大夫 문하평리門下評理 상호군上護軍을 지낸 주柱이며, 할아버지는 문하찬성사門下贊成事를 역임한 송연松衍, 그리고 증조부 역시 문하찬성사를 지낸 태보台輔라고 말하고 있다. 하지만 조선에 들어와 처음 급제한 방사량의 아들 방구달에 대한 『국조문과방목國朝文科榜目』의 기사에 의하면 "아버지는 사량士良, 할아버지는 주柱, 증조부는 태보台輔"라고 밝히고 있다. 즉, 방사량의 조부인 방송연方松衍의 존재에 대한 혼동이 있다. 한편 『증보문헌비고增補文獻備考』에는 방주房柱를 중시조로 언급하고 있고, 『씨족원류氏族源流』에도 방주의 윗대는 다만 삼한벽상공신三韓壁上功臣인 방이홍房李弘만이 기록되어 있다. 따라서 그의 정확한 가계기록에 대해서는 확실하게 말할 수 없다.

정종 1년(1399)에 『향약제생집성방鄕藥濟生集成方』이 『신편집성마의방新編集成馬醫方』, 『신편집성우의방新編集成牛醫方』과 함께 간행되었다. 간행 당시 권근權近은 그가 쓴 『향약제생집성방鄕藥濟生集成方』의 발문跋文에서, 이 세 권의 편찬을 담당한 인물로 좌정승左政丞 평양백平壤伯 조준趙浚, 우정승右政丞 상락백上洛伯 김사형金士衡, 예천백醴泉伯 권중화權仲和, 동지중추同知中樞 김희선金希善 및 제생원 근무자인 서원군西原君 한상경韓尙敬, 순흥군順興君 안경량安敬良, 김원경金元冏, 허형許衡, 이종李悰 그리고 방사량房士良을 기록하고 있다. 당시 방사량은 제생원濟生院에 근무하면서 저술에 참여하였던 것이다. 제생원은 태조 6년(1397) 8월 23일에 처음 설치되었으며, 사용되는 약재는 매년 혜민국惠民局의 예例에 따라 각 도에서 토산약재를 진상하도록 하였다. 태조는 또한 이 날 각 도 감사에게 지방의 의학교수관醫學教授官들의 능력에 따른 인사고과를 조사 보고하도록 하여 약재 및 진료에 대한 감독도 철저히 할 것을 명령하였다.

의약관직인 제생원이 의학자 방사량이 처음 복무한 곳은 아니다. 그는 고려 우왕 3년(1377)에 현량과賢良科에 급제하여 보문관寶文館 직제학直提學을 역임하였지만 공양왕조에 이미 겸전의시승兼典醫寺丞이란 의약에 관련된 벼슬을 지냈다. 1391년(공양왕 3) 3월에 겸전의시승兼典醫寺丞으로서 시무時務 11조를 올린 사실에서 알 수 있다. 시무 11조의 개요는 첫째, 검소함을 숭상하고 부화浮華함을 배척함이요, 둘째, 외국의 생산물들을 다투어 사들여 사치하는 풍습을 버려야 하며, 셋째, 혼인할 때는 토산면포土産綿布를 사용함으로써 비용으로 인한 혼인시기를 잃지 않도록 바르게 잡으며, 넷째, 상공업자들의 수입에 징세한다. 다섯째, 동유기銅鍮器 대신 본토에서 생산되는 자기瓷器나 목기木器만을 사용하며, 여섯째, 관官에서 주전鑄錢과 저폐楮幣를 제조하여 사용하고, 일곱째, 서북면의 관군官軍과 천호千戶를 양부兩府 육조六曹에서 천거케 할 것이요, 여덟째, 우마牛馬를 외국에 밀매치 못하도록 금할 것이며 아홉째, 출역出役 대신으로 징포徵布제도를 폐하며 열 번째, 선인들의 묘소 근처에서 땔나무를 금하며 열한 번째는 훈열공신 중에 불행히 형륙刑戮에서 빠진 자는 포증襃贈하여 혼령을 위로해야 한다고 당시 조정에서 절실히 시행해야 하는 내용을 상소하였던 것이다.

    방사량은 당시 정치상황이 날로 변해가자 개성 구리동을 떠나 가솔을 이끌고 남양으로 내려와 은거하였다. 고려가 망하자 두문불출하고 날마다 개경을 바라보며 절을 하며 정성을 다하였다. 그가 언제부터 다시 조선왕조에 봉직하게 되었는지는 정확한 기록이 없어 알 수 없다. 다만 태조는 조선을 건국하고 '의학醫學은 사람을 살리는 방법이요, 율학律學은 정치를 돕는 기구器具'로 보았고, 태조 2년(1393) 7월 14일에는 의학과 율학에 통달한 인재들을 충원하도록 하였는데, 아마 이 이후로 조정에 다시 참여하지 않았나 생각된다. 『향약제생집성방』을 간행할 당시 제생원의 최고위직 관리는 한상경과 안경량이며, 방사량을 비롯한 김원경, 허형, 이종은 이 두 사람 밑에서 실무와 의약을 담당하였던 전문가로 관직명은 지제생원사知濟生院事였던 것 같다. 지제생원사知濟生院事라는 것은 제생원濟生院의 지사知事를 말하는 것이다. 『향약제생집성방』의 간행과 관련된 인물들 중 조준, 김사형, 권중화, 김희선, 한상경, 안경량은 조선의 개국공신들로서 인적 정보와 행적이 널리 알려져 있는데, 이들을 제외한 나머지 김원경, 이종의 인적 정보와 행적은 현재 찾을 수 없다. 허형의 경우도 인적 정보를 확인할 길이 없는데, '허형'이라는 이름으로 태종, 세조 때 역모와 관련된 일로 귀양간 기록이 실록의 기사에 몇 차례 검색되나 동일 인물인지의 여부는 알 수 없다. 김원경, 이종, 허형 등이 어느 정도의 의학전문 인력인지에 대해 알 수는 없지만 다행히도 방사량의 인적 정보와 행적이 다소간 남아 있을 뿐 아니라, 의학 전문가로 기술되어 있어서 여말선초 향약의학의 인물연구에 큰 실마리를 제공하였다.

　여말선초 향약의학 인물을 연구하는 관점에서 권중화權仲和(1322-1408)와 방사량의 관계는 예사롭게 보이지 않는다. 고려 우왕 3년(1377)에 별장別將(정7품)으로 근무하던 방사량은 예부시禮部試에 급제하였다. 이 때 지공거知貢擧는 권중화로 국가 행정을 총괄하는 직책인 정당문학政堂文學으로 재임중이었으며 나이는 56세였다. 방사량의 나이는 대략 20대 후반이었을 것이다.

　예부시는 고려시대 예부禮部에서 주관하는 과거의 본시험을 말하는 것으로, 예비고시인 국자감시國子監試를 거친 후에야 응시할 수 있었다. 7품 이하의 관료 또는 국자감생 가운데 성적이 우수한 학생은 곧장 예부시 응시 자격을 주기도 하였는데, 방사량이 국자감시를 거쳐서 예부시를 쳤는지 그렇지 않고 7품 이하의 관료로 근무하면서 예부시를 쳤는지는 확인할 길이 없다. 당시 고시관의 정식명칭은 지공거, 동지공거同知貢擧라 하였으며, 일명 은문恩門 또는 좌주座主라 부르기도 하였다. 한편 수험생을 거사擧士 또는 문생門生이라고 하여 부자의 예를 행할 정도로 고시관과 급제자의 관계는 각별하였다. 고려 말 좌주와 문생이 연결되어 정치세력을 형성하거나 과거시험의 부정이 잇따르는 불미스러운 일들이 일어나기도 하였다. 공민왕 16년(1367)에는 이러한 문제점을 없애 보려고 국왕이 직접 시험을 주관하기도 하였으며 이처럼 과거의 고시관과 수험생의 관계가 한참 밀접한 관계를 맺던 시절의 좌주 문생 관계를 맺은 사이가 권중화와 방사량이었다.

권중화의 자는 용부容夫이고, 호는 동고東皐이며 시호는 문절文節이다. 권중화는 공민왕 2년(1353) 을과乙科 제2인으로 급제하여 대언代言, 지신사知申事 등의 관직을 지내면서 공민왕의 총애를 받았다. 우왕禑王 때에는 정당문학政堂文學에 이어 정2품인 문하찬성사門下贊成事에 이르렀다. 아버지 권한공을 비롯 인척 관계인 권보, 이제현, 이색 등과 교우하며 성리학을 공부하며 관학을 부흥시킨 인물로 공민왕의 개혁정책에 이바지하였다. 공양왕 2년(1390)에는 이초彝初의 옥獄에 연루되었다 하여 유배되었으나, 곧 풀려나와 문하찬성사門下贊成事, 상의찬성사商議贊成事를 역임하였다.

조선의 개국에 이바지하여 예천백醴泉伯으로 임명되어 공신이 되었고, 이후 도평의사사都評議司使, 판문하부사判門下府事, 사은사謝恩使, 영의정領議政 등 핵심적인 역할로 태조와 태종을 도왔다. 태조 3년(1394)에는 태조가 60세를 넘자 기사耆社를 설치하여 70세 내외의 2품관 이상의 관료와 함께 이름을 올려 재산을 나누어 주고 연회를 즐긴 기로소耆老所에 들어간 첫 인물이 되기도 하였다.

고사故事에 정통하였고 글씨를 잘 썼으며, 행정가이면서 음양陰陽, 오행五行, 천문天文, 지리地理, 풍수風水와 의학醫學을 두루 섭렵한 성리학자였다. 특히 고려시대『삼화자향약방三和子鄕藥方』이 너무 소략하여『향약간이방鄕藥簡易方』을 직접 저술한 것으로 알려져 있으며, 이『향약간이방』을 토대로 하여『향약제생집성방』을 집필하는 데에도 깊숙이 관여하였다. 권근의『향약제생집성방』발문에는 "조준과 김사형이 총괄하였고, 권중화는 정미롭고 넓은 지식으로 책을 편찬하고, 김희선은 힘을 써 간행하게 하였다."고 밝히고 있는 것으로 보아 권중화가 책 내용의 실질적인 책임자였다. 권중화가 실질적인 내용을 총괄 편찬한 것으로 보아 정치적으로 부자지간처럼 가깝고, 권중화의 의학세계를 누구보다 잘 이해하고 있으며, 제생원 내에서 의학에 정통하여 많은 활약을 했던 방사량이『향약제생집성방』이 집필되던 1399년에 핵심적인 역할을 담당했을 개연성은 매우 높아진다.

방사량은 공양왕, 그리고 정몽주鄭夢周와의 관계도 역시 밀접하였던 것으로 보인다. 그가 1391년 시무 11조를 공양왕에게 올린 것으로 유명한데, 시무 11조를 제출한 때인 공양왕 3년은 이성계가 위화도에서 회군(우왕 14년, 1388)하고서 3년이 지난 때이며, 조선이 개국

되고 정몽주가 살해(공양왕 4년, 1392)되기 1년 전이다.

방사량이 시무 11조를 올릴 때의 직책은 중랑장中郞將 겸 전의시승典醫寺丞이었다. 중랑장은 정5품 무관직으로 1,000명으로 조직된 영領을 지휘하던 장군將軍에게 2명씩 딸려 있던 보좌관이다. 전의시典醫寺는 태의감太醫監 또는 사의서司醫署로 불리던 고려시대 의약 치료 및 교육의 최고기구이다. 그런데 시무 11조의 내용은 일반적인 무관이나 의관의 범위를 크게 벗어나 국정 전반에 관한 것이었고, 공양왕이 크게 받아들여 방사량을 형조정랑刑曹正郞으로 삼았다. 방사량의 시무 11조를 받아들이고 형조정랑으로 임명한 것은 공양왕 또는 고려왕조를 유지하고 싶었던 정몽주 등의 세력에게 중용을 받은 것으로 보인다.

한편 조선 개국 후 정종 원년(1399)에 제생원濟生院에서 『향약제생집성방』 30권을 간행刊行할 때 덧붙여 간행된 『신편집성마의방』과 『신편집성우의방』의 서문에는 방사량의 직위와 직책이 잘 나와있다. 이 서문에 "봉렬대부奉列大夫 전의소감典醫少監 지제생원사知濟生院事 남양南陽 방사량房士良은 서문을 쓰다."라고 되어 있다. 대부大夫는 4품 이상의 관직에 부여되는 관계이며, 그 중 봉렬대부奉列大夫는 조선초 정4품의 동반東班에게 주어졌다.

전의감은 고려말의 전의시典醫寺를 개편한 조직으로 직제는 거의 비슷하며 전의소감典醫少監은 종4품의 직제에 해당된다. 제생원濟生院은 태조 6년(1397) 조준趙浚(1346-1405)의 건의로 설치되었다. 기본적으로는 빈민들을 구제하는 구료기관이었지만, 의녀醫女를 양성하는 교육기관, 각 도의 향약재鄕藥材를 수납輸納하고 보관하는 향약기관,

『향약제생집성방鄕藥濟生集成方』을 출판한 의학연구기관의 역할까지도 맡아보았다. 관원으로는 설치 당시에 지사知事, 영令, 승丞, 주부注簿, 녹사錄事 등을 두었다가 나중에 혜민서惠民署에 통합되었다.

房士良

수의학獸醫學 분야의 성취

『신편집성마의방新編集成馬醫方』과 『신편집성우의방新編集成牛醫方』은 정종 원년(1399)에 제생원濟生院에서 『향약제생집성방』 30권을 간행할 때 덧붙여 간행되었다. 초간 후에도 선조 13년(1580)과 인조 11년(1633)에 재간행되었다. 하지만 우리나라에는 한독의약박물관에 필사본이 소장되어 있을 뿐 목판본은 남아있지 않다. 다만 일본에 삼목청三木淸의 소장본이 전하고 있다. 이 목판본을 만주滿洲 봉천화문재奉天華文齋에서 영인한 것이 현재 고려대학교 도서관에 소장되어 있다. 일본에서는 『조선우마의방朝鮮牛馬醫方』이라는 이름으로 전주판본이 2차례 이상 번각翻刻되었다고 한다.

방사량의 서문에 의하면 이 책은 좌정승 조준趙浚과 우정승 김사형金士衡의 기획에 의해 예천백 권중화權仲和와 서원군 한상경韓尙敬이 마방馬方에 관련된 것들을 모아 편찬한 것으로서 송나라와 원나라때의 관련의서에서 효과가 있는 처방을 고르고 고려인들의 수의학에 관한 노하우를 채집하여 편찬한 것이라고 하였다.

고려말과 조선초 여러 차례에 걸친 외침의 시기에 향약의서와 함께 말과 소에 대한 수의서를 출판하였다는 점, 특히 1633년 인조 대에 청淸과의 관계가 악화되자 『향약집성방』 뿐 아니라 이 『우마의방』을 또 출판하였다는 것은 당대의 향약의학과 수의학이 일종의 군진의학서軍陣醫學적인 성격을 갖고 있었다는 점을 부인하기는 어려울 것이다.

본문의 내용은 첫머리에 좋은 말의 그림, 털에 대한 그림, 수요를 알아보는 법, 치아를 보는 법, 말을 기르는 법 등을 설명하고 있다. 질병 각론에서는 오장五臟, 풍문風門, 제황문諸黃門, 제창문諸瘡門, 골안문骨眼門, 제열문諸熱門, 습역문濕疫門, 비상문鼻顙門, 후종문喉腫門, 타파문打破門, 소제문瘙蹄門, 개창문疥瘡門, 잡병문雜病門으로 나누어 그림과 함께 설명하고 있다. 이 책은 당시 고려인들의 수의에 관한 경험도 다수 채록하였는데 내용 중에 '동인경험목양법東人經驗牧養法', '동인경험방국출산방東人經驗方麴朮散', '동인경험치창만방東人經驗治脹滿方', '동인경험치마개東人經驗治馬疥' 등이 있다. 또 여기에는 '향명鄕名…', '향운鄕云…'이라 표기하고 향약명鄕藥名을 주석으로 달아놓고 있어 향약에 대한 고려 수의학의 전통을 확인할 수 있다.

말의 질병치료에도 사람처럼 오장과 십이경락을 모두 활용하였고, 인삼人蔘, 황기黃芪, 하수오何首烏 등 고가의 약재를 활용한 복합처방도 많이 나온다. 이렇듯 고가의 약재를 사용했다는 것은 말이 비쌌기 때문이라 생각할 수도 있지만 군마軍馬로서 비용만으로 설명할 수 없는 가치를 지니고 있기 때문이 아닌가 생각된다. 또한 고가의 약재를 대신하여 사용하는 약을 표기한 경우도 많은데 이는 이동 중에 제때 약을 구할 수 없을 경우가 많았기 때문이라 생각된다. 또한 '골격지도骨格之圖', '혈명지도穴名之圖'라 하여 해부 경혈도에 해당하는 말 그림이 있고 인체의 12경락에 해당하는 육양六陽, 육음도六陰圖를 두어 말의 경락을 표시하고 있다.

『신편집성마의방』은 1권 1책의 구성으로 총 38문인 「양마상도良馬相圖」, 「양마선모지도良馬旋毛之圖」, 「상모선가相毛旋歌」, 「상수요相壽夭」,

「변노마형상지도辨駑馬形狀之圖」,「상치도相齒圖」,「효혈법效血法」,「상마첩법相馬捷法」,「양마법養馬法」,「사부마령불투지법飼父馬令不鬪之法」,「사정마경실지법飼征馬硬實之法」,「동인경험목양지법東人經驗牧養之法」,「오로론五勞論」,「칠상론七傷論」,「삼십사마병상도병약三十四馬病狀圖幷藥」,「진후마병맥진후마병맥診候馬病脈」,「골명지도骨名之圖」,「용명지도宂名之圖」,「백악침경伯樂鍼經」,「택혈기일擇血忌日」,「마본명馬本命」,「육양륙음도六陽六陰圖」,「오장각부병증치五臟各附病證治」,「풍문風門」,「오장한五臟汗」,「오장황五臟黃」,「제황문諸黃門」,「제창문諸脹門」,「골안문骨眼門」,「제열문諸熱門」,「온역문溫疫門」,

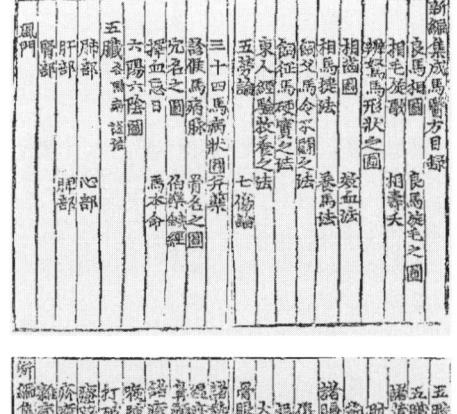

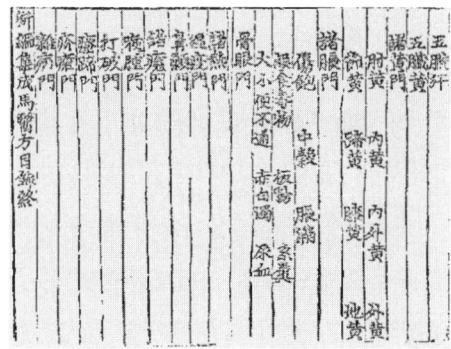

「신편집성마의방」의 목차

「비상문鼻顙門」, 「제창문諸瘡門」, 「후종문喉腫門」, 「타파문打破門」, 「소제문瘙蹄門」, 「개창문疥瘡門」, 「잡병문雜病門」으로 구성되어 있다.

목차 구성은 위에 보는 바와 같이 병렬식으로 전개되어있으나, 내용에 따라 아래 표에서 설명한 바와 같다.

『신편집성마의방』의 주제별 내용 분류

총론	좋은 말을 선택하기 위한 기준	「양마상도(良馬相圖)」, 「양마선모지도(良馬旋毛之圖)」, 「상모선가(相毛旋歌)」, 「상수요(相壽夭)」, 「변노마형상지도(辨駑馬形狀之圖)」, 「상치도(相齒圖)」, 「상마첩도(相馬捷法)」
	말을 기르는 방법	「효혈법(效血法)」, 「양마법(養馬法)」, 「사부마령불투지법(飼父馬令不鬪之法)」, 「사정마경실지법(飼征馬硬實之法)」, 「동인경험목양지법(東人經驗牧養之法)」
	말을 잘못 다루었을 때 생기는 병	「오로론(五勞論)」, 「칠상론(七傷論)」
	말의 진단법	「삼십사마병상도병약(三十四馬病狀圖幷藥)」, 「진후마병맥(診候馬病脈)」
	침구법	「골명지도(骨名之圖)」, 「혈명지도(穴名之圖)」, 「백악침경(伯樂鍼經)」, 「택혈기일(擇血忌日)」, 「마본명(馬本命)」, 「육양륙음도(六陽六陰圖)」
각론	질병각론	「오장각부명증치(五臟各附病證治)」, 「풍문(風門)」, 「오장한(五臟汗)」, 「오장황(五臟黃)」, 「제황문(諸黃門)」, 「제창문(諸脹門)」, 「골안문(骨眼門)」, 「제열문(諸熱門)」, 「온역문(溫疫門)」, 「비상문(鼻顙門)」, 「제창문(諸瘡門)」, 「후종문(喉腫門)」, 「타파문(打破門)」, 「소제문(瘙蹄門)」, 「개창문(疥瘡門)」, 「잡병문(雜病門)」

좋은 말을 선택하기 위한 기준의 부분에서는 어떠한 말이 좋은 말인지는 상세히 논하지 않았지만, 「양마상도良馬相圖」, 「양마선모지도良馬旋毛之圖」, 「변노마형상지도辨駑馬形狀之圖」, 「상치도相齒圖」 등에서 그림으로 표현하고 설명을 덧붙여 쉽게 알아볼 수 있도록 하였다.

말을 기르는 방법에는 좋은 말을 기르기 위한 방법을 제시하고 있다. 특히 「동인경험목양지법東人經驗牧養之法」에는 경험을 통해 얻어진 우리나라 고유의 목양법을 서술하고 있으므로 주목할만 하다.

「오로론五勞論」과 「칠상론七傷論」에서는 말을 잘못 다루어 허로虛勞가 된 것을 다루고 있다. 「오로론」에는 근로筋勞, 골로骨勞, 피로皮勞, 기로氣勞, 혈로血勞를, 「칠상론」에는 한상寒傷, 열상熱傷, 수상水傷, 기상飢傷, 포상飽傷, 비상肥傷, 주상走傷을 설명하였다.

말을 잘못 다루었을 때 생기는 병에 대해 원인과 증상만 간략히 설명하고 있으며, 구체적인 치료법은 나타나 있지 않다. 구체적인 치료법은 각론에서 자세히 다루고 있기 때문인 것으로 보인다.

말의 진단법은 「삼십사마병상도병약三十四馬病狀圖幷藥」과 「진후마병맥診候馬病脈」으로 나뉘어 설명되어 있다. 한의학의 망문문절望聞問切 사진四診 중 「삼십사마병상도병약」은 망진과 문진에 해당되고, 「진후마병맥」은 절진에 관련된 설명이라 하겠다. 한의학의 사진중 문진問診은 생략되어 있는데, 문진은 동물이라는 특징상 문답식 대화가 불가하기 때문이다.

침구법은 「골명지도骨名之圖」, 「혈명지도穴名之圖」, 「백악침경伯樂鍼經」, 「택혈기일擇血忌日」, 「마본명馬本命」, 「육양륙음도六陽六陰圖」에 자세히 기록되어 있다. 해부학적인 기준이 되는 뼈의 구조에 대한 그림을 싣고, 이어 각 혈의 위치와 주치증에 대한 설명이 있다. 그리고 보사법의 중요성과 침치료시 날짜를 선택하는 법과 주의해야 할 사항들이 기록되어 있다. 구체적인 설명보다는 그림으로 간단히 표현하였다.

질병각론에는 각각의 질병별로 분류를 하여 치료법을 서술하고 있다. 구성은 「오장각부병증치五臟各附病證治」, 「풍문風門」, 「오장한五臟

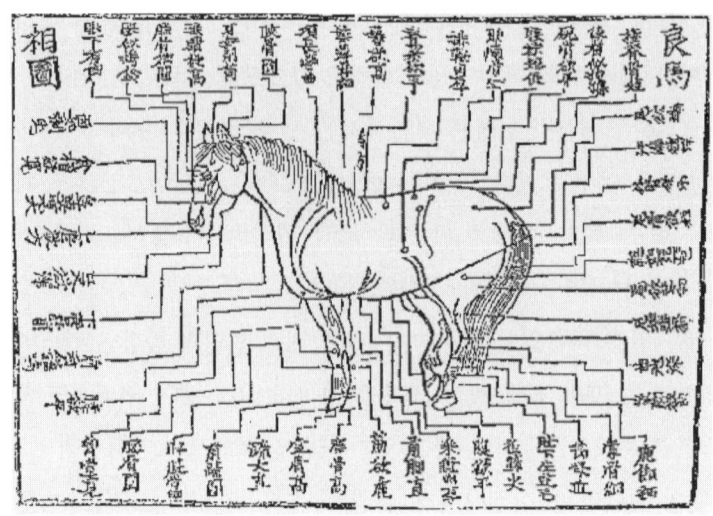

양마상도(良馬相圖)

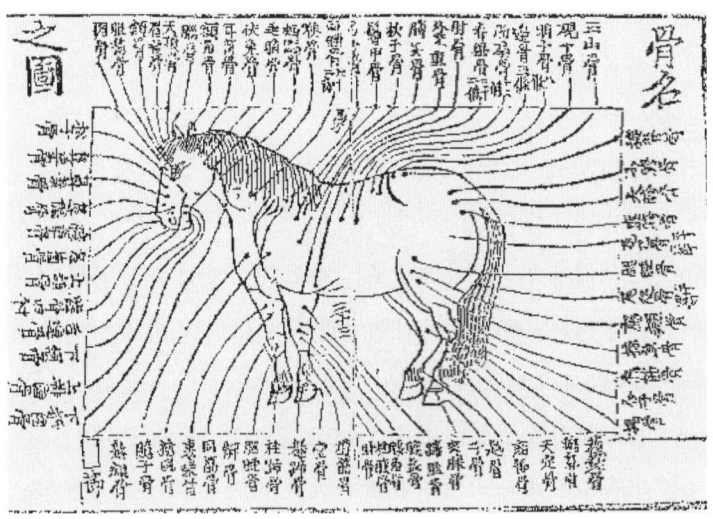

골명지도(骨名之圖)

汗」, 「오장황五臟黃」, 「제황문諸黃門」, 「제창문諸脹門」, 「골안문骨眼門」, 「제열문諸熱門」, 「온역문溫疫門」, 「비상문鼻顙門」, 「제창문諸瘡門」, 「후종문喉腫門」, 「타파문打破門」, 「소제문瘙蹄門」, 「개창문疥瘡門」, 「잡병문雜病門」으로 분류하여 다양한 치법이 나와 있다. 치법은 약재를 달여주는 처방이 가장 많지만, 침과 뜸 등을 활용한 치법도 보인다.

『신편집성마의방』 중 「삼십사마병상도병약三十四馬病狀圖幷藥」에서는 망진望診과 문진聞診을, 「진후마병맥候馬病脈」에서는 절진切診에 대해 서술하였다. 말의 진단법 중 찾아볼 수 있는 특징을 설명해보고자 한다.

첫째, 망진은 『신편집성마의방』에 나타난 진단 방법 중 가장 큰 비중을 차지하고 있다. 말이 취하는 행동이나 겉으로 드러난 증상을 통해 말의 상태를 파악하는 과정이다. 「삼십사마병상도병약」에는 34종의 질병별로 말의 상태를 특징적인 자세와 행동 중심으로 그림을 통해 자세히 표현하였다. 따라서 그림만 보더라도 쉽게 말의 상태를 알아볼 수 있다. 그리고 그림 밑에는 설명을 덧붙여 정확한 이해를 돕고 있다.

둘째, 문진은 「삼십사마병상도병약」에 망진과 함께 문진을 기록하고 있다. 문진과 관련된 내용은 34가지 질병 중 전결기와前結起臥에 '때때로 일어났다 누웠다하며 호흡이 거칠다'는 내용과 냉통기와冷痛起臥에 '때때로 배에서 우뢰소리가 난다'는 내용, 모두 두 곳에만 기록되어 있다. 34가지 질병에서 활용되고 있는 망진에 비하면 기록된 부분의 수도 적고, 특징적 행동에 대한 설명 뒤에 부가적인 설명 형태로 기록되어 있다.

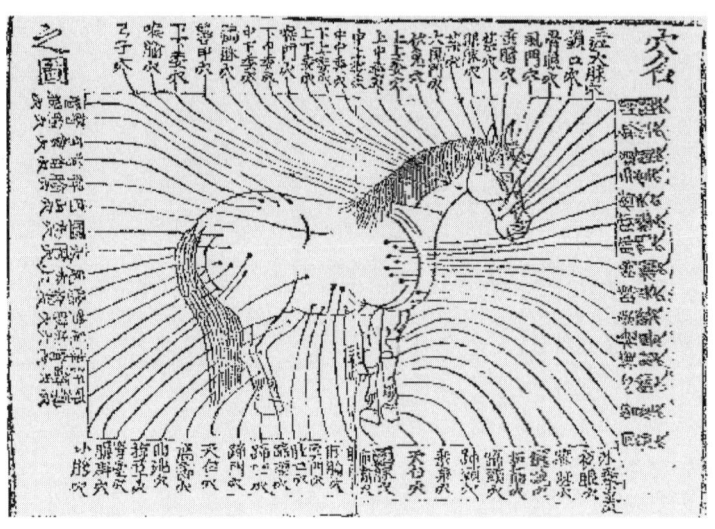

혈명지도(穴名之圖)

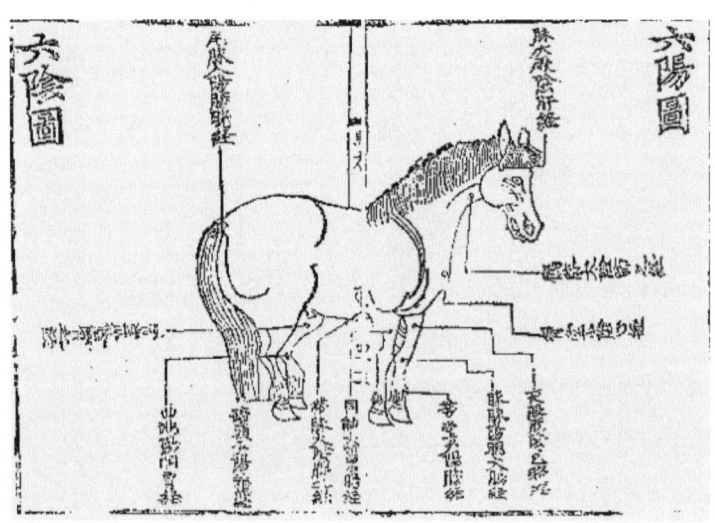

육양도(六陰圖), 육음도(六陽圖)

셋째, 절진은「진후마병맥」을 통해 특징을 살펴볼 수 있다. 말의 맥 짚는 곳은 양쪽 겨드랑이 아래다. 앞다리와 뒷다리의 맥을 모두 잡게 되는데, 왼편에서는 오장의 맥을 잡고, 오른편에서는 생사를 구분하는 맥을 잡게 된다. 내용이 망진에 비해 적고 단순하며, 사람의 맥법에 비해서도 그 내용이 간략한 것으로 보아, 절진은 크게 발달하지 못했음을 알 수 있다.

『신편집성마의방』에는 중국의 기록과 차별되는 우리나라만의 고유의 경험을 서술하고 '동인경험東人經驗'이라는 문구를 붙여 차별성을 두었다. 이는『신편집성마의방』에서「동인경험목양법東人經驗牧養法」,「비론脾論」,「제창문諸瘡門」,「개창문疥瘡門」등 총 4곳에서 발견된다.

「동인경험목양법」에는 국내에서 쓰던 목양법을 다루고 있다. 특히 안장을 중요하게 다루고 있는데, 이는 다른 부분에서는 보이지 않는 우리 목양법의 특징적인 것이다.

겨울과 봄에 사람이 탄 후 말이 피로하여 땀이 흐를 때는 안장을 풀지 말고 천천히 솔질을 해야 하며, 이때 안장을 풀면 혈한풍에 걸린다. 땀이 없으면 안장을 벗긴 뒤, 마의馬衣를 입히고, 말재갈을 풀어 주어야 한다.

기존의 목양법이 의식주 중에 먹는 것과 기르는 공간 등의 식食과 주住에 초점이 맞춰져 있었다면, 말을 감싸주는 안장과 옷 등의 의衣에 대해 다룬 것은 특징적이라고 할 수 있다. 그리고 치료 의학의 범주에 한정하는 것이 아니라 예방 의학의 범주로까지 확장해서 생각하고 있었다는 것을 알려준다.

한편 월별月別 방목법에 대해서도 서술하고 있다. 이는 중국과 다

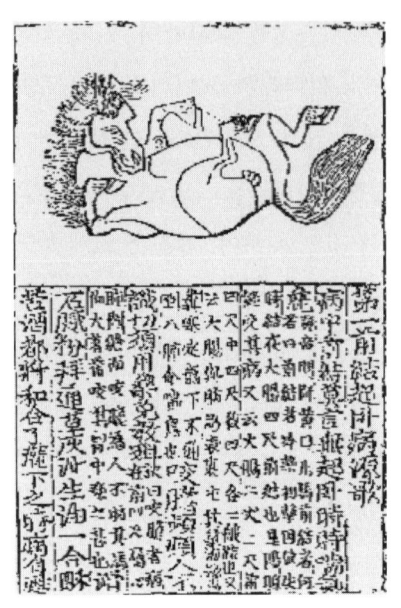

제일전결기와병원가(第一前結起臥病源歌)
「삼십사마병상도병약(三十四馬病狀圖并藥)」에는 그림과 그 밑에 달린 설명이 모두 34개가 서술되어 있다. 모두 행동과 자세에 대한 서술이며, 제일전결기와병원가(第一前結起臥病源歌)와 제사냉통기와병원가(第四冷痛起臥病源歌)에만 문진(聞診)과 관련된 내용이 등장한다.

른 우리 기후에 적합한 방법을 경험적으로 쌓아 완성된 것으로 생각된다.

『신편집성마의방』의 침구치료법의 근간은 당나라 수의학 서적인『사목안기집司牧安驥集』에서 인용하였다.「골명지도」,「혈명도」,「육음도」,「육양도」 등의 그림을 비롯해,『사목안기집』에서 혈자리에 대해 설명한「백락침경」까지의 내용을 인용하였다. 하지만『신편집성마의방』의「혈기일血忌日」과「마본명일馬本命日」의 내용은 같은 내용이『사목안기집』에 나오지만, 인용 문구 뒤에 주의점과 부가적인 설명을 달아 활용에 도움을 주고 있다. 그리고『사목안기집』에 보이는「백락서락도가결伯樂書烙圖歌訣」과 같은 내용은 생략하였다. 이는 필요하고 간결한 내용만 인용하여 보다 실용적으로 활용하고자 하는 의도가 보이는 부분으로 생각된다.

「백락침경」에 서술되어 있는 혈은 골맥혈을 시작으로 모두 71개가 서술되어 있다. 각각의 혈별로 혈위, 자침법, 사용하는 침의 종류, 치료적응증에 대하여 서술하고 있다.

하지만 다른 혈들의 서술 순서를 본다면 크게 규칙이 없다. 부위별, 자침법, 치료적응증 등을 기준으로 살펴보아도 서술 순서의 규칙을 찾을 수 없다.

특히 경락과 혈의 연관성을 찾아 볼 수 없다. 『신편집성마의방』에서 혈에 대한 개념과 경락에 대한 개념은 각각 잡혀 있다. 혈에 대해서는 71개의 혈을 설명하고 있으며, 경락에 대해서는 「육양육음도六陽六陰圖」를 실어 말의 경락에 대해 제시하고 있다. 하지만 「육양육음도」에 대한 자세한 설명은 생략되어 있으며, 「육양육음도」 자체에도 경락유주의 노선은 생략된 채 한 점으로 표시만 되어 있어 자세한 경락의 순행과 특징에 대해서는 알 수 없는 상태이다. 결국 혈과 경락에 대한 개념은 잡혀있었지만, 둘의 연관성에 대해 중요하게 생각하지 않았으며, 각각의 혈별로 대증치료에 한정되어 있다는 특징을 얻을 수 있다.

사용한 침의 특징은 「백락침경」에는 침의 종류와 사용법에 대해 설명해 놓았다. 백침白針을 사용하는 혈, 방혈시키는 혈, 화침을 사용하는 혈, 낙법烙法을 사용하는 혈, 금침혈, 기타로 나누어 생각해 볼 수 있겠다.

침의 종류와 치료법에 따른 혈의 분류

분류		혈명	혈위 수
백침(白針)		심수혈, 수정혈, 기갑혈	3
방혈(放血)		골맥혈, 흉당혈, 대맥혈, 신당혈, 미본혈, 동근혈, 곡지혈, 슬맥혈, 전원혈, 제두혈, 옥당혈, 녹절골혈, 미첨혈, 혈당혈, 삼강대맥혈	15
화침(火針)		상상위혈, 상중위혈, 상하위혈, 중상위혈, 중중위혈, 중하위혈, 하상위혈, 하중위혈, 하하위혈, 박첨혈, 박란혈, 충천혈, 창풍혈, 폐문혈, 폐반혈, 엄주혈, 승등혈, 파산혈, 노고혈, 대과혈, 소과혈, 한구혈, 앙와혈, 사기혈, 견신혈, 신붕혈, 신수혈, 신각혈, 간수혈, 비수혈, 폐수혈, 통관혈, 후문혈, 운문혈, 복토혈, 겸벽혈, 약초혈, 외승중혈	38
낙법(烙法)	烙鐵	상상위혈, 상중위혈, 상하위혈, 중상위혈, 중중위혈, 중하위혈, 하상위혈, 하중위혈, 하하위혈, 대풍문혈, 풍문혈, 후문혈, 제문혈, 판근혈, 쇄락혈	15
	頂子烙	개관혈, 음수혈	2
	鹿火針	천구혈	1
	尖頂烙	수천혈	1
침도(針刀)		후수혈, 골안혈	2
금침(禁針)		야안혈, 두구혈	2

사상과 정치적 견해

신진사류였지만 고려왕조를 유지하고 싶어한 온건파 방사량의 사상과 정치적인 견해는 1391년 공양왕에게 올린 시무 11조에 잘 드러난다. 시무 11조는 말 그대로 당시에 힘써야 할 열한 가지 일을 말하는 것으로, 이것을 공양왕에게 올렸다는 것은 고려왕조를 다시 일으켜보겠다는 의지를 담은 것이다.

첫째로 방사량은 시무 11조에서 『서경書經』과 『정관정요貞觀政要』를 인용해 자신의 견해를 밝히고 있다. 이 중 『정관정요』는 당 태종이 신하들과 국정을 논한 내용을 적은 책으로, 고려왕조를 유지하고 싶어했던 신진사류들에게 중요한 의미를 갖는다. 이들에게 가장 이상적인 군주의 모델은 바로 당 태종이었다. 국왕이 최고 통치자로서 국정을 주도했기 때문이다.

그러나 조선 개국을 주장한 신진사류들은 군주 중심의 국정운영이 아니라 재상 중심의 정치체계를 지향했고, 『정관정요』보다는 『대학大學』과 『대학연의大學衍義』를 강조하였다. 실제로 공양왕 2년(1390) 경연經筵에서 『정관정요』를 강독하려 했으나 강독관이던 윤소종尹紹宗(1345-1393)이 "당 태종은 취할 것이 못됩니다. 『대학연의』를 읽어서 제왕의 다스림을 천명하소서."라고 할 정도였다. 이 윤소종은 공양왕 초기 경연강독관經筵講讀官이었으며, 고려왕조를 마지막까지 지켰던 정몽주 일파의 간관諫官에게 탄핵을 받아 유배되기도 하였던 인물이다.

이 밖에 조준趙浚, 정도전鄭道傳, 권근權近, 한상경韓尙敬, 변계량卞季良, 권채權採 등 향약의학 관련 인물들 대부분도 늘상 이 책을 강조하였다. 특히 정종 2년(1400) 권근은 경연장에서 국왕인 정종의 질문에 대해『대학연의』의 상세한 뜻을 잘 설명하여 상을 받았으며, 변계량의 추천으로 3년 동안 최초로 사가독서賜暇讀書를 했던 권채는 그 기간에『대학大學』과『중용中庸』을 읽었다고 하였다.

『대학』은 원래『예기禮記』의 여러 편 중 42편에 해당되는 것으로 송대 이전만 해도 독립된 책 이름으로 알려지지 않았다고 한다. 북송 때 사마광司馬光(1019-1086)이『중용대학광의中庸大學廣義』를 지으면서 단행본이 되었으며, 정호程顥(1032-1085)와 정이程頤(1037-1107) 형제에 의해『대학』이『논어論語』,『맹자孟子』,『중용』과 더불어 사서四書의 반열에 올랐다. 특히 주희朱熹(1130-1200)가「대학장구大學章句」를 쓰면서 그 위치는 확고하게 되었다.『대학연의』는 남송의 진덕수眞德秀(1178-1235)가『대학』의 내용에 맞는 주요 왕들의 역사적 사례를 덧붙여 보충한 책이다.

조선에서는『대학』과『대학연의』를 경연經筵의 주요 교재로 사용하였고, 왕과 신하들의 토론 때 주요 논거로 활용하였다. 또한 취재取才 과목 중 하나였을 뿐 아니라 성균관을 비롯한 각종 교육기관에서는『대학』,『논어』,『맹자』,『중용』의 순서대로 강독을 하였다

둘째로 방사량은 고려왕조의 권한을 강화하려는 조치를 취하였다. 시무 11조 중 일곱 번째 서북지방의 천호千戶에 대한 천거제도를 실시할 것, 아홉 번째 기인其人을 폐지할 것, 열 번째 선인의 무덤을 보호할 것, 열한 번째 고려왕조에 충성한 훈열지신勳烈之臣을 포증褒贈

할 것은 모두 왕권 강화에 대한 중요한 포석이었다.

서북지방은 접경지역으로 중앙에서 내려보내는 만호萬戶와 지방 토착세력이던 천호千戶에 의해 유지되었는데, 천호까지 중앙에서 천거한다는 것은 군대와 국방에 대한 인사권을 장악하기 위한 조치인 셈이다.

기인제도는 지방 호족들을 견제하기 위해 일종의 인질을 잡아두는 제도로서 고려초기부터 시행되었다. 초기에는 호족의 세력이 강하여 이 기인들이 호족들의 정치적인 역량을 발휘하는데 기여하기도 했다. 그러나 점차 고려왕조가 안정되고 호족의 힘이 약해지면서 기인은 중앙정부의 각 부처에서 노예처럼 이용되는 노동력 제공 수단이 되었고, 지방의 여러 호족들이 이로인해 고통을 받았다.

무덤을 보호하자는 것은 이미 예전부터 있던 것이지만 방사량은 보다 엄격한 시행을 요구하였다. 군주는 죽은 자에게도 인仁을 베풀어서 백성들의 마음을 가져와야 한다는 믿음 때문이었다.

특히 고려왕조에 충성을 다 했지만 불행하게 죽었던 훈열지신勳烈之臣들을 포증하자고 한 부분도 의미심장하다. 여기에 언급된 사람들 중 안우安祐(?-1362), 이방실李芳實(?-1362), 김득배金得培(1312-1362)는 공민왕 10년 홍건적이 침입하여 개경이 함락되었을 때 개경 수복에 기여한 공신이었지만 권력을 탐했던 김용金鏞(?-1363)에 의해 억울한 죽음을 맞았다. 박상충朴尙衷(1332-1375)은 정몽주鄭夢周, 이숭인李崇仁 등과 함께 성균관 경술經術의 사士가 되어 성리학을 일으키고, 친명반원親明反元의 외교노선을 주장하였다. 하지만 친원親元 세력이던 이인임李仁任(?-1388) 등의 주살을 주장하다가 오히려 이들에 의해 귀양하던 중에 죽었다.

　안우, 이방실, 김득배, 박상충은 모두 고려왕조에 대한 충절忠節을 바친 사람들이지만 당시 왕의 권력을 넘는 전횡을 일삼았던 김용과 이인임이란 인물에 의해 억울한 죽음을 당한 사람들이었다. 방사량은 시무 11조를 올린 시점의 상황이 위의 인물들이 죽었을 때와 다르지 않다고 판단했던 것으로 보이며, 고려왕조에 대해 죽음으로 충성한 이들을 국가에서 기리자고 하여 다른 신하들에게 귀감으로 삼으려 했다.

　셋째로 방사량은 고려왕실의 재정을 튼튼히 하는 시책을 주장하였다. 시무 11조의 첫 번째 검소함을 숭상할 것, 두 번째 사치와 귀천의 구별을 금지할 것, 세 번째 외국물건의 사용을 금지할 것, 네 번째 상세商稅를 징수할 것, 다섯 번째 동철기銅鐵器 대신 자기瓷器나 목기木器를 이용할 것, 여섯 번째 저폐楮幣를 사용할 것, 여덟 번째 우마牛馬의 밀무역을 금지시킬 것은 모두 불필요한 사치품목을 줄이고 재정을 튼튼히 하자는 주장이다.

　우마의 밀무역을 막는 것, 상세를 걷는 것, 저폐楮幣를 만들어 보급하는 것, 국내에서 생산되지 않는 동철기의 사용을 금지하고, 수입 사치품을 금하게 하는 것 등의 조치는 모두 국가와 고려왕실의 재정을 튼튼히 하려는 방법들이었다. 사치품목들 중 상당수는 외국에서 수입하던 것이고, 대부분 왕실 또는 지배계층들이 소비하던 것들이다. 왕을 능가하는 권력가들의 소비로 인해 유출되는 국가재정도 만만치 않았을 것으로 보이며, 자주외교 노선을 유지하는데도 많은 지장이 있었을 것이다.

결국 고려왕조의 재건을 위해 시무 11조를 올린 방사량의 기본 사상은 시무 11조에 고스란히 잘 드러난다. 결국 고려 왕들의 왕권을 강화하기 위해 주요 인용근거를 『대학』이나 『대학연의』로 하지 않고 『정관정요』를 근거로 한 점, 고려에 충성한 신하들을 숭상한 점, 백성들과 호족들의 민심을 사려고 했던 점, 국가와 왕실의 재정을 튼튼히 하려 한 점 등은 시무 11조가 쓰러져 가는 고려왕조를 다시 되돌려보고 싶어한 방사량의 애국충정에서 우러나온 상소문이었다는 것을 말해주고 있다. 그는 쓰러져 가는 마지막까지 고려왕조를 유지하려고 했던 신진사류의 한 사람으로 평가할 수 있다.

향약정신鄕藥精神의 표출

향약鄕藥이란 각 시기별로 우리나라 영토 내에서 자생하거나 재배가 능한 약재를 지칭한다. 기후 변화나 사람들의 필요에 따라 자생하거나 재배가능한 약재는 시대에 따라 변화하므로 향약의 범주도 시대에 따라 조금씩 변화되어 왔다.

뿐만 아니라 향약을 위주로 치료 처방을 구성하는 향약의학鄕藥醫學의 필요성도 시대에 따라 달라져왔다. 현존하는 가장 오래된 우리나라 의서인 『향약구급방鄕藥救急方』은 13세기 초 원元과의 전쟁이 한창이던 때에 간행되었다. 전쟁 중에 전쟁 상대국의 약재를 쓰지 않고 의료행위를 하는 것은 너무도 당연한 일인지도 모른다. 자료가 충분하지는 않지만 원元과의 전쟁을 마치고 관계가 개선되었을 때에는 당시와 상황이 많이 달랐을 것이다.

한편 원나라는 1351년 홍건적의 난 이후 국력이 급속히 기울었고 급기야 1368년에는 명明이 등장하여 중국을 지배하게 되면서 고려의 외교노선은 큰 혼선을 빚었기 때문에 당약唐藥을 사용하기는 쉽지 않았다.

조선을 개국하고 7년 째인 1399년 『향약제생집성방鄕藥濟生集成方』이 간행될 때까지도 조선은 아직도 안정되지 않은 국가였다. 명나라와의 관계도 안심할 수 없는 상황이었기 때문에 대외적인 요인에 의해 향약을 강조했을 것이다.

그러나 태종太宗과 세종世宗 시기에 접어들면서 조선은 더욱 안정되었고 명나라 역시 영락제永樂帝(재위 1402-1424) 이후 전성기를 맞이하게 되면서 대외적인 문제에 의해 국내산 약재만을 강조할 필요성은 사라지게 되었다. 이 시기의 향약은 지역의 약재를 구비하여 조선 전국의 의료시스템을 구축하는데 중요한 도구였다. 세종 15년(1433)에 완성된 『향약집성방鄕藥集成方』은 향약의학을 집대성하였지만, 동시에 향약만으로 처방을 구성할 수 있는 송宋, 금金, 원元의 처방까지 외연을 넓히면서 양적으로 성장하였다.

이후 조선의 의학은 향약만을 강조할 필요가 없어졌다. 향약을 지속적으로 개발하여 사용하였지만 중국의 약재도 조선에 많이 건너들어오게 되면서 상황에 따라 중국 약재와 조선의 약재를 같이 섞어 사용했던 것이다. 그러던 중 임진왜란壬辰倭亂과 병자호란丙子胡亂을 겪으면서 중국이 분열하고 청淸과의 관계가 나빠지면서 다시 향약만 쓸 수 밖에 없는 상황이 되었다. 병자호란 직전인 인조 11년(1633)에는 150여 년 만에 『향약집성방』을 중간하게 된다. 당시 최명길崔鳴吉의 발문跋文을 보면 중국과의 뱃길이 끊어지고 요동의 길이 막혀 중국의 약재를 쓸 수 없게 되어 사용하지 않게 된 『향약집성방』을 다시 찾아내 출판하게 되었다는 그간의 사정을 기록하고 있다.

방사량이 제생원에서 주도적으로 참여했던 『향약제생집성방』의 서문에는 금새 채취하여 기운이 충실한 향약이 멀리서 가져와 기운이 다 빠져버린 당약보다 치료효과가 더욱 뛰어나다는 점을 강조하고 있다.

방사량의 시무 11조에도 당약唐藥보다는 향약鄕藥을 중시할 수 있는 사상적 배경을 갖고 있음을 알 수 있다. 시무 11조 중 세 번째 외국물건의 사용을 금지할 것, 다섯 번째 국내에서 생산되지 않는 동철기銅鐵器 대신 자기瓷器나 목기木器를 이용할 것, 여덟 번째 우마牛馬의 밀무역을 금지시킬 것과 같은 조항은 모두 일맥상통하는 측면이 있다.

    모두 외국에서 들어온 물건異土之物보다는 자국산을 강조하고 있는 것이다. 또한 소와 말의 밀무역을 금지하라는 대목은 소와 말이 국가의 큰 재산이므로 유출되는 것을 막으려는 의도에서 상소한 것이다. 방사량이 시무 11조에서뿐 아니라 『신편집성우마의방』의 서문을 직접 쓰고 집필에 참여했다는 것은 소와 말이 국력에 미치는 중요성을 누구보다 절감하고 있었기 때문이라 말할 수 있다.

    방사량은 고려의 마지막 왕인 공양왕에게 시무 11조를 올려 고려를 다시 일으켜 세우려 노력했던 사람이었다. 의학에 정통했지만 성리학과 국가경영에도 견식이 깊었던 사람으로 정몽주 등과 함께 마지막까지 고려왕조에 충성을 다 하였다. 시무 11조를 통해 사치품과 외국산 물건을 사용하지 않으려는 정신을 통해 향약을 강조한 사상을 읽을 수 있고, 말과 소의 밀무역을 금지하려한 조치를 통해 말과 소의 중요성을 깊이 인식한 사람임을 알 수 있다.

    조선 개국을 전후한 시점에는 잠시 은거 생활을 하기도 했지만 다시 조정에 복귀하여 의료 관련 업무에 종사하였다. 제생원에서 근무하던 도중 고려왕조의 과거시험에서 자신을 발탁했던 권중화를 도와 『향약제생집성방』과 『신편집성우마의방』의 집필에 깊이 관여하였다. 이 작업은 향약을 강조하고 말과 소의 중요성을 일찍부터 깨달은 그의 사상적 기조와 잘 어울리는 결과물이라 말하지 않을 수 없는 일이다.

  향약의학은 삼국시대 이래 우리 민족에게 전승되어 내려온 토착 의료의 모습을 간직하고 있다. 이 향약의학과 향약의학에 관련한 인물들을 연구하는 것은 우리 의학의 모습을 정확히 파악하는 첫 단추가 될 수 있다. 그러나 당시에 참여한 인물들 중 의학을 전문으로 하여 활동한 사람들에 대한 정보는 매우 희박한 상황이다. 다행히 전문 의료인으로 활동한 방사량의 행적이 다소간 밝혀져 우리 의학의 첫 단추를 꿰는 작업에 나름의 정보를 얻을 수 있게 되었다.

房士良年譜

고려말		태어나다. 초명初名은 중량仲良, 아버지는 주주柱이다.
우왕 3년(1377)		정7품 별장別將으로 활동하던 때에 죽성군 안극인과 정당문학政堂文學 권중화權仲和가 주관한 예부시에 응시하여 합격하다.
공양왕 3년(1391)		중랑장中郎將 겸 전의사승典醫寺丞으로서 시무時務11조를 올리다.
공양왕 3년(1391)		시무 11조를 읽은 공양왕이 형조정랑刑曹正郎으로 임명하다.
공양왕 3년(1391)		보문각寶文閣 직제학直提學이 되다.
태조 1년(1392)		벼슬을 버리고 송도松都 구리九里 마을의 옛집을 떠나 남양南陽 행자포杏子浦에 새 집을 지어 은둔하다. 조선이 건국되다. 봉렬대부奉列大夫, 전의소감典醫少監, 지제생원사知濟生院事에 임명되어 제생원濟生院에 근무하다.
태조 7년(1398)		『향약제생집성방鄕藥濟生集成方』이 완성되다.
정종 1년(1399)		『향약제생집성방』이 강원도에서 간행되다. 『신편집성마의방新編集成馬醫方』・『우의방牛醫方』의 편집에 참여하다.
태종 1년(1401)		지제생원사로서 이황李滉이 병이 들어 침과 뜸을 놓다.
태종 3년(1403)		좌정승 하륜河崙을 따라 압물押物의 직책을 맡아 명나라에 사신으로 다녀온 공으로 밭 15결을 포상받다.
태종조(졸년미상)		졸하다.
선조 13년(1580)		『신편집성마의방』・『신편집성우의방』 중간重刊하다.
인조 11년(1633)		『신편집성마의방』・『신편집성우의방』 중간重刊하다.
순종 30년(1830)		방사량・방귀온・안탁・방응현・안창국 오현사五賢祠를 기리기 위한 유천서원이 설립되다

서 찬

徐 贊

들어가는 글

서찬徐贊은 고려말에서 조선초에 생존했던 행정관行政官이요 의가醫家로서 『향약간이방鄕藥簡易方』 등 의서 편찬은 물론 고려말 조선초기의 서적들을 판각板刻한 인물이다.

일찍이 의서醫書의 간행에는 인쇄가 전제되는데, 특히 판각을 하는 각수刻手들이 중요한 위치를 차지한다. 태종 17년(1417)에 중간重刊된 『향약구급방鄕藥救急方』의 경우, 김내金柰, 박인朴仁, 권백權白, 박을상朴乙祥이라는 이름의 각수刻手가 거론되고 있다. 인쇄를 어느 정도 알고 있는 사람들 사이에는 판각板刻을 누가 했는지에 따라 그 인쇄된 책의 중요성을 알 수 있을 정도이다. 우리나라 활자는 목활자, 철주자 등 다양하고 독특한 전통을 간직하며 긴 역사와 문화를 지켜오고 있다. 거기에 오랜 전통과 문화유산으로 세계가 주목하고 있는 우리 고유의 의학까지 합하여 전통한의서는 세계적인 전통문화의 보고寶庫라고 할 수 있다.

그러나 의외로 그간 의가醫家에 대한 관심이 많지 않았고 더욱이 의서간행에 참여한 각수刻手는 관심의 대상이 전혀 되지 못했다. 그런 의미에서 이번 향약鄕藥을 탐구하였던 의가醫家들을 기록하면서 의서 인쇄에 참여한 각수행수刻手行首인 서찬에 대하여도 조사를 해 보고자 하였다. 향약의서에 대한 다양한 탐구의 첫걸음이라고 생각한다.

권근이 쓴 『향약제생집성방鄕藥濟生集成方』 서문에 의하면, 서찬은 권중화權仲和의 명을 받아 향약방들에 대한 자료를 수집 정리하여

徐贊

『향약간이방』을 편저編著한 인물이다. 하지만 그의 생애와 가계家系 등에 대해서는 상세한 기록이 별로 보이지 않기 때문에 추정조차 하기 어려운 상황이다. 다만 1395년(태조 4년)에 이두역서吏讀譯書인 『대명률직해大明律直解』를 100부 찍을 때 백주지사白州知事라는 관직을 가지고 책임자로 각자刻字한 것으로 되어 있는 것으로 보아 국가적 문화사업인 인쇄에도 깊이 관여할 수 있는 관직에 있었던 인물로 추정된다. 따라서 부족하나마 있는 자료들을 검토하여 그의 의학적 행적과 각수행수刻手行首로서의 삶을 살펴보고자 한다.

배주지사白州知事로 『대명률직해大明律直解』의 인쇄를 담당함

1795년에 간행된 이덕무李德懋(1741-1793)의 문집 『청장관전서靑莊館全書』 「앙엽기盎葉記」에 들어있는 '우리나라 활자活字의 시초'편에는 다음과 같은 문장이 나온다.

활자는 태종 3년(1403)에 임금의 명으로 주자소鑄字所를 설치하고 내부內府의 동銅을 지출하여 주조한 데서 시작되었다고 하는데, 김지金祗의 『대명률직해大明律直解』 발문跋文을 상고해 보면, "『대명률』은 그 과조科條의 경중이 각각 타당하게 되어 있다. 태조가 이를 온 나라에 반포하려 하였으나 거기에 사용된 문자가 저마다 이해하기 어려웠다. 더욱이 삼한三韓시대에 설총薛聰이 만든 방언 문자方言文字를 이두吏讀라 하는데, 거기에 토착된 속습俗習을 갑자기 고칠 수 없으므로 이 글도 마땅히 이두로 구두를 떼어 놓아야만 했다. 그리하여 정승 평양백平壤伯 조준趙浚이 검교중추원檢校中樞院 고사경高士褧과 나에게 그 작업을 맡기고, 자세히 연구하여 글자마다 문구文句대로 해석하도록 하였다. 이에 맨 먼저 우리 두 사람이 원고를 작성하고 맨 뒤에 삼봉三峯 정도전鄭道傳 선생과 공조 전서工曹典書 당성唐誠이 원고를 윤문潤文하여 작업을 마친 뒤에 서적원書籍院에 넘겨 배주 지사白州知事 서찬徐贊이 조각造刻한 글자로 인쇄 반포하였다. 때는 홍무洪武 28년(1395)이다." 하였으니, 이 발문을 자세히 살펴보면 우리나라의 활자가 태종 시대에 처음으로 만들어진 것이 아님을 알 수 있다. 그리고 서찬이 조각하였다는 글자란 곧 나무로 된 활자이니, 활

徐 贊

자는 서찬이 처음으로 만들어낸 것인지, 아니면 고려 시대부터 활자를 만들어 사용해 왔지만 서찬이 만든 활자가 신형新型으로 된 것인지, 아니면 동銅으로 주조하는 법이 태종 시대에 시작된 것인지 모를 일이다. 아무튼 『대명률』을 홍무 28년에 인쇄했다 하였으니, 동으로 주조했다는 태종 3년보다 9년이 더 앞선다. 김지의 호는 상우당尙友堂으로 정도전의 문생門生인 듯하며, 홍무 28년은 도전이 주살誅殺되기 겨우 6년 전인데 그가 편집 교열한 글을 인쇄 반포하게 되었다니, 그 당시에 법망法網이 매우 허술하였음을 이로써 짐작할 수 있다.

(한국고전번역원 번역)

　이덕무李德懋의 이 글에는 서찬이 네 번 언급되는데, 모두 인쇄에 대한 내용들이다. 이 내용을 통해 서찬은 1395년 무렵에 배주지사라는 지방관직에 있었다는 것과 판각을 잘하여 인쇄, 출판에 관여하였다는 것을 알 수 있다.

　『대명률』은 명明나라의 법률서로 율律이 모두 7편인데 명례율名例律 · 이율吏律 · 호율戶律 · 예율禮律 · 병률兵律 · 형률刑律 · 공률工律로써 모두 460조로 이루어졌다. 태조는 즉위하자 통치기반을 공고히 하기 위해 모든 공사公私 범죄는 『대명률』을 그대로 적용한다고 강력한 의사를 고시하고, 이를 반영하기 위해 고사경高士褧과 김지金祗 등에게 명하여 이 가운데 중요한 자구字句를 이두吏讀로 해석하게 하고, 이를 정도전鄭道傳과 당성唐誠 등이 윤색하여 태조 4년(1395)에 『대명률직해大明律直解』를 간행하게 하여 모든 정치 행정관들이 쉽게 찾아 판결 적용하도록 하였다. 뿐만 아니라 『경국대전經國大典』 편찬에 기초 자료가 되었다.

서찬은 이렇듯이 태조가 건국을 하고 명분을 세우고 통치기반을 엄격히 하는데에 공헌하였음을 알 수 있다. 비록 『대명률』의 판각을 맡았지만 우리가 주목할 점은 그 지위보다는 역할이 당시의 급변한 사회에서 엄청나게 중요한 존재였다는 사실이다. 서찬은 지방관으로서 그리고 법률편찬에 참여함으로써 태조의 즉위기반에 절대적 수호자로만 머문 것이 아니라 의서편찬에까지 참여함으로써 당시의 정치 및 사회의 체제나 이념구축에 적극적으로 참여한 사실 역시 쉽게 상상하기 어려운 것이다. 태조의 대민의료 시행에 전폭적인 신뢰를 받았음을 여실히 보여주는 것이다.

대명률직해

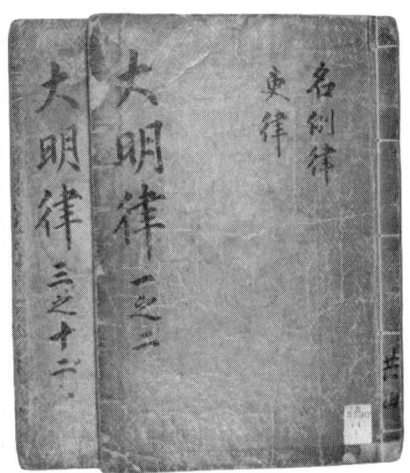

『삼화자향약방三和子鄕藥方』을 보수하여
『향약간이방鄕藥簡易方』을 편찬하여 간행함

徐贊

서찬이 의료인으로 활동한 기록은 없다. 다만 의술에 관심이 커 의서편찬에 참여한 내용만이 권근權近(1352-1409)이 쓴 『향약제생집성방鄕藥濟生集成方』의 서序에서 밝혀져 있다.

우리나라는 중국과 달리, 이 땅에서 나지 않는 약종을 누구나 쉽게 구하기가 어려운 것이 실로 걱정이었다. 하지만 당시 우리 백성들의 풍속이 한 가지 토산약초를 가지고 한 가지 병을 치료하되 그 효험이 매우 신통했었다. 일찍이 삼화자三和子의 『향약방鄕藥方』이 있었는데, 이는 자못 간단하게 요령만 뽑아 놓아, 논병論病하는 사람들이 오히려 너무 간략함을 결점으로 여겼더니, 요전에 지금의 판문하判門下 권공 중화權公仲和가 서찬徐贊을 시켜 거기에다 수집을 더하여 『간이방簡易方』을 편저編著하였다.

'판문하判門下 권중화權仲和가 서찬徐贊에게 향약관련 내용을 더 수집하여 『간이방簡易方』을 편저編著하게 하였다'는 것은 서찬이 이미 실제로 향약 뿐만 아니라 의학에도 어느 정도 깊이 있는 전문가였음을 확인할 수 있는 내용이다. 『향약서』들의 내용을 추리고 거기서 약효가 증험되는 것들을 뽑아내고 이를 병증별로 붙여 『향약간이방』 편찬에 주도하였음을 보여주는 것이다.

현재 『향약간이방』은 전해지지 않고 있다. 한때 『향약경험방』을 주도하기 위해 편찬되었다는 것을 알 수 있고, 그 후 많은 향약서

鄕藥書들이 세상에 나오게 된 결정적 계기를 마련하였다. 따라서 이 책이 촌민들을 위한 의학에 끼친 영향은 막대하다고 볼 수 있다. 이 책을 지은 서찬에 대해서 비록 역대문헌들에서 언급되고 있지 않지만 지금도 우리 전통의학에 많은 영향을 끼치고 있으며, 서찬의 존재가 다시 한 번 조명되어야 할 것이다.

그렇다면 서찬이 참고한 즉, "일찍이 삼화자의 『향약방』이 있었는데 너무 간단하게 요령만 뽑아 놓아, 사람들이 쉽게 이용할 수 없어 …… 수집을 더하여 『간이방』을 편저하였다."라고 한 『삼화자향약방』 이외에 참고하였을 만한 의서는 아마도 그가 원하든 원하지 않든 고려의서들을 택할 수밖에 없었을 것이다. 많은 중국의서들이 있지만 일종의 향약을 기준으로 하여야 했기 때문이다. 따라서 당시 권중화가 말하는 다른 수집해야 의서들은 김영석金永錫(1089-1166)이 저술한 『제중입효방濟衆立效方』과 고종 13년(1226)에 최종준崔宗峻에 의해 간행된 『신집어의촬요방新集御醫撮要方』 등은 약재를 활용한 치료법을 담고 있어 참고 자료가 아니었던가 하는 생각을 갖게 된다. 또한 고려후기 향약서인 『향약구급방鄕藥救急方』 및 『비예백요방備豫百要方』도 독자적으로 치료처방법들을 담고 있어 빠뜨릴 수 없는 참고자료였을 것이다.

그렇다면 이상과 같은 의서들은 어떠한 것인가. 『삼화자향약방』은 현존하는 것이 전혀 없어 그 내용의 정확한 것을 알 수 없으나 『향약집성방』에 인용된 향약의서의 처방을 확인해보면 『삼화자향약방』의 200여 개 방문이 기록되어 나온다. 물론 이 중의 40여 개가 『향약구급방』 방문과 겹치는 것도 있다. 『신집어의촬요방新集御醫撮要

方』의 서문을 쓴 이규보는『신집어의촬요방』의 가치에 대하여 사군자가 중생을 구제하는 인정仁政이라고 주장하였다. 이를 증명하듯이『신집어의촬요방』의 처방은 후대에 편찬되는『향약제생집성방』에 8방이,『향약집성방』에 13방이나 수록되어 있는 걸로 보아『향약간이방』에도 몇 가지 처방이 쓰였을 가능성은 크다.

　서찬이『삼화자향약방』을 기본으로 하되 향약을 가장 중요한 기준으로 삼아 편찬하였기 때문에 아마도『향약구급방』은 단연 으뜸으로 일정량을 채택하였을 가능성이 있다. 찬자를 고종대의 정안鄭晏으로 보고 있는『향약구급방』은 향약 개념이 본격적으로 사용된 의서로, 향약에 대한 자각을 토대로 한다는 점으로 볼 때 서찬의『향약간이방』도 이와 비슷한 원칙을 채택하였을 것이다.『향약구급방』은 조선태종 17년(1417)에 간행된 중간본이 일본 궁내청宮內廳 서릉부書陵部에 남아있다.『비예백요방備豫百要方』은 천지간에 존재하는 모든 사물이 약이 될 수 있다는 논리를 전개한 책으로 저자는 현재 알려지지 않았다. 다만 모든 병에 필요한 약물이 천지간에 구비되어 있으므로 신중하게 처방만 한다면 하찮은 것일지라도 특효를 발휘한다고 보았기 때문에 '비예백요'라고 부른 것이다. 그만큼 고려인은 고려의 토산으로 그 약효를 볼 수 있으며, 하나의 질병에 한두 가지 토산 약재로 충분히 치료할 수 있다는 것이다.

　이러한 고려시대 의서들을 열람하면서 사람들에게 편리하게 사용될 수 있는 처방들을 손수 뽑아 집필하였음을 감안하여 볼 때 서찬은 지방관으로서, 행정관으로서, 그리고 의학자로서 백성들의 질병치료에 얼마나 관심을 쏟았는지 짐작할 수 있다.

『향약간이방』의 내용을 통해 살펴본 서찬의 의학사상

『향약간이방』의 원본은 현존하지 않고 1433년에 나온 『향약집성방』에 일부 조문이 남아 있을 뿐이다. 『향약집성방』에 나오는 『향약간이방』의 인용 내용은 다음과 같다.

『향약집성방』에 나오는 『향약간이방』의 인용 내용

권4	병증문	風病門, 癧瘍風
	병증 및 처방	역양풍을 치료한다. 사철쑥 두 움큼을 물 한 말 반에 넣고 일곱 되가 되도록 달인다. 먼저 조각자나무 열매 달인 물로 환부를 씻어 상처가 생기게 한 후 사철쑥 달여놓은 것을 따뜻하게 하여 서너 차례 씻을 수 있다. 하루 걸러 시술하는 것이 좋다.[治癧瘍風. 茵蔯蒿, 兩握, 水一斗五升, 煮取七升, 以皂莢湯先洗瘡令傷, 然後以此湯溫洗, 可作三四度, 隔日作佳]
권4	병증문	風病門, 一切風通用方
	병증 및 처방	중풍으로 팔다리를 떨고 질질 끄는 증상을 치료한다. 오래된 구판에 우유를 발라 구운 것 다섯 냥을 가루내어서 밥으로 벽오동나무 씨앗의 크기로 환을 빚는다. 매번 스무 알을 따뜻한 술과 함께 시간에 구애받지 않고 복용한다.[治中風, 手脚顫掉軃曳. 敗龜, 塗酥, 炙, 五兩, 末, 硏, 飯爲丸, 如桐子大. 每服二十丸, 溫酒下不拘時]
권10	병증문	傷寒門, 積熱諸症
	병증 및 처방	신장에 열이 들어 사지가 붓고 오그라드는 증상을 치료한다. 동쪽으로 뻗은 뽕나무 줄기의 껍질을 썰어놓은 것 세 홉, 동쪽으로 뻗은 오수유 뿌리를 썰어놓은 것 한 홉 반. 이것들을 술 두 되에 넣고 끓여서 한 되가 되도록 하여 빈 속에 두 번으로 나누어 따뜻하게 복용한다.[治腎熱, 四肢腫滿, 拘急. 桑白皮東引者, 切, 三合, 茱萸根東引者, 切, 一合半. □右以酒二升, 煮取一升, 空心, 分溫二服]
권10	병증문	瘧病門, 脾瘧
	병증 및 처방	학질로 추웠다 더웠다 하는 증상을 치료한다. 학질로 추웠다 더웠다 하는 증상을 치료하기 위해 설사를 시켜 사기를 쫓아내는 방법. 작은 콩의 꽃을 메주 즙에 넣고 끓여서 다섯 가지 양념으로 국을 만들어 먹는다.[治痎瘧寒熱, 邪氣泄利. 小豆花於豉汁中煮, 五味和作羹, 食之]

	병증문	脚氣門, 脚氣衝心煩悶
권11	병증 및 처방	각기에 풍습의 독기가 심장을 공격하여 답답한 증상과 팔다리의 맥이 끊어지는 것을 치료한다. 모과 한 개를 납작하게 썰어서 햇볕에 말린 것, 오수유를 끓는 물에 담궈 씻은 것을 약한 불에 쬐어 말린 후 볶은 것 세 냥을 함께 거칠게 빻는다. 매번 세 돈을 물 두 대접에 넣고 끓여 7/10 정도가 될 때까지 끓인 후 찌꺼기를 제거하여 따뜻하게 복용한다. 어른이 5~7리 정도 갈 시간이 되면 다시 복용한다.[治脚氣風濕毒氣, 攻心煩悶, 手足脈絶. 木瓜一枚, 切作片, 曝乾, 吳茱萸湯洗, 焙乾, 炒, 三兩 □右麤搗篩. 每服三錢, 水二盞, 煎至七分, 去滓, 溫服, 如人行五七里, 再服]
	병증문	脚氣門, 脚氣衝心煩悶
권11	병증 및 처방	각기에 심장을 치고 기운이 위로 오르며, 대소변이 잘 안나오고, 아랫배가 몹시 아픈 증상을 치료한다. 살짝 볶은 삼씨와 팥 한 되를 물 일곱 되에 넣고 끓여 두 되 반이 되면 찌꺼기를 걸러서 따뜻하게 하여 세 번에 나누어 마신다. 이틀 후에 다시 복용한다.[治脚氣, 衝心上氣, 大小便澁, 小腹急痛. 大麻仁微炒, 赤小豆各一升 □右以水七升, 煮取二升半, 去滓, 分溫三服, 隔兩日更一劑]
	병증문	脚氣門, 諸般脚氣
권11	병증 및 처방	모과탕. 각기를 치료하며 소화기를 조절하고 근육과 뼈를 편안하게 해준다. 모과 한 개를 껍질을 까고 썰어둔 것. 꿀 세 홉. 생강 여섯 홉을 은 그릇에 물 두 되와 함께 넣어 끓여서 한 되가 된 것에 꿀을 넣고 복용한다.[木瓜湯, 治脚氣, 調中, 和筋骨. 木瓜一箇, 去皮, 切蜜三合 生薑六合. 右於銀器中, 以水二升, 煮取一升, 投蜜服之]
	병증문	脚氣門, 諸般脚氣
권11	병증 및 처방	각기를 치료하며, 소화력을 조절하고 근육과 뼈를 이롭게 해준다. 인삼과 복령을 같은 양 준비하여 가루낸 것을 차를 타듯 끓인 물에 넣어 조금씩 복용한다.[治脚氣, 調中利筋骨. 人蔘 茯苓等分 □右爲末, 沸湯如茶, 點服]
	병증문	脚氣門, 諸般脚氣
권11	병증 및 처방	각기로 인해 생기는 통증을 치료한다. 무를 푹 끓여서 때로 배부르도록 먹어 기운을 내려가게 한다. 또한 쌀로 만든 식초와 곱게 가루낸 밀가루를 섞어 아픈 곳을 싸맨다.[治脚氣發痛. 蘿蔔熟煮, 時喫令飽, 以下其氣. 又以米醋調飛羅麵, 罨痛處]
	병증문	脚氣門, 諸般脚氣
권11	병증 및 처방	각기를 치료한다. 반하와 조각을 같은 양 가루내어 식초를 넣고 졸여서 고약이 되면 발등이나 발바닥의 아픈 부분에 붙인다.[治脚氣. 半夏 皂角等分 □右爲末, 醋熬成膏子, 於脚面脚底疼上貼之]
	병증문	腰痛門, 五種腰痛
권12	병증 및 처방	입안산. 요통을 치료한다. 겉껍질을 벗겨내고 썬 후 실이 끊어질 정도로 볶은 두충, 볶은 귤핵인을 같은 분량으로 하여 곱게 가루낸다. 매번

		두 돈씩을 약간의 소금을 넣어서 따뜻한 술과 함께 식전에 복용한다.[立安散 治腰痛. 杜冲去蠱皮, 剉, 炒令絲斷, 橘核取仁, 炒. 等分 □右爲細末. 每服二錢, 入鹽少計, 溫酒調, 食前服]
권12	병증문	腰痛門, 五種腰痛
	병증 및 처방	풍습으로 인해 저리고 허리와 무릎이 아픈 증상을 치료한다. 쇠무릎지기 잎 한 근을 얇게 썬 것과 쌀 세 홉을 메주의 즙과 섞어서 끓여 죽을 만든 후 소금이나 간장을 넣어 빈 속에 먹도록 한다.[治風濕痺, 腰膝疼痛. 牛膝葉 一斤, 切, 米 三合 □右豉汁中相和煮作粥, 調和鹽醬, 空腹食之]
	병증문	腰痛門, 腰脚疼痛
권12	병증 및 처방	신장에 풍냉한 기운이 들어 허리와 다리가 아픈 증상을 치료한다. 쇠무릎지기의 싹을 제거하고 썰어서 깨뜨린 것을 술에 하룻저녁 담가둔 것 한 냥과 밀가루 네 냥을 준비한다. 이 술을 먹인 쇠무릎지기를 밀가루에 넣고 저어서 밀가루가 묻으면 죽을 만드는데 열 번 정도 끓어오를 때까지 푹 익혀서 물을 따라낸다. 곧바로 숭늉에 씻어낸 후 빈 속일 때 한 번에 먹는다.[治腎臟風冷, 腰脚疼痛. 牛膝一兩, 去苗, 剉, 碎, 酒浸一宿, 白麵四兩 □右將牛膝於麵中拌, 作婆羅粥, 熟煮十沸, 漉出, 卽以熟水淘過, 空心頓食之]
	병증문	霍亂門, 霍亂心腹脹
권13	병증 및 처방	구명산. 곽란으로 배가 그득한 것과 가슴이 답답한 것이 그치지 않으며 팔다리가 싸늘해진 것을 치료한다. 지렁이를 불에 구워 말린 것, 조개껍질 가루 같은 양을 함께 가루내어 한 번에 두 돈씩 꿀물과 함께 복용한다.[救命散 治霍亂腹脹, 煩悶不止, 手足厥逆. 地龍焙乾 蛤粉等分. 右爲末. 每服二錢, 蜜水調下]
	병증문	諸氣門, 上氣
권25	병증 및 처방	갑작스럽게 손발이 차지면서 기운이 위로 치받는 증상, 또는 가슴에서 양 옆구리로 아프고 그득하여 숨이 막히는 듯한 증상을 치료한다. 온천수를 뜨겁게 하여 양 손발을 적셔주고 여러 차례 바꾸어준다.[治卒厥逆上氣, 又心兩脇下痛滿, 淹淹欲絶. 溫湯令灼, 灼漬兩足及兩手, 數易]
	병증문	諸氣門, 上氣
권25	병증 및 처방	갑작스럽게 기운이 없어지고 회복하지 못하면서 어깨를 들썩거리면서 숨을 쉬는 증상을 치료한다. 건강 세 냥을 썰어서 술 한 되에 담구었다가 하루에 세 번씩 세 홉을 복용한다.[治卒乏氣, 氣不復, 報肩息. 乾薑三兩, 咬咀, 以酒一升, 漬之. 每服三合. 日三]
	병증문	齒牙門, 齒齗腫痛
권35	병증 및 처방	치아의 뿌리에 구멍이 나서 붓고 통증이 있어 곤란한 것을 치료한다. 소나무나 측백나무, 회화나무의 가지를 태워서 뜨겁게 된 작대기를 앓고 있는 치아의 구멍에 넣으면 벌레가 매달려 나온다.[治齒根空, 腫痛困弊. 松柏槐枝燒令熱柱, 病齒孔, 須臾蟲緣枝出]

徐贊	권41	병증문	癰疽瘡瘍門, 瘭疽(附; 風疽, 石疽, 癌; 上高下深巖穴之義)
		병증 및 처방	혹덩어리를 치료한다. 피마자를 짓이겨 붙이면 많은 독즙이 나오게 할 수 있다.[治癌. 蓖麻子搗, 外傅, 以多出其毒水]
	권42	병증문	癰疽瘡瘍門, 丁瘡(幷附; 魚臍丁瘡)
		병증 및 처방	어제정창에 마치 방금 화침을 맞은 것처럼 환부의 주변은 적색인데 중앙은 흑색인 것은 침을 찔러 치료할 수 있다. 만약 크게 아프지 않으면 사람을 죽일 수도 있다. 섣달에 물고기 머리와 머리카락을 태워 가루낸 것을 함께 잘 섞어서 닭의 묽은 똥에 개어서 붙인다. 이 증상은 겉보기에 나을 것 같지만 사람을 죽일 수도 있다.[治魚臍丁瘡, 似新火鍼, 瘡四邊赤, 中央黑色可鍼刺之, 若不大痛, 則殺人. 臘月魚頭燒灰 髮燒灰 □右同研均, 以雞溏屎和傅上, 此瘡見之甚引, 而能殺人]
	권42	병증문	癰疽瘡瘍門, 丁瘡(幷附; 魚臍丁瘡)
		병증 및 처방	또한 한식면을 붙여도 좋다.[又方 寒食麫傅之良]
	권46	병증문	癰疽瘡瘍門, 癭瘤
		병증 및 처방	기영을 주로 치료한다. 물 항아리에 침사를 담궈 두고 평소 이 물을 써서 음식을 만든다. 열흘에 한 번씩 바꿔준다. 이렇게 먹기를 반년을 하면 저절로 없어지는데, 침사가 적을 제거할 수 있기 때문이다.[專治氣癭. 鍼沙浸於水缸, 平日飮食皆用此水, 十日一換, 鍼沙服之半年, 自然消散, 鍼沙能去積也]
	권47	병증문	癰疽瘡瘍門, 皶
		병증 및 처방	석속고. 얼굴의 작은 여드름과 삼의 씨만한 부스럼을 치료한다. 석회 두 냥, 좁쌀 두 홉. 석회를 가는 체로 쳐서 좁쌀과 함께 병에 넣고서 물에 담궈 삼일이 지나서 꺼낸다. 갈아서 고약처럼 되면 햇볕에 말린다. 다시 갈아서 고운 분처럼 되면 얼굴에 바르는 기름과 섞어서 사기 함에 넣어 보관한다. 매번 세수하고 물기를 닦은 후 얼굴에 발라준다.[石粟膏. 治面粉皶, 瘡瘤如麻子. 石灰二兩 粟米二合 □右石灰羅細, 同粟米細甁中, 以水浸經三宿取出, 硏如膏, 曝乾, 重硏如粉, 以面脂調均, 入瓷盒中盛, 每洗面訖拭面塗之]
	권47	병증문	癰疽瘡瘍門, 酒皶
		병증 및 처방	주벽과 면사풍을 치료한다. 백지의 뿌리를 씻어서 찧어 매일 아침에 빈속일 때 따뜻한 술로 씹어서 먹으면 곧 치료된다.[治酒癖面皶風. 白芷根採洗爛搗. 每朝空心, 溫酒嚼下, 卽差]
	권47	병증문	**癰疽瘡瘍門, 滅瘢痕, 권47>**
		병증 및 처방	당귀고(當歸膏). 얼굴 위의 흉터를 치료한다. 당귀, 백지, 검은 닭의 똥(돼지기름 세 근을 사흘 동안 배불리 먹인 닭이 배출한 똥) 각 한 냥, 매의 똥 흰 부분 반 냥(닭의 똥과 함께 곱게 갈아 놓는다). 먼저 당귀와 백지를 썰어서 술에 하루 담궈둔다. 별도로 돼지기름 한 근을 불에 녹여, 담궈둔 약재와 술을 넣어서 약한 불에 끓인다. 백지의 색이 누렇게 되면

		찌꺼기를 걸러내고 닭과 매의 똥을 넣어 잘 섞은 후 사기 그릇에 담아 놓는다. 매일 세 번씩 바르되 흉터는 바람을 피하도록 한다.[治面上瘢痕. 當歸, 白芷, 烏鷄糞, 以猪脂三斤, 飼鷄三日, 令盡收其糞, 各一兩, 鷹屎白半兩, 與鷄屎同硏乞細 □ 右先將當歸, 白芷剉碎, 酒浸一宿, 別熔猪脂一斤, 消後入浸藥幷酒, 文火煎之, 候白芷黃色, 去滓, 將鷄屎, 鷹屎納膏中, 攪均, 傾入瓷盒中. 每日三塗. 瘢痕避風]
권47	병증문	折傷跌撲門, 打撲傷損
	병증 및 처방	팔목이 꺾이고, 사지의 뼈가 부스러지고, 넘어져서 인대가 상한 것을 치료한다. 누런 과루의 씨와 뿌리를 으깨어 붙인 후 싸매주면 열이 제거되면서 통증이 멈춘다.[治腕折, 四肢骨破碎, 及筋傷蹉跌. 黃苽蔞子, 根, 爛搗塗之, 重布裹之, 熱除痛止]
권48	병증문	諸損傷門, 湯火瘡
	병증 및 처방	화상으로 상처난 것을 치료한다. 호도의 양(瓤)을 태워서 검게 만든 것을 찧어서 기름처럼 되면 상처부위에 붙인다.[治火燒瘡.胡桃瓤燒令黑, 杵如脂, 傅瘡上]
권48	병증문	諸損傷門, 湯火瘡
	병증 및 처방	뜨거운 물에 데인 상처를 치료한다. 서리 맞은 뽕잎과 부용잎을 같은 양으로 하여 그늘에 말린다. 가루를 내어 꿀에 으깨어 상처부위에 바르고 마르면 떼어낸다.[治湯火瘡. 霜後二桑葉 芙蓉葉等分, 陰乾 □ 右細末, 以蜜調傅, 如濕乾摻]
권52	병증문	中諸毒門, 食諸菜蕈菌中毒
	병증 및 처방	새로 접해본 각종 음식과 과실이 소화되지 않아 뱃속이 단단해지는 증상을 치료한다. 『성제총록(聖濟總錄)』에는 흰 소금 한 냥을 물 두 큰 종지에 넣고 한 종지 반이 되도록 달인 후 세 번에 나누어 복용한다. 연속으로 복용하여 토하게 하면 효과가 좋다고 하였고, 『향약이간방(鄕藥易簡方)』에는 적마뇨를 용량을 계산하지 말고 한두 잔 복용하도록 하였다.[『聖濟總錄』 治新中雜食, 瘀實不消, 心腹堅. 白鹽一兩, 以水二大鍾, 同煎一鍾半, 分三服, 連服吐爲効. 『鄕藥易簡方』赤馬尿, 不計多少, 每服一兩盞]
권52	병증문	中諸毒門, 食蟹中毒
	병증 및 처방	게의 뱃속에 독이 있는 것을 먹어서 죽을 지경이 된 것을 치료한다. 신속히 치료해야 한다. 대황, 자소엽, 동과를 각각 즙을 내어 큰 대접에 넣고 마시게 하면 해독하는데 효과가 있다.[治蟹腹中有毒食之, 或致死, 急療之.大黃 紫蘇 冬瓜 □ 右各取汁共一大盞, 飮之, 解毒, 効]
권52	병증문	中諸毒門, 食蟹中毒
	병증 및 처방	게를 먹어서 중독된 것을 치료한다. 갈대의 순을 가늘게 잘라서 물 한 대접과 함께 갈아 준다. 농즙을 짜서 마시면 큰 효과가 있다.[治食蟹中毒. 蘆梢細剉, 硏碎, 以水一盞同硏, 絞捩取濃汁, 飮之, 大効]

徐贊	권53	병증문	諸救急門, 卒忤
		병증 및 처방	객오(客忤)를 치료한다. 구리 그릇이나 질그릇에 뜨거운 물을 담아 배 위에 올려놓았다가 약간 식으면 옷을 치우고 살에 닿게 놓는다. 완전히 식으면 뜨거운 물로 바꾸어준다. 깨어나게 되면 그만한다.[治客忤. 銅器 若瓦器貯熱湯, 器着腹上, 轉冷者撤去衣器親肉, 太冷者易以熱湯, 取愈卽止]
	권53	병증문	諸救急門, 卒溺死
		병증 및 처방	익사할 것 같은 사람을 치료한다. 잣기름 한 잔을 입에 부어넣어 주면 살아난다.[治溺死 松子油一盞, 入口中卽活]
	권54	병증문	調經門, 月水不斷
		병증 및 처방	처녀들이 생리가 끊어지지 않는 것을 치료한다. 『성제총록』에는 가지를 제거한 측백나무와 썰어서 약간 볶은 목적 각 두 냥을 가루내어 매번 두 돈씩 따뜻한 술에 복용하거나, 미음을 써서 먹으라고 하였으나, 『향약이간방』에서는 목적(木賊)을 가루내어 복용하라고 하였다.[『聖濟總錄』 治室女月水不斷. 側柏去枝 木賊剉微, 炒, 各二兩 □右爲末. 每服二錢, 溫酒調 下. 米飮亦得. 『鄕藥易簡方』木賊末服之]
	권62	병증문	難産門, 催生
		병증 및 처방	최산성산. 황촉규 씨앗 27매, 팥 10개 생것을 함께 갈아서 어린아이의 소변에 섞어 세 번에 나누어 한꺼번에 복용하면 아이가 곧 내려온다.[催 産聖散. 黃蜀葵子二七枚 赤小豆十粒, 生用, 同硏細, 右以童子小便, 三分調, 頓 服, 立下]
	권62	병증문	難産門, 催生
		병증 및 처방	역산을 치료한다. 껍질을 벗긴 마늘 일곱 개, 생강 반 냥, 파뿌리 흰 부분 30개를 각각 찧어서 큰 동이에 놓고 끓는 물 다섯 그릇을 부어 놓는다. 산모를 신속히 부축하여 동이 위에 앉도록 한다. 물이 식으면 바꾸어 주는데, 무릇 세 번이면 태아가 제자리로 돌아온다.[治逆産. 大蒜七顆, 去皮 生薑半兩 葱白去青, 三十莖, 各拍碎 右置在一盆子, 以百沸湯五碗, 乘熱 投於盆中, 速扶産婦於盆上坐, 候冷易之, 凡三易則胎正]
	권63	병증문	産後門, 胞衣不下
		병증 및 처방	태반이 내려오지 않는 것을 치료한다. 파뿌리 흰 부분 세 개, 들기름 반 홉을 준비한다. 먼저 파뿌리를 갈아서 즙을 만든 후 들기름과 섞어서 복용한다. 끝이 내려오기 시작하면 다시 복용한다.[治胞衣不出. 葱白 三 莖 麻油 半合 □右先硏葱白汁, 入油相和, 服之, 末下, 再服]
	권63	병증문	産後門, 胞衣不下
		병증 및 처방	아이가 나서 내려온 후에 탯줄과 배꼽이 서로 닿아 문드러져 끊어졌는데 태반이 내려오지 않은 것을 치료한다. 긴 천으로 배를 동여매고 침상에 엎드린 후 힘을 줘서 배를 문지르면 아래로 빠져나온다. 신기한 효험이 있다.[治小兒生下後, 胎臍相連爛絶, 胞衣不出. 以長布纏腹伏於床上, 用 力磨腹卽下, 神驗]

	병증문	産後門, 産後血暈
권63	병증 및 처방	출산 후에 어지러워 쓰러져 사람을 알아보지 못하는 것을 치료한다. 찧어서 가루낸 작약 반 냥, 태워 가루낸 난발 1푼을 함께 갈아서 균일하게 한다. 매번 두 돈에 뜨거운 술을 숟가락으로 떠서 따뜻하게 복용한다. 잠시 후 다시 복용한다.[治産後血暈絶, 不知人. 芍藥 半兩, 搗末 亂髮 一分, 燒末 □右相和硏令均. 每服二錢, 匙以熱酒調溫服, 須臾再服]
	병증문	産後門, 産後腰痛
권63	병증 및 처방	대지황환. 출산 전후의 요통과 복통 및 일체의 어혈로 인한 동통을 치료한다. 숙건지황 두 냥, 오매육, 당귀 각 한 냥을 곱게 가루내어 끓여낸 꿀로 탄자대 크기로 환을 빚는다. 매번 한 알씩 끓인 물에 씹어서 삼킨다.[大地黃丸 治産前後腰腹痛, 一切瘀疼. 熟乾地黃二兩 烏梅肉 當歸 各一兩. 右爲細末, 煉蜜丸, 如彈子大. 每服一丸. 白湯嚼下]
	병증문	産後門, 産後惡露不下
권64	병증 및 처방	굳은 피가 내려가지 않아 자궁에 고인 것을 치료한다. 깨진 키(破簸箕)의 끝을 태워 남은 재를 곱게 갈아서 매번 세 돈씩 술에 타서 복용한다.[治惡血不下, 盛於胞中. 破簸箕舌燒灰細硏. 每服三錢, 酒調服之]
	병증문	産後門, 産後吹嬭
권66	병증 및 처방	취내증으로 가렵지도 아프지도 않으면서 돌처럼 단단하게 부은 증상을 치료한다. 반하 한 냥을 끓는 물에 열 번 씻어서 미끈미끈한 것을 없앤다. 곱게 부수어서 가루를 만들어 생강즙 한 숟가락과 따뜻한 술 한 잔에 섞어서 한 돈씩 복용한다.[治吹嬭, 不痒不痛, 腫硬如石. 半夏湯洗十遍, 去滑一兩, 搗細爲散, 以生薑汁一匙和, 酒煖一小盞, 調下一錢]
	병증문	産後門, 乳癰
권66	병증 및 처방	유옹으로 몹시 아픈 통증을 치료한다. 익모초씨를 짓찧어 붙이고 즙을 내 복용하면 효과가 좋다.[治乳癰惡疼痛. 芫蔚子, 搗傅之, 幷取汁, 服之, 効]
	병증문	産後門, 乳癰
권66	병증 및 처방	부인들의 유방이 부어오른 것을 치료한다. 지렁이똥(地龍屎), 변소 아래 푸른 흙(厠下靑土), 볶은 삼씨 같은 분량을 찧어서 맑은 꿀과 섞어 떡처럼 반죽하여 환처에 붙인다.[治婦人乳腫. 地龍屎, 厠下靑土, 麻子妙, 搗等分, 淸蜜作餠, 傅, 患處]
	병증문	小兒科, 初生浴兒法
권67	병증 및 처방	신생아를 목욕시켜 온병과 악기를 피하게 하며, 온갖 병을 낫게 하며, 피부의 좁쌀같은 것을 제거한다. 『성혜방(聖惠方)』에는 복숭아나무, 매화나무, 오얏나무의 뿌리 각 한 움큼씩과 세신, 사상자 각 한 냥을 썰어서 물 두 말을 넣고 한 말이 될 때까지 끓인 후 찌꺼기를 걸러서 적당한 온도로 아이를 씻어준다고 되어 있지만 『향약간이방』에는 세신과 사상자가 없다.『聖惠方』浴兒辟溫惡氣, 療百病, 去皮膚沙栗. 桃根, 梅根, 李根 各一握, 細辛, 蛇床子 各一兩. 右㕮, 以水二斗, 煎至一斗, 澄濾, 適寒溫, 浴兒佳.『鄕藥簡易方』無細辛, 蛇床子]

		병증문	小兒科, 初生兒鵝口
徐贊	권67	병증 및 처방	소아의 아구창을 치료한다. 밤송이를 정화수로 진하게 달인다. 젓가락 끝에 면을 묶어서 만들어놓은 농즙을 찍어 닦아준다. 밤송이가 없으면 밤나무 껍질을 사용한다.[治小兒鵝口. 栗房, 以井華水濃煮汁, 以綿纏筯頭沾拭之, 如無房栗, 木皮代之]
	권67	병증문	小兒科, 小兒口瘡
		병증 및 처방	소아의 구창을 치료한다. 포황과 진흙을 제거한 선태를 가루내어 꿀을 약간 섞은 후 시루 위에서 찐 다음 입안에 발라준다.[治小兒口瘡. 蒲黃 蟬蛻去泥土 右爲末, 用蜜少許, 甑上蒸過, 點口中]
	권67	병증문	小兒科, 小兒口瘡
		병증 및 처방	또한 남성에 식초를 넣고 갈아 발바닥에 발라준다. 효과가 있으면 씻어낸다.[又方 南星, 醋磨, 塗脚心, 効, 洗去]
	권67	병증문	小兒科, 小兒口瘡
		병증 및 처방	또한 오수유를 벌겋게 될 때까지 볶은 후 식초에 개어서 발바닥에 발라준다. 효과가 있으면 씻어낸다.[又方 吳茱萸炒赤, 醋調, 塗脚心, 効, 洗去]
	권67	병증문	小兒科, 小兒口瘡
		병증 및 처방	또한 큰 밤을 삶아서 매일 먹으면 효과가 매우 좋다.[又方 大栗熟煮, 每日常食甚効]
	권67	병증문	小兒科, 小兒臍腫濕久不差
		병증 및 처방	봉제산. 신생아의 배꼽이 붓고, 자주 울면서 젖을 못먹는 제풍(臍風)을 치료한다. 흙을 씻어낸 당귀 반 냥, 볶은 천장자 세 개, 소존성(燒存性)한 머리카락 한 돈을 가루내어 사향 한 자와 함께 갈아서 바싹 마른 것을 배꼽에 얹어준다.[封臍散. 治小兒臍腫, 多啼不能乳哺, 卽成臍風. 當歸洗去土半兩, 天漿子三箇炒, 亂髮一錢燒存性 □末, 入麝香一字, 同硏, 乾摻臍中]
	권68	병증문	小兒科, 小兒熱渴不止
		병증 및 처방	소아의 열기가 장부를 훈증하여 번조하고 진액이 말라붙어 갈증이 나서 물만 찾는 증상을 치료한다. 뽕나무 줄기 한 움큼을 가늘게 썰어서 물 한 대접 반에 넣고 끓여 8푼 정도로 줄어들면 찌꺼기를 제거하고 세 번에 나누어 복용한다.[治小兒熱氣熏蒸腑臟, 煩躁, 津液乾枯, 渴欲引飮. 桑枝一握, 細剉, 以水一盞半, 煎至八分, 去滓, 分作三服]
	권68	병증문	小兒科, 小兒欬嗽
		병증 및 처방	소아들이 기침을 하고 호흡이 가쁘며 소변을 잘 보지 못하는 증상을 치료한다. 삼씨 세 홉을 가루내어 물을 부어 걸러낸 즙을 흰 쌀 세 홉과 함께 죽을 끓여 공복에 복용한다.[治小兒欬嗽氣急, 小便澁少, 面目浮腫. 麻子三合, 硏, 濾汁, 白米 三合 煮粥, 空心食之]
	권68	병증문	小兒科, 小兒欬嗽
		병증 및 처방	또한 싹이 난 뽕나무 줄기, 닥나무 줄기를 썰어서 각각 세 홉을 넣어 물 두 되에 넣고 끓인 후 한 되가 되면 찌꺼기를 제거한다. 여기에 쌀 세 홉

		을 넣고 끓여 죽을 만들어 먹는다.[又方 嫩桑枝切, 楮枝切, 米各三合. □右以水二升, 煎桑楮枝, 取汁一升, 去滓, 煮粥食之]
권69	병증문	小兒科, 小兒痰實
	병증 및 처방	소아의 가래가 심하고 열이 심한 증상을 치료한다. 껍질을 벗긴 적복령, 인삼, 흑심을 제거한 황금, 썰어서 볶은 대황 각 반 냥을 거칠게 가루내어 굵은 체로 쳐서 여덟아홉 살의 아이들에게는 매번 두 돈을 물 한 대접에 끓여 반 돈 정도가 되면 찌꺼기를 제거하고 하루에 두 번 따뜻하게 복용시킨다. 아이에 따라 용량을 조절한다.[治小兒痰實壯熱. 赤茯苓去皮, 人蔘, 黃芩去黑心, 大黃剉炒各半兩. □右麤篩, 八九歲兒, 每服二錢, 以水一盞, 煎至半盞, 去滓溫服, 日再. 更量兒加減]
권69	병증문	小兒科, 小兒脾胃氣不和不能飲食
	병증 및 처방	소아의 비위의 기운이 조화롭지 않아 음식을 잘 안먹는 증상을 치료한다. 백복령 한 돈, 불에 말린 생건지황, 썰어서 향기가 날 때까지 볶은 대황, 구워 말린 당귀, 싹을 제거한 시호, 끓는 물에 데쳐서 껍질을 벗겨 나온 속씨를 밀기울에 노릇노릇하게 볶은 행인 각 반 냥을 찧어 가루내어 끓인 꿀을 섞어 마자대의 크기로 환을 빚는다. 하루에 세 번씩 다섯 알을 생강탕과 함께 삼키도록 한다. 아이에 따라 용량을 조절하되 시간에 구애받지 않는다.[治小兒脾胃氣不調, 不嗜食飲. 白茯苓一錢, 生乾地黃焙, 大黃剉炒令香, 當歸灸乾, 柴胡去苗, 杏仁湯浸, 去皮尖雙仁, 麩炒黃. 各半兩. □右搗爲末, 煉蜜爲丸, 如麻子大. 每服五丸, 生薑湯吞下, 日三, 量兒加減, 不拘時]
권71	병증문	小兒科, 小兒乳癖
	병증 및 처방	소아의 유벽을 치료한다. 통마늘 하나를 짓찧어 아이의 유벽의 크기를 살펴두었다가 잠들기를 기다려 크고 작은 크기에 따라 붙여준다. 아이의 뱃속에서 소리가 나면 급히 떼어내고 사용하지 않는다.[治小兒乳癖. 獨頭蒜一顆搗爛, 看兒乳癖大小, 候兒睡着, 隨病大小貼. 聽兒腹內作聲, 急去不用]
권71	병증문	小兒科, 小兒尸疰
	병증 및 처방	소아의 시주를 치료한다. 세 손가락으로 굵은 부뚜막의 그을음, 소금 약간을 함께 가루내어 한두 살 아이의 경우 매번 반 돈을 숭늉에 섞어 아침 공복과 오후에 한 번씩 복용시킨다. 아이에 따라 용량을 조절한다.[治小兒尸疰. 竈突中煤三指撮 鹽少許 □右同研爲散. 一二歲兒每服半錢, 熟水調下, 空心午後各一服, 更量兒加減]
권72	병증문	小兒科, 小兒聤耳
	병증 및 처방	소아의 정이로 귀에서 농이 나오는 증상을 치료한다. 살짝 볶은 사마귀 알집(桑螵蛸)을 가루내어 약간의 사향과 함께 갈아놓고 농을 깨끗이 닦아준 후 귓속에 넣어준다.[治小兒聤耳出濃. 桑螵蛸微炒爲末, 入麝香少許, 同硏, 先用物拭膿淨, 然後摻藥]
권72	병증문	小兒科, 小兒癭氣
	병증 및 처방	소아의 영기가 처음 발생한 것을 치료한다. 삼씨를 갈아 즙을 내어 정화수에 타서 복용한다.[治小兒癭初發. 麻子擣爲獎, 井華水調下]

	병증문	小兒科, 小兒頭瘡
권73	병증 및 처방	소아의 머리에 난 창종을 치료한다. 소존성한 행인을 짓이긴 후 가피를 떼어내고 붙여준다.[治小兒頭瘡. 杏仁燒存性, 硏如泥, 去痂傳之]
	병증문	小兒科, 小兒遺尿
권75	병증 및 처방	소아의 유뇨증을 치료한다. 돼지 방광, 돼지 위 각 한 개, 찹쌀 반 되를 준비한다. 찹쌀을 돼지 방광에 넣고 다시 돼지 방광을 돼지의 위 속에 넣은 후 푹 삶아서 소금과 후추를 넣고 늘상 먹도록 한다. 여러 차례 지나지 않아 효과를 보기 시작하는데 오줌보를 보해주고 하원을 따뜻하게 해주는 까닭이다.[治小兒尿症. 猪脬, 猪肚 各一箇, 糯米 半升 □右將糯米入脬內, 又將脬入猪肚內爛煮, 鹽椒調均, 常服, 不過數次, 効. 能補脬, 煖下元]

위에서 살펴본 바와 같이 『향약집성방』 속에 나오는 『향약간이방』의 내용을 통해 서찬의 의학사상의 일면을 엿볼 수 있다. 여기서 몇 가지 의의를 찾아본다면 다음과 같다.

첫째, 인용되어 있는 『향약간이방』의 내용이 대체로 구급救急, 외과外科, 해독解毒 등의 내용들이 주종을 이룬다는 것이다. 이것은 짧은 시간 동안 해결해야 할 위급한 증상들에 대해 효과적인 치료방안을 제시하고자 하는 의미가 크다.

둘째, 처방의 내용이 복합처방이 위주가 아니라 간단한 단방처방이 위주라는 것이다. 책 제목의 '간이簡易'라는 것을 상기할 때 이것은 이 책이 목표로 하고 있는 중요한 지향점이기도 하며 장점이기도 한 것이다.

셋째, 사용된 약물을 통해 이 시기 향약의 용례를 정리할 수 있다는 것이다. 이것은 『삼화자향약방』을 정리하여 『향약간이방』으로 발전하는 과정에서 형성된 변화를 담아내는 것이기에 이 시기 향약의학의 발전사연구에서 중요한 의의가 있는 작업이 될 것이다.

맺는말

서찬이 편찬한 『향약간이방』은 매우 신기한 효험이 있는 처방들로 구성되어 있다. 하지만 원본은 현존하지 않고 1433년에 나온 『향약집성방』에 일부 조문이 남아있을 뿐이다. 『향약집성방』 속에 나오는 『향약간이방』은 모두 61개의 처방이 있으며, 이를 통해 서찬의 의학 사상의 일면목을 살펴보면서 결론을 짓는다.

첫째, 『향약집성방』에 인용되어 있는 『향약간이방』 처방은 풍병문, 상한문, 학병문, 각기문, 요통문, 곽란문, 제기문, 치아문, 옹저창양문, 절상질박문, 제손상문, 중제독문, 제구급문, 조경문, 난산문, 산후문, 소아과에 실려있다. 『향약집성방』 전체 내용에 비하면 적은 수이지만 다양한 편에 걸쳐 실려있으며, 대부분 향약의학의 원래 취지에 맞게 짧은 시간에 해결해야 할 증상들에 대한 효과적인 치료방안을 제시하고자 하였다.

둘째, 향약의학의 가장 중요한 특징처럼 처방의 구성에 있어서 복합처방 위주가 아니라 간단한 처방이 위주이다. 책 제목부터 '간단하고 쉬운 처방(간이방簡易方)'이라는 것을 상기할 때 이 책이 목표로 하고 있는 중요한 지향점이기도 하며 장점이기도 한 것이다. 예컨대, 소아가 오줌을 지리는 증상에 있어서 두 가지 약재만 들어가는 간단한 식이食餌 치료법을 기록하고 있다. 앞의 61) 소아유뇨증 처방이 바로 그것인데 돼지의 방광과 위에 찹쌀을 넣고 조리하여 먹이는 간단한 처치법으로 어린아이의 증상을 보하여 치료하고자 함이다. 대부분의 처방이 이와 같이 간단하게 구성하고 있다.

셋째, 사용된 약물과 질병을 통해 이 시기 한국 사회의 질병사를 짐작할 수 있다.『향약집성방』권67의 소아과에는 소아구창小兒口瘡에 여러 가지 처방을 제시하고 있다. 그 가운데『향약간이방』에서 인용한 처방은 큰 밤을 삶아서 매일 먹으라고 제시하고 있다. 밤은 현대적 분석연구 결과 견과류 중 비타민C를 많이 함유하고 있는 것으로 알려져 있다. 비타민C가 부족한 경우 괴혈병이 생겨 잇몸이 붓고 피가 새어나오는 증상이 나타날 수 있는데 소아구창에 밤을 쓴 경우는 이와 같은 경우에 해당되는 질환으로 판단할 수 있다.

또『향약집성방』권73 소아과에는 소아두창小兒頭瘡의 상처를 치료하는 처방이 나온다.『향약간이방』에서 인용한 처방은 행인을 소존성이 있도록 태운 다음 짓이겨서 두창의 가피를 떼어내고 붙여주라고 하였다. 1980년 WHO는 공식적인 두창박멸을 선언하였는데, 여말선초의 시기에도 두창은 아이들에게 큰 위협이 되었음을 알 수 있다. 특히 가피를 떼어내고 행인을 태운 가루를 붙여주는 것은 매우 구체적인 기술인데, 이를 통해 다양한 방법으로 두창에 대처하려 했던 모습을 읽을 수 있다.

넷째,『태평성혜방太平聖惠方』과『성제총록聖濟總錄』은 송나라 황실에서 만든 의서로서 여말선초 시기에 중국과 한국에서 모두 표준처방집으로 활용되었다. 실제로『향약집성방』을 만들 때 가장 많이 참고하여 목차 등 외형적인 모습을 가장 많이 참고한 중국 의서도『태평성혜방』이었다. 그러나 이 책들을 인용할 때 비슷한 처방이 있는 경우 이들 중국의서를 일방적으로 따라가지 않았고, 기존의 향약의서와 비교하여 기재하였다. 아래 정리한 것처럼『향약간이방』의 경우도 61개 인용된 처방 중 3개가 중국의서와 비슷한 내용이었으며, 상세하게 비교하였다. 이는 향약방이라는 것이 오랜 시간 동안 우리 백성들의 질병치료에 이용되었던 경험을 소중히 여기고 있기 때문이다.

즉, 처음 먹어본 음식이나 과실 등이 소화되지 않을 때,『향약간이방』에는 적마뇨를 한두 잔 마셔 토하게 한다고 한 반면에『성제총록』에는 흰소금 한냥에 물 2종지를 넣고 반이 되도록 달여 세 번에 복용하여 토하게 한다고 밝히고 있다. 또한 월경이 끊어졌을 경우,『향약간이방』에는 목적木賊을 가루내어 복용한다고 하고,『성제총록』에는 가지를 제거한 측백나무를 썰어서 볶아 목적과 각 2냥씩을 가루내어 따뜻한 술에 복용하거나 미음을 써서 먹는다고 하였다.

다섯째,『향약간이방』에 많이 사용되는 약재를 통해 당시 흔했던 향약을 유추해볼 수 있다.『향약집성방』권68 소아과에는 소아들이 열로 인한 갈증이 그치지 않는 증상을 치료하는 처방을 인용하고 있다. 이 때 "뽕나무 줄기 한 움큼을 가늘게 썰어서 물 한 대접 반에 넣고 끓여 반 정도로 줄어들면 찌꺼기를 제거하고 세 번에 나누어 복용한다."는 처방을 기록하였다. 또 같은 부분에서 소아들의 기침을 하면서 소변을 잘 보지 못할 때 "삼씨 세 홉을 가루내어 물을 부어 걸러낸 즙을 흰 쌀 세 홉과 함께 죽을 끓여 공복에 복용한다."고 하였다.

이처럼 서찬이 편찬한『향약간이방』은 삼씨[麻子], 뽕나무[桑枝, 桑葉] 등을 사용하고 있는 예를 쉽게 찾아볼 수 있는데, 이들은 최근 우리 나라에서 많이 없어졌지만 굉장히 흔한 약재였으며, 가난한 백성들이 알기 쉽게 편찬하였다는 것을 알 수 있다. 『향약간이방』의 처방을 통해 당대에 많이 사용되었거나 주위에서 쉽게 구할 수 있는 약재들이 어떤 것이었는지 유추해 볼 수 있는 근거도 된다.

고려말		생년 미상
태조조		권중화와 함께 『향약간이방』을 편저하다.
태조 4년(1395)		백주지사白州知事로 『대명률직해大明律直解』의 내용을 목활자로 펴낼 때 각자刻字를 담당하다. 『대명률직해』가 100여 부 인쇄되다.
태조 6년(1397)		『개국원종공신녹권』이 목활자로 인쇄되다. 이 목활자본은 서찬이 각자한 활자일 가능성이 높다.
태조 7년(1398)		권근이 쓴 『향약제집성방鄕藥濟生集成方』의 서문에 『향약구급간이방』 찬자로 기록되다.
세종 15년(1433)		『향약집성방鄕藥集成方』을 펴낼 때 서찬이 지은 『향약간이방』의 처방 61 조문이 인용되다.
정조 19년(1795)		이덕상李德懋는 『청장관전서靑莊館全書』 『충엽기蟲葉記』 '우리나라 활자의 시초'편에 서찬이 목활자를 만들어 반포하고 『대명률직해』를 간행하는데 공을 세웠다고 기록하였다.

서찬연보

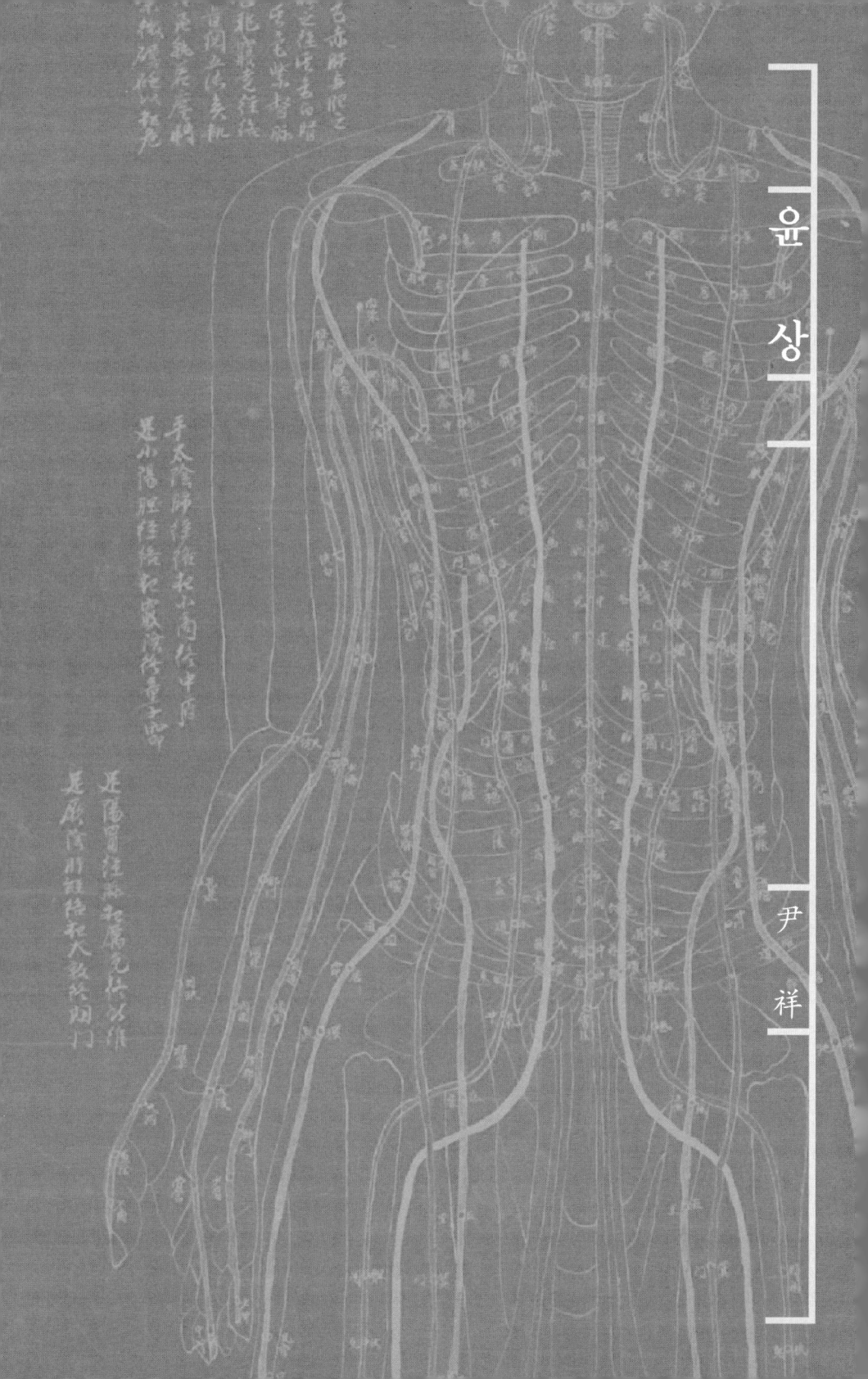

윤상

尹祥

들어가는 글

윤상尹祥(1373-1455)은 향리의 집안에서 태어나 조선 태조대에 문과에 급제하여 마침내 성균대사성成均大司成의 자리에까지 오른 입지전적인 인물이다. 자字는 실부實夫이며 호號는 별동別洞이다. 초명은 철哲이요 본관은 예천醴泉이고 아버지는 선善이다. 그는 또 성리학에도 일가를 이루어 정몽주와 길재의 학통을 이은 조용趙庸에게 사사받았으며, 정도전과 권근의 뒤를 이어 성리학의 토대를 마련함으로써 이후 김숙자와 김종직, 조광조, 그리고 김굉필로 이어지는 학통의 한 연원淵源으로 평가받았다. 뿐만 아니라 그는 문장에도 능하여 이미 당대를 대표하는 문인의 한 사람이었다.

관료로서의 윤상은 성균관에 오랫동안 봉직하면서 많은 인재를 양성하여 당대의 문인과 학자 및 관료들로부터 깊은 존경을 받았던 '사범師範'이었다. 따라서 그가 조선 초기 성리학의 발전과정에서 상당한 역할을 하였으리라는 것은 쉽게 짐작할 수 있지만, 아쉽게도 1487년 후손이 김종직金宗直의 서문과 함께 그의 몇몇 유작을 한데 모은 간략한 『별동집別洞集』만이 전하고 있어서 그의 사상을 올바르게 이해하는데 어려움이 있다.

윤상은 한의학사韓醫學史에서도 그 이름을 남기고 있다. 그는 우리나라에서 가장 오래된 의방서醫方書 『향약구급방鄕藥救急方』의 발문跋文을 썼는데, 당시 그의 직함이 안동유학교수관安東儒學教授官이었다는 점을 감안하면 그가 이 책의 발문을 지은 것은 매우 이례적인 일로 생각된다. 그만큼 그가 명목상이 아니라 실질적으로 이 책의 간행에 깊이 관여했거나 또는 의약에 깊은 관심을 가지고 있었다는 증거의 하나로 생각될 수 있을 것이다.

그러나 의학사의 측면에서 윤상을 살펴볼 수 있는 자료는 위의 발문을 제외하고는 거의 없다고 해도 지나친 말이 아니다. 실록에서는 그에 관한 자료들을 적지 않게 찾아볼 수 있지만, 그 대부분은 성균관 관리로서의 활동에 관한 것들이다. 따라서 이 글에서도 학자로서의 그의 삶에 비중을 둘 수밖에 없겠지만, 짧막한 발문 한 장의 의미를 곱씹어보는 노력을 게을리하지 않을 것이다.

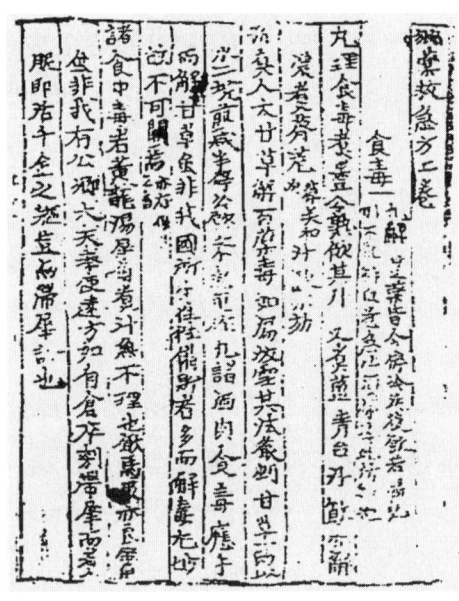

『향약구급방』

향리鄕吏의 신분에서 성균대사성成均大司成의 자리에 오르다

윤상의 본관은 예천醴泉으로, 예천 윤씨의 시조 윤충尹忠은 그의 증조부가 된다. 윤상의 문집 『별동집別洞集』에 실려 있는 「별동선생세계지도別洞先生世系之圖」에 따르면 윤충은 봉정대부奉正大夫 예빈소윤禮賓少尹의 증직贈職을 지냈으며, 조부 윤신단尹臣端은 통정대부通政大夫 호조참의戶曹參議, 부 윤선尹善은 가선대부嘉善大夫 공조참판工曹參判의 증직을 각각 지낸 것으로 기록되어 있다. 이들은 모두 뒷날 후손인 윤상이 고위관직에 오르면서 증직을 얻게 된 것이다. 이렇게 볼 때 예천 윤씨는 사실상 윤상에서 비롯되었다고 할 수 있다. 윤상은 예천 윤씨가 조선시대에 배출한 단 2명의 문과급제자 가운데 한 사람이다. 그러나 다른 한 명, 즉 윤수영尹壽榮이 세조 6년(1460)에 평양별시平壤別試에 급제하였으며, 윤상의 가닥과는 아무런 연결고리를 찾아볼 수 없다는 점을 고려하면 윤상이야말로 그의 문중에서 배출한 유일한 문과자인 셈이다. 물론 그의 후손 가운데에 생원과 진사가 몇 사람 나오고 관직자가 배출되기도 하였지만 모두 미관말직에 그쳤다. 따라서 윤상은 예천 윤씨의 존재를 처음으로 세상에 널리 알린 유명 인물이었다.

  윤상의 출세는 그 자신의 끊임없는 노력과 부지런함, 그리고 성실함에서 이루어졌다. 고려 공민왕 22년(1373) 경상도 예천군醴泉郡 별동리別洞里의 향리 집안에서 태어난 그는 일찍부터 고된 이역吏役에 종사하면서도 책을 잠시도 손에서 놓지 않을 만큼 학문에 정진하였다.

이긍익李肯翊(1736-1806)은 『연려실기술燃藜室記述』에서 향리 시절의 윤상에 대해 다음과 같이 기록하고 있다.

> 공은 자질이 아름답고 매우 총명하였다. 향리로서 고을 일을 맡아볼 적에 고된 사무를 보면서도 글 읽는 소리가 끊이지 않았으며, 오고갈 때 반드시 관솔[松明]을 따서 관사 은밀한 곳에 두었다가 밤에 글 읽을 때 썼다.

윤상이 공부에 전념한 것은 물론 과거에 급제하기 위해서였을 것이다. 그러나 향리 출신으로 문과에 응시하여 급제한다는 것은 결코 쉬운 일이 아니었다. 원래 고려시대의 향리는 지방의 실력자인 호족에 그 근원을 두고 있었으며, 과거를 통해 중앙귀족세력으로 진출하는 경우도 적지 않았다. 그러나 고려 귀족사회의 틀이 다져지게 됨에 따라 향리직은 천역賤役이 되어갔으며, 특히 고려 후기에 들어서면 과거 진출에서도 상당한 제약이 가해지기 시작했다. 합격이 쉬운 잡업雜業을 통하여 향리들이 빠져나가자 당시 좌사의左司議로 있던 권근權近은 상소를 올려 제술업製述業과 명경업明經業에 국한하여 응시를 허용할 것과, 향리들에 대해서는 3명의 자식 중 1명에 대해서만 과거응시자격을 부여할 것을 청하기도 하였다. 특히 고려에서 조선시대로 넘어가는 왕조의 교체기에는 군현제의 개편과 향리직의 재편성이 대대적으로 이루어지면서 향리는 지방사회의 지배자에서 지방의 말단 행정실무자로 그 신분의 위치가 크게 추락했다. 향리들은 이제 정부로부터 더이상 토지를 받지 못했으며, 심지어 녹봉조차 받지 못했다.

아마도 윤상은 이러한 사회적, 경제적 불이익에서 벗어나 집안을 일으키고자 하는 욕구에서 과거 공부에 매달렸을 것이다. 그리고 그의 노력은 곧 보답을 받았다. 조선이 건국한 그 해 즉, 태조 원년(1392)에 실시된 진사시進士試에 합격했으며, 그 이듬해에는 생원시生員試에 합격했다. 그로부터 3년 뒤인 태조 5년(1396)에는 마침내 문과에 급제하여 문신文臣으로서의 길을 걷게 되었다. 그의 나이 불과 24세 때의 일이었다. 20대 초반에 양시兩試 합격과 문과급제라는 영광을 안게 된 것이다.

그의 성공은 물론 대부분 그 자신의 노력에 힘입은 것이기는 하지만, 그의 스승인 조용趙庸의 가르침이 크게 작용하였다는 점을 기억할 필요가 있다. 윤상의 일생을 되돌아보면 조용의 그림자를 묵묵히 따라갔다고 일컬어도 될 만큼 두 사람 사이에는 비슷한 점이 많이 있었다. 그만큼 조용은 윤상의 생애에 큰 영향을 끼쳤다. 조용은 정몽주鄭夢周의 문인으로 공민왕 23년(1374) 과거에 급제한 뒤 전교주부典校注簿, 계림부판관鷄林府判官, 전농시승典農寺丞, 지평持平, 성균사예成均司藝 등을 지냈으며, 조선조에 들어와서는 성균대사성成均大司成, 예문관 대제학, 예조판서 등을 지냈다. 그보다 조금 뒤에 살았던 서거정徐居正은 조용에 대하여, "학문이 정밀하고 깊었으며, 특히 성리학性理學에 조예가 깊었다. 성균관 대사성大司成으로 20여 년 동안 있었는데, 사람 가르치기를 게을리 아니하여 인재 양성에 공이 있었다."라고 지적하였다. 이 말은 대사성의 재직기간만 서로 다를 뿐 당대인들의 윤상에 대한 평가와 그대로 일치한다.

윤상이 젊은 시절 조용에게 사사師事한 것은 그로서는 행운이었다. 원래 경상도 진보眞寶 출신이었던 조용은 새 왕조가 개국한 바로 그해에 고향에서 가까운 예천으로 귀양살이를 와서 후진을 양성하였는데, 바로 이때 윤상을 비롯하여 조말생趙末生, 배항裵恒, 배강裵杠 등이 그의 문하에서 수학하였다. 윤상과 조용의 관계는 윤상이 문과에 급제하고 조용이 다시 조정에 복귀한 뒤 그 무대가 관계官界로 바뀌었을 뿐 변함없이 계속되었을 것으로 보인다. 그런데 조용이 건국 직전에 예천으로 귀양갔다는 점에서 정몽주의 문인이었던 그가 새 왕조와 입장을 달리하고 있었던 것은 아닌가 생각할 수도 있을 것이다. 이 점은 새 왕조에 대한 윤상의 시각과 함께 한번 짚고 넘어가야 할 문제가 아닌가 생각한다.

　　우선 결론부터 말하자면, 조용은 그의 스승이었던 정몽주와는 달리 조선왕조의 건국에 대하여 부정적인 생각을 갖고 있었던 것으로는 보이지 않는다. 아니 오히려 권력자 이성계의 실체를 인정하고 있었다. 건국 직전인 1392년 7월 공양왕이 당시의 실력자인 이성계李成桂와 맹약盟約하고자 할 때 그 글의 초안을 작성하도록 왕명을 받은 사람은 다름 아닌 성균사예成均司藝 조용이었다. 조용은 "열국 간의 동맹은 옛날에도 있었지만 군신 간의 맹세는 경적經籍에서 찾을 수 없다."고 반대 의사를 표시하였지만, 결국 왕의 명령을 받고 초안을 작성하여 올렸다. 그러나 그는 뒷날 사관史官으로서 이때의 일을 기록하면서, "임금(공양왕)은 이시중李侍中이 자신을 왕으로 옹립한 공을 갚기도 전에 오히려 그를 해치려는 뜻을 가지기 시작했다. 천명이 이미 가버리고 인심도 이미 떠났으니 하찮은 이 맹세가 그다지 힘이 될 수 없을 것이다."라고 하였다. 즉, 조선왕조의 건국이 불가피하다는 게 조용의 생각이었다.

그런데 조용은 얼마 뒤 예천으로 귀양가는 신세가 되었다. 그가 귀양에서 풀려 조정에 나아가는 것은 그로부터 6년이나 지난 태조 7년(1398) 간의대부諫議大夫로 발탁되고 나서의 일이다. 귀양을 가게 된 사유가 어떤 것인지는 알 수 없으나, 그가 궁극적으로 조선왕조에 봉직하였다는 점, 그것도 새 왕조의 주도세력이자 이성계의 측근이었던 조준趙浚의 천거를 받았다는 점을 감안하면 조용이 새 왕조의 건국에 부정적이었다고는 생각할 수 없다. 그리고 이 점은 그의 제자였던 윤상의 경우도 마찬가지였다. 고려말 예천의 향리였던 윤상은 이미 앞에서 지적한 것처럼 조선 건국 직후 실시된 첫 진사시에 응시하여 합격했으며, 이어서 생원시를 거쳐 문과에 급제하였다. 향리 출신으로 성리학이라는 새로운 이념을 받아들였던 윤상은 조용보다도 훨씬 적극적으로 새 왕조를 받아들일 수 있는 여건에 있었다고 할 수 있다.

이제 조선왕조에서의 윤상의 관력官歷에 초점을 맞추어 이후의 행로行路를 살펴보기로 하자. 윤상은 급제한 그 이듬해인 태조 6년(1397) 선주유학교수善州儒學教授, 정종 2년(1400) 보주유학교수甫州儒學教授를 거쳐 태종 3년(1403) 서부교수西部教授를 지내고, 이듬해 산음감무山陰監務가 되었다가 태종 6년(1406) 상주교수尙州教授, 태종 11년(1411) 황간감무黃澗監務 등 대체로 지방의 교수직을 전전했으며, 태종 13년(1413)에 가서야 중앙으로 자리를 옮겨 교서관校書館 교리校理에 임명되었다. 무려 16년간 외직에 있다가 40세가 넘어서야 경직京職을 얻게 된 것은 아마도 그가 보잘 것 없는 향리 집안의 자식이라는 점과 무관하지 않을 것이다. 그러나 권력의 중심과 가까운 자리에 있지 않았기 때문에 그는 변화무쌍한 정치판의 바람에 거의 시달리지 않았으며, 오로지 학문과 교육에 전념할 수 있었다. 사실 중앙에 들어와서도 그는 육조六曹나 삼사三司같은 요직과는 거리가 먼 직책에 머물렀다. 교리가 된 지 얼마 뒤인 그해 말 성균직강成均直講에 임명되어 성균관과 처음 인연을 맺었으며, 태종 15년(1415) 형조도관정랑刑曹都官正郎, 예조정랑禮曹正郎 등을 지내다가 그해 11월 정조사正朝使의 서장관書狀官이 되어 명나라에 다녀왔다.

태종 17년(1417) 그는 다시 외직으로 나가 안동부安東府의 유학교수관儒學敎授官이 되었다. 경상도 의흥현義興縣에서 『향약구급방鄕藥救急方』이 중간重刊된 것은 바로 이 해의 일로, 윤상은 안동부 유학교수관의 신분으로 위의 책에 발문을 썼던 것이다.

세종 원년(1419) 성균사예成均司藝 직집현전直集賢殿 지제교知製敎에 임명되었던 그는 부모의 봉양을 위해 고향 근처인 금산金山과 영천榮川 등지에서 잠시 수령을 지냈던 것을 제외하고는 남은 평생을 거의 성균관에서 보냈다. 그가 성균관의 수장首長인 성균대사성成均大司成의 자리에 오른 것은 그의 나이 63세 때인 세종 17년(1435)이었다. 시골의 일개 향리 신분에서 갖은 어려움을 극복하고 마침내 성균관의 최고위직에 올랐으니 그로서는 감회가 남달랐을 것이다. 그러나 이는 결코 행운의 결과가 아니었다. 그는 성균관 대사성이 된 뒤에도 찾아오는 생도들을 마다않고 문리文理를 세밀하게 분석하여 자상하게 가르쳐 주면서 종일토록 쉬지 아니하고 지칠 줄 몰랐다. 그리하여 조정에 가득찬 경대부卿大夫들이 모두 그의 문인이었으며, 국조 이래 으뜸가는 사범師範으로 평가받았다.

그런가 하면 세종 20년(1438)에는 첨지중추원사僉知中樞院事 세자좌보덕世子左輔德이 되어 세자(후일의 문종文宗)에게 『주역周易』을 강의하였으며, 다시 세종 30년(1448)에는 후일의 단종端宗인 왕세손이 성균관에 입학하자 예문제학藝文提學으로 박사博士가 되어 『소학제사小學題辭』를 강의하는 큰 영광을 입기도 하였다. 당대 그의 학문의 정도가 어떠하였는가를 잘 보여주는 대목이다.

윤상은 세종 23년(1441) 그의 나이 70이 가까워져 오자 사직을 청하였지만, 도승지 조서강趙瑞康은 "그가 비록 늙었지만 학술學術이 정명精明하고, 또 덕행德行이 있어 사표師表가 되기에 적합할 뿐만 아니라 수업하는 제생諸生들도 또한 많다."고 지적하고, "이제 만약 그의 사직을 윤허하시면 여러 생도들이 실망할까 심히 염려되옵니다."라고 하여 결국 그의 사표는 반려되었다. 그가 벼슬길에서 물러난 것은 세종 32년(1450) 그의 나이 78세 때의 일이다. 그 뒤에 그는 고향으로 돌아가 세조 원년(1455) 83세에 죽기까지 후진 양성에 힘을 쏟았다.

윤상은 향리 출신으로 문과에 급제한 뒤에 거의 60년 가까운 세월 동안 관직에 있었지만, 관리라기보다는 교육자이자 학자로서의 삶을 살았다. 정치의 세계에서 한 걸음 물러나 주로 성균관에서의 교육활동에 전념함으로써 그는 당대의 사범師範으로 추앙을 받았다. 학자로서의 그는 경학經學에 밝고 문장에도 능하였으며, 조선 초기 성리학의 진흥에 일정한 역할을 한 것으로 평가받고 있다.

조선초 성리학의 적통嫡統으로 평가받다

조선의 유학사儒學史에서 윤상이 차지하는 위치에 대해서는 이미 그의 당대부터 많은 사람들이 지적한 바 있다. 그에게서 사숙私淑한 김종직金宗直은 『별동집』의 서문에서 "선생은 자품資稟이 순수하고 돈독하며 학문에 널리 통하여, 그 의리義理의 정미精微한 데에 스스로 얻은 것이 많았기 때문에 능히 시골 구석에서 분발하여 일어나 조정의 의표儀表가 되었다. 그리하여 전후 20여 년 동안 성균관에 있으면서 후진들을 가르쳐 인도하여 늘그막까지 게을리하지 않았기 때문에, 당시의 높은 벼슬아치나 명망 있는 자들이 모두 선생의 문하에서 배출되어 사도師道가 존엄하여졌으니, 양촌陽村(권근權近) 이후로 1인자이다."라고 높이 평가하였으며, 또한 『이존록彝尊錄』에서는 "윤상은 경학經學이 정밀하고 깊었으며, 남을 가르치는 데 게을리하지 않았다. 김숙자金叔滋가 가서 『주역』을 배웠는데, 깊은 이치를 모두 가르쳐주어 역학易學이 크게 밝아졌다."고 하였다.

성현成俔은 그의 저서 『용재총화慵齋叢話』에서 "고려의 모든 문사文士는 시소詩騷로 업을 삼았으나, 포은圃隱이 성리학性理學을 비로소 제창하였고, 조선조에 이르러서는 양촌陽村과 매헌梅軒(권우權遇) 두 형제가 경학에도 밝고 글도 능하였다. (중략) 그 뒤로는 스승이 될 만한 사람으로 황현黃鉉, 윤상尹祥, 김구金鉤, 김말金末, 김반金泮 등이 있는데, 황현의 학문은 세상에 알려진 바가 없고, 윤상은 가장 정밀하였으며 글도 대략 할 줄 알았다."고 하였다.

한편 이황李滉은 선조宣朝 초에 명나라의 사신 허국許國과 위시량魏時亮이 와서 우리나라에 공맹孔孟의 심학心學과 기자箕子의 홍범구주洪範九疇를 아는 이가 있느냐고 묻자, 고려에서는 우탁禹倬과 정몽주鄭夢周를, 그리고 조선에서는 김굉필金宏弼, 정여창鄭汝昌, 조광조趙光祖, 윤상尹祥, 이언적李彦迪, 서경덕徐敬德 등을 지적하였다. 이황은 경학에 대한 윤상의 저술이 전하지 않는 것을 매우 안타까워하기도 하였다.

윤상이 이처럼 조선 초의 명유名儒로 평판을 얻게 된 것은 그 자신의 부단한 학문적 노력과 성취에 따른 것이며, 또한 교육 활동을 통하여 많은 제자들을 배출한 덕분이기도 하였다. 이렇게 그는 당대의 사범師範으로 존경받는 학자였으나 그는 조선조 성리학의 계보에서 볼 때 양촌이나 퇴계처럼 독보적인 위치를 차지한 인물은 물론 아니었다. 그럼에도 불구하고 그는 관학파 학자들뿐만 아니라, 후일의 사림파 학자들로부터도 성리학적 사상의 연원으로 평가받았다. 이것은 그의 사상이 성리학에 바탕을 두면서도 사장詞章에 치우치지 않는 포용성을 가졌기 때문이다. 아래에서 그의 학문적 세계를 좀더 자세히 살펴보기로 하겠다.

먼저 그의 학문이 성리학에 토대를 두고 있음은 『별동집』 '천생증민 유물유칙天生蒸民 有物有則'편에 나오는 아래의 구절에서 분명히 드러난다.

하늘이 사람을 낳으니 이미 물物이 있었으며, 하늘이 사람에게 천성天性을 주었으니 반드시 성性이 있다. 물이 있고 성이 있음은 사람이 태어날 때부터 이理가 구비되었기 때문이다. 그러므로 사람이 백성을 낳을 때기氣로써 형形을 만들었고, 사물의 작용이 있게 되자 이理가 또한 부여되어서 당연한 법칙則이 있게 된다. 아아, 사물에 반드시 법칙이 있음은 그 이理가 원래부터 있기 때문이다.

윤상은 조선초기 성리학이 깊이 뿌리를 내리기 전에 살았던 인물이었지만 위에서 보듯이 정연한 이기론理氣論을 펼쳤다. 그는 인간에게 물物과 성性과 이理와 기氣가 있음을 밝혔으며, 이와 기가 불가분의 것임을 강조하였다. 그는 특히 물物마다 법칙[則]이 있음을 강조하였으며, "물과 칙은 사람마다 공유하고 있는 것이기는 하지만, 성性을 다 이루고 형形을 실천하는 것은 군자만이 할 수 있다."라고 하여 수양과 실천의 중요성을 강조하였다. 특히 칙을 강조한 것은 개국 직후의 불안정한 시기에 성리학의 사상으로 사회질서를 확립하

『별동집』「天生蒸民 有物有則」

고자 한 노력의 일환으로 생각할 수도 있을 것이다. 그러면서도 그는 자신의 사상이 탁상공론으로 치우치는 것을 경계하였다. 그는 실천적인 학자였던 것이다. 그의 말을 좀 더 들어보자.

학문하는 사람은 진실로 품행이 바르고 맑고 정밀하고 섬세하여야 한다. 그러한 마음가짐으로 성리性理의 근원을 깊이 연구하여 널리 통달하고 미래를 내다보며, 고금古今의 변천을 참고하여 안으로는 그 성정性情을 기르고, 밖으로는 예절의 규정[節文]에 조심하며 큰 일을 처리하고 큰 의혹을 해소하여 커다란 업적을 성취한다면, 유자儒者로서의 할 일은 끝나는 것이다. 천지의 도를 잘 마름해서 이루고 이것을 바탕으로 천지의 마땅함을 보상하는 일과, 임금을 도와 백성을 윤택하게 하는 일이 무엇이 그리 어렵겠는가? 성현의 천 마디 말씀과 만 가지 가르침이 전적[方策]에 널리 쓰여 있지 않은가. 그 말씀과 가르침이 밝고 아름다와 천고에 빛을 전했으니 그 요지가 반드시 귀착하는 데가 있을 것이며, 그 요지를 다루어 귀결에 도달하는 것은 사람이 하기에 달려 있다.

성리학을 깊이 공부하여 과거와 미래에 대한 통찰력을 얻고, 성현의 말씀과 가르침을 헤아려 그 요지를 터득하게 된다면 임금을 도와 백성을 윤택하게 하는 일은 어렵지 않다는 것이 윤상의 생각이었다. 이것은 경학을 공부하는 일이 현실정치와 무관하지 않다는 것을 지적한 것이었다. 다시 말해서 그는 결코 경서에 파묻힌 사변적인 학자가 아니라 현실지향적이며 실천적인 지식인이었다. 이것은 다음의 구절에서도 다시 확인된다.

옛 군자를 생각하건대, 때를 만나 임금에게 발탁이 되면 임금을 도와 백성을 윤택하게 하고, 때를 만나지 못해 임금에게 발탁이 되지 못하면 도道를 밝히고 책을 저술하였으니, 나가고 물러나는 것이 비록 다르지만 그 이름을 후세에 전하는 것은 같았습니다. 나아가도 영화로 여기지 않았으며, 물러나도 곤궁하게 생각하지 않았기 때문에 저기에서 잃으면 여기에서 얻는 것이 있어서 죽더라도 반드시 결코 없어지지 않을 업적을 남겼습니다. 그러니 그들이 헛되이 살다 죽은 것이 아님은 분명합니다. 사군자士君子가 입신하고 처세하는 일이 비록 지금 세상이라 한들 어찌 이와 다르겠습니까?

윤상은 향리의 신분에서 입신양명立身揚名의 길에 들어섰지만 결코 안정된 현실의 세계에 안주한 사람이 아니었다. 그가 문과를 통해 새 왕조에 들어간 것은 말할 것도 없이 그 자신의 자발적인 의사에 따른 선택의 결과였다. 그러나 그는 한미한 출신이었던 탓에 중앙의 요직에 발탁되지 못했다. 그는 여러 차례에 걸쳐 외직을 전전했지만 청탁과 뇌물에 의존해 자리를 옮겨가는 대신에 일개 지방의 교수직에 최선을 다하면서 학문적 연마와 교육에 최선을 다하였다. 그는 자신이 선택한 세계의 안정에 기여할 방안을 다름 아닌 유학에서 찾았다.

성리학자로서의 윤상의 모습은 그가 척불론斥佛論을 주창主唱한 데서 분명히 드러난다. 그는 정도전과 권근의 뒤를 이어 불교를 배척하는 논리를 전개하여 성리학에 바탕을 둔 새 왕조의 이념적 토대를 단단히 하고자 하였다.

불씨佛氏의 도는 오랑캐의 일개 법에 지나지 않습니다. 한쪽에 치우친 공허한 말로 삼강三綱을 멸하고 백성의 재물을 좀먹으니 이단異端의 해가 이보다 더 심한 것이 없습니다. 이치를 해치고 참된 것을 어지럽히는 것은 의논할 것조차 없습니다. 우선 뚜렷히 드러난 것부터 말씀드리겠습니다. 부부夫婦는 인륜人倫의 시작으로 천지의 근본이 되는 것이며, 음양에 순응하여 만물을 생성하는 근본입니다. 그러나 저 불자佛者들은 이를 욕망이라 하면서 남녀의 짝을 버리고 생성의 근원을 끊으니, 이것이 첫번째 해로움입니다. 군신君臣은 천지의 대의로서 머리와 팔다리가 서로 일체가 되어 잠시도 떠날 수 없습니다. 그러나 저 불자들은 그것을 이利와 녹祿을 낳는 것이라 하면서 세상을 떠나고 풍속을 끊고서 산속으로 도망가 생김새를 바꾸고 괴상한 의복을 입고서 대의를 돌아보지 않으니, 이것이 두번째 해로움입니다. 부자父子는 하늘이 맺어준 친족이니 하늘이 사물을 낳을 때 그것을 근본으로 삼습니다. 그러나 저 불자들은 이를 사사로운 은혜라고 하면서 반드시 겸애兼愛하려고 합니다. 그리하여 친부모를 길가는 사람 보듯이 하고, 친함을 끊고 사랑을 베어 바꾸지 못할 하늘의 떳떳한 이치를 어지럽히니, 이것이 세번째 해로움입니다. 이 삼강三綱을 잃어버리고 세 가지 해로움을 얻으니 인도人道가 사라지게 됩니다. 이러한 도를 가지고 혹세무민하는 자가 있다면 정부에서 마땅히 이를 엄히 금하여야 할 것입니다.

세종 30년(1448) 당시 성균사성이었던 윤상은 임금에게 올린 위의 소疏에서, 건국 이후 태조가 왕조를 창업한 이래 많은 개혁이 있었지만 유독 불교에 대해서는 미진한 점이 많았다고 지적하고, 그 뒤 정종대에 이르러 (태종이) 사찰을 혁파하고 그 소유 전민田民을 거두어들였는데 이제 와서 다시 왕실에서 여러가지 불사佛事를 일으키고 있다고 비판하였다. 그는 불교의 해로움을 하나하나 지적하면서 이를 엄히 근절할 것을 요청하였다. 심지어는 자신이 "분함을 이기지 못하여 그 말이 광망스럽고 참람됨을 깨닫지 못하고 죽을 줄 모르고 임금의 귀를 더럽혔으니 두려워 머리를 수그린다."고 비장한 심정을 토로하고 있다.

윤상의 이 같은 배불론은 정도전과 권근의 논리를 이어받은 것이지만, 불교의 논리적 쟁점보다는 그 현실적 폐단에 초점이 맞추어져 있다는 점에 그 특색이 있다고 할 수 있다. 삼강三綱을 멸하고 백성의 재물을 좀먹는 불교야말로 국가의 사회적, 경제적 토대를 말살시킬 수 있다는 그의 생각은 고려왕조 말기의 혼란을 목격한 데서 온 역사적 경험의 소산이었다. 그는 새로운 도덕적 질서를 확립하기 위하여 불교를 배척하고 성리학을 받아들였던 것이다.

윤상은 이처럼 배불론을 주창했지만, 불교를 전혀 받아들일 수 없는 것으로만 생각한 것은 아니었다. 성리학이 아직 뿌리를 내리지 못한 조선 초기의 관학자들에게서 찾아볼 수 있는 공통점의 하나는, 그들이 의외로 불교를 강력하게 배척만하기보다는 그것을 포용하면서 부분적으로 조화를 도모했다는 점이다. 이때 불교와의 조화가 모색될 수 있는 논리적 근거는 불교가 결국 심학心學이라는 점이었다. 특히 윤상은 "성인의 학문은 심心을 전하는 것보다 중요한 것이 없다."고 하여 심학을 성학의 요체로 파악하였다. 따라서 그는 치도治道의 요체 또한 마음에 있다고 보았다.

신이 듣건대 "치도는 마음에 근본을 두고 있으며, 그 마음을 구하는 요점은 경敬에 달려 있다."고 하였습니다. 대개 마음이란 만 가지 변화하는 근원이며, 경敬은 한 마음의 주장이니, 정치를 하면서 그 마음을 바로잡지 않으면 어찌 좋은 정치가 될 것이며, 마음을 구하면서 경함을 모르면 어찌 마음이 바르게 될 수 있겠습니까. 아아! 한 마음의 경敬함이 실로 치도治道의 큰 근원이며 백대 임금의 마음 구하는 법칙心法입니다.

윤상은 유교적 가치의 실천에서 심心과 경敬을 가장 중요한 요소로 생각하였다. 특히 마음을 모든 변화의 근원으로 바라보았던 그의 입장에서 심학으로서의 불교는 포용과 조화의 가능성을 찾아볼 수도 있는 것이었다. 어느 때인지 그 시기는 분명하지 않지만 무더운 여름날 낮잠을 즐기던 윤상은 느닷없이 자신을 찾아온 스님으로부터 부채를 선물로 받았다. 이를 감사하며 지은 시詩에서 그는, 중국 당나라의 한유韓愈와 태전태사太顚太師가 서로 교유交遊를 나누었는데도 천 년이 지난 지금까지 이를 비난하는 사람이 없다고 지적하고, 본심本心을 꼭 잡고 잃지 않는다면 유자儒者와 불자佛者가 서로 교제를 한들 어떻겠는가라고 반문하였다. 윤상과 승려와의 만남은 결코 이례적인 것은 아니었다. 이것은 이 시기 관학파 유학자들 사이에서 찾아볼 수 있는 일반적인 현상의 하나였다. 다만 마음을 공유하면서도 불교가 무위無爲의 세계에 침잠한 반면 유교 특히 성리학은 유위有爲의 세계에서 실천해야 할 현실적인 과제들을 다룬 데서 양자는 입장을 달리하였던 것이다. 따라서 권근과 같은 척불론자의 "내가 비록 불자의 도를 알지 못하나 또한 이 심心에서 벗어나지 않으리니, 이 심의 거대함은 마치 허공과 같다. 물物과 아我도 없고, 내內와 외外도 없으니 스님이 심을 구하고 명名을 구하는 이유이다."라는 말에서도 유불儒佛의 조화를 도모하는 의식을 찾아볼 수 있다.

조금 후대의 일이기는 하지만 이재頤齋 조우인曺友仁이 서애西厓 유성룡柳成龍에게 보낸 서한에서 "윤상의 문집을 살펴보면 초례청사醮禮靑詞나¹ 도량문道場文에서 도불道佛의 용어를 잡용雜用하고 있으며, 후학들도 이를 두고 다른 말을 하는 사람이 없다."고 말하고 있는 것도 바로 이같은 사정을 반영하고 있는 것이다. 이처럼 척불의 소疏를 제출한 윤상에게서 불교와의 조화 내지는 포용을 찾아볼 수 있는 것은 성리학 이외의 모든 것을 배타시하였던 후대의 극단적인 편협함에 갇혀있지 않았던 조선초 사상계의 일단을 보여주는 것으로 생각한다.

향리 출신으로 지방의 교수직을 전전하였던 윤상이 명망있는 조선 초기의 성리학자로 자리잡을 수 있었던 것은, 그가 정치의 세계에서 한 걸음 물러서서 묵묵히 자신의 학문과 생애가 일치되는 삶을 살았기 때문일 것이다. 그는 자신이 추구하였던 학문의 세계를 그의 삶에서 그대로 실천해 나갔다.

---

1 초례청사는 고려 때 유행한 초제(醮祭)의 축원문으로, 도가에서 온 명칭이다. 고려의 역대 왕들은 각종 초제를 지내면서 그때마다 문인들에게 축원문을 작성시켰는데, 도교에서는 축문(祝文)을 파란 종이에 썼으므로 이것을 청사(靑詞)라고 한다.

『향약구급방鄕藥救急方』의 발문跋文을 쓰다

이미 앞에서 언급한 것처럼 윤상은 태종 17년(1417) 안동부安東府 유학교수관儒學敎授官의 신분으로 그해 경상도 의흥현義興縣에서 중간重刊된 『향약구급방鄕藥救急方』의 발문을 썼다. 그가 한의학사韓醫學史에서 이름을 전하고 있는 것은 우리나라에서 가장 오래된 의방서醫方書와의 이같은 인연 때문이다. 우선 그가 당시 맡았던 유학교수관이라는 관직에서부터 실마리를 풀어나가기로 하자. 윤상은 이미 그 훨씬 이전부터 선주善州, 보주甫州의 유학교수儒學敎授와 서부교수西部敎授, 상주교수尙州敎授 등을 지냈으므로 안동의 유학교수관 자리가 낯선 것은 아니었다. 유학교수관은 문과 출신의 6품 이상 교수관에 대하여 주어지는 호칭이다. 『세종실록지리지』를 보면 목牧의 경우 목사牧使와 판관判官에 이어 유학교수관이 나오며, 도호부都護府는 부사府使에 이어, 부府는 부윤府尹과 판관에 이어 각각 유학교수관이 나온다. 이렇게 보면 유학교수관이 비록 교육을 전담하는 직책이기는 하지만 지방 수령에 버금하는 관직임을 알 수 있다. 그리고 의흥현에서 중간한 의서의 발문을 안동부의 유학교수관이 쓴 것은 행정상으로 볼 때 의흥현이 안동대도호부의 관할 아래에 있었기 때문이다.

그러나 윤상의 발문이 꼭 이런 이유때문에 지어진 것만은 아니었을 것이다. 상식적인 관점에서 보더라도 그가 의서醫書나 의학醫學에 대하여 해박한 지식이 있었기에 그에게 발문의 의뢰가 갔다고 보는 것이 타당하리라고 본다. 우선 아래에서 발문을 자세히 살펴보자.

『향약구급방』은 매우 신기한 효험이 있다. 여기에 기록되어 있는 약들은 모두 우리 백성들이 알기 쉽고 얻기 쉬운 것들이며, 조제하고 복용하는 방법도 일찍이 경험해 온 것들이다. 만약 서울이나 대도시라면 의사가 있겠지만, 대개는 외딴 시골에서 갑자기 병에 걸려 증세가 매우 위급할 때 실로 이 처방문만 있으면 편작扁鵲과 의완醫緩같은 명의名醫를 기다리지 않고도 누구라도 다 병자를 구할 수 있다. 이처럼 일은 쉽고 공功은 갑절이나 되니 그 이익이 막대하다. 옛날 대장도감大藏都監에서 이 책을 간행하였었는데, 세월이 오래 되고 판각이 썩어서 구본舊本은 보기 드물다. 이제 의흥군수義興郡守 최자하崔自河가 이 책을 중간重刊하여 그 혜택을 넓히고자 하였고 자신이 소장 중인 좋은 판본을 내어 감사 이지강李之剛에게 알리니, 감사가 곧 영을 내려 최자하의 임지에서 책판을 새겨 그 뜻을 이루게 하였다. 이내 윤 5월부터 일을 시작하여 7월 12일에

『향약구급방』 발문(『별동집』 수재)

가서 작업을 마쳤다. 아아, 최자하가 본시 어질고 후덕하다는 소문이 있었는데, 이제 다시 이 책을 간행하여 널리 전하니 그 어진 은혜가 백성들에게 미침이 깊다고 할 수 있다. 당연히 그 일의 전말을 기술하여 후세에 알려야 하겠다. 명나라 영락永樂 정유년(1417) 7월일에 조봉대부朝奉大夫 안동유학교수관安東儒學教授官 윤상尹祥은 삼가 발문跋文을 쓴다.

윤상이 발문의 맨 앞에서 『향약구급방』이 매우 신기한 효험이 있다고 한 것은 그가 이 책에 대하여 상당한 지식이 있었음을 말해 준다. 그것은 이 책이 전문 의사나 의학도를 위한 책이 아니라 민간의 구급처방 용도로 활용되어 왔던 점과 무관하지 않을 것이다. 그러나 책이 처음 간행된 시기가 고려 고종 연간인 13세기 중엽이라는 점, 그리고 위의 발문의 지적처럼 이 책이 이후 중간된 적이 없이 백여

「향약구급방」 원문(일본 궁내성 서릉부 소장)

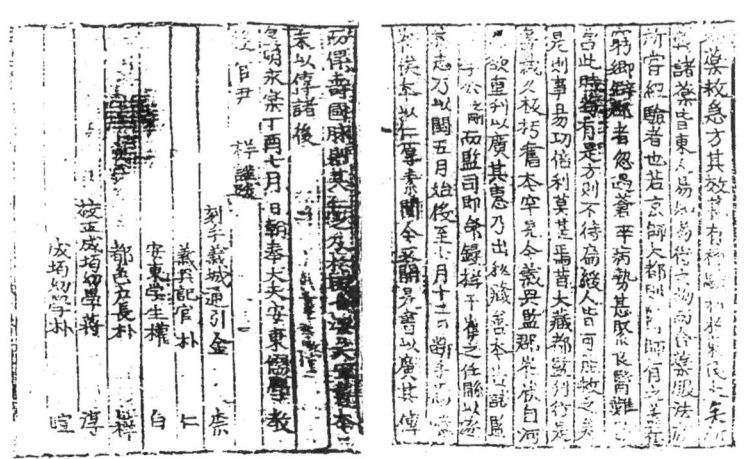

년의 세월이 흘렀다는 점을 고려한다면, 이 책의 존재가 윤상 당시에는 일반에 생각만큼 널리 알려진 것이 아닐 수도 있다. 그런만큼이 책의 유래와 성격에 대하여 그가 상세히 파악하고 있었으며, 나아가서 중간서에 발문을 쓸 정도였다고 한다면, 그가 당시 관료들이 갖고 있었던 일반적인 상식 수준 이상의 의학적 지식을 갖고 있었다고 보아야 하지 않을까 한다.

그와 의학의 관계를 보여주는 실마리는 그가 『주역周易』에 통달하였다는 점에서 찾을 수 있다. 윤상이 경학뿐만 아니라 역학易學에도 뛰어난 인물이었음은 앞에서 김숙자가 윤상에게서 주역을 배웠다고 한 김종직의 언급이나 도불道佛의 용어를 잡용하고 있다는 조우인의 지적에서 이미 소개한 바 있다. 이들뿐만 아니라 매월당 김시습金時習도 윤상에게서 『예기禮記』와 사서四書 외에 『주역』을 배웠다는 점을 보면 윤상이 『주역』에 대하여 해박한 지식을 갖고 있었음은 틀림없는 것 같다. 그러나 아쉽게도 『주역』에 대한 그의 체계적인 지식을 보여주는 글은 거의 전하지 않는다. 유일하게 남아 있는 글은 앞에서도 인용한 바 있는 「천생증민天生蒸民 유물유칙有物有則」의 구절이다. 다시 한 대목을 살펴보자.

"하늘이 모든 백성을 낳으니 물物이 있으면 법칙[則]이 있다"고 한 데 대해서 내가 일찍 그 시초를 살펴보니, 태극太極이 있어 한 번 움직이고 한 번 쉬니 양의兩儀가 갈라서고, 음양陰陽이 있어 변하고 합하여 오행五行이 구비되었다. 양의가 서고 오행이 구비되어 만물을 생성하는 도[生物之道]가 갖추어지지 않은 것이 없게 되었다. 이로써 사람이 나니 천지의 기를 받아서 형形을 이루었다. 형이란 그 물物이다. 또 천지의 이理를 갖추어서 성性을 이루니 성은 그 법칙[則]이다. 물에는 그 법칙이 있고 법칙은 물에서 떠날 수 없으니, 본디 두 가지가 아니다. 다만 형形 이상을 도道라 하고, 형 이하를 기器라 하니, 그 정精하고 거친[粗] 분별이 없을 수 없다. 그러나 이理는 기氣가 아니면 머물 곳이 없고, 기는 이가 아니면 생길 수 없으니, 어찌 그 사이에 터럭만큼의 틈이라도 있겠는가. 그러므로 "사람이란 천지의 마음[心]이다."라고 말하였다. 또 무극無極의 진眞과 2·5의 정精이 묘하게 모이고 엉켜서 사람이 생겼으니, 사람이 처음 날 때에는 정精과 기氣밖에 없었다.

앞에서 인간에게 물物과 성性과 이理와 기氣가 있으며, 이와 기가 불가분의 것임을 지적하였던 윤상은 인간을 포함한 만물의 생성이 음양오행陰陽五行을 통해 이루어진다고 설명함으로써 자신의 사상이 『주역周易』에 토대를 두고 있음을 분명히 밝히고 있다. 음양이 서로 교감함으로써 만물이 변화생성한다고 하는 것은 『주역』에서 설명하는 기본원리이다. 또한 무극의 진과 2기 5행의 정精과의 묘합妙合으로 우주와 인간의 근원을 설명하는 것은 바로 『주역』의 태극도설太極圖說이다. 사실 이것은 주자학의 입장에서는 전혀 새로운 것이 아니다. 일찍이 송대의 주자朱子는 이 태극도설을 풀이하여 자신의 학문적 체계를 정립하였고, 이를 통해 이기이원론理氣二元論을 제창하여 주자학朱子學을 다졌던 것이다. 따라서 윤상이 『주역』에 정통하였던 것은 『주역』 자체에 전념하여 얻어진 것이라기보다는 경학에 대한 심화 연구의 과정에서 저절로 얻어진 것이었다고 할 수 있을 것이다.

그렇다고는 하더라도 『주역』이 의학과 불가분의 관계를 갖고 있음을 간과해서는 안 될 것이다. 역학과 의학은 서로 통하며 의학은 역학에서 근원한다는 말이 있으며, 따라서 역을 알지 못하면 곧 의학을 안다고 말할 수 없다. 특히 『주역』에서 말하는 생성과 변화, 통일의 논리는 인간 질병의 변화를 해석하는 데에도 영향을 주어 인체와 질병에 대한 다양한 학설이 나오게 되는 토대가 되었다.

결국 지극히 상식적인 얘기가 되겠지만 『주역』에 대한 윤상의 해 밝은 지식은 그가 경학을 깊이 연구하는 과정에서 얻어진 부산물이었다고 생각되며, 그는 바로 이를 통해서 의학에 대해서도 상당한 지식을 축적하게 되었을 것으로 추정된다. 이렇게 보면 그가 『향약구급방』의 발문을 쓴 것은 결코 우연한 일이 아니었던 셈이다. 그는 당대의 어느 누구보다도 상당한 의학적 지식을 갖고 있었고, 바로 이 점이 그가 발문을 쓰게 된 주요 이유의 하나가 되었을 것으로 생각한다.

맺는말

고려말 향리의 집안에서 태어난 윤상은 조선조에 들어와 문과를 통해 벼슬길에 올랐고 마침내 성균대사성의 자리에 올랐다. 왕조의 급변은 그에게 출세의 기회를 가져다 주었다. 그는 새왕조의 이념을 적극 받아들이고 이를 널리 전파하는 것을 자신의 사명으로 여겼다. 그는 학문과 교육에 전념하여 당대의 사범師範으로 존숭을 받았다.

그러나 의학분야에서 그의 흔적을 찾는 일은 그리 쉽지 않은 것으로 보인다. 그가 『향약구급방』의 서문을 썼으며, 『주역』에도 정통하였다는 점으로 미루어 볼 때 그의 의학적 지식의 깊이를 어렴풋하게나마 짐작할 수 있지만 그 이상의 것을 알 수는 없다. 다만 그가 어린 시절 고된 향리직을 지낸 점, 관직 생활 초반 여러 해 동안 지방의 유학교수관으로 있으면서 교육에 대한 사명감이 남달랐다는 점, 그리고 의서醫書의 서문 또한 교수관 시절에 쓰여졌다는 점을 생각할 때, 그에게 의학은 교육의 일부였으리라고 추정할 수 있을 따름이다.

尹祥年譜	공민왕 22년(1373)	(1세) 10월 11일 예천醴泉) 향사鄕吏 집안에서 태어나다. 초명初名을 철 哲이라 하다.
	우왕조	(8-9세) 어려서부터 낮에는 아역衙役을 맡아하면서, 밤이 되면 경전 을 탐구하다.
	태조 1년(1392)	(20세) 정몽주鄭夢周의 제자 조용趙庸이 예천으로 유배되어 오자, 조 말생趙末生 · 배강裵杠 등과 함께 그 문인이 되어 가르침을 받다. 이름 을 선상으로 고치다. 진사시에 합격하다.
	태조 2년(1393)	(21세) 생원시에 합격하다.
	태조 5년(1396)	(24세) 문과에 급제하다.
	태조 6년(1397)	(25세) 선무랑宣務郎 선산교수善山敎授가 되다.
	정종 2년(1400)	(28세) 보주甫州교수가 되다(보주는 예천이다).
	태종 3년(1403)	(31세) 한성 서부西部교수가 되다.
	태종 4년(1404)	(32세) 산음감무山陰監務가 되다.
	태종 6년(1406)	(34세) 상주교수尙州敎授를 지내다.
	태종 11년(1411)	(39세) 황간감무黃澗監務를 역임하다. 이때 김숙자金叔慈에게 『주역周 易』을 가르쳐 원리를 터득하게 하다.
	태종 13년(1413)	(41세) 교서관校書館 교리校理에 임명되다. 12월에 성균관 직강이 되다.
	태종 15년(1415)	(43세) 형조정랑刑曹正郎이 되다. 8월에 예조정랑禮曹正郎이 되다. 정 조사正朝使 서장관書狀官으로 명나라에 가다.
	태종 17년(1417)	(45세) 안동부유학교수安東府儒學教授가 되다. 의흥현義興縣에서 『향 약구급방鄕藥救急方』이 중간重刊되자 발문을 쓰다.
	태종 18년(1418)	(46세) 성균관 직강 지제교가 되다.
	세종 1년(1419)	(47세) 예조정랑 지제교를 맡다. 6월 성균관 사예司藝, 직집현전 지제 교가 되다. 가친이 연로하여 외직을 청하여 12월에 금산군사金山郡事 가 되다.
	세종 3년(1421)	(49세) 문종이 세자로 입학하자 박사博士로 임명되다.
	세종 4년(1422)	(50세) 종박사宗簿寺 소윤少尹 겸兼 성균관 직강, 오부 유학교수가 되 다. 12월에 경창부慶昌府 소윤이 되다.
	세종 6년(1424)	(52세) 지영천군사知榮川郡事가 되다.
	세종 8년(1426)	(54세) 1월에 아버지 선善이 졸하다.

세종 10년(1428)	(56세) 7월 성균관 사예에 임명되다.
세종 11년(1429)	(57세) 7월 성균관 사성司成이 되다.
세종 12년(1430)	(58세) 지대구군사知大邱郡事가 되다.
세종 14년(1432)	(60세) 어머니 김씨의 병환으로 사직하고 예천 별동으로 내려오다.
세종 15년(1433)	(61세) 4월 어머니 상喪을 당하다.
세종 17년(1435)	(63세) 통정대부에 오르다. 성균관 대사성, 집현전 지제교에 임명되다.
세종 18년(1436)	(64세) 성균관 유생들이 산으로 유람한 사건으로 문책을 받다.
세종 19년(1437)	(65세) 흥천사興天寺 불탑 중수에 반대 상소[闢佛疏]를 성균관 유생들과 함께 올리다.
세종 20년(1438)	(66세) 세자에게 『주역』을 강講하다. 세자시강원 좌보덕左輔德에 오르다. 성균관생들의 소원으로 사성司成에 재임명되다. 첨지중추원사가 되다.
세종 22년(1440)	(68세) 7월 통정대부 첨지중추원사 겸 성균관 사성이 되다.
세종 24년(1442)	(70세) 사직하기를 청하나 윤허하지 않다.
세종 26년(1444)	(72세) 행사성行司成이 되다. 예문관 제학 지중추부사知中樞府事가 되다. 가선대부嘉善大夫에 오르다.
세종 27년(1445)	(73세) 동지중추부사同知中樞院事를 역임하다. 경창부윤慶昌府尹 겸 성균사성成均司成이 되다. 말 1필을 하사받다.
세종 29년(1447)	(75세) 유생들을 거느리고 전箋을 올려 사은謝恩하니, 사문斯文에서 서로 칭찬하고 치하하여 유림儒林의 갸륵한 일이라고 하다. 가정대부嘉靖大夫에 오르다.
세종 30년(1448)	(76세) 불씨의 해악을 들어 불당 설치의 불가함을 상소하다. 예문관제학으로서 원손元孫(단종)의 입학례를 거행할 때 특명으로 박사가 되다.
문종 즉위년(1450)	(78세) 불사의 불가함을 상소하였으나 들어주지 아니하다. 고령으로 고향인 별동別洞으로 돌아와 후진을 교수敎授하다.
단종 즉위년(1452)	(80세) 선온宣醞을 하사받다.
단종 1년(1453)	(81세) 향리에서 자제들을 가르치다.
단종 2년(1454)	(82세) 옷 한 벌을 하사받다.
단종 3년(1455)	(83세) 3월 9일에 卒하다. 부인은 안동安東 랑장郞將 전경충全敬忠의 딸로 5남 3녀를 두다. 의정부좌찬성議政府左贊成에 증직되다. 진보인 眞寶人 이중린李仲麟이 신도비문을 짓다.

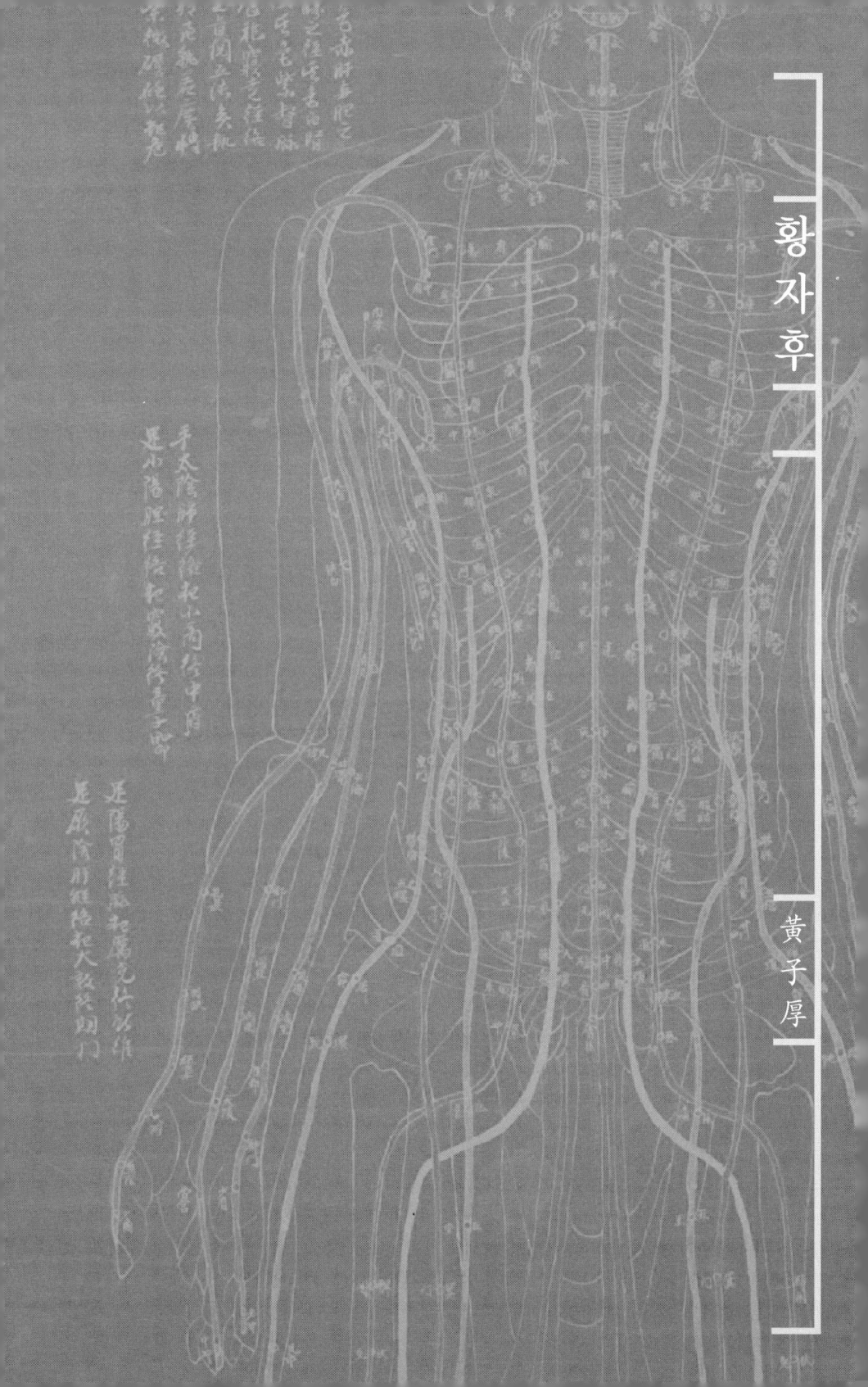

가계와 인맥

황자후黃子厚는 자후自厚라고도 기록되어 나오기도 하는데 오자誤字인지, 처음에 쓰였던 이름이었는지는 확실치 않다. 본관은 회덕懷德이고, 자字는 노직魯直이며, 시호는 혜의惠懿이다. 그가 태어난 것은 고려 공민왕 12년(1363)이며 졸한 해는 세종 22년(1440)이다.

황자후의 가문인 회덕 황씨는 부富와 귀貴를 함께 갖춘 그 지방에서 선망받던 호족豪族으로, 고려말 문신인 황윤보黃允寶를 시조로 삼는다. 황윤보는 고려말 지문성부사知文成府事를 거쳐 호부전서戶部典書를 지내고 좌명공신佐命功臣 회천군懷川君에 봉해졌는데 이때부터 회덕현을 본거지로 하는 회덕 황씨가 생겨났다. 그는 공민왕이 후계를 정할 때에 홀로 그 부당함을 역설하여 상소를 하였으나, 공민왕에게 전달되지도 못하게 되자 관직을 버리고 회덕으로 돌아와 여생을 마쳤다.

황윤보의 아들 황연기黃衍紀는 가선대부嘉善大夫 병부전서兵部典書를 역임하였으며 미륵원彌勒院을 중건하였다. 황연기에게는 정精, 입粒, 종粽, 수椊의 네 아들이 있었는데, 정은 호조참의를 역임하였고, 입은 후사가 없었고 종은 태후太厚를 낳았다. 수는 지수안군사知遂安郡事의 벼슬을 지냈으나, 1392년 고려가 망하자 두문동杜門洞에 들어가서 고려의 유신들과 함께 피신하였다. 그 뒤 태조 3년(1394)에 고향으로 돌아와 미륵원에 남루南樓를 지어 그곳을 지나는 길손들 중 하루에 수십 명의 숙식을 무료로 제공한 재력이 넉넉하고 덕망이 있는 선비였다. 이황수는 당시 명문가인 남양南陽 홍씨洪氏이자 참지정사參知政事를 지낸 홍복규洪復圭의 딸을 배필로 맞아들여 아들 자후와 송명의宋明誼의 아내가 된 딸 1남 1녀를 두었는데, 송명의는 이 회덕땅을 대대로 세거지로 명현석학을 수없이 배출하여 은진 송씨가를 일군 인물이다.

황수는 당대에 덕망이 높은 이색 등과 교분을 돈독히 하면서 은덕불사隱德不仕의 고결한 정신으로 일생을 마치었고 후에 판서에 증직되었다. 이에 「미륵원남루기彌勒院南樓記」를 쓴 인물도 이색이었다.

『회덕황씨대동보』에 실린 「회덕현 미륵원 남루기」에는 위와 같은 내력 이외에 다음과 같은 운영에 관한 내용이 있다. "여름엔 야채와 겨울엔 탕의 질과 양을 전보다 줄이지 않았다. …… 생각해보니 무더운 여름 날 원을 거쳐 가는 빈객들이 안장을 풀고 쉬어가려 해도 시원하게 쉴 곳이 없으니 다시 남루를 신축하여 완공하였다. …… 그러나 이곳에 샘물이 없어 갈증을 시원하게 덜어주지 못해 마음을 기울여 걱정하였는데 …… 과연 좋은 샘물을 얻게 되었다. …… 집을 지어 행려객에게 풍우를 막아주고 누를 세워 더위를 피해 쉬어가게 하고 따뜻한 국으로 춥고 주린 속을 채워주며 신선한 야채로 입맛을 돋우어 주었다. ……" 황자후 또한 선친의 유업을 따라 미륵원을 운영하였고 더욱 확장하였다. 호정浩亭 하륜河崙이 쓴 「미륵원 남루제영彌勒院 南樓題詠」에는 "…… 황자후 군이 목은 선생이 지으신 「미륵원 남루기」를 갖고 와서 발문跋文 쓸 것을 요청하였다. …… 그 수리함을 게을리 하지 않을 뿐 아니라 동서 양쪽에 집을 지어 남녀가 머무르는 곳을 따로 하였다. ……"고 하였다.

黃子厚

결국 미륵원은 집을 지어 객들의 추위와 비바람을 막아 주고, 누각을 짓고 샘물을 파서 손님들의 더위와 갈증을 피하게 해줬으며, 따뜻한 국과 신선한 야채를 제공하여 여행객들의 부족한 영양을 보충해주었다. 황자후는 미륵원을 운영하면서 건물을 더 지어 남녀의 구별까지도 엄격히 하였다.

한의학에서 풍한서습조화風寒暑濕燥火의 육음六淫에 잘 대응하고, 음식으로써 지기地氣를 잘 받아들여 몸의 정기精氣를 튼튼히 해 건강하게 만드는 길을 미륵원에서 고스란히 실천한 것이다. 이러한 미륵원은 예방의학적 측면에서 큰 의미를 띠며, 지역의 유지로서 사회에 공헌하는 여말선초 우리 사회의 리더쉽을 잘 보여주는 한 예라고 할 수 있다. 특히 행려자를 대상으로 구호활동을 하기도 해 지역의 사대부를 중심으로 사회복지 혹은 구료기능을 수행한 민간기관이라 할 수 있다. 성리학性理學으로 무장한 신진사류의 한 사람으로서, 의학에 정통한 의학자로서, 향약 정신을 앞장서 주장한 향약의학자로서 그의 인생이 미륵원의 경영 취지와 부합하는 것은 당연한 일일 것이다.

황자후의 부인은 한성판윤漢城判尹을 지낸 한천동韓天童의 딸이며, 도은陶隱 이숭인李崇仁(1347-1392)의 외손녀이다. 이숭인은 정몽주가 살해되었을 때 같은 일파로 모함 받아 귀양 가 있던 중 정도전鄭道傳에 의해 암살되었다. 그는 의학에 일가견이 있어, 정도전이 진맥도診脈圖를 지었을 때 지誌를 썼다.

아버지 황수, 매형 송명의, 처외조부 이숭인은 조선개국을 반대했거나 최소한 조선개국에 참여하지 않고 낙향한 인물들이었다. 그럼에도 불구하고 황자후는 태종의 추천으로 여러 요직을 두루 섭렵했고, 아들 황유黃裕는 세종 14년(1432)에 태종의 후궁 김씨 소생 숙안옹주淑安翁主와 결혼하여 태종의 부마附馬로서 한성부윤漢城府尹이 되었다. 결국 황자후가 태종의 사돈이 되었다는 것인데, 이는 태종과 황자후가 절친한 사이였기 때문이다.

　　태종 16년(1416) 소합유蘇合油 납품의 건으로 황자후가 한상덕, 이양수 등과 다툼이 생기자 이들을 의금부에 보내 벌을 주도록 하였다.

미륵원터

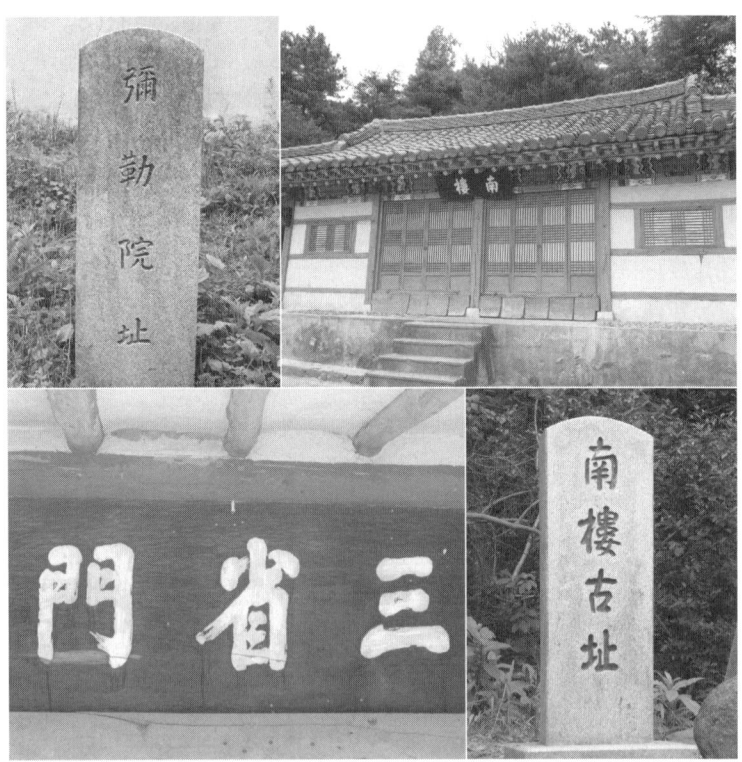

이 때 태종은 "내가 옛 친구의 정의로써 경을 원종공신元從功臣의 반열에 두었다. 그러나 경은 궁시弓矢의 재능도 없고 문한文翰의 재주도 없는데 여러 현縣에 벼슬하여 현직顯職을 제수하기에 이르렀다. 이것은 내가 선견先見의 지혜가 없었던 까닭이니 뉘우친들 무엇하겠느냐?"라고 하였다.

이 기사의 내용으로 미루어 보면 황자후는 아버지나 매형, 처외조부와 달리 태종과의 인간관계로 인해 여러 벼슬직을 얻었고 여러 차례 문제가 일어났지만 재차 신임을 얻어 결국 세종 때에 이르러서도 여러 직책을 맡았던 것으로 보인다.

황자후와 태종의 인연은 황자후가 처가인 한양의 한판서 댁에 머물 때부터 시작하였다. 이때 아직 대군大君의 위치에서 여러 사람을 모으던 태종은 황자후에 대한 이야기를 듣고서 세 번이나 초대하였다. 하지만 황자후는 이에 응하지 않았고, 결국 태종이 직접 찾아와 정치를 논하게 되었다. 이때 황자후는 "백성이 전쟁에 시달리고 있으니 싸우는 일을 그만해야 합니다. 문교文敎를 닦고 밝힘으로 인륜을 가르쳐 백성을 편안케 해야 합니다. 이웃나라와 외교를 하여 변경이 어지럽지 않게 해야 합니다. 백성에게 밭 갈고 씨 뿌리는 것을 권장하여 식량을 자급할 수 있게 하는 것이 장구한 방책方策입니다."라 하였다. 태종은 "옳은 것을 좋아하고 덕을 널리 알린다.[好是懿德]"라고 하며 관직에 추천하였다. 후에 태종이 왕이 되자 황자후는 원종공신原從功臣이 되었다.

황자후는 태종의 천거로 벼슬을 시작하여 내직과 외임을 두루 거치면서 다양한 분야에서 능력을 발휘하였다. 특히 황자후는 기우제祈雨祭를 주관하는 역할도 맡았다. 기우제는 가뭄이 들었을 때 비가 내리기를 비는 제사이다. 농업을 기본 산업으로 삼은 조선에서는 중요한 역할을 맡았던 셈이다. 태종이 재위했던 18년 간 기우제에 관한 기록이 없는 것은 태종 3년(1403) 한 해뿐이다. 나머지 17년 동안은 해마다 2, 3회씩 기록이 남아 있으며, 심지어 태종 16년에만도 9회에 걸쳐 기우제를 지낸 기록이 있다.

태종은 황자후로 하여금 석척기우蜥蜴祈雨와 태을초제太乙醮祭 등 다양한 기우제를 지내게 하였다. 석척蜥蜴은 도마뱀을 말하는 것으로, 도마뱀이 용과 비슷하다고 여겨 도마뱀을 병에 넣어 냇물에 담가 두고 지내는 기우제를 석척기우라 하였다. 태을초제는 태을성太乙星에 지내는 제사로, 하늘 북쪽에 있는 병란兵亂, 재화災禍, 생사生死를 맡아 다스리는 별이다.

세종 9년(1427) 6월에 황자후는 "비를 비는 방법이 비록 많으나 뇌성보화천존雷聲普化天尊에게 비는 것이 가장 절실하오니, 도사道士를 골라 목욕재계하게 하고 상호군上護軍 이진李蓁을 시켜 소격전昭格殿에서 기도드리기를 청하나이다."하였고 그대로 시행되었다.

기우제를 지냈다는 것은 천문天文과 지리地理, 그리고 역법曆法에 밝았다는 뜻이다. 보다 앞서 권중화가 풍수風水에도 밝아 한양 천도에 관여하였고, 의학에도 깊이가 있었던 것과 비슷하게 황자후 역시 성리학 이외의 다양한 학문에 박식했던 것으로 보인다.

황자후가 죽자 세종이 내린 제문에는 "약리藥理에 정精하고 밝아 백성과 나라를 고치기도 하였도다."라고 하였다. 또한 황자후의 졸기卒記에는 시호諡號를 '혜의惠懿'라고 하여 '백성을 사랑하고 주기를 좋아함이 혜惠'이고, '온유溫柔하고 현선賢善함이 의懿'라고 풀이하였다. 윤상은 그의 "백관의 수장으로 그 업적이 뛰어나시며 임금을 섬기는 외로운 충심에 근심은 늘 떠나지 않네. 이제 나이 들어 고향에 돌아가 쉬고자 하지만 임 향한 충성심이 태산보다 무거운 것을 어이하리오.[盛業巍巍冠百揆 孤忠耿耿奉天顏 縱然嫌老歸休計 其奈宸衷重泰山]"라고 만사輓辭를 지어 애도하였는데 이는 『별동집別洞集』에 「차영의정황상국걸해시次領議政黃相國乞骸詩」라는 제목으로 실려있다.

 지방관으로 백성들에게 인정仁政을 베풀었으며, 의약에 밝아 백성들을 구제하였고, 기우제를 지낼 정도로 박식하였으며, 미륵원을 지어 베품을 앞장서 실천하였던 인생이 황자후의 삶이었다.

향약鄉藥을 보급하기 위해 노력한 황자후

세종 9년(1427) 황자후는 "『향약구급방鄉藥救急方』을 인쇄하여 외방外方에 나누어서 생명을 구제하는 길을 넓히게 하소서."라고 보고하여 『향약구급방』이 충청도에서 재간행되었다.

13세기 초 출판됐을 것으로 추정되는 현존하는 한국 최고最古의 의서인『향약구급방』초간본은 현재 남아있지 않다. 다만 조선 태종 17년(1417) 7월에 의흥감군義興監郡 최자하崔自河가 간행한 중간본重刊本이 일본의 궁내청宮內廳 도서료圖書寮에 소장되어 있다. 황자후가 세종 9년(1427)에 상소하여 간행한 중간본重刊本도 전해지지 않는다.

이미 1399년에『향약제생집성방鄉藥濟生集成方』을 간행하였는데도 무려 200년 전에 출판된『향약구급방』을 한참이 지난 1417년과 1427년 두 차례에 걸쳐 재간행한 것은 왜일까? 이는 권근의 서문에 의하면 이미『향약제생집성방』을 출판할 때에도『삼화자향약방三和子鄉藥方』과『향약간이방鄉藥簡易方』을 토대로 만들었다고 하였지 굳이 『향약구급방』을 언급하지는 않았기 때문이다.

또한『향약구급방』의 의학적 내용이 태종과 세종 연간에도 의미가 있었기 때문에 다시 출판하였다는 점을 들 수 있겠다. 실제로『향약구급방』의 여러 구급처방은『향약집성방』(1433)이 출간되고도 200년이 지난『동의보감東醫寶鑑』(1613)에서조차 나오는 처방들이 있다. 대표적인 예가 외상外傷으로 피부가 터졌을 때 뽕나무에서 실을 뽑아 상처를 묶어주는 것과 같은 내용이다. 뿐만 아니라『향약구급방』과 『향약집성방』 사이의 의학적 지식은 질적인 변화가 크지 않았다.

그렇다면 고려 중기부터 조선 초에 이르는 200년의 세월 동안 향약의학은 똑같은 모습이었던 것일까? 다행히도 13세기 초중반에 간행된 『향약구급방』의 대부분의 내용과 1399년에 간행된 『향약제생집성방』 30권 중 4, 5, 6권, 그리고 1433년에 간행된 『향약집성방』 85권 대부분이 현존하고 있어 향약의학 일련의 변화를 살펴볼 수 있다. 특히 「심복통心腹痛」이라는 같은 주제의 단원이 세 서적 모두에 남아 있어 직접적인 비교를 해볼 수 있다. 심복통은 문자 그대로 심장 부위와 배가 아픈 증상이므로, 가슴 부위와 명치, 그리고 상복부의 통증을 말한다. 이러한 증상은 식도와 위를 비롯하여 폐와 심장 등의 질환과 관련된 통증인 경우가 많다.

이와 관련된 무수히 많은 질환 중 『향약구급방』은 겨우 10개의 약재만 사용한 9개의 처방만을 제시하여 매우 소략함을 알 수 있다. 말 그대로 의사와 약이 없는 곳에서 속수무책으로 병을 앓고 있지 않도록 최소한의 의학적 처치를 하기 위한 것임을 알 수 있다.

15세기에 접어들어 『향약제생집성방』을 거쳐 『향약집성방』의 변화된 모습을 보면 첫째, 목차가 세분화되고, 둘째, 처방의 개수가 늘어나며, 셋째, 사용된 약재도 늘어나고, 넷째, 침구처방까지 덧붙여져 있음을 확인케 된다.

『향약집성방』에서는 심통문心痛門이라는 제목 아래 일체심통一切心痛, 심복통心腹痛, 기분氣分, 흉협통胸脇痛, 흉비胸痺의 다섯 증상으로 세분류를 하면서, 131개 약재를 사용한 134개 처방을 제시하고 있다. 증상을 좀더 세분류하고, 더 많은 약재와 처방을 사용했다 하더라도 두 책이 본질적으로 달라진 것은 아니다. 두 책 모두 한두 가지 약재로 처방을 구성하고, 주위에서 쉽게 구할 수 있는 향약을 위주로 한다는 점에서 '향약의학'이라고 범주할 수 있는 매우 동질적인 의학체계를 갖고 있다.

동아시아 의학에서 이 시기에 새로운 조류의 의학이라 할 수 있는 분야는 아라비아 의학의 전래와 금원사대가金元四大家 의학이다. 아라비아 의학은 외과시술 분야의 성장을 가져왔고, 금원사대가 의학은 성리학性理學의 자연관과 학문적 관점을 의학에 도입하여 이론적으로 동아시아 전통의학을 풍부하게 만들었다.

하지만 향약의학은 새로운 조류의 의학과는 거리가 멀었다. 삼국시대 이전부터 우리 땅에서 나는 약재로 이 지역에 살고 있는 사람들의 질병에 대처하면서 만들어진 의학체계이기 때문이다. 특히 10여 가지 이상의 여러 약재를 섞어 쓰는 대방大方과 같은 처방구성은 거의 사용하지 않았으며, 한두 가지 약물로만 치료하는 특징이 있다. 우리땅에서 나는 향약을 위주로 하여 한두 가지 약물을 사용한다는 특징으로 인해 많은 종류의 약물을 사용하는 처방과 금원사대가가 새롭게 만들어낸 처방들은 사용하기에 적합하지 않았다.

결국 고려 중기부터 조선 초기까지 200여 년의 시간 동안 향약의학은 가장 핵심적인 특징을 그대로 유지하면서, 질병분류의 세분화와 처방, 약물의 양적인 팽창을 이루어낸 셈이다.

『향약구급방』, 『향약제생집성방』, 『향약집성방』의 심복통心腹痛 관련 부분의 비교

황자후는 『향약구급방』의 간행을 주장하는 한편 세종 15년(1433) 6월 1일(임오일)에 『향약집성방』의 간행을 앞둔 시점에서 세종에게 "늘상 시골에만 살아서 감초甘草라는 말조차 듣지 못한 사람이라도 스스로 부여받은 수명을 얻게 되면 80, 90세까지 살게 됩니다. 서울에 사는 귀족이나 부자라 하더라도 갑작스럽게 병을 얻어 약을 많이 썼는데도 종국에는 효과를 보지 못하는 경우가 있습니다. 이는 의원이 약을 잘못 써서 그런 것만은 아닙니다. 오래 살고 일찍 죽는 것은 오로지 각자의 명에 달려 있기 때문이기도 합니다. 그런데도 부모와 처자식이 병에 걸려 고통받을 때면 반드시 약을 쓸 때에 가보지 않는 곳이 없고 값비싼 약이라도 널리 구하게 됩니다. 어떤 이들은 무당에게 의지하여 가산을 탕진하는 경우도 종종 벌어집니다. 또한 당약唐藥은 시골에서는 구하기도 어렵고 값비싼 물건이므로 가난한 백성들은 구하는 것이 더욱 어렵습니다. 이제 전하께서 새로이 명령하여 찬집撰集한 『향약집성방』의 향약방鄕藥方들은 모두 옛 사람들이 쓰던 처방으로 가난한 백성들도 약을 쓸 수 있게 되었습니다."라고 하였다.

　이 말을 통해 황자후는 향약의 중요성을 누구보다 잘 알고 있다는 것을 확인할 수 있다. 질병으로 고통받으면서도 약을 쓸 수 없는 백성들의 고초를 헤아려 인정仁政을 베풀기 위한 것이 향약의학이기 때문이다.

黃子厚

    이어 황자후는 "그러나 신은 아직 완전하지 않다고 생각합니다. 이전에 만든 『향약제생집성방』은 너무 번잡하고 약이 적절하지 않은 것도 많으며, 약의 독성 유무를 분별하지 않았습니다. 또 대인大人, 소아小兒, 늙고 허약老虛한 환자들에 대한 복용량을 나누지 않아, 아무 병에는 몇 환丸, 몇 그릇을 복용한다고만 하였습니다. 옛 사람의 말에 '병이 사람을 해치는 것이 아니라 약이 사람을 해친다.'고 한 것은 믿을만한 말입니다. 향약방鄕藥方은 당약唐藥을 쓰지 않고 지방에서 방서方書를 익히지 않은 사람들이 쓰기 위한 것입니다. 그런데 이번에 찬집한 『향약집성방』도 권수『향약제생집성방』보다 갑절이나 많아졌고, 노소강약老少强弱에 대한 복용량을 분별하지 않았습니다. 이 상태로는 무지한 사람들이 병이 생겼을 때 무슨 약을 써야 할지 알기가 어려워 병을 고치는 것이 예전보다 어렵게 되었습니다. 옛 사람들은 『백일선방百一選方』, 『이간방易簡方』, 『촬요撮要』, 『경험양방經驗良方』이라고 하는 책들을 말하였습니다. 신은 이번의 『향약집성방』안에 제병증諸病證에 대한 설명을 이러한 책들처럼 그대로 두어 삭제하지 말아야 하며, 경험했던 좋은 처방을 정밀하게 뽑아 간략하게 모으고, 각각의 처방 밑에 약재의 우리말 이름과 독성의 유무, 노소의 복용량 등을 덧붙여야 한다고 생각합니다. 그렇게 되면 무지한 백성들도 쉽게 알아보게 되어, 올바르게 약을 써서 간단히 병을 고칠 수 있을 것입니다."

    황자후의 건의에도 불구하고 10일 후 『향약집성방』은 완성되어 세종에게 바쳐진다. 짧은 시간만에 『향약집성방』이 완성되었다는 실록의 기사를 보면 황자후가 『향약집성방』에 대해 건의한 내용은 제때 받아들여지지 않은 채 모두 사장되었던 것처럼 보인다. 그러나 황자후의 건의사항 중 제병증諸病證에 대한 설명을 그대로 두자고 한 부분은 반영이 된 것이 확실하다. 『향약집성방』의 1권부터 75권에 해당되는 본문 중 대부분의 병증에서 처방만 기술하지 않고 '논왈論曰'이라고 하는 설명으로 시작하고 있기 때문이다.

그러나 더욱 정밀한 처방으로 간략하게 정리하자는 것과 각각의 처방 밑에 약재의 우리말 이름과 독성의 유무, 노소의 복용량을 기록하자는 것은 반영되지 않았다. 우선 내용을 더 간략하게 정리하자는 것은 세종이나 집현전 학자들의 학문적 취지와 부합하지 않았던 것으로 보인다. 황자후는 의학 실무를 담당하는 차원에서 효율성의 문제를 제기한 것이다. 하지만 애초에 편리성을 추구했던『향약제생집성방』처럼 집현전이 아닌 제생원이나 전의감에서『향약집성방』을 집필했을 것이다. 세종과 집현전 학자들이 추구한 바는 각 분야의 국가기반을 다지는 것이었다. 때문에 당대 동아시아 의학을 집대성한『의방유취』처럼『향약집성방』을 통해 향약방을 집대성하는 것이 더 중요했을 것이다.

대신 성종 대에 이르러『향약집성방』을 언해諺解하고 76권부터 85권에 해당되는 향약본초鄕藥本草에 향명鄕名을 덧붙였으며 증보增補했다는 기록이 있는데, 이 때의『향약집성방』은 현재 남아있지 않아 당시의 모습을 확인할 길이 없다. 하지만 증보, 언해, 향명을 덧붙이는 작업을 한 이유는 아마도 황자후가 언급한 문제들 때문이었을 것이다. 특히 증보했다고 한 부분은 황자후가 지적한 약독藥毒의 유무와 노소강약老小强弱의 복용량에 대한 내용이었을 가능성이 매우 높다.

황자후가 건의한 향약채취 가공법

黃子厚

세종 20년(1438) 5월에 전의제조典醫提調였던 황자후는 제주에서 재배한 영릉향零陵香을 제대로 수치법제하기 위해 능력있는 의원을 파견해야 한다고 건의하였다. "제주에서 재배한 영릉향을 약재로 쓸 수 있도록 다듬는 방법이 완전하지 않으니 7월에 수치법을 잘 아는 의원을 파견하여 제대로 가공한다면 영릉향을 중국에서 구하지 않고도 무궁무진하게 쓸 수 있을 것입니다."라고 하여 시행하였다.

영릉향은 『향약집성방』의 「향약본초」에 수록되어 있는 약재로서 향기가 강해 향의 재료로도 쓰였으며, 훈초薰草, 향초香草, 영향초靈香草라고도 한다. 이 실록의 기사로 미루어 볼 때 남방계 약재였던 영릉향이 이 시기에 제주도에서 재배되었거나 충분한 양이 자생하는 것을 발견하였던 것 같다. 약재화하는 것에는 성공하였지만, 약재로 사용하기 위해 가공하는 방법을 잘 몰라서 품질이 떨어졌던 것으로 보인다. 이를 보충하고자 『향약집성방』 제79권 「초부草部」 '중품지하中品之下'의 영릉향零陵香을 그대로 옮겨보면, 味甘, 平, 無毒. 主惡氣疰心腹痛滿, 下氣, 令體香, 和諸香, 作湯丸用之, 得酒良. 生零陵山谷, 葉如羅勒. 南越志, 名燕草. 又名薰草, 卽香草也. 山海經云 薰草, 麻葉方莖, 氣如蘼蕪, 可以止癘, 卽零陵香也.(産於濟州島) 陳藏器云 薰草, 明目止淚, 療洩精, 去臭惡氣, 傷寒頭疼, 三月採, 陰乾. 日華子云 治血氣腹脹, 酒煎服莖葉. 圖經曰 多生下濕地, 葉如麻, 兩兩相對, 莖方, 氣如蘼蕪. 常以七月中旬開花至香. 古所謂薰草是. 或云蕙草亦此也. 又云其莖葉謂之蕙, 其根謂之薰, 三月採, 脫節者良. 今嶺南收之, 皆作窨竃以火炭焙

乾, 令黃色乃佳"라고 설명하고 있다.

원문에서 설명하고 있듯이, 약재는 재배에만 성공한다고 해서 좋은 품종으로 계발되는 것은 아니다. 어떻게 다듬고 가공하느냐에 따라 약재의 품질이 달라지기 때문이다. 영릉향의 예처럼 황자후가 향약 자체를 계발하는 것에 해박한 지식을 가졌고, 그 보급의지가 강했을 것으로 짐작되는 증거들은 많이 있다.

세종 16년(1434)에는 전의감제조典醫監提調였던 황자후가 "전의감 관료들이 매년 진상하는 약인데도 시기가 되어 물어 보면 다들 모른다고 합니다. 이는 무지한 관료들이 스스로가 전의감에서 뜻을 펼 수가 없고, 1년마다 직무를 옮기는 자리이므로 부지런하던 그렇지 않던 특별한 이해가 생기지 않는다고 생각하기 때문입니다. 약을 쓰는 법을 조금도 깊이 연구하지 않고, 두 번째 임무를 받으면 여러 이유를 대면서 기피하며, 다만 자기 한 몸의 이익만을 취할 뿐 공익에 도움되는 일을 하지 않습니다. 약을 조제하는 방법도 잘 알지 못할 뿐 아니라 의원으로서 재주가 읽히는 사람도 적은 현실입니다."라고 진언하였다.

여기서 황자후는 이미 『향약집성방』이 집필 완료된 시점인데도 중앙에서 의료행정 및 의학교육의 중추를 맡은 관료들의 의식이 많이 부족하다는 점을 짚고 있다. 각 지역에서 1년에 한 번씩 약재를 재배한 뒤 채취하여 가공하면 전의감으로 갖고 와야 하는데 전의감 관료들이 이 업무를 잘 모른다는 것이니 매우 심각한 문제를 지적한 실록의 기사이다.

향약을 계발하여 전국적인 의료제도를 구축하고자 하는 것은 고려중기 이후의 지속적인 정책과제였다. 그 첫 단계로 집현전集賢殿에서 향약의서를 집대성하여 전무후무한 방대한 분량의 『향약집성방』을 만든 것은 세종의 뜻이었다. 이러한 생각이 실제 국가의 의료제도로 자리잡기 위한 두 번째 단계는 의료행정을 맡은 전의감과 중앙관료들의 의식전환과 노력이며, 세 번째 단계는 지역관료들이 약재를 취합하고 지역의료를 시행하는 것이며, 그 마지막 단계는 백성들이 지역관료들의 지도에 따라 실제 농사를 짓고 약을 채취하여 가공하는 것이다. 모두가 한 마음, 한 뜻으로 움직여야만 제대로 된 의료제도를 정착시킬 수 있다.

그러나 황자후는 향약의료제도의 정착은 앞서 언급했던 것처럼 첫 단계 『향약집성방』의 집필에서도 약간의 문제가 있었고, 두 번째

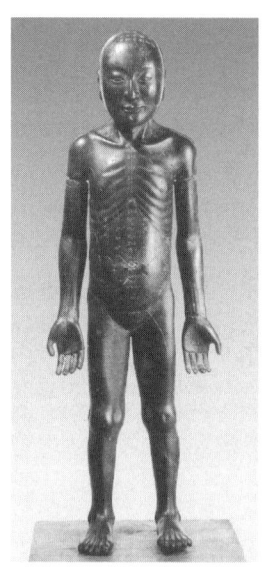

침구동인상(국립고궁박물관 소장)

단계에서부터는 크게 어그러지고 있다는 점을 지적하였다.

황자후는 이 점을 바로잡기 위하여 계속해서 "진상할 약품의 가공에 관한 모든 일에 대해 각별히 방법을 기록하여 의학을 익히고 배우는 사람들로 하여금 길이 지키도록 해야 합니다. 특히 약재를 진상하는 일은 서로 미루지 못하게 하고, 그 일을 잘 아는 6품 이상의 관원을 정하여 전담하도록 해야 합니다."라고 건의하여 시행되었다.

아울러 숙지황熟地黃을 만드는 법, 생지황生地黃의 채취법, 여여閭茹·여로閭蘆·초오두草烏頭와 같은 독기가 있는 식물과 냄새가 나쁜 호골虎骨·충어蟲魚 등의 쓸개를 보관하는 법, 청심원淸心元에 들어가는 포황蒲黃, 영월寧越에서 나는 당귀當歸, 소합원蘇合元에 쓸 우봉牛峯에서 나는 백출白朮, 창출蒼朮의 두 가지 가공법, 그리고 제주濟州에서 나는 대모玳瑁의 수급량 조절 등에 대해 무척 상세히 건의하였다. 이 방법들은 예조에서 받아들여 약재 가공의 표준으로 삼았다.

『향약집성방』 중 동아시아 의학사에서 가장 많은 기여를 한 부분은 「향약본초鄕藥本草」의 '제품약성포제법도諸品藥石炮製法度' 부분이다. 여기에서는 211종의 약물을 석부石部(17종), 초부草部(90종), 목부木部(32종), 인부人部(3종), 수부獸部(14종), 금부禽部(3종), 충어부蟲魚部(27종), 과부菓部(8종), 미곡부米穀部(9종), 채부菜部(8종)의 분류에 따라 각각의 수치방법을 기술하고 있다.

이처럼 211종이라는 약물의 포제법만을 모아 하나의 독립된 편으로 기술하고 있는 본초서는 전례를 찾기 힘들다. 더욱이 『뇌공포자론雷公炮炙論』, 『증류본초證類本草』의 내용을 많이 참고하면서도, 한 가지 방법만 기술하고 있지 않고 여러 책의 다양한 방법을 모두 나열하여 15세기까지의 포제법을 집대성한 책이라 할 만하다.

권채의 서문에 "향약본초와 포제법을 첨가하였다."는 구절, 『성종실록』에 "전에 찬집撰集한『향약집성방』의 본초에는 여러 약초를 채취하여 건조시키는 법을 다 기록하지 못하였는데, 다 기록하지 않았을 뿐만 아니라, 뒤따라 발견하여 개발해서 쓰는 약재도 추가로 기재하지 아니하였습니다. …… 아울러 모두 찬집撰集해서 인쇄하여 널리 배포하게 하소서."라는 구절이 있는 점으로 미루어 보아도 「향약본초」의 편찬진이 포제법의 정리에 무척 심혈을 기울였음을 알 수 있다.

이를 통해 조선전기에 향약을 정리하고, 채취 및 수확하는 문제가 국가적으로 얼마나 중요한 사안이었는지를 짐작할 수 있으며, 「향약본초」는 포제학炮製學 분야를 집대성한 의미있는 저작으로 평가해도 좋을 것이다.

황자후의 언행에서 향약의 채취와 수치법제에 대한 기록이 상세했던 것으로 볼 때 황자후의 약에 대한 전문성과 지식은 무척 깊었다. 뿐만 아니라 각 지역에서 생산되는 향약들의 현황을 정확히 꿰고 있어『향약집성방』집필 전후의 전의감 제조로서 맡은 임무를 매우 잘 파악하고 있었다. 이것은 황자후가 태종의 친구로서 지속적으로 세종의 의학정책에 자문을 해왔고, 세종의 의학정책을 적극적으로 지지하여 호흡을 같이 하고 있었다는 것으로 생각할 수 있다.

지황 재배법

1) 지황을 상강霜降 이전에 풀로 덮어둔다.
2) 한두 차례 서리를 맞춘 이후 나무못[木釘]으로 캔다.
3) 노두蘆頭를 떼버리고 잔뿌리와 푸른 어린 잎사귀는 각각 따로 떼어 둔다.
4) 큰 뿌리만을 가려서 깨끗이 씻는다. 이 때 바닥에 가라앉는 것은 지황地黃이라 하여 상품上品으로 치고, 중간쯤 떠 있는 것은 인황人黃이라 하여 중품中品으로 여기며, 수면에 뜨는 것은 천황天黃이라 하여 하품下品으로 여긴다.
5) 지황을 햇볕에 말리는 날을 고른다.
6) 따로 떼어 둔 잔뿌리와 푸른 어린 잎사귀를 짓찧어 짜서 즙을 낸 다음에 지황을 담가둔다.
7) 지황이 검어질 때까지 담가두었다가 완전히 말린다.
8) 돌솥[石鼎]에 버들시루[柳甑]로 찐다.
9) 시루에 넣기 전 잠깐 술에 담가 윤기있게 한다.
10) 베[布]로 싸서 시루에 앉힌다.
11) 그 위에 물에 불린 쌀 10여 알을 놓는다.
12) 베로 덮어 놓고 쌀알이 완전히 익기 전까지 찌는 것을 '한 번 찌는 것(일증一蒸)'이라 한다.
13) 한 번 찐 것을 꺼내서 바싹 마르지 않을 정도로 햇볕에 말리는 것을 '한 번 말리는 것(일건一乾)'이라 한다.
14) 이와 같은 방법으로 아홉 번 찌고 아홉 번 말린다.
15) 다만 두 번째부터는 술에 담그지 않고 술을 뿌리기만 한다.

16) 시루 바닥이 좁고 짧으면 솥 안의 물이 끓어올라 지황을 달이게 되므로 약효가 빠져 나가버리니 주의한다.

17) 비록 검고 윤기가 흐른다 해도 검은콩[黑豆]을 끓여 빛깔을 위장하는 것이 있으므로 주의해야 한다. 하지만 제대로 만든 것인지 아닌지 분별하는 것은 어렵다.

지황의 채취법

1) 종약색種藥色들이 백화염白花鹽을 만들기 위해 7월에 잎사귀를 많이 따서 매년 지황이 부실하게 된다.

2) 외방에서 공납貢納하는 생지황은 8월 상순에 예조에 보고하게 하고, 9월에 얼음이 얼기 전에 상납하게 한다.

3) 9월 보름 후에 상납하는 것은 받지 말아야 한다.

지황의 포장법

1) 공약貢藥을 상납할 때 여여閭茹, 여로閭蘆, 초오두草烏頭와 같은 독기가 있는 식물과 냄새가 나쁜 호골虎骨, 충어蟲魚 등의 쓸개를 한 상자에 섞어 가져오는 경우가 있는데 타당치 않다.

2) 상반되는 독약과 냄새와 기운이 나쁜 충어의 쓸개는 다른 그릇에 넣어 밀봉한다.

3) 단자單子를 쓴 후 의원 생도醫院生徒에게 주어서 상납하게 한다.

포황의 채취법

1) 청심원淸心元에 쓸 포황은 꽃받침까지 온전히 상납한다.

영월에서 나는 당귀 채취법

1) 강원도 영월寧越에서 나는 당귀當歸는 서리를 한두 차례 맞은 것을 채취한다.
2) 교수敎諭가 직접 감독하여 흙이 묻어 있는 채로 상납한다.

소합향원(蘇合香元)에 넣을 백출 채취법

1) 우봉牛峯에서 생산하는 백출白朮 중 소합향원蘇合香元에 넣을 1-2근은 크고 둥근 뿌리를 택한다.
2) 껍질을 벗기거나 씻지 말고, 거친 털만 제거한 후 상납한다.

창출 채취법

1) 창출蒼朮은 쌀뜨물에 담가서 쓰거나 그냥 쓰기도 한다.
2) 쌀뜨물에 담가서만 쓰는 것으로 알고 빛을 희게 하려고 너무 오래 쌀뜨물에 담그거나 쌀가루로 빛을 내는 것은 잘못이다.
3) 각 고을의 할당량 중 반은 껍질을 벗겨 씻고, 반은 거친 털만 제거하여 상납한다.

약재의 수급조절

1) 자주 쓰는 약은 부족하고 그렇지 않은 약은 해마다 남는다.
2) 백성들이 약을 채취하느라 생기는 폐단은 쓰는 약이나 안 쓰는 약이 모두 같다.
3) 잘 안 쓰는 약은 수량을 줄이고, 자주 쓰는 약은 늘리도록 하여 세밀하게 정해야 한다.

4) 제주濟州에서 나는 대모玳瑁의 경우 쓰임새가 많지 않으므로 예전에 이야기한대로 10분의 1로 줄이는 것이 옳다.

이외에도 태종 14년(1414)에는 황자후에게 창포주菖蒲酒를 만들도록 명하는 기사가 나온다. 창포주는『향약집성방』뿐 아니라『동의보감』에 각각 두 차례나 소개되어 있는 유명한 단방 처방이다. 창포주는 풍질風疾이나 산후 붕루崩漏에 쓰는 약이며 치료 외에도 양생방養生方으로도 널리 알려져 있다. 만드는 방법은 다양하지만 대체적으로 창포 뿌리를 짓찧어 즙을 낸 후 찐 찹쌀과 누룩을 넣고 발효를 시키는 것으로 알려져 있다. 술을 빚는 방법에 따라 14일이나 21일 또는 30일 정도 발효시켜둔다 하였다. 황자후에게 창포주를 만들라고 명한 때가 음력 4월 4일이니 단오를 준비하기 위한 것으로 짐작된다.

창포주는 단오에 마시고 선물로 주는 술로 알려져 있다. 특히 이 무렵은 창포의 향이 가장 좋을 때인데 우리나라에서는 창포물에 머리를 감고 창포를 뿌린 비녀를 머리에 꽂는 풍습도 있다.

창포는 대표적인 향약으로서 단오라는 명절의 생활풍습, 음식, 그리고 치료약으로 활용되는 것이다. 황자후에게 창포주를 만들라 한 것은 그만큼 향약의 활용과 지식에 대한 태종의 믿음이 있었던 것으로 이해된다.

의학 전문화와 처우 개선

세종 14년(1432)에 세종이 한성부윤이던 황자후에게 고독지술蠱毒之術이라고 하는 것에 대해 물었다. 황자후는 시험삼아 고독蠱毒으로 직접 자신의 몸에 중독시켜 실험해보고 없다는 것을 알았다고 대답하자 세종이 껄껄 웃었다고 한다.

고독은 『동의보감』에도 나오는 것으로 독이 있는 두꺼비, 지네, 살무사를 한 그릇 안에 넣었을 때 마지막까지 살아남는 벌레가 고독이 된다고 알려져 있다. 아주 강한 독을 지닌 벌레를 말하는데 한의학에서는 이유를 알 수 없는 어려운 질환에 걸렸을 때 고독에 중독된 것으로 생각하였다. 그래서 해독문解毒門에 고독을 푸는 방법이 함께 제시되어 있다. 황자후는 일찌감치 고독이라는 것을 직접 시험해보고 실존하지 않는다고 세종에게 보고를 하였다.

고독을 자신의 몸에 직접 시험해보고 다양한 약재에 대한 상세한 수치법제에 해박했다는 것은 직접 약재를 다루고 만져봤다는 것을 말한다. 송대 이후 성리학을 익혔던 많은 사대부들이 유의儒醫로 의학을 하면서 의학의 이론을 풍부하게 만들어 놓았다. 황자후 역시 사대부 출신으로 성리학을 배우고 의학을 공부하였으나 황자후는 공리공론에 의한 의학 이론보다는 실제 약을 만지고 쓰는 과정에서 나온 의학을 실천했던 인물이었다.

자신이 직접 자신의 몸으로 의학을 실천하다 보니 상대적으로 직접 몸을 쓰며 의료활동을 했던 의료전문인들에 대한 교육과 지위에 관심을 가질 수밖에 없었다.

세종 15년(1433) 앞서 『향약집성방』의 실용성에 대해 언급한 상소에 이어 황자후는 "병을 속히 고치는 데는 침과 뜸처럼 신속히 할 수 있는 것이 없습니다. 의원된 자가 침뜸의 혈자리를 정확히 알면 한 돈의 약을 쓰지 않고도 다양한 병을 고칠 수 있습니다. 지금부터 명나라의 의학 교육방법처럼 각각의 전문專門 과정을 만들고, 주종소鑄鍾所에서 동인銅人을 만들어서 점혈법點穴法을 시험치게 하면 의원을 취재取才할 때 법도가 확실하게 될 것입니다."라고 하였다.

『향약집성방』과 『동의보감』 등 우리나라 의서에는 각 편마다 마지막 부분에 침구법鍼灸法을 덧붙이고 있다. 침구와 약물치료는 서로 다른 맥락에서 접근하여 함께 기술된 서적이 많지 않은데, 침구치료법이 약물치료와 같은 편에 기술된 것은 한국의서의 특징 중 하나라고 볼 수 있다. 황자후가 침구의 치료가 신속하다는 것을 강조하였고, 『향약집성방』에 침구법이 실려있는 것으로 보아 이 황자후의 침구치료법에 대한 주장이 반영된 것으로 볼 수 있다.

조선이 안정되면서 침의鍼醫들이 많이 생겨났다. 내의원의 의원들과 달리 의과에 급제하지는 못했어도 침과 외과시술 분야에 탁월한 능력을 갖춘 사람들이 추천에 의해 침의로 임명되었다. 이들은 내의원 산하에서 의원들보다 낮은 등급의 지위를 갖고 있었지만, 외과시술 분야와 침구 시술이라는 점에서 분명히 전문 영역을 확보하고 있었다. 또한 조선시대 침구의의 특징이 외과시술을 담당했다는 것임을 보아 구침九鍼이 폭넓게 활용됐던 것 같다.

같은 상소에서 "고려시대에는 의원 수가 적어 병자가 있는 집에서 반드시 말을 보내어 의원을 맞이하였습니다. 지금은 환자의 집에서 모두 말을 보내지 아니하고 예사로 집에 가서 억지로 가자고 독촉하고 있습니다. 종과 말이 없는 전직 의원은 비나 눈에 옷을 적시며 걸어서 병가病家를 찾아갑니다. 이 때문에 본래 어진 마음이 없는 무리들은 먼저 성을 내어 환자를 치료하는 데 마음을 쓰지 않게 됩니다. 그러니 종친과 양부兩府 이외의 여러 곳의 병을 볼 때에는 병가에서 말을 보내어 의원을 청하는 것이 어떠합니까."라고 하였다.

이이화는『이이화의 한국사』에서 "고려 말기에는 의원의 수가 적어 상대적으로 사회적 대우가 높았고, 의원을 부를 때는 말을 보내 정중하게 모시는 풍조가 있었다고 하였다. 세종대에 들어서는 벼슬아치가 의원을 부르면서 말을 보내기는커녕 위압을 섞어 와달라고 독촉하였다. 의원은 비나 눈이 와도 걸어서 병자의 집을 찾아갔다. 그러면 벼슬아치들은 늦게 왔다고 질책을 일삼았다. 이러니 의원이 열심히 일할 리가 없었다. 이들이 천대받은 일차적인 원인은 지위가 낮다는 데에 있었다."라고 이와 같은 모습을 좀더 상세히 기술하였다.

황자후는 고려말 신진사류로 회덕 지방의 사족 출신이었다. 비록 아버지 황수를 비롯 일가가 조선의 개국에 참여하지 않고 물러났지만, 일찍이 태종이 왕위에 오르기 전 쌓아둔 친분으로 정계에 진출하였다. 이후 태종과의 밀접한 관계와 자신의 노력으로 다양한 직책을 맡으며 말년에 죽기 전까지 중앙 정계에서 많은 활약을 하였다. 특히 대를 이어 미륵원에서 여행객들을 돌보는 일을 하였는데, 이는 예방의학적 관점에서 매우 의미있는 일이었다. 또한 향약의 보급에 무척 노력하였고, 의료를 몸소 실천한 학자였다. 이처럼 의학을 몸소 실천한 사대부로서 의원들의 어려움과 침구학 교육의 부족한 점, 향약재의 수치법제와 수급의 문제를 정확히 알고 있었기 때문에 그와 관련한 적절한 비판과 의견을 개진하였다. 이는 『동의보감』 집례集例에서 허준이 의학을 처음 배우는 사람들은 경서經書를 강독할 것이 아니라 본초를 익혀야 한다고 말한 것과 일맥상통하는 이야기라 말할 수 있다.

특히 『향약집성방』의 실용성에 대해서도 비판하였는데, 이것 역시 의료를 실천하는 의미에서 실용성의 차원에서 비판한 것이었지 향약의학 자체를 비판한 것은 아니었다. 중요한 점은 임금에게 의학과 관련한 직언을 서슴지 않았다는 것이며, 대부분의 건의가 받아들여져 검토되었다는 점이다.

앞으로 한의학이 발전하기 위해 국가의료에 어떻게 참여해야 하는지 한의사로서, 한의학자로서, 또 한의학 정책가로서 황자후의 모습을 많이 참고할 수 있을 것이다.

공민왕 12년(1363)	(1세) 태어나다.
고려말	성주목사星州牧使를 역임하다.
태종 12년(1412)	(50세) 인녕부사윤仁寧府司尹으로 임명되다.
태종 13년(1413)	(51세) 사헌부에서 상소하여 인영부사윤 황자후의 과거 노비문제 판정 잘못에 대한 죄를 청하다. 형조좌참의로 임명되다. 호패법을 올리다.
태종 14년(1414)	(52세) 호조참의·경기도관찰사·개성유후사부유후를 역임하다. 왕의 명으로 창포주를 만들다. 종마種馬를 관압管押하여 또한 경사京師로 가다.
태종 15년(1415)	(53세) 석척기우蜥蜴祈雨를 광연루廣延樓 아래서 시행하다. 태을초제太乙醮祭를 행하다. 충청도관찰사를 거쳐 공안부윤恭安府尹이 되다. 대가를 수종隨從한 대소신료大小臣僚에게 잔치를 베풀어 주는 판적평板積坪에서 시연侍宴하다. 3월에 인녕부윤仁寧府尹이 되다. 7월에 충청도 도관찰사忠淸道都觀察使가 되다.
태종 16년(1416)	(54세) 3월에 가짜 약재 구입사건[蘇合油]에 연루되어 2달간 귀양가다.
세종 3년(1421)	(59세) 좌군총제左軍摠制가 되다. 정조사正朝使의 부사로 명나라에 다녀오다. 10월에 예조禮曹에서 전별하게 하니, 이것은 전례이다.
세종 4년(1422)	(60세) 12월 약품을 하사받다. 충청도관찰사가 되다. 환상미還上米를 함부로 준 죄로 귀양가다.
세종 5년(1423)	(61세) 귀양에서 풀려나 나주목사로 임명되다.
세종 9년(1427)	(65세) 비를 빌기 위해 소격전에서 기도하기를 요청하다. 『향약구급방鄕藥救急方』을 인쇄하여 배포하기를 건의하다.
세종 12년(1430)	(68세) 호조에서 중외中外의 공법貢法에 대한 가부可否의 의논을 갖추어 아뢰다.
세종 13년(1431)	(69세) 한성부윤으로 임명되다.
세종 14년(1432)	(70세) 중추원부사로 임명되다.
세종 15년(1433)	(71세) 『향약집성방鄕樂集成方』의 실용성에 대해 비판하고 종친과 양부兩府 이외의 여러 곳의 병을 볼 때 병가에서 말을 보내어 의원을 청하기를 아뢰다.
세종 16년(1434)	(72세) 약제를 진상하는 법과 조제하는 법을 상언하다.

세종 17년(1435)	(73세) 소격전에 비를 빌려 하였으나 윤허하지 않다.
세종 18년(1436)	(74세) 동지중추원사로 임명되다.
세종 19년(1437)	(75세) 중추원사로 임명되다. 침구鍼灸의 전문직을 둘 것을 건의하다.
세종 20년(1438)	(76세) 풍수학관風水學官을 데리고 수릉壽陵 자리를 헌릉 옆에 살펴 정하다. 제주의 영릉향零陵香 건정법乾正法의 미진함을 말하고 의원 파견을 상언하다. 노령으로 은퇴하다.
세종 22년(1440)	(78세) 졸하다.

김예몽

金禮蒙

가계家系

김예몽金禮蒙(1406-1469)의 본관은 광산光山으로 그의 선대는 전라도 광주光州에서 세거하였다. 그의 증조 김석재金碩材는 고려말에 진덕재생進德齋生으로 있었고, 조부 김화金華는 양구감무楊口監務를 지낸 것으로 『씨족원류』 기록에 나온다. 이 가문이 조선왕조에 들어와 중앙에 진출하는 것은 김예몽의 아버지 김소金遡가 태종 원년(1401) 증광문과에 급제하고 나서부터이다. 김소는 거주지를 서울로 옮겼다. 『씨족원류』의 기록에 따르면 그의 관직은 성균사성成均司成 겸 종학박사宗學博士까지 올랐으나 실록에서 그의 관력官歷은 확인되지 않는다. 그와 관련하여 실록에서 찾아볼 수 있는 유일한 기록은, 흥미롭게도 그가 사후 18년이 지난 세조 6년(1460) 원종공신元從功臣에 추록追錄되었다는 점이다. 개국이래 처음부터 공적功績을 나타낸 관련 기록이 전혀 없기 때문에 그 이유와 내용을 알 수는 없다. 다만 정부에서 이미 상당한 지위에 올라 있었고, 또한 단종이 수양대군에게 왕위를 넘겨줄 때 선위교지禪位敎旨의 작성을 주관하였던 그의 아들 김예몽 때문이었을 것이다. 세조가 왕위에 오른 뒤 김예몽은 원종 2등공신에 녹훈되었다. 뿐만 아니라 아들 김의몽金義蒙도 김예몽金禮蒙 못지않게 당시 정치적 입지가 상당히 높았다. 따라서 김소의 공신 추록은 최소한 두 사람의 행로에 긍정적인 영향을 받았을 것으로 판단된다.

김소의 두 아들 김의몽과 김예몽은 생원시를 거쳐 세종 14년

(1432)에 증광문과에 함께 급제하였다. 형제의 동방급제同榜及第는 조선시대에도 쉽게 찾아볼 수 없는 매우 희귀한 일이어서 그의 집안으로서는 매우 경사스러운 일이었다. 김의몽은 그 뒤 직장直長과 사간원司諫院 좌정언左正言, 단양군사丹陽郡事, 그리고 강화부사江華府事 등을 역임했다. 그는 세조 3년(1457) 문과 중시重試에 급제하였을 만큼 문재文才가 뛰어난 인물이었다.

세속적인 잣대를 가지고 평가하자면 동생 김예몽은 형에 비하여 훨씬 더 출세를 하였다고 할 수 있다. 그는 집현전 부제학과 성균대사성, 그리고 공조판서를 지냈으며, 세조 12년(1466)에 실시된 발영시拔英試에 아들 김성원金性源과 함께 급제하는 영광을 얻었다. 『예종실록』에는 그의 졸기卒記가 실려 있으며, 사후에는 문경文敬이라는 시호도 추서받았다. 그러나 그의 가문의 더욱 화사한 봄날은 그의 아들과 손자대에 찾아왔다.

김예몽에게는 김덕원과 김성원 등 두 아들이 있었는데, 둘 다 문과에 급제하였다. 김덕원은 세종 29년(1447)의 친시문과에 급제하였으며, 김성원은 특히 생원시에 장원한 그 해 단종 원년(1453)의 식년문과에 곧바로 급제하였다. 김덕원은 예문직학藝文直學과 영천군수永川郡守를 지냈으며, 김성원은 성균사예成均司藝를 지냈다. 김성원은 후사後嗣가 없었던 백부 김의몽의 양자로 들어가 대를 이었기 때문에 사실 광산 김씨의 이 가닥은 김예몽으로부터 비롯되었다고 할 수 있다. 다섯 아들을 두었던 김성원은 그 중 네 아들이 모두 연산군대에 문과에 급제하는 행운을 누렸다. 둘째 김윤문金胤文과 다섯째 김내문金乃文이 연산군 7년(1501)의 식년문과에 함께 급제하였으며, 셋째 김철문金綴文은 연산군 2년(1496)의 식년문과에, 넷째 김말문金末文은 연산군 4년(1498)의 별시문과에 급제하였다.

김성원의 가닥은 손이 귀해서 뒤에도 계속 양자를 들이는 일을 되풀이하고 있는데, 순조대에 이르기까지 4명의 문과자가 더 배출되었다. 반면 김덕원의 가닥에서는 선조대에 문과자를 1명 배출하였을 뿐이다. 전체적으로 볼 때 태종대의 김소부터 시작하여 순조대에 이르기까지 그 직계에서 모두 14명의 문과자가 나왔으므로 많은 숫자는 아니지만 그렇다고 결코 적은 숫자라고 볼 수는 없다. 특히 세종대에서 세조와 성종대를 거쳐 연산군대에 이르는 시기는 이들 광산 김씨 가문으로서는 가장 번창했던 시절이었다. 그리고 그 정점에 김예몽이 있었다.

생애

김예몽은 세종 11년(1429) 생원시에 합격한 뒤에 세종 14년(1432) 식년문과 병과 1인으로 급제하여 관계에 들어갔다. 이듬해 집현전 학관學官에 임명된 그는 일찍부터 문명文名을 떨쳤다. 세종 16년(1434)에는 집현전의 저작랑著作郎으로 다른 2명의 동료이자 『의방유취醫方類聚』편집에 참여한 신석조辛碩祖, 그리고 남수문南秀文과 함께 사역원司譯院에서 중국어를 익히게 되었다. 유능한 문한관文翰官을 육성하여 중국과의 외교관계에 이들을 활용하려 한 정부의 속셈이었다. 여러 해 동안 한어강례관漢語講隷官이 되어 중국어훈련이 계속되었지만 신석조, 남수문과는 달리 결과는 신통치 않았으며, 오히려 고의로 공부를 게을리하였다는 죄목으로 사헌부의 탄핵을 받아 장杖 80대의 처벌을 받기도 했다.

세종 22년(1440) 김예몽은 부사직副司直으로 통신사通信使 서장관書狀官에 임명되어 일본에 다녀왔다. 그가 귀국하자 세종은 그에게 일본 산천의 규모와 궁실의 제도, 사신단에 대한 일본측의 환대 여부를 세세하게 물었다.

세종 27년(1445) 김예몽은 집현전 부교리副校理로 저작랑著作郎 유성원柳誠源, 사직司直 민보화閔普和 등과 함께 왕명을 받아 의서醫書들을 광범하게 수집하여 이를 토대로 365권의 『의방유취醫方類聚』를 편찬하는데 크게 기여했다. 편찬하기까지 꼬박 3년이 걸린 대역사였다.

세종 29년(1447) 김예몽은 문과 중시重試에서 을과 3인으로 급제하였다. 이때의 중시는 문과뿐만 아니라 무과도 실시되었으며, 별시

문과와 별시무과도 함께 실시되었다. 문예文藝를 장려하려는 국왕의 의도가 실려있는 과거였던 셈이다.

세종 32년(1450) 그는 세자시강원世子侍講院의 필선弼善에 임명되었으며, 다른 동료들과 함께 세자에게 『소학小學』을 강론講論하기도 하였다.

김예몽은 사관史官으로 정사正史의 편찬에도 참여하였다. 그는 세종 31년(1449)부터 시작하여 2년만인 문종 원년(1451)에 완성된 『고려사』의 최종 편찬자 32인의 사관 중 한 사람이었다. 『고려사』에 이어 『고려사절요』의 편찬에도 참여하여 전 왕조의 역사를 정리하였으며, 단종 2년(1454)에는 기주관記注官으로 『세종실록』의 편수작업에도 참여하였다. 단종 원년(1453) 5월 그는 사헌부 집의執義에 임명되었다. 당시 언관言官으로서의 그의 행적을 보여주는 일화가 실록에 전한다.

대신大臣 김종서의 첩이 임금이 계시는 시좌소時坐所의 내문內門에 함부로 드나들고 김종서는 상호군上護軍 김윤부金允富의 말을 강제로 빼앗았다는 것을 문제삼아 사헌부가 자신을 탄핵하려고 한다는 소식을 접한 김종서는 그 사실을 부정하면서 대신을 모해謀害한 자는 목을 베어야 한다고 강경한 입장을 취하였다. 김종서는 또 경연經筵에서 임금에게 항상 말하기를, "정사가 대각臺閣에 돌아가면 천하가 어지러우니, 상감께서는 신진新進 대간臺諫의 고담준론高談峻論을 듣지 마십시오."라고 하였다. 이때 김종서와 가까운 허후許詡가 집의執義 김예몽에게, "그대가 법을 맡았는데, 어찌 시세時勢를 보지 않고 일을 처리하는가?"라고 말하였다.

『단종실록』에 실려 있는 위의 일화가 세조의 입장에서 윤색된 것이기는 하지만, 실력자였던 김종서에 관한 일을 원리원칙대로 처리한 것으로 미루어보면, 김예몽이 비교적 강직한 헌관憲官이었음을 보여준다. 또는 공정한 입장에서 일을 처리하였다기보다는 김종서와 대척점에 있는 수양대군의 편에 서서 일을 처리하였을 가능성도 있다. 사실 김예몽은 그 뒤 세조의 신하로서의 길을 충실히 걸어갔다.

단종 3년(1455) 5월 집현전 부제학에 임명되었던 김예몽은 두 달여 지난 윤6월 단종이 수양대군에게 왕위를 넘겨줄 때 선위교지禪位敎旨의 작성을 주관하였다. 그 덕분에 그는 세조가 왕위에 오른 뒤 원종 2등공신에 녹훈되었다. 그는 세조 치하에서 정부의 각종사업에 참여하였으며, 세조와 대신들이 회합하는 자리에는 대체로 그도 한자리를 차지하였다.

세조 원년(1455) 9월 그는 병조판서 이계전李季甸, 우찬성 정창손鄭昌孫, 예문제학 박팽년朴彭年, 예조참판 하위지河緯地, 집현전 부제학 송처관宋處寬, 직제학 강희안姜希顔, 이개李塏 등과 함께 왕명을 받아 사창社倉관제官制에 대해 논의하였다.

세조 2년(1456) 그는 예조판서 김하金何, 중추원 부사 김말金末 등과 함께 사마시司馬試의 시관이 되어 생원과 진사를 선발하였다. 이듬해 정월에는 호조참의戶曹參議에 임명되었다. 세조 6년(1460) 김예몽은 인순부윤仁順府尹으로 동지중추원사 홍익성洪益誠 등과 함께 명나라에 사신으로 가 우리나라의 자제子弟의 입학을 주청하는 표문을 올렸다. 같은 해 11월에는 사헌부의 대사헌大司憲에 임명되었다. 이듬해 세조 7년(1461) 겸성균사성兼成均司成에 임명되어 예문관 제학 이승소

李承召, 행 상호군 양성지梁誠之, 송처관宋處寬, 예조참의 서거정徐居正, 첨지중추원사 임원준任元濬 등과 함께 왕명을 받아 『명황계감明皇誡鑑』을 언문諺文으로 번역하였다.

세조 8년(1462) 동지중추원사同知中樞院事 겸 성균관 사성成均館司成에 임명되었다가 그해 말 강원도 관찰사江原道觀察使에 임명되어 오랜만에 외직으로 나갔다. 그러나 관찰사로서의 활동에 대해서 세조로부터 그리 좋은 평가를 받지는 못했다. 대구와 송어 등 중앙에 올린 제물祭物을 제대로 마련하지 못했던 그는 "김예몽이 강원도에 임명을 받은 이래로 무슨 아름다운 업적이 있었는가?"라는 신랄한 답변을 임금으로부터 들어야만 했다.

그 뒤 조정에 다시 돌아온 그는 세조 11년(1465) 다시 한 번 사마시의 시관이 되어 생원과 진사를 선발하였다. 이후 같은 해 5월부터 약 1년 정도 행상호군行上護軍의 무관 직함을 지니고 대신들과 함께 조정의 연회에 참여하였다. 그가 다시 문관직에 임명된 것은 세조 12년(1466) 6월로, 이 때 그는 행 성균관 대사성行成均館大司成에 임명되었다. 다음 달, 임금이 친히 임臨하여, 문신을 대상으로 과거科擧의 차례를 매기는 등준시登俊試에 정인지, 정창손 등과 함께 대독관對讀官으로 고열考閱에 참여하였다. 이때 관직이 중추부 판사中樞府判事였던 김수온金守溫을 비롯하여 12명이 뽑혔다. 10월에는 성균관 대사성에 임명되었으며, 이듬해엔 명나라 헌종憲宗이 등극하자 이를 하례하는 사절의 부사副使에 임명되어 중국에 다녀왔다.

김예몽은 성균대사성으로 경서에 구결口訣을 넣는 작업에 여러 번 참여하였다. 그해, 즉 세조 13년(1467) 『서경書經』과 『시경詩經』의 구결을 교정하는 작업을 여러 명의 문신들과 함께 수차례에 걸쳐 하였는데, 세조도 특별히 이에 관심을 가지고 관련자들을 독려했다.

이듬해 8월에는 『주역周易』의 구결 교정작업에도 참여하였다. 이러한 구결작업은 새 왕조의 초창기에 성리학적 관점에서 경전을 재해석하여야 할 필요성이 대두되었기 때문이다. 사서삼경四書三經의 구결작업이 계속 진행되었던 것도 마찬가지 이유에서였다. 같은 달에는 정헌대부正憲大夫에 승급되었으며, 또한 공조판서工曹判書에 임명되었다. 그 판서직이 세조로부터 받은 마지막 관직이 되었다.

그는 예종대에 들어와서 중추부 동지사中樞府同知事를 거쳐 겸성균관지사兼成均館知事에 임명되었으나 예종 원년(1469) 9월, 병을 이유로 사직하고 일찍이 충주忠州에 지어놓았던 별채로 돌아가 다음 달 사망하였다. 그가 죽자 조정은 하루 동안 조정의 업무를 중지하고 상가에 조문하고 부의를 보냈다. 실록에 실려있는 그의 졸기卒記를 소개하면 다음과 같다.

김예몽은 온아溫雅하며 청수淸修하고, 박문博文 호학好學하고 사부詞賦에도 공교하였다. 일찍이 문과에 급제하여 집현전集賢殿에 뽑혀서 들어가고, 여러 조정朝廷을 대대로 섬겨 벼슬이 공조판서工曹判書에 이르렀다. 일찍이 성균사성成均司成을 겸하니, 매양 제생諸生의 제술製述을 가려서 시험하여 우등優等한 자가 있으면 반드시 포장襃獎을 주어 권장하여 그로 하여금 성취成就하게 하고, 무릇 사람과 사귀는 데 애안崖岸을 세우지 않았다. 이때에 이르러 병으로 걸신乞身하고, 충주忠州에 돌아가 있다가 졸하니, 사림士林들이 애도哀悼하였다. 시호諡號를 문경文敬이라 하였는데,

부지런히 배우고 묻기를 좋아하는 것을 문文이라 하고, 부지런히 일을 받드는 것을 경敬이라 한다. 아들 김덕원金德源과 김성원金性源이 있었는데, 모두 과거에 급제하였다.

학문

김예몽은 태종대에 태어났지만, 그가 관계에 들어가 활동했던 시기는 세종대를 거쳐 문종과 단종, 그리고 세조에 이어 예종대에 걸쳐 있다. 그의 청·장년기는 세종대와, 노년기는 세조대와 각각 맞물려 있다. 그는 특히 32년에 이르는 세종의 통치시대를 고스란히 살았으며, 그 중 세종 후반기 18년 동안 관리로서 봉직했기 때문에 세종시대는 그의 삶과 학문에 가장 큰 영향을 끼쳤다. 무엇보다도 그는 세종대의 대표적인 학문연구기관인 집현전 학사 출신이었다. 세종 14년(1432) 27살의 나이로 문과에 급제하여 관계에 발을 딛은 김예몽은 세종시대 내내 대부분 집현전의 학사로서 학문연구에 전념했다. 그러나 아쉽게도 이 시절 그의 활동상황을 보여주는 자료는 그리 많지 않다.

그는 학사들 중에서도 경학에 밝은 뛰어난 인재여서 학관學官으로 발탁되었으며, 또 그 때문에 특별히 사역원司譯院의 중국어를 학습받기도 하였다. 그리고 왕명을 받아『의방유취醫方類聚』의 편찬을 비롯하여 의학서적을 분석한 것으로 미루어 볼 때 의학醫學에도 해박은 지식을 가졌던 것으로 보인다. 그는 또 앞에서도 서술한 바와 같이『고려사』의 편찬작업에도 참여하였다.

고려왕조의 역사를 정리하는 작업은 조선 초에 정도전 등이『고려국사高麗國史』를 편찬한 이래 여러 차례 개수작업을 거듭할 정도로 어려움이 많았다. 새 왕조의 건설에 참여하고 있는 사람들과 그 후손들이 아직 살아있는 현실에서 그들의 행위를 객관적으로 서술하는 일은 결코 쉬운 일이 아니었다. 역사책에 자신이나 조상의 행위가 어떻게 기술되느냐 하는 것은 이미 지나가버린 과거사가 아니라 현실의 정치적 위상과도 결부된 문제이기 때문에 그 편찬방식을 놓고 많은 논란이 일어날 수밖에 없었다. 체재를 기전체紀傳體로 할 것인가 아니면 편년체編年體로 할 것인가를 놓고 벌어진 논란도 그 중 하나였다. 군주와 왕실관계의 기사를 자세하게 기록하기를 원했던 세종이 편년체를 원했던 반면, 수사관들은 신하들의 열전을 수록하는 기전체를 선호하였다. 김예몽 역시 기전체를 지지하였다. 물론 신료들 중에는 세종의 입장에 서서 편년체를 지지하는 사람들도 있었다. 중론이 기전체로 기울어지면서 결국 기전체에 의거하여 『고려사』를 편찬하기로 방침이 정해졌고, 김예몽은 동료들과 함께 기紀·지志·연표年表를 맡아 작업하였으며, 김종서가 모든 편찬과정을 총괄하였다. 그렇다고 하여 기전체의 『고려사』가 신하 중심으로 쓰여진 역사책만은 아니었다. 통상적인 기전체의 역사책과는 달리 『고려사』는 열전이 아니라 세가에도 많은 비중을 두었으며, 그 결과 군주 중심의 서술이 대폭 강화되었다. 열전도 왕실 관계의 인물이 상당 부분을 차지하는 데서 보듯이 친왕적親王的 성격을 드러내고 있다. 이렇게 볼 때 세종은 편년체가 아니라 기전체로 『고려사』의 체재를 양보하는 대신 내용면에서는 자신의 의사를 상당 부분 관철시켰다고 할 수 있다.

이러한 논란의 과정에서 김예몽이 친왕적인 입장에 기울지 않고, 다른 수사관들과 함께 국왕과는 다른 입장을 선택했다는 점을 눈여

金
禮
蒙

겨 살펴볼 필요가 있다. 물론 이를 수사관으로서의 신념에서 나온 것으로 생각할 수 있다. 사실 기전체에 의거하여 『고려사』를 편찬하자는 게 당시 수사관들의 일반적인 여론이었으며, 김예몽의 생각 또한 그 범주를 크게 벗어난 것이 아니었다. 요컨대 그는 세종대의 전형적인 집현전 학사의 한 사람이었으며, 다른 학사들이 그렇듯이 학문적 활동에 전념하였다. 그가 정치적으로 눈에 띄는 활동을 한 흔적은 보이지 않는다. 그러나 김예몽은 그 뒤 수양대군의 집권과정에서 뜻하지 않게 그의 편에 서게 된다. 이미 앞에서도 언급한 바와 같이 김예몽은 단종이 수양대군에게 왕위를 넘겨줄 때 의정부의 명으로 선위교지의 작성을 주관하였다. 당시 집현전 부제학으로 있었던 데다가 그 자신의 출중한 문장력 때문에 그 일을 떠맡게 되었을 것이다. 교지의 내용은 말할 것도 없이 수양대군의 충의忠義를 강조하고 선위禪位가 불가피하다는 점을 역설한 것이었다.

이후 세조대에서 김예몽은 호조참의를 거쳐 사헌부 대사헌, 성균관 대사성 등 요직을 역임했다. 관리로서는 비교적 출세의 길을 걸었다고 할 수 있다. 그러나 『세조실록』에서 그의 정치적 행적은 전혀 찾아볼 수 없다. 학자로서 자주 임금 앞에서 경서를 강講하였으며, 『시경』과 『서경』의 구결口訣을 교정하였으며, 사마시의 시관으로 생원과 진사를 선발하는 등 순수하게 학문적 활동의 분야에서 그 직분을 수행하였을 뿐이다. 단종에서 세조로 이어지는 격변의 시대에 당대 지식인의 한 사람으로 선택의 순간에 직면했을 때, 그는 묵묵히 주어진 역할에 순응하면서 최선을 다하였다. 그는 결코 격정적인 사람이 아니었다. 그렇다고 시류에 야합하는 유형의 인물도 아니었다. 일찍이 세종 15년(1433) 북방 정벌을 둘러싸고 논란이 벌어졌을 때 김예몽은 세종의 북방 정벌 결정에 대하여 "신하가 임금의 은우恩遇를 입고서 임금의 명령을 따르지 않는 사람은 드물 것이다."라고 말한 적이 있다. 그 자신의 품성을 잘 드러낸 말이 아닌가 생각된다.

그는 단 한 차례 외직으로 나간 적이 있다. 세조 8년(1462) 강원도 관찰사에 임명되어 1년쯤 근무하였는데, 이때 그는 제때 공물을 중앙으로 보내지 않아 세조로부터 비난을 받은 적이 있었다. 세조가 비판한 속내가 어디에 있었는지는 알 수 없지만 그는 부정직한 지방관은 아니었다. 김예몽은 지방관으로서도 학문 못지않게 최선을 다하고자 노력한 인물이었을 것이다. 다음은 아마도 그 무렵에 그가 작성한 오언율시의 하나로 추정되는 '차이천객사운次伊川客舍韻'이 『동문선』 10권에 전한다.

杖鉞人爭賀	군권을 장악한 지휘관이 되었다고 사람들이 다투어 하례하지만
觀風我獨傷	민풍民風을 살피자니 나 홀로 상심하네
才如餘月計	내 재주에 조금이라도 남는 게 있다면
政可救年荒	그 정사는 가히 흉년을 구할 수도 있으련만
自是吾無策	어찌하랴, 내게 좋은 계책이 없으니
非緣法不良	법이 좋지 못한 때문은 아니네
聞詩還有愧	시詩를 듣고 도리어 부끄러워하노니
休咏召南棠	선정을 펼친 소공召公의 감당甘棠 일화를 읊지나 말게

흉년으로 고통을 당하고 있는 백성들을 달리 구제할 수 없는 안타까운 현실을 토로하고 있는 위의 시에서, 우리는 그가 지방관으로서 그 직무를 성실히 수행하고자 노력하였으리라는 점을 충분히 짐작할 수 있다.

문집은 물론, 시조차 남아 있는 것이 거의 없어서 사실 김예몽의 문학적 성취를 살펴보기가 매우 어려운 것이 사실이다. 그러나 그가 오랫동안 성균관에서 후진을 양성하고 선발하는데 힘썼다는 점과, 각종 사적史籍의 편찬과 경서의 구결사업에 오랫동안 참여하였다는 점에서 조선 초기 관인문학의 형성에 그가 차지하는 몫이 적지 않음을 부인할 수 없다.

의학관련 기록과 의학사상

김예몽 당시 조선의 의료환경에 관한 조선왕조실록의 기록을 보면, 임금들은 의학지식의 필요성에 대하여 인식하고 있었고, 중국으로의 사신의 왕래를 통하여 중국의 의학서적과 약재 등에 관한 정보를 가지고 있었기 때문에 의학에 대한 견해 또한 자못 높았다. 물론 당시 궁중에서도 고려시대의 유습이 남아있어 민간에서와 마찬가지로 의료기술뿐만 아니라 불교 등 종교의식이 치료에 반영되었다. 이것은 우리의 의학이론이 도가道家의 이론인 청정과 수양을 삶의 근원으로 삼아 영생불사와, 불가에서의 육신은 지地, 수水, 화火, 풍風의 이합집산으로 조화롭게 만나고 흩어지는데 수양이 근본이 되어야 한다는 의론과, 의가에서의 약과 침이 치료에 근본이 된다는 의론에 따른 것 등이었다.

그 중에 왕들은 의가의 약과 침을 치료에 치중해야 한다고 판단하였고, 따라서 의원醫員들의 의학지식의 정밀함을 위하여 의서의 간행과 더불어 의서의 습독習讀도 장려하였다. 실지 세종 22년(1440)에 의원 등이 방서方書를 스승에게 배우지 않고 사사로이 습독習讀하여 깊은 뜻을 알지 못하고 또한 대부분 보고 들은 것으로써 약제藥劑를 써서 인명人命을 구하기는 커녕 잘못하여 더 상하게 하는 것을 막기 위하여, 유신儒臣들 중에 선발된 한두 사람이 교수관敎授官이 되어 삼사三司의 의생醫生 및 우수한 의원들에게 의서를 가르쳤다. 유신들이 비록 경서에는 능통하여도 능히 약리藥理까지 겸해서 알지 못할 것을 대비하여 진맥[診脈]과 처방[命藥] 내는 법은 3품 이상 의원 중에서 약리에 정통한 자가 교관[敎官]에 차임되어 함께 가르치도록 하였다. 더불어 습득한 내용에 대하여 매년 봄 2월과 가을 8월에 취재[取才]하도록 하였다.

따라서 의학교수관[醫學敎授官]의 중요한 역할을 담당하는 한 축인 집현전에서 벼슬을 하였던 김예몽도 세종조부터 세조에 의하여 집현전이 폐지되기 이전까지 의학교수관으로서의 역할을 담당하여 의생들을 가르쳤다.

다시 말하면, 세종은 병이 발생하면 치료에 힘쓰도록 하는 임상과 이론을 함께 병행하는 실사주의를 표명하였다. 하지만 당시 의원들은 인명을 다루는 의술치료라는 특수성으로 인하여 삼의사만을 통하여야 의관으로 등용될 수 있었다. 때문에 민간의원들 뿐만 아니라 왕실의료를 담당하는 내의원의 어의 조차 다른 관료들에 비하여 의술에 집중하다 보니 문장[文章]에 대한 이해가 다소 떨어지는 상황이었다. 이러한 상황을 극복하고자 세종대왕은 의서습독관[醫書習讀官]이라는 제도를 마련하여 의원들의 의학지식 및 질병치료술을 발전시키고자 하였다. 김예몽과 같이 젊은 시절부터 중국어를 익히고 문장의 이해능력과 작문 능력이 뛰어난 유학자 출신들로 하여금 의학지식을 철저히 연구하여, 보다 의학발전에 필요한 특기할 만한 처방들을 정리·수집할 뿐만 아니라 의서의 내용을 이해하기 쉽게 설명하도록 하였다.

김예몽도 그렇게 의서의 내용을 쉽게 정리함으로써, 또 명의들로부터 의술을 전수받은 의원들이 병자를 대하고 치료를 가하면 그

효과가 어김없이 빨리 나타날 것이요, 그렇게 되면 백성들은 질병의 고통에서 벗어나게 되고 치료법과 함께 의서도 영구히 세상에 전해질 것이라는 인술의 믿음으로 국가적 차원의 인혜仁惠정책에 가담하였다. 그는 치료기술의 숙련도가 높은 의원 출신의 의관과 집현전 동료들과 함께 여러 의학서적을 두루 살피고 비교하여 병증과 약재의 차이 등을 가르치고 의논하였다. 그 지식을 바탕으로 『의방유취』라는 의서찬술에 참여, 수집·분류하였으며, 『침구택일편집』 의서에 대하여 손수 서문을 짓기도 하였다. 더불어 이 의학지식을 근본으로 하여 임금에 대한 치료에도 조언을 하였다.

실지 세종 32년(1450)에 김예몽은 응교應敎벼슬로서, 부윤府尹 박연朴堧(1378-1458)과 수찬修撰 유성원柳誠源과 함께 내약방內藥房에서 의학에 관한 서적을 7일간 상고하였다. 이날은 세종대왕이 승하昇遐하기 약 2개월 전으로 매우 위중한 시기에 해당된다. 따라서 당시에 습득할 수 있는 최고의 의학지식을 필요로 하는 상황이었으므로, 내의원內醫院의 의원들만으로는 역부족이라고 판단되어 의학지식을 가르친 유학자 출신의 관료들을 함께 진료에 참여하여 처방을 찾는 일을 도왔음을 알 수 있다.

또한 문종 2년(1452)에도 김예몽은 임금의 병환이 위급하자 수양 대군首陽大君 이하의 여러 종친宗親이 모두 있는 자리에서 내의內醫와 더불어 사정전思政殿의 남랑南廊에서 방서方書를 상고하였다. 이때도 치료법 뿐만 아니라 산천에 기도祈禱 등이 함께 시행되었다. 하지만 보람도 없이 문종文宗은 승하昇遐하였다. 당시 전순의 등 어의와 새로운 방서의 내용을 같은 집현전 출신 관료가 방서를 살폈던 것이다.

이렇듯 의서습독과 임상실험을 통한 치료법과 경험방을 개발 전수하는 과정에서 그 신뢰성을 완전히 획득 육성하기 위한 사업으로 의서들이 저술되기 시작하였다. 이러한 의서 연구 및 간행 보급운동에 김예몽은 세종 27년(1445) 간행된『침구택일편집』과『의방유취醫方類聚』에 참여하였다. 즉, 세종 27년(1445) 기사에서 "집현전集賢殿 부교리副校理 김예몽金禮蒙·저작랑著作郎 유성원柳誠源·사직司直 민보화閔普和 등에게 명하여 여러 방서方書를 수집해서 분문류취分門類聚하여 합合해 한 책을 만들게 하고……"라고 한『의방유취醫方類聚』의 완성기록으로 보아 그가 여러 방서들을 두루 수집하고 분류 체계화하였음을 알 수 있다. 또한 전순의와 김의손金義孫이 함께『침구택일편집針灸擇日編集』을 편찬하였는데 특별히 김예몽金禮蒙에게 그 서문을 쓰도록 하였다.

주지하는 바와 같이『침구택일편집』은 침구 전문적인 지식을 가진 자에게 택일의 중요성과 택일의 필요성에 관한 것으로 일반적 지식인이 사용할 수 있는 저작물은 아니다. 그것은 침구에 관한 시술 자체가 전문성을 요하는 것이기 때문이다. 이『침구택일편집』은 세종 29년(1447) 1월 6일에 완성되었다. 당시 김예몽의 직책은 꽤나 다양하여 여러 가지를 한꺼번에 겸직하고 있었다. 여기 기록된 직책만으로도 그의 능력을 짐작할 수 있다. 즉, 종5품 하계下階의 봉훈랑奉訓郎이자, 세종의 연구기관인 집현전集賢殿에서 종5품의 부교리副校理를 맡음과 동시에, 국왕의 교서教書 등을 작성하는 지제교知製教이면서, 시정時政을 기록하는 춘추관春秋館에서 종5품의 기주관記注官을 지냄과 아울러 세자시강원世子侍講院에서 정6품의 세자 좌사경世子左司經 등을 겸임했다. 이때 그가 왕명을 받들어 쓴 『침구택일편집』의 서문을 통해 그의 의학사상을 볼 수 있다.

> 의醫의 길은 두 가지로 약이藥餌와 침구針灸라 하지만, 병을 다스리는 손쉬운 법은 침구보다 묘한 것은 없으니, 요체는 '마음을 정미롭게 하여 손에 적응'시킬 뿐이다. 진실로 영위榮衛를 살피고 근해筋骸를 분별하여 취혈取穴할 부위를 밝혀서 척촌尺寸의 나뉨을 정한다면, 비록 침아沈痾나 고질痼疾이더라고 어찌 치료하지 못함을 근심하겠는가!
> 옛사람이 이르기를, "약만 알고 침은 모르거나, 침만 알고 뜸은 모른다면 상의上醫가 되기에 부족하다."했으니, 진실로 침과 뜸이 중요하도다! 그러나, 침구의 법이 여러 방서에 마구잡이로 나오고, 택일의 경계가 더러 길흉업에 미혹되고 있는데, 이러한 술법은 애초에 잘못된 것이다. 내의원 의관인 호군護軍 전순의全循義와 사직司直 김의손金義孫이 이것을 바로잡고자 여러 책들을 가리고 골라서 모으고 또 모아 하나로 엮었다. 인신人神은 태을太乙이 주관하고, 천의天醫는 잡기雜忌에 있음이니, 가지대로 나누고 종류대로 쪼개어 세밀함을 다하고 빠짐이 없도록 책을 완성하여 바치니 신에게 서문을 쓰도록 하셨다.
> 신이 침과 뜸을 곰곰이 생각하니 병을 몰아내는 공이 있으면서도 또한 바로 효과를 보는 능력이 있으므로 참으로 이러한 시술은 중요하다. 생각건대, 사람은 하늘과 땅 사이에 살면서 음양의 기운을 받으니, 갑甲은 담膽이 되고 을乙은 간肝이 되어 장부臟腑가 십간十干으로 저절로 나뉘며, 봄에는 정혈井穴이 되고 여름에는 형혈滎穴이 되어 경락이 모두 사시四時

와 통한다.

즉, 시일時日과 간지干支는 사람의 몸과 더불어 운행하고, 길흉吉凶과 회린悔吝은 사람의 일을 좇아서 응하기 때문에, 『침경鍼經』에는 "때를 얻어 침을 놓으면 반드시 그 병을 제거할 수 있지만, 때를 놓쳐 찌르면 그 병을 낫기가 어렵다."고 했으니, 침구의 도리에 택일擇日보다 더 중요한 것은 없다. 이 책이 널리 퍼지면 사람들이 길흉을 분별할 수 있게 할 것이니, 눈을 가리고서도 고황膏肓을 치료하고, 손을 쓰면서도 요절할까 두려워하는 근심을 함께 면해서, 다 같이 어질고 오래 사는 데에 이르게 할 것이다. 무릇 성상聖上의 교화敎化 속에 노닐면서도 임금의 어진 마음에서 어진 정치가 시작되는 줄을 알지 못하도다!

전체적으로 전순의와 김의손의 의학적 지식을 간결하면서도 군데군데 대구對句를 이루어 설명하면서 자신이 예전에 읽고 마음에 담아두었던 의서에 대한 해박한 지식들이 함께 나열하였다. 따라서 문관이면서도 의학지식만큼은 의관에 견주어 손색이 없을 정도다. 서문의 내용은 결과적으로 병을 다스림에 침구가 병을 몰아내면서도 또한 바로 효과를 보는 약력이 있으므로 그 시술법이 중요하다고 강조하였다. 따라서 그 요체는 '마음을 정미롭게 하여 손에 적응시키도록 할 것'이며, 시술을 할 때는 택일을 잘하여야 모두가 건강하고 오래 살게된다는 의서습독관으로서 역할도 다시 한 번 강조하고 있다. 즉, 침낭鍼囊만 흔들며 아무데나 꾹꾹 찌른다고 다 침의鍼醫가 되는 것이 아니라고 하면서 "병을 다스리는 손쉬운 법은 침구鍼灸보다 묘한 것은 없다."고 침구의 중요성을 일깨워주고 있다. 하지만 "침구의 도리에 택일擇日보다 더 중요한 것은 없다."고 강조하여 택일을 소홀히 하여 낭패를 겪는 것을 막고자 하였음을 알 수 있다. 그리하여 "눈을 가리고서도 고황膏肓을 치료하고 손을 쓰면서도 요절할까 두려워하는 근심을 함께 면해서 다 같이 어질고 오래 사는 데에 이르게 할 것이다."라 하였으니 참으로 오늘날에도 이를 잘 활용하여야 할 의미가 여기에 있다.

김예몽은 세종의 명에 의하여 『의방유취醫方類聚』 편찬에 참여하였다. 『의방유취』에서 그의 의학 사상을 직접적으로 알 수 있는 증거는 찾기 어렵다. 다만 당시 의서들을 집대성하여 세종조에 365권으로 완성되었고 다시 성종조까지 교정 교열을 거쳐 266권 264책으로 간행된 이 거작인 『의방유취』가 일본에 전래되어 일본에서 다시 『취진판의방유취聚珍版醫方類聚』으로 간행 보급되었다는 점이다. 이는 현재 일본판 『취진판의방유취』의 서문에서 확인되는 사실이다. 즉, 우리나라 철종 3년(1852, 일본 연호 嘉永 5) 사월에 일본 삭강호朔江戶의 시의상약겸 의학교유侍醫尙藥兼醫學教諭 단파원견丹波元堅이 찬술한 『취진판의방유취』 서문을 통하여, 김예몽이 당시 의서찬집을 위하여 150여 권의 많은 분량의 의서들을 일일이 찾아 읽고 분류하였음을 알 수 있다. 즉, 단파원견丹波元堅은 "그 채집하여 모은 책들이 무릇 150여 권인데, 송원대의 의서들로 현재 전해지지 않는 책들도 또한 적지 않다."라고 하였다. 단파원견은 이 거대한 역대 의서에 대하여 "무릇 고금古今의 의서의 내용을 오랫동안 꿰뚫어서 뭇 말들을 융회融會하지 못하여 배우지 못한다면 만 가지 변화에 응하여 하늘의 공을 모아서 돌이킬 수 없게 되는 것이다. 더구나 능히 책에 써서 기술하여 나중 사람들에게 전승하고자 하였는데, 이를 현재 어려워 배워 얻지 못하는 어려운 상황에 직면해 있다. 그런데 구하여 살펴보니, 일찍이 조선국이 의서들을 두루 모아 집대성하여 놓은 『의방유취』만한 것이 없다."라고 『의방유취』에 대하여 그 내용이 지극히 우수하다는 것을 인정하고 이를 국가적인 차원에서 간행하여 보급하여야 함을 논급하였다.

　　동양의학서 중 가장 대표적인 『의방유취』는 조선초기 우리나라 의술의 발전과 국민건강에 크게 기여하였을 뿐만 아니라 일본에까지 보급되어 일본 의학발전에도 『동의보감』 못지 않게 큰 영향을 끼쳤다. 김예몽은 세종조에서 세조조로 이어지는 왕성한 학문의 시기에 집현전 학자로서 그 역할을 충분히 하였을 뿐만 아니라 급변하는 의술의 발달 가치에도 일조를 하였다. 따라서 그의 생애가 집현전 학자로서만이 아니라 의서의 찬집 및 백성의 구휼에 이어 왕실의 의료사에 절대적 위치에 있었다는 사실을 기억해야 할 것이다.

태종 6년(1406)	(1세) 태어나다.
세종 11년(1429)	(24세) 생원시生員試에 합격하다.
세종 14년(1432)	(27세) 문과시에 형 의몽義蒙과 동방급제同榜及第하다.
세종 15년(1433)	(28세) 집현전학관集賢殿學官에 임명되다.
세종 16년(1434)	(29세) 집현전저작랑集賢殿著作郞으로 중국어 학습을 지속하라는 명을 받다.
세종 22년(1440)	(35세) 통신사通信使 서장관書狀官으로 일본을 방문하다.
세종 24년(1442)	(37세) 중국말 강습을 게을리하여 처벌받다.
세종 25년(1443)	(38세) 『의방유취醫方類聚』의 초고본草稿本의 집필을 시작하다.
세종 27년(1445)	(40세) 『의방유취』가 완성되다.
세종 29년(1447)	(42세) 1월 6일, 전순의와 김의손이 엮은 『침구택일편집鍼灸擇日編集』의 서문을 직접 쓰다. 문과 중시重試에 급제하다. 더불어 아들 덕원德源이 문과에 급제하는 영광을 누리다.
세종 30년(1448)	(43세) 구휼방법인 사창社倉에 대한 신중한 입장을 밝히다.
세종 32년(1450)	(45세) 세자시강원世子侍講院의 필선弼善이 되어 세자에게 『소학小學』을 강론講論하다.
세종 32년(1450)	(45세) 세종의 치료를 위하여 내약방內藥房에서 의학에 관한 서적을 7일간 검열하다.
문종 1년(1451)	(46세) 『고려사高麗史』를 완성하다.
문종 2년(1452)	(47세) 문종의 병환이 위급하자, 내의와 더불어 의서를 상고하였다.
단종 1년(1453)	(48세) 아들 성원性源이 생원시 장원과 함께 문과에 급제하다.
단종 2년(1454)	(49세) 『세종실록』 편수 작업에 참여하다.
단종 3년(1455)	(50세) 집현전集賢殿 부제학副提學이 되다. 단종이 세조에게 선위하는 선위禪位 · 즉위卽位의 교서敎書를 짓다.
세조 1년(1455)	(50세) 김구金鉤와 하도河圖 · 낙서洛書를 강의하다.
세조 2년(1456)	(51세) 김하金何), 김말金末과 함께 사마시司馬試 시관이 되다.
세조 3년(1457)	(52세) 호조참의戶曹參議에 임명되다.

	세조 6년(1460)	(55세) 인순부윤仁順府尹으로 명나라에 사신으로가 표문을 올리다. 사헌부사헌府 대사헌大司憲에 임명되다.
	세조 7년(1461)	(56세) 성균사성에 임명되고, 양성지, 임원준 등과 함께 『명황계감』을 언문화하다.
金禮蒙年譜	세조 8년(1462)	(57세) 동지중추원사同知中樞院事에 임명되고 강원도관찰사江原道觀察使가 되다.
	세조 11년(1465)	(60세) 사마시 시관이 되어 생원 진사를 선발하다.
	세조 12년(1466)	(61세) 발영시拔英試에서 아들 성원과 함께 급제하다. 10월, 명나라 헌종이 등극하자, 하례사로 중국에 다녀오다.
	세조 13년(1467)	(62세) 『서경書經』과 『시경詩經』의 구결을 교정하다.
	세조 14년(1468)	(63세) 『주역周易』의 구결을 교정하다. 정헌대부正憲大夫, 공조판서工曹判書에 임명되다.
	예종 원년(1469)	(64세) 졸卒하다. 졸기가 실록에 실려 있으며, 시호는 문경文敬이다.

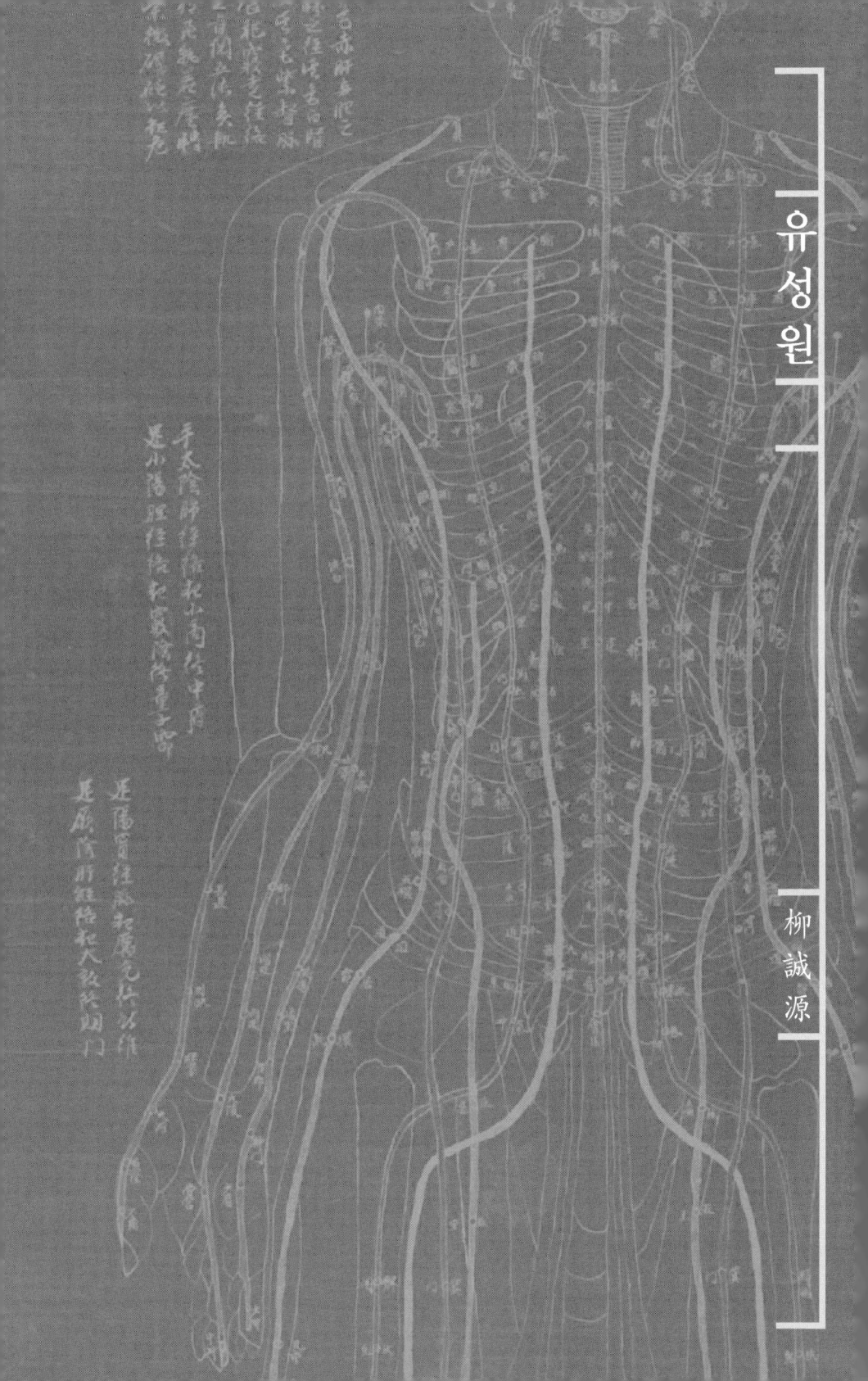

묻혀버린 생애

1452년 5월 14일, 세종의 뒤를 이은 문종이 재위 2년 만에 승하하자 그 뒤를 12살 나이의 어린 단종이 즉위하게 되었다. 일찍이 세종은 문종의 병약함을 알고 강보에 싸인 단종을 안고 집현전 학자들과 신망이 두터운 신하들에게 훗날을 당부하였다고 기록이 전해지는데, 이는 함축된 의미가 자못 깊다. 세종은 왕위에 오른 첫째 문종과 둘째 세조를 비롯한 셋째 안평대군, 넷째 임영대군, 다섯째 광평대군, 여섯째 금성대군, 일곱째 평원대군, 여덟째 영응대군을 두었다. 대군들은 모두 위세가 당당하고 야심도 가지고 있는 비범한 인물들이었다. 이들 대군들을 세종은 자신의 마련하고자 하는 문화정책 및 제도 구축에 적극적으로 참여시킴으로써, 젊은 대군들이 나름대로 자신의 몫을 다할 수 있도록 후원을 아끼지 않았다.

   수양대군과 안평대군은 대군들 중에서도 단연 독보적인 존재로, 수양대군은 정치적 제도를 발전시키는데 주력하였으며, 안평대군은 집현전 학자였던 유성원 등과 함께 시詩, 서書, 악樂, 화畵 등 문화와 예술계를 주도하며, 『의방유취』 편찬에 뚜렷한 발자국을 남겼다. 그러나 이들 두 대군은 문종이 병약하자 정치적 라이벌로 정권을 잡기 위한 암투가 시작되었고, 단종이 왕위에 오르자 수양대군은 권람, 한명회, 양덩 등 지모와 무예에 뛰어난 인사들을 규합하여 왕권쟁탈에 돌입하였다. 우선 단종을 보위했던 황보인, 김종서 등을 천하를 어지럽게 하였다는 모반죄를 뒤집어씌워 죽였으며, 동생인 안평대군과 금성대군마저 같은 무리라고 모함하여 귀양을 보냈다가 죽였다. 이 사건은 단종 즉위년(1453) 계유년에 발생하여 계유정난이라 한다. 세조는 계유정난을 정당화하고, 포양하기 위하여 집현전 학자들로 하여금 자신의 공을 저 중국의 주공周公에 비유하여 글을 지어 바치게 하였는데, 그날 유성원만이 홀로 집현전에 남아 있다가 협박을 받아 글을 지어바치고 집에 돌아와 통곡을 하였다. 이때의 일이 2년 만인 병자년 1456년에 발각되자 유성원은 성균관에서 급히 집으로 돌아와 아무 일도 없었던 듯이 그의 아내 송씨와 작주음결酌酒飲訣하고 사당祠堂에 올라가 자결하였다. 그때 바로 포졸들이 시신을 가져가 6일 만에 박팽년朴彭年과 함께 거열車裂의 형벌과 효수전시梟首傳屍 되었다. 아들 귀련貴連과 송련松連도 함께 죽임을 당하였으며, 아내인 미치未致와 딸 백대百代는 한명회韓明澮의 노비가 되었고 청주에 있던 전지 또한 한명회韓明澮 소유가 되었다. 광주廣州의 전지는 세조의 이복동생이자 측근이었던 계양군桂陽君 증增의 소유가 되어버렸다.

유성원은 진사를 거쳐 문과에 급제하고 중시에 합격하여 집현전과 호당의 학자가 되었다. 밤에는 문장과 절의를 익혔고, 낮에는 임금의 명을 받들어 옛 의방서들을 상고하여 『의방유취』를 지었으며, 또한 『고려사』 및 『고려사절요』와 열전을 찬집하였다. 또한 임금이 불러 바깥세상의 이치 등을 물으시면 경국제민經國濟民의 대의大義를 벗어남이 없어 호평을 받았다. 유성원은 집현전 학자이면서 지위가 계속 높아졌다. 박사, 수찬, 좌참찬, 기주관, 사예, 사성, 지제교, 승문원사, 지평, 장령 등이 되었으며, 세조도 즉위하면서 유성원의 문장과 덕업을 크게 칭찬하고 집의벼슬을 겸임하라는 명을 내릴 정도로 매우 충실한 학자로서 신임을 받았다. 하지만 얼마 되지 않아 특별히 절의를 숭앙하였던 집안의 배경과 거기에 더하여 세종의 명을 받았던 집현전 학자로서 아무리 세조의 영향력이 컸다하더라도 계유정난을 정당화하는 찬양글을 적은 것은 있을 수 없는 수치라고 정과 의리를 분명하게 보여주었다.

유성원이 집현전에 들어가서 학자로서 『의방유취』를 편찬할 수 있었던 것은 당연히 그의 문장과 재사에 있었지만, 운이 좋아 세종을 만났기 때문이라고 말해야 옳을 것이다. 세종은 태종의 과학문화정책을 이어받아 교육, 문화 및 과학 기술정책에 힘을 쏟아 그 내용을 더욱 풍요롭고 다채롭게 하기 위해 심혈을 기울였다. 따라서 세종은 유교정치와 한국적 유교문화의 기틀을 다져놓았을 뿐만 아니라, 집현전을 통해 많은 인재들을 양성하였으며 각종 편찬사업을 비롯하여 창의적인 제도 정비를 구축하였다. 세종은 이들 제도의 정비 과정에 집현전 학자들을 적극적으로 참여하도록 이끌었다. 학문적 소양이 있었던 유성원은 세종의 정책에 참여함으로써 의학사에 이름을 남길 수 있었다. 비록 짧은 기간동안 세종의 정책에 참여하였지만 그의 능력에 비해 명성을 얻지 못하였다. 세조의 영향력이 확대되어감에 따라 정치적 의도에 의해 그의 명성은 숨겨져야 했기 때문이다.

가계와 인맥

유성원의 출생 연도에 대한 기록은 남아 있지 않으며 다만 세조 2년 (1456)에 자결하여 서울 노량진의 육신총六臣塚과 영월 육신사六臣祠에 모셔져 있다. 본관은 문화文化이며, 자字는 태초太初, 호號는 낭간琅玕이고 1747년에 충경忠景의 시호가 내려졌다. 증조부는 나주목사를 지낸 유濡이고, 조부는 한성부 판윤을 지낸 호灝이며, 부친은 사인벼슬을 한 사근士根이다. 사근은 태종 1년(1401) 증광시增廣試 동진사同進士 11위로 문과에 합격하였고, 남원인 윤임尹臨의 여식과 혼인하여 6남 2녀를 두었는데 성원은 셋째로 태어났다. 그러나 세조 즉위 이후 사육신으로 생을 마감한 성원으로 비롯하여 세조에 반기를 들었던 가족들이 많았던 탓으로 이들의 생몰연대와 활동내역에 대한 자세한 기록은 확인할 수 없다.

유성원은 세종 23년(1441)에 진사시進士試에 합격하였고, 세종 26년(1444)에 갑자甲子 식년시式年試 병과丙科 4위로 급제하였으며, 집현전 박사集賢殿博士로 수학하던 세종 29년(1447)에는 중시重試 을과乙科 2위로 급제하였다. 식년시 문과에 합격한 이듬해인 1445년에 집현전集賢殿 저작랑著作郎으로 『의방유취』의 편찬에 참여하였고, 1446년에 박사博士로 승진하였다. 문종은 즉위년(1450)년에 어린 왕세자(단종)를 위하여 서연書筵을 열어 사師, 빈賓의 상견례를 행하면서 유성원을 좌사경左司經으로 선발하고, 세자를 잘 지도해 달라는 간곡한 부탁을 하였다. 문종 2년(1452) 김종서金宗瑞, 정인지鄭麟趾 등이 『고려사』를 개찬하였는데, 최항崔恒, 박팽년朴彭年, 신숙주申叔舟 등과 함께 열전을 짓는 작업에 참여하게 되었다. 같은 해 3월에는 춘추관 기주관으로서 『세종실록』의 찬술에도 참여하였다. 단종 1년(1453)에는 사헌부司憲府의 지평持平이 되어 두 가지 내용으로 수양대군을 강하게 비판하였다. 조선시대의 지평은 사헌부의 청환직清宦職으로 문과 급제자 중 강직한 선비들이 임명되었으며, 이조吏曹의 전랑銓郎과 함께 전 조선시대의 사족사회士族社會의 틀을 지탱하는 역할을 하였는데 그 임무를 강직하게 수행한 것이다. 첫 번째 비판은 명나라에 갔을 때 수종한 사람을 가자한 일이다. 당시 유성원의 주장은 다음과 같다.

수양대군首陽大君의 수종인隨從人에게 가자加資한 일은 신 등이 처음에 말하기를, '대군이 계청啓請한 것이라.'하여 대군의 아뢴 것을 지적하였으나, 성상께서 하교하여 곧 말씀하시기를, '숙부叔父가 만 리를 무사히 돌아온 것이 기뻤기 때문에 특별히 수종隨從한 사람에게 상을 준 것이며, 숙부가 아뢰었기 때문이 아니라.'하였습니다. 신 등이 생각하건대, 이것이 대군이 아뢴 것이 아니라면 반드시 아뢴 자가 있을 것이니, 그렇게 한 자를 알려고 하는 까닭입니다. 지금 전하殿下께서 나이가 어려서 무릇 크고 작은 일을 모조리 아랫사람에게 물으시는데, 어찌 홀로 이 일만은 아랫사람에게 묻지 않으십니까? 이를 아뢴 자가 정원政院이 아니면 반드시 대신일 것이요, 대신이 아니면 반드시 이조吏曹일 것이니, 진실로 여기에 하나가 있을 것이 당연합니다. 만약 종친宗親에게 아부하고 교묘하게 아뢰어서 가자加資하였다면 그 죄는 심히 큰 것입니다. 신 등이 간절히 핵문劾問하고자 하니, 다만 진실로 환하게 알지 못하기 때문에 주저하고 감히 아뢰지 못하는 것입니다. 하물며 인신이 비록 만 리를 가더라도 그것은 그 직분이고 당연히 해야 할 것인데, 어찌 상을 주겠습니까? 조충손趙衷孫에게 가자加資한 일은 만약 의원醫員이 병을 치료하여서 효험을 얻었다면 그 의업醫業에 정통한 것을 가상히 여겨서 상을 주는 것이 마땅하나, 조충손 같은 자는 한 도道의 수령관首領官이 되어서 왕자를 구료한 것은 분수 안의 일입니다.

두 번째 비판도 같은 날 이루어졌다. 세종 때 『역대병요歷代兵要』와 병서의 찬정撰定에 참여한 사람을 수양대군이 가자를 계청啓請한 것은, 조신이 종친에게 아부하고 종친이 사은私恩을 파는 일이므로 모두 그 명령을 회수하기를 청하여 관철시켰다. 이때 같은 사육신死六臣 중 한 명인 성삼문이 뜻을 함께 하고 있는 것도 알 수 있다.

『병요兵要』・병서兵書는 세종世宗께서 이미 찬정撰定하여서 문종께서 손수 스스로 산삭刪削 윤색潤色하였고, 수양대군도 또한 참여하여 주장하였습니다. 신미년에 이르러 그 책의 초草를 쓴 사람을 아울러 모두 가자加資하였는데도, 수찬한 관원은 이에 참여시키지 않았습니다. 만약 가자하는 것이 마땅하였으면 문종께서 어찌 시행하지 않았겠습니까? 신 등이 그윽이 듣건대, 수양대군首陽大君이 세 번씩이나 청한 뒤에 〈허락을〉 얻었다니 대저 인주가 군웅群雄들을 마음대로 부리고 그들로 하여금 아래에서 분주奔走하게 일하도록 하는 것은 오로지 관작官爵을 상주는 것 한 가지 일뿐인데 한 번 가볍게 시행하면 장차 어떻게 아랫사람을 쓰고 제어制御하겠습니까? 옛날 김사창金嗣昌이 승지承旨 김유양金有讓의 아들이었는데, 감찰監察로서 서반西班에 옮기니, 대저 감찰은 청요淸要의 직이나 서반은 비천하고 잡된 직인데, 그러나 김사창이 서반으로 옮긴 것은 충의위忠義衛로서는 으레 5품에 옮기기 때문에 김유양이 전조銓曹에 청하여 옮겼던 것입니다. 세종께서 이를 아시고 병방 승지兵房承旨 이순지李純之를 추국推鞫하여 파직罷職시키고 그 밖의 전조 당상銓曹堂上도 또한 모두 파직시켰습니다. 또 의창군義昌君이 병조兵曹에 통서通書하여 박위겸朴撝謙을 내금위內禁衛에 임명하도록 청하였는데, 세종께서 이를 아시고 의창군을 불러서 매우 꾸짖어 파직하였고 박위겸을 깎아 내렸습니다. 내금위 사인內禁衛舍人 이예손李禮孫이 특별히 조봉 대부朝奉大夫에 제수되었을 때 이예손이 수령守令을 지내지 아니하였다고 하여 사양하니, 세종께서 말씀하기를, "나는 아직 수령을 지내지 아니하고서 이를 하는지를 알지 못하였다."하고, 그 자품資品을 도로 거두시고, 드디어 이조吏曹에 꾸짖기를, "당초에 어찌 상량하여 확정하지 아니하고서 아뢰었는가?" 하였습니다. 세종께서 상작賞爵에 존엄하기가 이와 같이 지극하였습니다. 시독관侍讀官 성삼문成三問도 또한 아뢰기를, "옛날 송宋나라 때 부필富弼이 거란契丹에 사신 갔다가 돌아오니 곧 관작官爵을 더하여, 상을 주었으나, 부필이 굳이 사양하니, 〈황제가〉이에 따랐고, 또 사마 온공司馬溫公이 관직을 제수받고도 여러 번 사양하여 면직免職을 얻었습니다." 하였다.
성삼문·유성원이 사연을 같이하여서 아뢰기를, "지금『병요兵要』때문에 가자된 하위지河緯地 등이 여러 번 사면辭免하기를 청하니, 대저 관작이 승진되는 것은 사람들이 다같이 바라는 바인데도 굳이 사양하기를 이와 같이 하니, 어찌 일이 아래에서 나와서 도리상 받기가 부당한 때문이 아니겠습니까? 청컨대, 아울러 고치소서. 하위지는 한 번 성상께서 직접 만나 주시기를 바랐는데, 성상께서 처음에는 인견引見하겠다고 허락하시고 뒤에는 마침내 이를 그만두시니, 대저 인군人君의 거동은 지극히 중하여, 비록 한 번 찡그리고 한 번 웃는 것도 삼가지 아니할 수가 없습니다. 또 신信이라는 것은 인군의 중하게 여기는 바입니다. 위魏나라 문후文侯가 우인虞人과의 약속을 어기지 않았는데, 그 우인은 미천한 자인데도 문후가 오히려 그 약속을 어기지 않았으니, 문후가 현군賢君이 아니라면 오히려 또 이와 같았겠습니까? 어찌하여 전하께서는 이미 언관에게 허락하셨다가 곧 바로 이를 바꾸십니까? 신 등은 중간에서 이를 저지하는 자가 반드시 있으리라고 생각하는데, 이것이 바로 〈임금의 덕을〉 가리우고 막는 큰 것이며, 인신人臣의 죄로서 또한 이보다 큰 것이 없으니, 그 조짐은 장차 이루 말할 수 없을 것입니다. 신 등이 간절히 핵문劾問하고자 하나 어느 사람의 소행인지 알지 못하여 감히 하지 못합니다. 책방冊房에서 인판 장인印板匠人이 있고 장책 서원粧冊書員이 있는 등 공장이 많이 있으므로 그 폐단이 매우 번거롭습니다. 처음에 세종께서 불경佛經을 장정粧幀하고자 하였으나, 외인의 말을 혐의스럽게 여겨 드디어 궐내에 책방을 따로 두었던 것은 궐내에 사용하기에 편하게 하려는 때문이리라 생각됩니다. 그리고 궁방弓房도 또한 그러하였습니다. 세종에서 문종에 이르기까지 양조兩朝 대신大臣과 언관으로서 이를 말하는 자가 많이 있었으므로, 문종께서 이를 혁파하고자 하셨으나 실행하지 못하시고 안가晏駕하셨습니다. 청컨대, 모름지기 빨리 혁파하소서. 근래 언관의 논의가 비록 간절하고 정직한데도 전하께서 모두 받아들이지 아니하시니, 대저 거간拒諫(1326)은 인주의 미덕美德이 큰 게 아닙니다. 고금에서 요堯 임금 · 순舜 임금을 성인聖人이라고 칭하는 것은 그 종간불불從諫弗咈하였기 때문이여, 걸桀 임금·주紂 임금을 폭군暴君이라고 가리키는 것은 그 거간 식비拒諫飾非하였기 때문입니다. 이제 전하께서 처음으로 정치를 행하시니, 모든 대소신민大小臣民들이 우러러 쳐다보지 아니함이 없는데, 새 임금의 동정動靜이 어떠하다고 하겠습니까? 돌이켜 보건대, 간관諫官의 말을 들어 주시지 아니하고 감히 자기 뜻대로 행하시니, 비단 신 등이 함께 분하게 여길 뿐만 아니라 심지어 골목길의 소민들에 이르기까지도 반드시 실망하지 아니함이 없을 것입니다. 청컨대, 모름지기 성상께서 재결裁決하소서." 하였다. 동지경연同知經筵 이계전李季甸도 또한 아뢰기를, "간관諫官의 말이 심히 옳습니다."하니, 노산군魯山君이 권준權蹲에게 이르기를, "전순의全循義와 책방冊房의 일 이외에는 한결같이 간관諫官의 아뢴 대로 따르겠다."하였다. 승정원承政院에서 이조낭청吏曹郎廳 김필金㻭을 불러서 내린 전지傳旨를 가지고 의논하여 이르기를, "의정부에 고하지 아니하고서 갑자기 선지宣旨함은 옳지 못하다."하고, 드디어 중지하였다. 이에 정원政院과 대신大臣들이 서로 내응하여 이를 저지하였는데, 뒤에도 모두 이와 같았다.

결국 단종의 즉위와 함께 세조와의 악연은 이미 시작되었다. 사헌부 지평으로 수양대군에 의해 상을 받은 사람들의 수상을 철회시켰다는 것은 매우 큰 사건이었을 것이다. 특히 사헌부 지평으로 임명된 것이나 이미 단종의 아버지인 문종 시절에도 호시탐탐 왕위를 노리고 있던 수양대군과 정면으로 부딪힌 것으로 보아 매우 강직한 성품을 갖고 있었던 것으로 보인다. 문종이 성원에게 어린 단종을 보필할 것을 부탁한 것도 이와 무관하지는 않아 보인다.

같은 해 10월 수양대군은 단종을 보좌하던 영의정 황보인皇甫仁, 좌의정 김종서金宗瑞 등 대신을 살해하고 스스로 영의정부사 · 이조판서 · 내외병마도통사를 겸하여 정권을 잡았다. 11월 장령이 되어 정난공신靖難功臣의 책정이 공정하지 못한 것을 들어 개정할 것을 청하였으나 허락을 받지 못하였다.

이 때의 문장은 유성원의 이름을 달고 '수양대군공신교서首陽大君功臣敎書'라는 제목으로 『동문선東文選』에 실려있다. 아마도 성원은 이 글이 『동문선』에 실려 현재까지 인구에 회자되는 것을 지하에서도 부끄러워하고 있을 것이나 그의 문장력을 엿보기 위해 고전번역원의 번역을 그대로 아래에 옮겨 본다.

왕은 이르노라. 하늘이 사직을 위하여 어진 이를 내니 대개 기수氣數에 관계가 있고, 임금이 벼슬과 땅을 주어 명을 내리니 진실로 훈공勳功을 표시하는 것이다. 이에 일정한 법규에 의하여 뚜렷이 상전賞典을 보인다. 숙부叔父는 삼광三光과 오악五嶽의 정기로 태어나고, 바람과 서리에 절개를 가다듬었다. 기우器宇와 국량은 준엄하고 깊었으며, 지조와 기개는 확고하고 엄정하였다. 효성과 우애는 천성에 박했고 충성과 의리는 지성에서 우러났다. 호걸의 재주요, 성현의 학문이었다. 기운은 한 세상을 덮었고 용맹은 삼군三軍에 으뜸이었다. 덕망은 종친 가운데 무거웠고, 풍채는 조정의 반열에 뛰어났다. 착한 일을 가장 좋아하여 부귀나 성색도 그 마음을 흔들 수 없고, 임금을 충성으로 섬기어 이험夷險과 종시終始에 그 지조를 변하지 않았다. 우뚝하여 나라의 성城과 같고, 확고하여 대절大節에 임하였다.

어린 내가 가운家運이 불행함을 만나 어렵고 큰 일을 널리 구하려는 생각으로 기무를 신하들에게 위임하고 바야흐로 보필을 기대하여 융성과 태평을 도모하기를 기약하였다. 이때에 있어서 용瑢이 지친의 처지에 있으면서 임금을 무시하는 마음을 축적하였다. 과인이 어려 임금 노릇을 제대로 할 수 없으니, 간계를 쓰면 왕위를 혹시 노릴 수 있다고 생각하였다. 그리하여 누구에게나 후하게 은혜를 베풀어 사람에게 명예를 구하고 여러 소인들이 다투어 모여들어 사사 집에서 당파를 만들었다. 오랫동안 부도한 흉계를 품어서 만 가지로 노려왔다.

간신奸臣 황보인皇甫仁・김종서金宗瑞・이양李穰・민신閔伸・조극관趙克寬 등은 내가 총애하여 맡긴 은혜를 생각하지 않고, 몰래 흉악한 화란을 일으킬 계책을 품어 음으로 당黨과 후원을 만드니 모두들 흡연히 따라 붙었다. 나의 나이 어리고 약함을 멸시하여 나의 위엄과 복을 도둑질하였다. 권세를 마음대로 부리고, 은혜를 사사로 팔았다. 벼슬은 함부로 친척과 인척에게 돌리고, 뇌물은 공공연하게 안팎에 행하였다. 부역이 번거로워서 공사公私가 함께 곤하고, 토목의 역사를 일으키어 재물과 힘이 다하였다. 임금의 총명을 가리고, 임금의 덕택을 막아서 통하지 못하게 하였다. 공도公道는 일식日食이 일어나듯이 어두워지고, 사의私意는 홍수洪水처럼 흘러 넘쳤다. 하늘이 위에서 노하여도 내가 알지 못하고 백성이 아래에서 원망하여도 내가 깨닫지 못하였다.

숙부가 일찍이 그 연고를 분하게 여기어 글을 올려 항쟁하였으나 내가 또한 심상하게 여기어 살피지 못하였다. 대개 용瑢에게 붙좇는 것이 저와 같으므로 조정을 어지럽히는 것이 이와 같았다. 흉한 꾀가 더욱 깊이 들어가서 매일 밤 사사로이 모였다. 안으로는 근시近侍와 환관을 통하여 동정을 살피고, 밖으로는 방진方鎭과 장수를 달래어 몰래 날짜와 시기를 약속하였다. 도당徒黨이 이미 많아지매 형세가 날마다 치성하였다. 큰 간흉奸兇이 뿌리를 단단히 박아서 뽑을 수가 없는데, 과인의 몸은 고립이 되었으니 무엇을 하겠는가. 종사와 국가의 편안하고 위태로움이 호흡 사이에 달려 있었다.

숙부는 선견지명이 있어서 이를 갈고 마음을 썩혔다. 천지가 용납하지 않으니 군흉群兇들의 악역惡逆을 참을 수 있으며, 사직社稷이 기뻐하실 진데 어찌 일신의 사생을 돌아보겠는가. 웅대한 결단과 영명한 계책으로 정의正義와 용맹을 분발하여, 이 충의忠義의 장사를 거느리고 저 흉악한 무리를 섬멸하였다. 그리하여 삽시간에 쓸어버리니 조정이 서로 경하하고 길가는 사람이 다투어 기뻐하였다. 나라의 근본이 거의 흔들렸다가 다시 편안하게 되고, 신기神器가 장차 기울어지려다가 다시 안정되었다. 이것은 대개 꾀를 단단히 하고 마음을 깊이 가져, 정성은 귀신을 감동시키고 충성은 일월日月을 꿰었기 때문이다. 그래서 군흉群兇을 능히 잠깐 사이에 베어 하루아침이 지나기 전에 맑아졌다. 공렬이 매우 빛나서 고금에 탁월하다. 숙부가 계시지 않았다면 내가 어떻게 이럴 수 있었겠는가. 진실로 천지 조종의 신령이 모르는 가운데 도와서 숙부의 손을 빌려 화란을 평정한 것이다. 그 출생出生함이 기수氣數에 관계되는 것이 아니면 어찌 이와 같을 수 있겠는가. 이에 그 충성을 권념眷念하여 장수와 정승의 권세를 겸하게 하였다.

나는 속마음을 피력하면서 위임하였고, 경은 대신으로서의 임무를 다하여 충성을 극진히 하였다. 제왕의 어진 은혜를 권하여 선포하였고 권간의 나쁜 정치를 모조리 개혁하였다. 성색聲色에 움직이지 않고 국가를 반석같이 편안하게 만들었으며, 병과兵戈를 쓰지 않고 백성들이 태평을 누리도록 만들었다. 몸이 나라의 기둥이 되매 사람들이 의지하여 무겁게 여기고, 공이 하늘에 덮였는데 스스로 낮추고 겸손해 하였다. 그러니 참으로 고자孤子를 부탁하고 목숨을 의지할 수 있는 사직의 중신重臣이라 하겠다. 옛적에 주공周公이 관숙管叔과 채숙蔡叔을 베어 왕가王家를 편안하게 하였으니, 큰 의리가 소소하여 만고에 빛났다. 지금을 미루어 옛일과 비교하면, 세상은 다르나 부합된 것은 같다.

이에 공훈功勳을 책정하여 정난靖難 일등공신으로 삼아 분충장의 광국보조 정책정란奮忠仗義匡國輔祚定策靖難의 호號와 식읍일천호 식실봉오백호食邑一千戶食實封五百戶를 내리고, 해마다 별봉別俸 6백 석, 노비 6백 구, 밭 5백 결, 황금 25냥, 백은 1백 냥, 안장을 갖춘 말 네 필, 안팎 옷감 열 끗, 사紗와 나羅 각각 다섯 필, 옷 한 벌, 서각대犀角帶 한 개, 사모紗帽·갓·신 등 여러 물건을 내린다. 경의 공은 많은데, 나의 상은 적으니, 경이야 무슨 바람이 있을까마는, 내게 있어서는 부족함을 느낀다. 나의 지극한 뜻을 생각하여 받아주기 바란다.

아, 경은 주공周公의 아름다운 재주가 있고, 또 주공의 큰 공훈을 겸하였으나, 나는 오히려 성왕成王의 어린 나이로 또한 성왕의 어려움을 만났다. 이미 성왕이 주공에게 책임하던 것으로 숙부에게 책임하였으니, 마땅히 주공이 성왕을 돕던 것으로 과인을 도우라. 그리하여 위와 아래가 서로 닦아가면 성공하지 못할 염려가 무엇이 있겠는가. 충렬忠烈을 돌아보매 실로 의지하는 마음이 깊다. 그러므로 이와 같이 교시하노니, 마땅히 잘 알지어다.

이 글을 쓰고 유성원은 매우 부끄러워해 집으로 돌아와 통곡하였다 한다. 기록을 보면 다른 학자들이 다 도망을 가고 홀로 남아 있다가 협박을 받아 위의 글을 썼다고 한다. 아마도 집현전을 떠날 경황이 없었던 것이 아니라 단종을 보살펴달라는 문종의 간곡한 부탁 때문은 아니었을까? 이미 수양대군과는 사헌부 지평 시절 부딪힌 강직한 성품의 유성원이 집현전에 남아 단순히 협박에 못이겨 수양대군을 찬양하는 글을 썼을 것으로만 생각되지는 않기 때문이다.

단종 2년(1454) 경복궁 내의 불당을 없앨 것을 소를 올려 주장하였으며, 이해 4월 춘추관기주관에 임명되었고, 『문종실록』의 찬술에 참여하였다. 이해 2월 사헌부에서 자기들의 건의가 시행되지 않는다는 이유로 장령을 사임하자 직집현전直集賢殿에 임명되었다.

세조 원년(1455) 수양대군이 단종의 선위禪位를 받아 왕위에 올랐는데, 이해 집의도 겸하게 되었다. 세조 2년(1456) 성균관사예 김질金礩의 고변에 의하여 성삼문成三問·박팽년 등 사육신이 주동이 되어 단종을 복위시키려는 계획이 사전에 발각되었는데 그도 이 계획의 모의에 참여하였을 뿐만 아니라 2년전 찬양글을 적고 통곡하였던 일이 발각되었다. 그는 성균관에 있다가 여러 유생들에게서 이 일의 내용을 듣고 집으로 가 관대도 벗지 않고서 패도佩刀를 뽑아 자기의 목을 찔러 자결하였다. 이때 죽은 시신으로서 성삼문·박팽년 등과 함께 차례로 거열효시 당하였다.

뒤에 남효온南孝溫이 그 당시 공론公論에 의거하여 단종복위사건의 주동인물인 성삼문·박팽년·하위지·이개·유성원·유응부 등 6인을 선정, 「육신전六臣傳」을 지었다. 숙종 17년(1691)에 사육신의 관작을 추복시켰고, 뒤에 이조판서에 추증되었다. 노량진의 민절서원愍節書院, 홍주의 노운서원魯雲書院, 영월의 창절사彰節祠 등에 제향되었다.

조선초 의학인물들과의 관계

문화 유씨의 족보를 보면 유성원의 조부 유호柳濩는 검교檢校, 한성부윤漢城府尹을 역임하였고, 그 아래에 4남 4녀를 두었다. 사식士植, 사근士根, 사저士柢, 사지士枝의 네 아들 중 성원은 사근의 6남 2녀 중 2남으로 태어났다. 성원은 청주淸州 송구宋俱의 여식과 혼인을 하였다. 송구는 청주인 한상질韓尙質(?-1400)과 처남매지간이다. 한상질은 세조의 복심이던 한명회韓明澮(1415-1487)의 조부이면서 동시에 조선의 개국공신인 한상경韓尙敬(1360-1423)과 태종 15년(1415) 우리나라 최초의 양잠에 관한 책인『양잠경험촬요養蠶經驗撮要』를 초록한 한상덕韓尙德의 형이다. 한상경은 정종 1년(1398) 조준, 김사형, 권중화, 김희선, 안경량安敬良, 김원경金元冏, 허형許衡, 이종李悰, 방사량房士良, 권근 등과 함께『향약제생집성방』의 간행에 관여하였다. 한상덕은 고려시대 동서대비원東西大悲院의 뒤를 이은 활인원活人院 제조를 역임한 것으로 알려져 있다. 활인원은 후에 활인서活人署라고 하였으며, 조선시대 빈민들의 구제와 치료를 맡던 관청이다. 의료활동 이외에 무의탁 환자를 수용하고, 전염병이 발생했을 때는 병막을 가설하여 환자를 간호하며 음식과 의복·약 등을 배급하기도 하고, 또한 사망자가 있을 때는 매장까지 담당하였다. 이렇듯 유성원은 처가의 인맥을 통해 조선 초기 의학제도를 정착시키는데 많은 애정을 갖고 있던 관료들과 인연을 맺고 있었다.

뿐만 아니라 유성원의 할머니는 양성陽城 이한李瀚의 따님인데, 이

한은 성원과 함께 집현전 부교리副校理로 『의방유취』의 편찬에 참여했던 이예李芮의 증조부이다. 또한 유성원의 고모, 즉 아버지 사근의 여동생은 고령인高靈人 박익림朴益林과 혼인하였는데 그들의 딸이 김수온金守溫과 혼인을 하였다. 김수온과 고종사촌남매지간인 셈이다.

　세종 27년(1445)에 『의방유취』를 만들기 위해 의서를 수집하여 1차로 정리하는 작업은 집현전 부교리인 김수온과 저작랑이던 유성원의 지휘 아래 진행되었으며, 그와 관련한 편집작업은 집현전의 직제학 김문金汶, 신석조辛碩祖, 교리 김수온金守溫, 부교리 이예李芮, 의관 전순의全循義, 최윤崔閏이 진행하였다. 이 가운데 유성원을 중심으로 김수온과 이예가 모두 인척관계였던 셈이다.

절개를 보인 의학인물 유성원

柳誠源

유성원은 세종이 한참 활동 때 과거에 급제하여 집현전에서 수학하였다. 이미 세종의 아이디어에 따라 집현전에서 많은 편찬활동이 이루어지고 나서 집현전에 들어왔기 때문에 세종과 젊은 학자들이 만들어나간 조선 학문과 집필 사업의 뜻을 누구보다 잘 교육받고 성장한 학자였다. 이후 문종과 단종 때에는 수양대군에 맞서 왕을 보호하기 위해 앞장섰던 강직한 선비였으며, 세조 즉위 후에는 사육신의 한 사람으로서 단종의 복위를 꾀하다 자결한 충직한 인물이었다. 계유정난 이후 수양을 찬양하는 글을 강요받아 쓰기도 하였지만, 이후 『문종실록』을 편찬하는 작업에 참여하고 단종을 복위를 꾀하다 자결한 것으로 보아 다분히 의도된 것으로 생각되기도 한다. 물론 세조 즉위 이후 『의방유취』의 편찬은 세조의 대권을 인정하고 참여한 사람들에 의해 지속적으로 이어지게 된다. 그러나 오랜 시간 많은 난관을 거쳐 성종이 즉위한 후에 책이 간행된 점으로 미루어 보아 유성원과 같이 세종의 뜻을 받들었던 집현전 학자들이 『의방유취』를 기획하고 편찬하는데 핵심적인 역할을 하고 세조 즉위 후에는 흩어졌을 것으로 짐작된다.

독자들은 한 명의 의학인물과 한 권의 의학서적을 통해 관통하는 시대의 정신, 통치의 사상을 읽을 수 있다. 유성원과 같이 절개 높은 학자들이 기획하고 끌고 간 『의방유취』도 단순한 의학서적이 아닌 그 너머의 생각과 사상적 배경도 있었음을 미루어 짐작된다.

의론醫論의 정립과 의사학적 위치

질병에 대한 인식과 대비에 있어 변화무쌍한 병리와 생리에 대한 이해를 위해 의론醫論의 정립은 필수적이다. 그런데, 1392년 조선이 건국되고 4대 임금인 세종이 집권(1397-1450)할 때까지 중국은 명나라가 건국(1368)된 지 50년이 지나도록 이렇다 할 의학적 성과를 내지 못했다. 겨우 『상한론傷寒論』에 관한 약간의 견해를 밝힌 조도진趙道震의 『상한류증傷寒類證』과 조이덕趙以德의 『금궤방론연의金匱方論衍義』가 있을 뿐이었고, 조금 더 나아가 왕이王履에 의한 『의경소회집醫經遡洄集』이 있었을 정도였다. 더구나 이마저도 엄밀히 말해 원말元末에 이루어진 것이기 때문에, 순수하게 명대에 새롭게 연구개발된 것이라고 볼 수 없는 것들이다.

　게다가 이런 것들은 개인적인 소산이기 때문에 국가적 차원에서 백성을 위하여 만들어진 우리 의서와는 비교조차 할 수 없는 것들이다. 『향약집성방』이나 『의방유취』에 인용된 서적들이 명대의 것들은 찾아볼 수 없는 것이 이를 방증하는 것이며, 『의방유취』에 인용된 서적들이 당·송·원의 의서들이 대거 참조되어 있을 뿐, 명나라 의서가 들어있지 않은 것을 보아서도 명대의 의학적 자산은 조선의 의학개발에 가치가 없었음을 알 수 있다. 이러한 것은 조선 중기에 가서야 『의림촬요醫林撮要』를 비롯한 『동의보감東醫寶鑑』에서 『명의잡저明醫雜著』나 『의학정전醫學正傳』을 위시하여 겨우 『만병회춘萬病回春』·『고금의감古今醫鑑』·『의학입문醫學入門』·『단계심법부여丹溪心法附餘』 등이 인용되는 정도라는 것으로도, 명나라의 의학적 자산이 조선에서 어느 정도의 가치를 지녔었는지를 짐작할 수 있다. 따라서 이 당시의

『의방유취』의 편집과 출간은 정치적으로 명나라를 의식하였을 정도일 뿐이고, 조선이라는 지역적 특성을 가진 의료현장에 대한 독자적인 우리 의학자산을 자신감 있게 표현한 것이라 할 수 있다.

그러므로 생리와 병리를 아우르는 의론의 정립은 조선의 의료현실이 반영된 의학적 발전이며, 중국보다도 풍부한 우리나라 의료자원의 활용인 것이다. 그것은 고려 때에 중국의 송나라가 우리에게 자신들이 갖추지 못한 수많은 의서들을 요청하고 있었던 것으로 보아서도, 얼마나 우리가 문화유산에 대해 귀하게 관리하고 소중하게 쓰고 있었는지를 짐작할 수 있다. 비록 잠시 몽고의 침략으로 약간의 소실된 것들이 있다고 하더라도, 조선 초기의 『의방유취』가 완성될 때까지는 수많은 의서들이 충분히 구비되어 있었을 뿐만 아니라, 숱한 중국과의 외교를 통해서도 서책의 구입에 소홀하지 않았던 점을 상기한다면, 『의방유취』의 완성은 단순히 중국의서를 베낀 정도에 불과한 것이 아니라는 것을 충분히 알 수 있다.

이리하여 3년에 걸친 『의방유취』 365권의 편찬은 질병의 발생과 원인 그리고 인체의 생리와 병리를 아우르는 의론의 정립을 위해 필수적인 작업이었다. 이러한 체계적인 정리는 연산군 10년(1504)에 『의방유취』의 축약본인 『의문정요醫門精要』의 간행을 이끌었다. 이는 곧바로 선조 때의 『의림촬요』와 『동의보감』에 영향을 미쳤다.

특히나 의론이 충실했던 『동의보감』은 조선 후기 의학의 발달에 지대한 영향을 주었다. 이것은 『의방유취』에서 형성된 의론의 정립이 의학의 요체를 잡는 기틀을 제공함으로써 가능하게 된 결과물인 셈이다. 의론이 정립되면 비록 다양한 질병이라도 치료는 간단한 법이다. 그것은 곧 처방의 번다함을 간략화 할 수 있으니, 우리 의학의 특질인 '간이명簡而明'함을 이루어낼 수 있는 근간이 될 수 있었다. 그리하여 소박하면서도 의론이 간단하고 치료가 명확한 의서들이 줄지어 출간되었다. 이러한 『동의보감』의 발간은 경종 4년(1724)에 『의문보감醫門寶鑑』, 정조 14년(1790)에 『광제비급廣濟秘笈』, 정조 23년(1799)에 『제중신편濟衆新編』 등이 간행될 수 있는 바탕이 되었다. 또한 순조 때의 『임원경제지林園經濟志』를 통한 『인제지仁濟志』와 『보양지保養志』를 탄생시켰고, 고종 5년(1868)에 『의종손익醫宗損益』과 고종 21년(1884)에 『방약합편方藥合編』이 완성되게 하였고, 1922년에는 『의감중마醫鑑重磨』의 출판이 가능하게 하였다.

대의정성大醫精誠

나라가 세워지고 국가의 기틀이 세워지려면 먼저 백성의 안위를 살피는 것이 나라를 다스리는 근본이다. 특히나 조선시대는 태조-정종-태종을 거치는 동안, 부패한 고려시대의 악습을 혁파하고 전제개혁을 단행하여 경제적 기반을 마련하면서 초기 국가의 기틀을 다졌으며, 사병私兵을 폐지하고 의정부議政府, 삼군도총제부三軍都摠制府, 의금부義禁府 등을 신설하면서 관제를 개혁하여 왕권을 강화하였다. 이러한 가운데 세종은 이상적 유교정치를 구현하면서 조선의 자주적이고 독창적인 문화를 일으키기 위해 노력함으로써, 백성들에게 실질적 도움이 되는 문화정착에 공헌하여 훌륭한 치적을 쌓았다.

그리하여 의학에 있어서도 백성이 질병의 고통으로부터 벗어나 제대로 된 치료를 받기 위한 조치로 서적의 간행에 박차를 가했다.

즉,『향약채취월령鄕藥採取月令』(1431)을 편찬하여 우리 약재를 두루 고찰하였고, 고려 때부터 상용되어왔던『구급방救急方』을 정리하였으며,『향약제생집성방鄕藥濟生集成方』(1398)을 확충하여『향약집성방鄕藥集成方』(1433)을 편찬하고, 법의학적 측면에서도 무고한 백성이 억울한 누명을 쓰지 않도록 송나라 왕여王與의『무원록無冤錄』에 우리 실정에 맞도록 주석을 달아『신주무원록新註無冤錄』(1440)을 펴냈으며, 소략하나마 두창痘瘡을 비롯한 방역전문서로서『창진집瘡疹集』을 편찬하였고, 이러한 경험을 바탕으로 의학의 표준을 세울『의방유취醫方類聚』를 세종 27년(1445)에 간행하였으니, 가히 의학의 중흥을 이루었던 시기라고 할 만하다.

이 가운데『의방유취』는 세종시대의 의학사업의 결정체이자 조선시대 의학지식의 데이터베이스 작업을 이룬 동양 최대의 백과사전이다. 이렇게 볼 수 있는 것은 세종시대 이루었던 모든 의학이 이 책에 결집이 되어 있고, 365권이라는 방대한 분량은 의학서적으로서는 전무후무한 것으로 지식의 보고이며, 153종의 의방서가 91문으로 나누어 인용되어 있음에도 조선시대 의학서적 가운데 가장 오탈誤脫된 글자가 적어 백과사전으로서의 손색없는 역할을 하기 때문이다.

이렇게 세종이 의학에 관여한 마지막 국책사업이자 조선시대 최고의 의학백과사전인『의방유취』의 편찬에 유성원이 참여하여, 자신의 역량을 여기에 쏟아 부었으리라 짐작된다. 비록 당시에 발간되지 못하고 정리와 축소를 거듭하여 266권 264책으로 성종 8년(1447)에서야 겨우 30질을 인쇄하여 출판되었지만, 유성원이 집현전 동료들과 안평대군, 그리고 의관 전순의를 비롯한 최윤崔閏 · 김유지金有智 등과 더불어 편찬할 당시는 이보다 훨씬 많은 365권으로 작업을 하였으니 분량으로 따져도 엄청난 량이다. 더구나 책의 편찬에 오자誤字가 거의 없다는 것은 그만큼 가리고 골라 뽑아 편집하면서도 글자 한 자마다 정성을 다했음을 의미한다.

안민제중安民濟衆

여기서 언급하는 '안민제중安民濟衆'이란 '안민安民'과 '제중濟衆'을 포괄하는 뜻을 담고 있다. 즉, '안민'이란 단순히 백성을 안심하고 편히 살게 하는 것이 아니라, 구체적으로 굶주림으로부터 해방시키고자 하는 의미가 있다. 또한 '제중'은 원래 불교용어로 대중을 구제하다는 의미를 갖고 있지만, '제중지도濟衆之道'의 실천적 의미로써 조선시대는 의학에서 많이 쓰이고 있는 용어다. 글자대로 풀이하면 '백성을 구제하는 도리'이니 구체적으로 질병으로 고통받고 있는 백성을 구제한다는 의미를 갖는다. 그러므로 '안민제중'은 백성을 굶주리지 않게 하고 질병으로부터 고통받지 않게 한다는 의미이다.

세종 26년(1444년)	식년문과에 병과로 급제하다.
세종 27년(1445년)	집현전 저작랑으로 임명되다. 의학총서醫學叢書 『의방유취』 편찬에 참여하다.
세종 28년(1446년)	박사로 승진하다.
세종 29년(1447년)	문과중시에 을과로 급제하다.
세종 31년(1449년)	춘추관 사관史官의 자격으로 『고려사』의 개찬改撰에 참여하다.
문종 즉위년(1450년)	문종이 어린 왕세자를 위하여 서연書筵을 열어 사師·빈賓의 상견례를 행할 적에 좌사경左司經으로 선발되어, 세자를 잘 지도하여 달라는 간곡한 부탁을 받다.
문종 2년(1452년)	『고려사』 개찬에 있어 열전을 찬술하다. 춘추관 기주관으로서 『세종실록』의 찬술에 참여하다.
단종 1년(1453년)	사헌 지평에 임명되다. 장령이 되어 정난공신靖難功臣의 책정이 공정하지 못한 것을 들어 개정할 것을 청하였으나 허락을 받지 못하다.
단종 2년(1454년)	직집현전直集賢殿에 임명되다. 경복궁내의 불당을 없앨 것을 소를 올려 주장하다. 춘추관기주관에 임명되다. 『문종실록』의 찬술에 참여하다.
세조 1년(1455년)	집의를 겸하게 되다.
세조 2년(1456년)	성균관사예 김질金礩의 고변에 의하여 성삼문成三問·박팽년 등 사육신이 주동이 되어 단종을 복위시키려 계획했으나 사전에 발각되다. 패도佩刀를 뽑아 자기의 목을 찔러 자결하다. 아내 청주 송씨 미치未致와 딸 백대百代가 좌승지左承旨 한명회韓明澮의 노비가 되다. 광주廣州에 있던 전지는 계양군桂陽君 이증李璔, 청주淸州의 전지는 도승지都承旨 한명회韓明澮가 차지하다.
숙종 17년(1691년)	사육신의 관작을 추복시키다. 훗날 이조판서에 추증되다.

김수온

金守溫

들어가는 글

김수온金守溫은 세종대에 『의방유취』 간행사업에 착수하면서 편집자로 참여한 인물로서 『의방유취』 이외에도 왕실 주도의 주요 서적 간행에 관여하였다. 불교적 성향으로 인해 후대에 인색한 평가를 받기는 하였으나 조선 초기 문장가로 손꼽혔으며 당대에 문명을 날렸던 대표적인 인물들 중 한 사람이다.

불교적 성향으로 인해 유신들의 배척을 받았으나 불교에 우호적이었던 세종과 세조의 배려로 비교적 안정된 관직생활을 누렸고 커다란 풍랑 없이 편안하게 생을 마쳤다. 유교에 밀착된 삶을 살면서도 불교의 정신세계를 마음껏 누릴 수 있었던 것은 그 자신의 호방한 기질에서도 연유한다.

과거에 급제하고 바로 세종에게 발탁되어 서적편찬 사업에 뛰어든 김수온은 자신의 문학적 재능을 남김없이 발휘하였다. 『의방유취』가 여러 문신들과 의관들의 작품이기는 하였으나 짧은 시간 안에 거질의 책을 완성해 내면서 통일성을 부여할 수 있었던 것은 김수온과 같은 이들의 문재가 바탕이 되었기 때문이다. 유래 없는 거질의 의서 편찬에 소용되는 안목은 수많은 서적을 숙독하며 보낸 시간이 만들어주기 마련이다.

그의 행적이나 전해지는 기록 속에 의학적 식견을 직접적으로 시사하는 대목은 많지 않다. 그러나 『의방유취』 편찬을 명한 세종은 일찍이 습독관 제도를 도입하여 잡학의 학습을 장려한 임금이다. 습독관 제도가 문신관료의 잡학 실력을 신장시켜 해당 부서의 고위 관료로 임명하기 위한 목적과 함께 서적편찬을 위한 목적도 있었으므로, 세종의 명으로 의서편찬에 참여한 문신들은 의서습독관 제도라는 맥락에서 떼어놓고 생각하기 어렵다.

 이 글에서는 조선 초기 왕실의 의료상황과 의서습독관 제도를 배경에 두고 김수온이 참여한 서적편찬 사업을 살펴보는 한편, 그의 정신세계와 문학적 재능을 재발견해 봄으로써 김수온에 대한 이해를 돕고자 한다.

불교에 심취한 가문에서 태어나다

김수온은 태종 9년(1409)에 태어나 성종 12년(1481)에 생을 마쳤다. 자는 문량文良, 호는 괴애乖崖, 식우拭疣이고 본관은 영동永同이다. 영산永山은 그의 봉호이다. 17세기 후반에 작성된 『씨족원류氏族源流』에 따르면, 김수온의 가문은 '신라의 대성大姓'이었는데 대대로 충청도 영동현永同縣에 살았으며, 그 과정에서 조정에 공을 세웠기 때문에 마침내 영동을 본관으로 하는, 영동의 토성土姓이 되었다고 한다. 김수온의 증조부 김영이金令貽는 중현대부中顯大夫 전객령典客令을 지낸 것으로 되어 있지만 실록에서는 확인되지 않는다. 이 가문이 중앙에 진출하는 것은 김수온의 아버지 김훈金訓이 생원시를 거쳐 정종 원년(1399) 식년문과에 급제하고나서부터의 일이다. 영동 김씨 가문으로서는 최초의 문과급제자였던 김훈은 대제학 겸 전의부정典醫副正을 지낸 여흥인驪興人 이행李行의 딸을 아내로 맞이하고 상왕上王 정종의 거처인 인덕궁에도 줄을 대는 등 그 나름으로는 출세를 위한 기반을 다졌다. 태종 초에는 좌동시학左同侍學에 임명되어 세자를 보필하였고, 그 뒤 예조좌랑을 역임하는 등 중앙의 요직에 기용되었다. 그러나 그의 운은 거기까지였다. 그는 태종 16년(1416) 옥구진병마사沃溝鎭兵馬使로 있으면서 조모상祖母喪을 당했을 때 빈소로 달려가는 대신 서울에 올라가 여러 달을 머무르면서 첩기妾妓를 끼고 몰래 인덕궁에 출입하는 불효불충죄를 범하여 사헌부의 탄핵을 받고 귀양형을 당하였다. 세종 원년(1419)에는 이종무가 삼군도체찰사三軍都體察

使로 쓰시마섬을 정벌할 때 원래 무인의 자질이 있었던 김훈은 사면을 받으려는 목적으로 종군하고자 하였으며, 이종무는 이를 상왕인 태종에게 고하여 윤허를 받았다. 그러나 불충한 자를 종군시켰다는 대간臺諫의 탄핵이 이어지면서 이종무는 물론 김훈도 형벌을 면치 못했다. 특히 김훈은 이때 사형을 당할 뻔하다가 가까스로 면하였지만 가산을 몰수당하고 관노官奴가 되었다. 아마도 상황이 이렇게까지 전개된 데에는 정종을 견제하고자 하였던 태종의 의도가 개입되었을 것이다. 김훈의 이같은 전과는 그 뒤 김수온 가문에게는 두고두고 화근禍根이 되었다. 김수온이 요직에 기용될 때마다 그의 아버지 김훈의 일을 빌미로 대간이 거부권을 행사하고 나섰기 때문이다.

김수온이 그 같은 가족사의 어려움을 극복하고 출세의 길을 걸을 수 있었던 것은 그의 맏형 수성守省 덕분이었다. 수성은 당대의 고승 신미信眉로, 그의 행장은 전하지 않으나, 왕실을 중심으로 이루어진 불사佛事 기록들을 통해 그의 행적을 짐작할 수 있다. 말년에 두 왕자와 왕후를 연이어 잃은 세종은 불교의 가르침을 따르고자 하였고, 안평대군과 수양대군 역시 신미를 존대하여 그 앞에서 무릎을 꿇었다는 일화가 있다. 신미와 김수온은 세종을 도와 내원당內願堂을 궁 안에 짓고 법요法要를 주관하였고, 복천사福泉寺를 중수하고 그곳에 아미타삼존불을 봉안하였다. 문종은 선왕의 뜻을 이어 신미를 선교도총섭禪教都摠攝에 임명하였으며, 왕위에 오르기 전부터 그를 경애하였던 세조는 신미를 왕사王師로 대우하였다. 세조 4년(1458)에는 나라에서 해인사 대장경 50부를 인출하는 것을 감독하였고, 1461년에는 훈민정음 유통을 위한 불전佛典을 번역, 간행 사업을 주관하였다.

또한 그의 주관 아래 『법화경』, 『반야심경』, 『영가집永嘉集』 등이 언해되었으며, 함허涵虛의 『금강경오가해설의金剛經五家解說誼』도 교정하여 간행하는 등 불전의 국역과 유통에 공헌하였다. 그는 왕에게 상원사의 중창을 건의하였고, 이에 왕은 「오대산상원사중창권선문五臺山上院寺重創勸善文」을 지어 이를 시행하도록 하였는데, 이 권선문에는 그에 대한 왕의 존경심이 그대로 나타나 있다. 세조는 그에게 혜각존자慧覺尊者라는 호를 내렸다. 신미는 법주사에서 출가하였고, 속리산 성불사 복천암 부도에 그의 사리가 모셔져 있는데, 『연려실기술』에 의하면 가뭄 때에는 사람들이 그의 사리가 모셔진 부도에 빌었다고 한다.

사실 신미뿐만 아니라 김수온 집안 모두가 불교와 깊은 인연을 갖고 있었다. 김수온의 어머니, 즉 김훈의 처 이씨는 세조 6년 임종할 당시 이미 출가한 상태였으며, 김수온의 중형 김수경金守經의 아내도 출가하였다. 뒤에서 다시 자세히 서술하겠지만 김수온이 불교에 심취했다는 것은 당시 조정에서 이미 널리 알려진 사실이었다. 김수온 가문이 이처럼 불교에 깊이 빠져든 데에는 김훈의 불효불충죄로 인해 가문이 몰락하고 관로의 길이 좌절된 것과 관련이 있었을 것으로 짐작된다. 이러한 우여곡절이 있었지만 신미가 불승으로 세조의 돈독한 신임을 받았기 때문에 김수온의 형제들은 관로에서 출세의 길을 걸을 수 있었다.

먼저, 김수경은 세조 5년 감찰을 거쳐 세조 6년 원종3등공신에 녹훈되었으며, 세조 12년 행사헌부 장령, 성종 4년 통정대부 행청주목사를 지냈다. 그러나 그는 관직에 임명될 때마다 부친의 일로 인해 곤욕을 치뤘다. 특히 청주목사에 임명되었을 때에는 70이 다 된 늙은이를 제수하였다는 대간의 비판이 있었다. 그가 끝내 관직을 지킬 수 있었던 데에는 신미의 영향력이 크게 작용하였다. 이것은 김수온의 동생 김수화金守和의 경우도 마찬가지이다. 그는 강진현감을 지낸 뒤 단종 원년 함길도 감련관咸吉道 監鍊官을 거쳐, 세조 원년 원종 3등공신에 녹훈되고, 동왕 14년 선산부사善山府使, 성종 원년 통정대부 안동대도호부사安東大都護府使, 성종 4년 이조참의 등을 역임했다. 그러나 그 또한 관직에 있으면서 많은 어려움을 겪었다. 특히 이조참의에 임명되었을 때에는 대사헌 서거정 등이 차자를 올려 그가 무인으로 이조참의에 어울리는 인물이 아니니 바꿔줄 것을 요청하는 바람에 일주일만에 공조참의로 벼슬이 바뀌어지는 불운을 겪었다. 『성종실록』의 사관史官도 그가 형을 빙자하여 당상관이 되었기 때문에 그를 비루하게 여기는 세론世論이 있었다고 언급하고 있다.

생애와 관직생활

김수온은 성간成侃(1427-1456)과 함께 태재泰齋 유방선柳方善(1388-1443)에게서 배웠다. 유방선은 문정공 이색李穡 아들 이종덕의 외손자로, 권근, 변계량의 문인이었다. 김수온은 성간과 함께 성현을 가르쳤고, 성현은 모재 김안국을 가르쳤으며, 김안국은 허균의 아버지인 허엽을 가르친 바 있었다. 허균의 누이와 형제들은 가정에서 글을 배웠으니 이들의 문맥이 대략 그려진다.

김수온은 김훈이 졸한 다음 해에야 과거에 응시하여 29세라는 늦은 나이에 출사하였다. 그는 29세가 되던 세종 20년(1438)에 진사과에 합격하였고, 32세인 세종 23년(1441)의 식년시式年試 문과에 급제하여 교서관校書館 정자正字에 보임되었다. 당시에 세종은 그의 재능을 듣고 특별히 명하여 집현전에 사진하도록 하였다. 1446년 부사직이 되고, 이어서 훈련주부 · 승문원교리 · 병조정랑을 거쳐 문종 1년(1451) 전농소윤, 이듬해 지영주군사知榮州郡事 등을 차례로 역임하였다. 세조 3년(1457) 성균사예로서 문과중시에 2등으로 급제, 첨지중추부사가 되고, 이듬해 동지중추부사에 올라 정조부사正朝副使로 명나라에 다녀왔다. 1459년에 한성부윤, 이듬해 상주목사, 1464년 지중추부사 · 공조판서를 역임하고 1466년 발영시拔英試에 이어 등준시登俊試에 모두 장원, 판중추부사에 오르고 쌀 20석을 하사받았는데, 문무과 장원에게 쌀을 하사하는 것은 이로부터 비롯되었다고 한다. 이어서 호조판서를 거쳐 예종 즉위년(1468) 보국숭록대부輔國崇祿大夫에 오르고, 성종 2년(1471) 양성지梁誠之·오백창吳伯昌과 함께 상서하여 공신으로 봉해 주기를 청하여 좌리공신佐理功臣 4등에 책록되었고 영산부원군永山府院君에 봉해졌으며, 1474년 영중추부사를 역임하였다. 시호는 문평文平이다. 배움이 부지런하고 묻기를 좋아함이 문文이고, 은혜로우나 내덕內德이 없음이 평平이라 한 것이다. 문집으로 『식우집拭疣集』을 남겼는데 성종의 명으로 간행되었다.

대신들의 상소를 보면 김수온이 마치 탐재하였던 인상을 받기도 하지만, 그의 학문적 성향을 보거나 여러 일화들로 볼 때 그다지 신빙성은 없다. 그는 벼슬이 1품에 이르렀을 때에도 말먹이가 없어 늘 타는 말이 여위어 뼈가 앙상하여 열흘이나 달포 동안 몇 마리의 말을 잃는가 하면, 불을 때지 못하여 바닥이 차므로 책을 깔고 그 위에서 자기도 하고, 포의布衣를 입고 금대金帶를 띠고 나막신을 신고서 손님을 만나기도 하였다. 실록 줄기에서는 '치산治産에 마음을 두었으나, 계책이 매우 엉성하였다'는 평가를 내리고 있지만, 위에 열거한 기록들로 미루어 볼 때 김수온이 재산을 모으는 데에 그다지 소질도 관심도 없었던 것만은 틀림없다.

그가 벼슬길에 오르기 전 학문에 매진하였던 일에 관해서는 몇 가지 이야기가 전해진다. 김수온은 글을 읽으면 반드시 외웠으므로 문장이 체재를 얻었다는 평가를 받았다. 성현의 『용재총화』에는 김수온의 학습방법이 묘사되어 있다. 그에 따르면 김수온은 어려서부터 배우기를 좋아하여 육경과 제자백사, 노불지서에 이르기까지 독서의 범위가 넓었고, 남의 책을 빌려 성균관을 오가면서 날마다 한 장씩 떼어 소매 속에 감추어 두고 암송하곤 하였는데, 혹 잊은 곳이 있으면 꺼내어 보고, 다 외우면 그것을 버렸다고 한다. 이와 관련된 일화도 다음과 같이 전한다. 신숙주가 임금에게 하사받은 『고문선』이 있었는데 김수온이 간절히 청하므로 빌려주었다. 한 달 뒤에 김수온을 찾아갔는데 그 책이 쪽마다 찢겨서 벽에 발려 있고 더러워져서 글씨를 분간하지 못하게 되어 있었다. 그 이유를 물으니 답하기를, "내가 누워서 외우노라고 그렇게 되었다."고 하니, 김수온의 공부하기 좋아하는 성품을 짐작케 한다. '김괴애는 문 닫고 들어앉아서 열심히 글만 읽다가 마루를 내려가서 낙엽을 보고서야 비로소 가을철이 되었음을 알았다'는 말 역시 여러 곳에서 전해지는 것을 보면 그의 학문적 열정이 어떠하였는지 가히 짐작이 간다.

잇따른 서적편찬에 참여

김수온은 교서관 정자를 필두로 집현전 학사, 승문원 교리 등의 직임을 맡으면서 서적의 편찬에 관여하게 되었다. 그가 관료로서 처음으로 수찬修撰에 참여한 서적은 『치평요람治平要覽』이었다. 1441년 6월 28일에 세종이 지중추원사인 정인지鄭麟趾에게 편찬을 명하고, 진양대군晉陽大君 이유李瑈로 하여금 감독하게 하였다. 문신으로서 조금 이름이 있는 자는 모두 집현전에 모여 오랫동안 본사의 직임을 폐하고 편찬에 참여하였다. 김수온은 문과에 급제하여 교서관 정자로 부임하자마자 집현전에서 편찬 작업에 관여하였다. 실록의 기록에 따르면 『치평요람治平要覽』은 세종 27년(1445) 3월에 완성되었으니 총 4년이 소요된 셈이다. 그 뒤 김수온이 참여한 두 번째 서적편찬이 『의방유취醫方類聚』였다. 그런데 『의방유취』는 『치평요람治平要覽』이 완성된 해인 1445년 10월에 완성된 것으로 나온다. 이는 김수온이 두 책의 편찬에 모두 관여하였음을 말해준다. 시기적으로 본다면 1441년에서 1442년에 이르는 시기에는 『치평요람』의 편찬에 심혈을 기울였겠지만, 『의방유취』 편찬이 본격적으로 시작되었을 것으로 생각되는 1442년부터는 『치평요람』 편찬에서는 빠지고 『의방유취』 편찬에 주력하였을 것으로 보인다. 『의방유취』 편집에 참여하였던 집현전 직제학 김문 역시 완성된 『치평요람』을 검토하였다는 기록이 있다. 편집을 담당하였던 김수온 역시 『치평요람』 편찬 초기에 관여하였다는 기록이 있으므로 두 책을 편찬하는 데 있어서의 상호

연관성을 짐작해 볼 수 있다.

　김수온은 많은 서적을 읽고 시문에 능통하였던 그의 학문적 배경을 토대로 의서를 체계적으로 읽고 의학에 일정 소양을 갖춘 후 『의방유취』의 체계를 세우고 각 의서의 내용을 분류, 분석하는 작업을 지휘하였다.

　『치평요람』은 150권 분량이고, 『의방유취』는 365권 분량이다. 『치평요람』은 역대의 사적 중 권징이 될 만한 사례들을 뽑아 임금이 열람하기에 편리하도록 만든 책이다. 왕도정치를 위한 중요한 서적이었기에 4년이라는 세월이 소요되었겠지만, 1차 찬집 후 교정을 앞두고 세조 대에 이루어졌던 평가를 본다면 들어간 시간과 노력에 비하여 만족스럽지 못한 책이었던 듯하다. 이는 비슷한 시기에 완성된 『의방유취』에 대한 평가와는 대비된다. 내용과 문체에 통일성을 부여하는 일은 자료 수집단계에서부터 이루어져야 하는 일이기는 하지만 대개는 편집과 교정 단계에서 조정하게 된다. 그러나 실록의 평가에 따르면 내용을 분담한 각 부서가 서로 다른 방을 썼고, 최종 교정을 담당했던 정인지의 성품이 섬세하지 못하였기 때문에 들어가야 할 내용은 빠져 있고 빼도 될 군더더기는 들어가 있다는 평이다.

　『의방유취』가 세종대에 바로 간행되지 못했던 것은 교열상에서 오류가 발견되어서라 보기는 어렵고 분량의 문제가 컸던 것 같다. 세조 5년인 1459년, 즉 『의방유취』의 교정이 시작되는 시점에서 세조가 내린 유시에는 『의방유취』의 완성도에 관한 언급이 나타난다.

金守溫

『치평요람』과 『의방유취』는 모두 세종世宗 때에 찬집撰集한 책이므로 인쇄하지 않을 수가 없다. 그러나 『치평요람』은 다시 교열校閱해 보니 그릇된 곳이 많이 있지만, 『의방유취』는 반드시 이와 같이 그릇된 곳이 많지 않고 또한 일용日用에 간절한 것이 『치평요람』에 미칠 바가 아니므로, 나는 『의방유취』를 먼저 교정校正하여 인출印出하고, 『치평요람』은 천천히 다시 교정校正하려고 하는데 어떻겠는가? 『치평요람』의 흠은 방房을 나누어 찬집撰集했기 때문에 취사선택이 각기 달라서 상세하고 간략함이 같지 아니하다. 또 정인지鄭麟趾가 한번 필삭筆削하였지만 추솔麤率하고 정밀精密하지 못하다. 한 절節 가운데 비록 간절한 말이 있더라도 의례依例 이를 삭제削除하고, 비록 그다지 쓰이지 않는 말이 있더라도 의례 이를 남겨두었으니, 어찌 마음을 두고 끊임없이 생각하여서 후인後人을 위해 훈계를 전하는 뜻이겠는가? 그 당시에 세종께서 나에게 명하여 다 보도록 하였기 때문에 내가 이에 비로소 바로 보았다. 나와 더불어 다 본 사람은 김문金汶과 이계전李季甸뿐인데, 두 사람은 늘 정인지鄭麟趾가 소략疏略하고 빠르게 한 것을 유감으로 여겨 말을 했다. 그러나 주관主管하는 사람들의 소위所爲가 감히 크게 정장更張하지 못하였으므로, 이런 까닭에 그릇되고 틀린 곳이 많게 되었다. 나는 이러한 흠을 알았기 때문에 마침내 내버려 두고 시작하지 아니하였으니, 실상은 이를 인쇄할 마음이 없었던 것이다.

『치평요람』과 『의방유취』는 전혀 성격이 다른 책이었지만, 동시에 찬집을 추진하였고 비슷한 시기에 완성되었던 만큼 작업과정이나 내용을 상호 비교하기에 용이하였을 것이다. 분량과 체계 면에서

『의방유취』의 분문 작업은 『치평요람』보다 더 쉽지도 간략하지도 않은 일이었으므로 문을 나누어 작업하는 일 역시 불가피하였을 것이다. 그러나 『의방유취』가 『치평요람』에 비하여 호평을 받은 이유는 편집자들의 노력이 컸을 것이다.

중복된 내용의 삭제와 간결한 내용으로의 일관성 있는 편제는 세조대에 오랜 기간에 걸친 교정 작업의 성과가 크겠으나, 이미 편집 단계에서부터 그러한 일관성이 확보되어 있었기에 『치평요람』과는 다른 평가를 받았던 것이다. 의서가 지니는 특수성으로 인해 약재의 용량까지 치밀하게 비교해야했기에 더딘 작업이었을 것이다. 인용서나 분량 면에서 동양 최대라 일컬을 만큼 방대한 양의 초고를, 세종대의 완성 기사에 따르면 3년이라는 짧은 시일 안에 편찬했다는 사실은 참여 인원들의 일에 대한 집중도를 짐작한다.

특히 『의방유취』가 『치평요람』의 두 배 이상 분량으로 찬집되었음에도 소요기간이 오히려 짧았다는 데에서 그 차이를 엿볼 수 있다. 문재를 인정받은 많은 문신들이 집현전에 모여 『치평요람』 편찬을 위해 각 문을 나누고 내용을 수집, 정리하였다는 기록이 있지만, 오히려 적은 수의 찬집자들이 모여 작업을 하였기에 방대한 내용을 취집하여 정리하는 과정에서 통일성을 기할 수 있었던 것으로 보인다. 이것은 참여자들의 거듭된 논의의 결과였을 것이며, 내용 수집과 편집을 맡은 이들 간의 원활한 협력과 합리적인 지휘체계가 있었기에 가능하였을 것이다. 김문을 비롯한 휘하의 편집자들은 모두 비슷한 연배로서, 직위는 다르지만 긴밀한 관계를 유지함으로써 각 문의 통일성을 높일 수 있었을 것이다.

『의방유취』 교정에 관한 실록 기사를 보면 의관들이 실무작업을 담당하되, 통유로서 의방을 아는 사람으로 하여금 감독하게 한 것을 알 수 있다. 교정에 국한된 작업이기에 유사가 굳이 필요치 않고 습독관들이 의서를 습독하여 문리에 이미 통달하였으므로 습독관으로 하여금 교정을 직접 담당하도록 한 것이다. 이를 통하여 몇 가지 사실을 알 수 있다. 첫째는 의서편찬 작업에서 담당한 유사들의 역할이다. 교정 업무 정도라면 유사의 문제를 빌리지 않아도 된다는 말의 의미는, 1차 편찬 과정에서 유사들이 차지한 비중이 상대적으로 컸다는 사실을 말해준다. 둘째는 편찬에 관여한 유사들에게 의방에 대한 소양이 필요했다는 사실이다. 위의 내용에서 언급한 부분은 교정을 담당하게 될 유사의 자격이지만 처음 편찬 당시에도 그러한 조건은 큰 차이가 없었을 것이다. 세종이 습독관 제도를 시행하고 정착시켰다는 사실을 상기한다면 기본적인 소양을 갖춘 이들을 편찬자로 선발하였을 것임을 어렵지 않게 짐작할 수 있다. 또 한 가지는 습독관 본래의 설치 목적에 관한 시사이다. 의관들이 의서를 읽지 않아 실수를 범하는 사례들을 보아 온 세종으로서는 많은 의서를 접하여 문리를 터득하고 그것을 토대로 다시 새로운 의학지식을 끊임없이 받아들이도록 만들고 싶었을 것이다.

1445년 10월에 『의방유취』의 편찬이 종료된 후, 이듬해인 1446년에는 세종이 김수온에게 석가보를 증수하라는 명을 내린다. 역사서를 분문취집한 『치평요람』에 연이어 불교서적편찬에 관여하게 된 것이다. 이는 세종이 김수온과 그의 형 신미의 종교적 성향을 포용한 원인도 있지만, 잇따른 서적편찬사업에서 김수온이 보여준 문재와 실무능력을 높이 산 소치로 보인다. 그 외에도 『명황계감明皇誡鑑』·『금강경』 등 다수의 불경을 번역하였고, 『원각사비명圓覺寺碑銘』을 찬하였으며, 사서오경의 구결에도 참여하였다.

의서습독관 제도와 유자들의 의학적 소양

조선 초기에 『의방유취』라는 대형 방서가 간행될 수 있었던 데에는 습독관 제도의 정착이 한몫을 하였다. 습독관 제도는 세종 3년에 도입된 의서습독관醫書習讀官을 필두로 하여 한학습독관漢學習讀官, 무경습독관武經習讀官, 이문습독관吏文習讀官, 천문학습독관天文學習讀官 제도가 마련되었다. 습독관 제도의 시행 배경으로 드는 것이 바로 기술관들의 서적 해독능력 부진이다. 특히 의원들의 경우 의학서적의 병증이나 처방에 대해 조금이라도 잘못 이해하면 바로 오진과 오치로 이어지는데, 이마저도 읽지 않고 그냥 전해들은 대로 치료하게 되면 목숨과 직결되게 된다.

　　실록에 나타나는 의원들의 오치 기록은 태종대의 실록 기사에 자주 등장한다. 태종 1년에는 호조전서戶曹典書 이황李滉이 지제생원사知濟生院事 방사량房士良에게 침구針灸 치료를 받은 후 얼마 안 되어 죽었는데, 세인들은 침구를 잘못 시행한 소치로 여겼다.

　　태종 6년(1406) 1월 5일에는 판전의감사判典醫監事 이주李舟와 감監 평원해平原海가 조제하여 임금에게 올린 상표초원桑螵蛸元의 법제法製가 잘못되어 구토 등의 증상을 일으켰다고 하여 이들과 약방 좌부대언藥房 左副代言 맹사성孟思誠을 징계하자는 상소가 있었으나 임금이 받아들이지 않았다. 상표초의 법제에 관한 설명으로는 『의방유취』『유정문遺精門』의 '상표초원桑螵蛸圓' 조문에 상표초를 잘라서 볶는다고 하였고, '쇄양단鎖陽丹' 아래에는 상표초를 기와 위에 올려놓고 달구어서 말린다고 하여 간략한 방법으로만 기록해 놓았다. 그러나 『향약집성방鄕藥集成方』을 보면 먼저 그 속의 알을 빼고 끓는 물에 담갔다 꺼내기를 일곱 번 한 후 냉수에 담갔다가 꺼내어 사기그릇에 볶아서 쓰는데, 불에 볶거나 쪄서 사용한다고 하였다. 볶거나 찌는 정도의 법제를 왕실의료 담당기관인 내의원에서 생략하였다고 보기는 어려우므로, 결국 문제가 된 것은 끓는 물에 7회 담그는 법제를 생략하였기 때문일 것으로 추정된다. 상표초는 본래 독성이 없는 약이므로 임금의 구토증세가 과연 상표초의 법제불량으로 인한 것이었는지는 의심스럽지만, 그 원인이 무엇이었든 복약 후에 구토 증세를 일으켰다는 것은 방제의 선정이나 투약과정에 문제가 있었음을 시사한다.

태종 8년 1월 18일 실록 기사에는 태종에게 침구를 잘못 시행한 의원 양홍적楊弘迪과 장지張祉를 순금사巡禁司에 가두었다는 내용이 나온다. 태종이 어떠한 증상으로 인해 치료를 받았는지, 양홍적이 행한 치료가 구체적으로 어떤 것이었는지, 치료 후 어떠한 증세가 발생했는지는 구체적으로 나와 있지 않으나, 침구의 잘못으로 임금이 몸을 움직이기 어려웠다는 내용이 등장하는 것으로 보아 그 부작용이 가볍지 않았다는 사실을 알 수 있다. 그러나 다음날 기사를 보면 태상왕, 즉 태조가 덕수궁에 나갔다가 갑자기 풍질風疾을 얻었으므로 양홍적을 순금사에서 불러 시병하게 하였다는 기록이 나온다. 이는 양홍적에 대한 치죄가 무겁지 않았음을 말해준다. 사헌부에서는 이들의 직첩을 회수하고 국문해야 한다고 계속 주장하였으나 받아들여지지 않았고, 오히려 양홍적은 태상왕의 병을 치료하는 데에 계속 참여하여 포상까지 받았고, 이후 원종 공신전元從功臣田과 별사전을 환급還給 받는 등 의원으로서 비교적 영화를 누렸다. 양홍적에 대한 역대 임금의 신임은 그의 허물을 덮어줄만큼 두터웠다. 아마도 오래도록 왕실에서 보필한 내의로서 풍부한 경험을 바탕으로 좋은 효과를 거둔 경우가 많았기 때문이었을 것이다. 그러나 이웃과의 다툼으로 물의를 일으켰다는 실록 기사를 보면 그다지 진중한 인물은 못되었던 듯하다. 태종조차도 "해마다 갇히고 한 해에 두 번이나 갇힌다."며 그의 어리석음을 탓했다. 그가 빚어낸 실수들 역시 의서에 의거하여 치밀하게 치료하기 보다는 자신의 경험을 믿고 행하였기에 이루어진 결과로 보인다.

조선 초기에 발생한 의료사고 중 가장 큰 사건이라고 한다면 경안궁주慶安宮主와 성녕대군誠寧大君의 사망을 들 수 있다. 태종 15년(1415)에는 태종의 셋째 딸 경안궁주의 병을 오치하여 졸하게 하였고, 태종 18년(1418)에는 성녕대군의 두창을 오진하여 졸하게 하였다. 양홍달楊弘達을 비롯하여 이주李舟·조청曹聽·원학元鶴·박거朴居 등의 의원을 징계하기 위한 사간원의 상소가 있었으나 태종은 양홍달에게 뜸 치료를 받아야 한다는 이유로 죄를 묻지 않았다. 양홍달 외에 다른 의원들이 있었음에도 굳이 양홍달을 불러 치료하게 한 것은 그의 의술을 신임했기 때문이다. 양홍달을 다시 부른 처사에 대하여 권맹손權孟孫이 궁금하게 여기자 판서判書 윤향尹向·헌납獻納 권맹손權孟孫이 "양홍달 등 이외에는 다른 양의良醫가 없다."고 말한 것에서도 알 수 있다. 양홍달은 태조 대부터 활동했던 의관으로 비록 천인의 신분이었지만 의술로서 총애를 받아 벼슬이 2품에까지 올랐다.

태종 18년 2월 23일에는 판서 윤향 등이 굳이 청하여 양홍달을 파직시켰다는 기사가 나오지만 별다른 죄를 주지 않다가 4월 4일 기사를 보면 의원의 죄를 밖으로 알리기 위해 국문을 하되 지나치게 하지 말라는 명을 내린다. 태종은 이때에 와서 친히 의서를 열람하고 과거 경안궁주의 치료과정까지 되짚어 의원의 잘못 치료한 바를 일일이 지적하고 있다. 의원들의 고의는 아닐지언정 충분히 마음을 쓰지 않았기에 일련의 사태가 발생했다는 것이다. 여기에서 의원들이 마음을 쓰지 않았다고 함은 진찰에 정밀하지 못했을 뿐 아니라 의서를 상고하여 증후를 대조하고 적절한 처방을 찾으려는 노력을 하지 않았음을 지적한 것인데, 이는 결국 의원들이 자신의 경험이라는 좁은 틀 안에서만 치료하는 관행을 염두에 둔 것으로 보인다. 사헌부에서는 이들에게 참형을 내릴 것을 건의하지만 태종이 윤허하지 않아 결국 시행되지 않았고, 2달 후인 6월 18일에는 양홍달 등에게 직첩과 과전을 돌려주게 하였으니 징계를 거둔 것이나 다름없었다. 세종 2년 기사에서도 양홍달이 너무 나이가 들었다는 내용으로 언급될 뿐이고, 세종 3년에는 좌의정 박은에게 양홍달을 보내 위문하게 하였다는 기록이 있으며, 세종 7년에는 임금의 병을 낫게 한 공으로 양홍달에게 안장 갖춘 말을 하사했고, 세종 8년과 세종 13년에도 치료에 대한 공로로 의복을 하사했다. 의술에 한계가 노정되어 있었음에도 징계를 하지 않고 계속 내의^{內醫}로서 근무하도록 한 것은 역대 임금들이 이들의 경험을 높이 평가하였기 때문이다.

태종의 비 원경왕후 민씨^{閔氏}는 4남 4녀를 두었다. 성녕대군은 막내아들이었고, 경안궁주는 셋째 딸이었다. 경안궁주는 23세, 성녕대군은 14세라는 어린 나이에 졸한 데에다 3년 간격의 연이은 상사喪事였다. 성녕대군 이 졸한 후 태종은 오치의 책임자인 양홍달과 같은 의관들에게 비교적 관대한 처분을 내렸으나, 의관들을 잘못을 말하는 다음의 대목을 보면 의서에 나오는 내용을 근거로 의관들의 오진과 오치를 파악하여 조목조목 지적하는 치밀함을 보이고 있다.

그에 따르면 성녕은 발병 초기에 요배통이 심했는데, 의원 박거 등은 이를 풍증風證으로 진단하여 인삼순기산人蔘順氣散으로 발한을 시키고 감응원感應元과 대금음자對金飮子를 올렸다. 그러나 창진瘡疹이 발생하기 시작하는 것을 보고는 순증順證이라 하며 약을 쓰지 않다가, 창진이 심해져 결국 사망에 이르게 되었다는 것이다. 태종은 "훗날 의서醫書를 보니, 요배통은 두창豆瘡이 발병하려는 증상이었고, 창진의 증세가 심해진 뒤에도 능히 살릴 수 있는 약으로 방서方書에 기재된 것도 한둘이 아니었다."며, 처음에는 풍증風證이라 하여 그 상극相克되는 약을 쓰고, 나중에는 증세에 순응한다 하여 능히 구할 수 있는 처방을 쓰지 않았다가 열흘 만에 사망하였으니 이는 '천명天命이 아닌 인사人事의 잘못'이라 하며 의원들의 잘못임을 명백히 지적하였다. 한편 발열과 함께 눈을 바로 뜨고 손이 뒤틀리는 증세를 보인 경안궁주慶安宮主의 병에 양홍달은 '이와 같은 병세는 의가醫家에서 아직 알지 못하는 것'이라며 양위탕養胃湯·평위산平胃散을 바쳤는데, 궁주가 졸卒한 뒤에 몸소 방서方書를 보니 눈을 바로 뜨고 손이 뒤틀리는 것은 발열發熱때문이었던 것을 오히려 의원들이 보하는 약으로 잘못 치료하였다고 밝혔다. 태종은 "의원이 된 자가 진실로 능히 마음을 써서 정밀하게 살피고, 알맞은 데 따라 변통變通하여 그 서로 부합되는 약藥을 청한다면 어찌 변통할 수 있는 이치가 없겠는가?"라며 탄식하고 있다.

의서에 번연히 나와 있는 병증임에도 불구하고 이러한 일련의 사건들이 발생한 데 대하여 태종은 통탄하였다. 특히 대군 시절, 셋째였던 충녕은 역시 셋째였던 경안궁주와 각별한 사이였을 뿐 아니라, 천성과 기품도 서로 닮아서 궁중에서도 이 두 사람의 어진 성품을 함께 일컬을 정도였다고 한다. 또한 성녕의 병중에는 충녕이 몸소 병석을 지키며 친히 약이藥餌를 잡아 병을 구료하였고 방서方書를 손에서 놓지 않았다고 하니, 동생에 대한 남다른 애정을 짐작할 수 있다. 아끼던 누이와 동생을 연달아 잃었던 세종으로서는 이러한 일련의 사건을 지켜보면서 나름대로 해결책을 모색하였을 것이다. 세종 자신이 학구열이 드높았던 만큼, 의서를 충실히 읽는 데에서 출발해야겠다는 생각을 굳혔을 것이다.

의관들이 의서에 밝지 못한 데 대해서는 경안궁주의 병이 생기기 이전에도 이미 태종이 지적한 바 있었다. 태종 15년 1월 16일 기사의 내용을 보면 의학에 미치는 태종의 관심이 적지 않았다는 사실과 함께, 의서에서 치료의 근거를 찾아야 한다는 기본적인 생각과 본초학의 중요성에 대한 생각을 읽을 수 있다.

오늘날 의가醫家들은 약방서藥方書에 밝지 못하다. 양홍달楊弘達과 조청曹聽 같은 사람도 또한 그러하다. 궁중에서 여남은 살 되는 아이가 일찍이 병이 났는데, 조청에게 약을 지어 올리라고 명하였더니, 곧 성인成人들이 복용하는 약과 같은 것을 지어 왔기에, 나는 약이 같지 않은 것을 이상히 여겨 사람을 시켜 이것을 물으니, 대답하기를, "방서方書에서 소아小兒라 함은 바로 5, 6세를 가리키는 것입니다."고 하였다. 그러나 오히려 그가 상고한 것이 없을까 염려하여 두루 방서方書를 열람하였더니, 천금방千金方에 이르기를, '2, 3세는 영아嬰兒라 하고, 10세 이하를 소아小兒라 하고, 15세 이하를 소아少兒라 한다.'라고 하였으므로, 조청에게 보여 주었더니, 조청이 곧 부끄러워 굴복했다.

　　의관들이 철저한 의학지식을 구비하지 못하였다거나 치밀하게 치료에 임하지 않았던 일은 식치食治나 금기禁忌 방면에서도 제기되었다. 태종 15년 3월 2일에는 양홍달과 조청이 중궁의 복약 시 가려야 할 음식을 아뢰지 않아서 직첩을 거두었다 돌려준 일을 기록하였고, 태종 17년 8월 20일의 기사에는 방서에 침구치료 후에는 물로 수족을 씻는 것을 엄금한다는 말이 있는데 이를 미리 아뢰지 않고 태종이 물어보자 그제야 아뢰었다는 이유로 의관이 추문을 당하였다는 기록이 있다. 태종 17년 12월 2일에는 양홍달 등이 참새고기 전병을 만들어 올리면서 그 금기禁忌하는 바를 아뢰지 않았다 하여 죄를 주었다. 의관들의 의서지식이나 주의력이 박약함을 드러내는 상황이 반복됨에 따라 문제의식이 고조되었음은 자명하다. 세종대에 탄생한 의서습독관 제도는 이러한 한계를 극복하기 위한 고심의 결과였을 것이다.

　　의서습독관에 대한 기록은 많이 남아있지 않지만, 세종 3년의 기록을 보면 의원이 의술에 정밀하지 못함을 염려하여 전 직장直長 이효지李孝之 등에게 궐내에서 의서를 읽게 한 기록이 있다. 『의방유취』

편찬에 관여했던 의관 전순의全循義 역시 의서습독관을 거쳤다. 의서습독관의 정원은 세종 3년 설치 당시에는 9인이던 것이 단종 2년에 15인으로 늘어났고, 세조 8년에는 30인으로 증원된 것으로 『경국대전』에 수록되었다. 습독관 입속 대상자는 양반지배층의 자제, 문신, 생원진사, 사족자제, 유음자제 등이었고 품행, 재능, 용모, 연령 등을 기준으로 선발하였다. 양반자제의 경우는 고강 등의 형식으로 선발되었지만 과거급제자들은 이미 학문적 실력을 검증받은 터이므로 별도의 선발시험을 거치지 않았던 것으로 보인다. 한학습독관을 급제자에서 우선 선발하였다는 내용으로 미루어 의서습독관 역시 급제자 중에서 우선 선발하였을 것으로 추정된다.

　의서습독관으로 사진할 경우 일정 고강 횟수를 채워야 하고, 내의원에 교대로 출사하여 의서를 습독하고 시병, 진후를 하는 등 임상경험을 통해 용약을 익힘으로써 실무능력도 배양하였다. 의서습독의 경우 책마다 기한과 분량을 정해 차례로 습독하여 많은 서적을 섭렵하도록 하였다. 이에 관해서는 임원준이나 집현전 관료가 의서습독관들을 교훈한 기록이 있는데, 의학을 익힌 문신들로서 의서습독관을 역임하였기 때문으로 보인다. 습독관으로 임명될 경우, 사만仕滿기간을 채우는 데에 오랜 시간이 걸렸던 것으로 보인다. 세종 15년 집현전 저작랑으로 한학습독관으로 임명되었던 김예몽은 세종 24년에 강례관으로 누년간 한어를 강습하여도 실효가 없다하여 처벌을 받기도 하였다. 관료로서 임명되어 본업을 맡아 보면서도 습독관으로서의 학습량을 할당받았기 때문에 사만기간이 길어질 수밖에 없었다.

金守溫

김수온이 의서습독관으로 사진했는지는 확인되지 않는다. 내의원 관련 부서에서 활동한 기록 역시 전하지 않는다. 그러나 김수온은 과거급제자로서 학문적 재능이 검증된 상태였으므로『의방유취』라는 의서의 편찬을 앞둔 기획 단계에서 충분히 의서를 접할 기회를 얻었을 것이다. 세종은 과학기술 방면에 관심이 남달랐고 의서편찬에도 힘을 기울였으므로 재능 있는 자들을 적소에 배치함으로써 최대한의 효과를 거두고자 했음은 쉬이 짐작되는 바이다. 김수온의 가족관계 속에 외조부가 의학 관련 경력이 보이고, 문집이나 관련 기록 속에서도 의학적 내용이 눈에 뜨이지는 않지만 외가의 영향으로 김수온이 평소 의학에 깊은 관심을 두었던 것 같다. 김수온이 급제하였을 때에는 이미 습독관 제도가 정착되었을 시기였다. 세종은 습독관 제도를 도입하였고 인재들에게 잡학을 교육시키려는 열의가 높았다. 따라서 이미 시행 후 20여 년이 지난 의서습독관 제도를 적극 활용하였을 것으로 여겨지며, 김수온이 의학을 펼칠 수 있는 계기도 결국 의서습독관 제도를 통해 마련되었을 가능성이 높다.

습독관이 본직인 자도 있었지만 타직에 있으면서 습독관을 겸하는 경우도 있었다. 습독관 역임자들의 활동을 살펴보면 대개 각자의 출신에 따라 양반관료로서 활약하고 있지만, 동시에 습독관으로 익힌 분야에서도 꾸준한 활동을 보여줌을 알 수 있다. 이들의 활동은 본래의 출신에 따라 다르기는 하지만, 서적의 편찬에 관여하거나 실무분야에서 전문가로 활동하는 경우가 많고, 제조가 되어 해당 잡학분야의 정책결정에 참여하거나 해당 기술관의 인사를 장악하는 등, 양반 지배층으로서 잡학분야를 아우르는 경우가 많았다. 함께 편집에 참여했던 이들 중 의관으로 참여한 전순의는 본래 의원출신이었지만 역시 의서습독관으로 보임되었던 것으로 보인다. 전순의는 세종, 문종, 세조, 금성대군, 밀성군 등 왕과 왕실 종친의 치료를 담당하였고, 의학생도를 교육하기도 하였다. 전순의가 『침구택일편집』과 『의방유취』 간행에 참여하고 『식료찬요』를 찬술한 일은 의서습독관으로 보임하였던 사실과 무관하지 않다. 임원준처럼 의서습독관을 역임하고 문과에 급제한 뒤에도 의학분야에서 활동하면서 왕실종친과 대신들에 대한 활발한 진료활동을 한 경우도 발견된다.

김수온은 이들과 달리 의관도 아니었고 의료방면으로 진출하지도 않았던 것으로 보아 의서습독관 제도의 중심으로 들어가지는 않았던 듯하다. 다만 세종 대부터 운영되어 오던 의서습독관 제도를 정비해 나가면서 의서학습의 방법론이 구축되어 왔고, 그러한 토대를 십분 활용함으로써 의방유취 편찬을 위한 준비를 해나갔으리라고 짐작된다. 직접적으로 의서습독관으로 임명되지는 않았다고 하더라도 김수온의 의서섭렵은 습독관 제도의 변방에서나마 이루어졌을 것으로 보인다.

의관들과의 공동 작업이라고 하여도 의서를 편찬하는 일은 의학에 대한 기본지식이 없이는 불가능하다. 김수온은 『의방유취』 편찬사업 이후 각종 불경간행에 참여한다. 이는 김수온이 남달리 불교에 조예가 깊고 불경을 탐독하였기에 가능한 일이었다. 이렇게 본다면 의방유취 간행에 편집인으로 참여했다는 것은 의학에 대한 실질적인 지식과 평소의 의서습독이 바탕이 되었을 터인데, 개인적인 환경만으로 보자면 의학과 별다른 연관성이 발견되지 않으므로 평소에 의학에 관심을 갖고 의서를 홀로 습득했던 것이 아니라면 단기간 안에 집중적으로 많은 의서를 접하고 익힐 기회를 가졌을 것이다. 급제 후 바로 『치평요람』의 편찬에 참여하였던 상황으로 본다면 김수온이 의학을 접한 것은 『의방유취』 편찬사업에 관여하면서부터라고 보는 것이 타당하다. 그의 학습방법이나 열의로 미루어 파악할 때, 단기간이었으되 집요하게 의학을 파고들었을 것임을 예상할 수 있다. 김수온은 공부방법이 독특하여 이미 사람들의 입에 오르내리고 있었다. 김수온이 의서를 읽은 기록은 그의 시 구절에 나오는 『도경본초圖經本草』에 국한되지만, 그가 공부하였던 방식으로 미루어 본다면 의서 역시 철저한 숙독이 되었을 것이다.

김수온은 교서관과 집현전, 승문원을 오가면서 서적편찬에 관여하였다. 급제 후 세종의 특명으로 집현전에 나아가 『치평요람』의 편찬에 참여하였고 3년 뒤에는 다시 『의방유취』 편찬에 참여하게 되는데, 『치평요람』의 편찬에서 의방유취 편찬으로 넘어가는 시기에 의서편찬이라는 대사를 위해 다방면의 의서를 읽고 숙지하는 일은 당연한 과정으로 요구되었을 것이다.

『의방유취』 총론편이 의원의 기본 소양으로부터 시작되는 것은 우연이 아니다. 할애한 분량 또한 적지 않은데, 모든 의서가 이러한 내용을 담고 있지는 않다는 사실을 감안한다면, 이는 편찬자들의 특별한 의도가 있었기 때문이라고 파악할 수 있다. 이는 의술을 단순한 기술이 아닌 인술로 이해하였음을 보여주는 내용으로, 유교국가에서 왕도정치를 행하고 인정仁政을 베풀기 위한 하나의 방편으로 의학을 바라보았던 것과도 일맥상통한다. 또 한편으로는 단순한 기술로 방치하지 않으려는 의도가 확인된다. 의서가 다루는 내용 중 가장 중요한 부분이 아마도 처방이겠지만, 큰 그림을 놓고 본다면 의술을 베푸는 이의 기본 바탕이 갖추어진 뒤에라야 올바른 의술은 물론, 의학의 발전까지도 도모할 수 있기 때문이다. 그런 의미에서 '의자醫者들의 심경心經'이라 할 만한 내용을 책의 서두에 배치한 것은 눈여겨볼 필요가 있다.

드날린 문명

김수온은 조선전기 대표적인 문장가로 꼽힌다. 『사가집四佳集』 서문에서는 국조의 문장이 대개 고려만은 못해도 명가라고 일컬을 만한 이가 세 명이 있다고 하면서 점필재佔畢齋 김종직金宗直·간이재簡易齋 최립崔岦과 함께 괴애乖崖 김수온金守溫을 들고 있다. 「간이문집서簡易文集序」에는 점필(김종직)·괴애(김수온)·사가(서거정)·허백(성현) 등 서너 사람의 공만이 대가大家의 반열에 올랐다고 하면서 김수온에 대한 평으로 "괴애는 박식한 반면에 법도 면에서는 부족한 점이 눈에 뜨인다."는 촌평을 하였다. 한편, 『용재총화』에는 서거정徐居正·김수온金守溫·강희맹姜希孟·이승소李承召·김수녕金壽寧 및 성임成任을 국초의 문장가를 잇는 이들이라고 평하였는데, 김수온에 관해서는 "글을 읽으면 반드시 외웠으므로 문장이 체제를 얻었으며 문장이 호방하고 웅건하여 아무도 그와 더불어 기세를 다투지 못하였다."고 평했다. 또한 "성질이 단속할 줄 모르므로 시의 운에 착오가 많고 격식에 맞지 않았다."는 평가도 내리고 있다. 『용재총화』에서는 또한, "사람들이 부처에게 아첨하였다고 그를 비방하였으나, 문장의 구상이 크고 뜻이 깊으며 기이하고 예스러웠다. …… 문장이 웅혼雄渾하고 상도常道를 따르지 아니하였으며, 오로지 자장子長의 법을 본떴는데, 당대에 그와 더불어 맞설 이가 없었다. 그의 시 또한 뛰어나고 꿋꿋하였으나 압운押韻이 바르지 못하였으므로 시는 문장만 못하였다."고 하였다.

동시대인들의 평가에서 공통되는 의견은 김수온 문장의 호방함이다. 그러나 이러한 호방함은 형식의 파괴까지 불러와서 '압운이 바르지 않다'거나 '법도가 부족하다'는 지적이 따랐다. 결국 이러한 평가들은 김수온의 자유분방한 성품을 반영한다. 이는 유·불·선을 자유롭게 오갔던 그의 행적과도 자연스럽게 부합된다. 김수온은 시보다는 문장으로 이름이 났고, 형식을 준수하기 보다는 자유로움을 추구한 인물이다. 외견상의 삶의 궤적은 크지 않았지만 그의 문필에서 드러나는 궤적은 걸출하였으니, 상기한 당대인들의 평가는 김수온의 그러한 기질을 드러내고 있다. 그의 문집인 『식우집拭疣集』은 성종 12년(1481)에 성종의 명에 따라 간행되었으나 현재 완질은 전하지 않는다.

김수온의 문명은 멀리 중국에까지 미쳤다. 중국 사신 진감陳鑑이 우리나라에 와 희청부喜晴賦를 지었는데 세조가 그에 화답하는 글을 김수온에게 짓도록 하였다. 일화에 따르면, 김수온은 자기 집에 물러나와 대청에 홀로 누워 움직이지 않은 채 마치 죽은 사람처럼 누워 있다가 며칠 만에 일어나 글을 써서 올렸는데, 그 글이 찬란하고 뜻이 잘 통했을 뿐 아니라 운韻 또한 매끄러워 세조가 크게 기뻐하였다고 한다. 세조는 최항崔恒에게 윤색하라 명했는데, 몇 구절을 마음대로 고친 것을 보고는 괴애가 우습게 생각하였고, 진감이 또한 최항이 고친 부분을 지적하며 김수온의 글이 아니라 하였다. 진감은 김수온의 글에 크게 탄복하였고 이때부터 그의 이름이 중국에 퍼지게 되었다.

김수온의 뛰어난 문재는 거듭된 장원에서도 드러난다. 시험에서 거듭 장원하는 이가 드문데 김수온은 세조 12년(1466) 5월에 행해진 발영시拔英試에서 장원을 하여 즉시 판중추부사에 임명되었고, 7월에 행해진 등준시에서 다시 장원을 하여 쌀 20석을 하사받았다. 이 등준시에서 수온의 아들 화㻽 역시 3등으로 합격하자 세조는 친히 다음과 같은 시를 지어주었다. 여기에는 김수온을 아끼는 세조의 마음이 그대로 드러나 있다.

求賢如渴　어진 이를 구하기 목마름같이 하였더니
一見如舊　한 번 봄에 친구와 같도다

김수온은 독서의 범위가 넓었으며, 어느 책을 읽든지 마음과 정신을 가다듬고 안정시킨 뒤에 숙독을 하므로 읽는 곳마다 이해되지 않는 것이 없다고 하였다. 그의 뛰어난 문장 감식안은 여러 일화를 남기며 회자되었는데, 이러한 감식안 역시 타고난 문학적 재능을 바탕으로 다년간 많은 서적을 숙독하였기에 가능하였을 것이다. 그의 문장 감식안에 대한 일화는 몇 가지로 전하는데, 김종직과 김시습에 관련된 일화가 유명하다. 김종직에 관한 일화를 보면 다음과 같다.

　김종직이 16세 되던 해에 과거에 응시하여 백룡부白龍賦를 지었으나 낙제落第하였다. 당시 김수온金守溫이 태학사太學士로 있으면서 낙방落榜한 시험지들을 응시자에게 나누어 주었는데, 그 중 김종직의 백룡부를 읽어 보고는 기특하게 여겨 '후일에 문형文衡을 맡을 솜씨'라고 칭찬하였다. 후일에 김수온이 한강의 제천정濟川亭에 걸려 있는 시를 보고는, '이것은 반드시 지난날 백룡부를 지은 솜씨'라 하고 그 종적을 물었는데, 과연 김종직의 작품이었다고 한다.

문장을 꿰뚫어보는 감식안은 쉽게 얻어지는 것이 아니다. 이러한 문재를 지닌 김수온이었기에 일찍이 세종은 과거에 급제한 김수온을 바로 집현전에 사진시켜 서적편찬에 관여하도록 하였고,『치평요람』에 이어『의방유취』라는 방대한 서적의 편찬 작업을 성공적으로 완성시킬 수 있었다.

불교적 성향과 당대인들의 평가

실록에 기록된 김수온의 졸기에는 김수온이 "자신을 단속하는 규율이 없어, 혹 책을 깔고 그 위에서 자기도 하고 포의布衣를 입고 금대金帶를 띠고 나막신을 신고서 손님을 맞이하기도 하였다. 성품이 오졸迂拙하고 간국幹局이 없어 치산治産에 마음을 두었으나, 계책이 매우 엉성하였고, 관사官事에 처하여서는 소략하여 지키는 것이 없어 글하는 기상氣象과는 아주 달리 하므로, 조정朝廷에서 끝내 관각館閣의 직임을 맡기지 않았다."고 하였다. 김수온의 자유분방하고 호방한 기질은 비단 그의 글에서만 나타나는 특징은 아니었으니, 이처럼 그의 행동이 예를 중시하는 유교적 수신과는 거리가 있었기에 성리학에 입각한 철저한 유교사회에서 그의 입지는 좁을 수밖에 없었다.

김수온은 경서는 물론 제자백가와 노장, 불경에 이르기까지 폭넓은 학문세계를 섭렵하였다. 특히 그는 유불선 이치의 근본은 하나라고 보았다. 유교경전을 읽다가도 거리낌 없이 불경을 펼쳐 들었고, 세속의 삶을 즐거이 여기면서도 참선에 몰두했다. 유불선을 개인적 삶 속에서 회통하고자 했던 김수온의 태도는 김시습을 연상시킨다. 실제로 김수온과 김시습은 허물없는 사이였다. 김수온이 김시습과 주고받은 시를 보면 젊어서의 김수온은 불교나 도교에 심취하면서도 유학자로서의 면모를 보다 내세우고 있었다. 김시습에게 묵주에 빠지지 말고 논어로 돌아가라고 이른 것을 보면 이를 알 수 있다. 『식우집』에 남아있는 김수온의 글을 보면, 유불선에 대한 김수온의 기본적인 생각은 김시습과 다르지 않았다.

그가 세종대에 안평대군이나 수양대군에게 권면한 말을 보면 대학이나 중용보다 불경의 뜻이 더 심오하고 깊다고 한 내용이 있다. 이러한 생각은 유교와 불교의 근본적인 차이에서 비롯된 당연한 결과이다. 유교는 본래 사회사상에서 출발하였으므로 개인의 구원과는 거리가 있었다. 불교의 심학을 받아들여 이러한 한계를 극복하고자 한 시도가 성리학이었으므로 인간 심성과 수양의 문제에 관한 한 불교에 비하여 태생적으로 열세에 놓일 수밖에 없었다. 특히 불교에 심취하였던 어머니의 영향을 어릴 때부터 받았을 터이므로 삶을 살아가는 데 있어서의 불교적 해법은 그에게 익숙하였을 것이다. 유교라는 사회환경과 불교라는 가정환경의 모순 속에 세월이 가는 것도 잊은 채 치열하게 학문을 하였다. 그는 비록 문장으로 이름을 날렸지만 사장보다는 경학의 우위를 인정하였다. 유교적 윤리에 벗어나지는 않았으되, 조선 성리학의 획일성에서 다소 비켜나 있었기에 당대에 무수한 비난을 감수해야만 했다.

그 자신은 유불을 오가면서도 전혀 갈등이 없었다. 유교경전과 불경, 노장을 섭렵하면서 서로 다른 부류 속에 회통하는 바를 감지하였다. 그리하여 비록 유자들의 손가락질은 받을지언정 자신의 삶 속에서는 더 이상 유불이나 노장 사이의 모순이 자리할 곳이 없게 되었다. 오히려 자신의 행위는 일심에서 나오므로 그 근원이 청정하다며 세인들의 비판에 대하여 호방함으로 넘겼던 듯하다.

김수온이 불교에 심취하였던 것은 여말선초라는 특수한 시대적 상황에서 불교의 가풍을 이어온 외가의 영향을 다분히 받았다. 김수온의 모친은 김수온이 출가할 것을 유언으로 남길 만큼 불교에 독실하였다. 김수온이 불교에 심취한 데에는 이러한 가풍과 함께 승려가 된 그의 형의 영향도 무시할 수 없었을 것이다. 그러나 유교를 존숭하는 조선사회에서 태어나 아버지가 노비로 전락하는 불우한 어린 시절을 겪으면서, 일찍부터 학문적 재능으로 촉망받던 김수온에게는 집안을 일으켜 세워야 한다는 책임감 또한 컸을 것이다.

사관의 말에 따르면 조정 신하들의 빗발치는 건의에도 불구하고 김수온이 승진을 거듭한 것은 임금의 의지에 따른 결과였다. 제신들은 물론이고 사간원에서까지도 김수온이 불교에 심취한 것과 그의 부친의 일을 빌미로 탄핵하여 불가함을 아뢰었다. 그러나 불교에 호의적이었던 세종은 그때마다 김수온을 감쌌다. 뛰어난 문재를 바탕으로 하여 서적편찬 사업에서 거듭 능력을 인정받았고, 불교에 대한 깊이 있는 이해를 바탕으로 연이은 불사에서도 그의 형이자 승려였던 신미와 함께 공헌한 바가 컸기에 이루어진 일이었다.

사관들은 김수온에게 그다지 호의적이지 않았다. 임금의 은혜로 김수온의 승진이 빨랐고, 그에게 관직을 제수하는 일은 대개 전조銓曹에서 의논한 것이 아니라 내지內旨에서 나온 것이 많았다는 기록에서 사관들의 못마땅한 심기가 읽힌다. 임금이 불사佛事에 뜻을 둔 데는 수온의 형제가 도운 것이라 하였으니, 왕실에서의 수온과 신미의 영향력을 짐작하게 하는 한편, 이들에게 쏠린 유자들의 불편한 시각 역시 쉬이 짐작된다. 실록에는 이러한 김수온의 불교적 성향에 관하여, "신미信眉의 아우로서 선학禪學에 몹시 빠져 부처를 무턱대고 신봉하는 것이 매우 심하였다. 전에 회암사檜巖寺에 들어가 머리를 깎고 중이 되려다가 그만두었는데, 그의 궤행詭行이 이러하였다."라고 하여 그의 행동을 유자답지 못한 것으로 비난하였다.

불경을 간행하고 사원을 중건하는 등 왕실을 중심으로 한 불사에 주도적으로 참여하였고 세종과 세조의 연이은 비호를 받으면서, 임금의 불교 옹호에 반대하던 대신들과 자연 골이 깊어질 수밖에 없었다. 이러한 대신들의 불만은 성종대에 이르러 어느 정도 받아들여졌다고 할 수 있다. 성종대에는 억불정책이 강화되어 김수온을 배척하는 유신들의 상소가 다시 줄을 이었다. 성종 역시 앞서의 임금들과 마찬가지로 여러 가지 이유를 들어 그를 옹호하였으나 결국 이후에 조정에서 회자되는 전례를 만들었다. 바로 대신들의 양로례養老禮에서 김수온을 배제시키도록 한 결정이다. 성종 9년(1478)에 성균관에서 양로례를 앞둔 경연석상에서 경연동지사 이파李坡는 김수온이 과거 출가하여 성불하고자 한다는 상소를 올렸던 공문孔門의 죄인이므로 양로례에 참석시켜서는 안 된다고 건의한 것을 성종이 인정하였던 것이다.

그의 벼슬 행적을 보면 평탄하기는 하였으되 요직에는 들어서지 못하였다. 그의 문학적 재능에도 불구하고 임금의 측근에서 문학과 정치를 담당하였던 관각, 즉 홍문관, 예문관, 성균관의 관직에 등용되지 못하였던 까닭은 조정 신료들의 끊임없는 견제와 그 자신의 성품에 기인한다고 하겠다. 관사를 처리함에 소략하여 글 쓰는 기상과는 아주 달랐다는 졸기의 평만으로 그의 행정실무 능력을 평가하기는 어렵지만, 그가 관직 업무에 열정적으로 임하지 않았다는 사실만은 짐작케 한다. 김수온이 남달리 학구적이었다는 사실과 다양한 방면을 섭렵하였다는 사실을 감안한다면 관료로서 우둔했다는 평가는 재고할 필요가 있어 보인다. 사관의 기록이나 졸기에는 김수온의 성품이나 업무능력을 폄하하는 내용이 보이지만, 실제로는 그의 종교적 성향과 부친의 이력으로 인해 관직 생활 전반에 걸쳐 고전을 금치 못했던 정황으로 미루어 짐작해 본다면, 그에 대한 당대의 평가가 후하지 못했던 것도 우연은 아니다.

관료사회에서 받아들여지기 힘들었던 그의 종교적 성향, 이로 인해 집안을 일으켜 세우기 위해 관직에 몸을 담았으면서도 현실 정치에서는 한 발짝 떨어진 행보는 그의 호방하였던 기질과 어우러지면서 전형적인 관료와는 거리가 있었을 것이다. 불교에 대한 유자들의 비판적 논조를 이해한다면 김수온에 대한 이러한 역사적 평가는 그다지 낯설지 않다. 불교에 미혹되어 선비로서 중의 행동을 한다는 비난은 가벼운 편이었고, 말년에는 심지어 문필로 작위를 도둑질하였다는 비판까지도 받게 된다. 이러한 분위기는 그의 시에서도 잘 드러난다.

유교적 가치를 최우선에 두는 사회에서 불교에 경도된 인물이 오랜 관직 생활을 하는 일도 쉽지 않았을 터인데 그에게 중요한 직책을 맡기는 것은 더더욱 안될 일이었을 것이다. 세종에서 성종에 이르기까지 역대 임금들은 하나같이 김수온을 재능을 소중히 여겨 그를 보호하고자 했고 결국 그가 자리를 보존할 수 있도록 방패막이가 되어 주었다. 그러나 그에게 중앙의 요직을 맡겨 실직을 수행하게 하는 일 만큼은 대신들의 반대에 부딪혀 어려웠을 것이다. 김수온은 아둔한 인물이 아니었으므로 자신을 둘러싼 이러한 상황을 누구보다 잘 알고 있었을 터이므로 무리하게 관명을 날리고자 하지는 않았을 것이다. 다만 임금의 배려로 열리는 승진 시험에 응시하여 두 차례 장원을 한 일은 한편으로 자신의 자존심을 세우는 일이자 임금의 은혜에 보답하는 길이었을 것이다.

당대인들과의 교류

金守溫

유학자로 불교에 대하여 해박한 지식을 가졌을 뿐만 아니라 고승高僧 신미信眉의 아우로 사찰을 자주 다녔던 김수온은 나이 많고 학식 있는 중들과 허물없이 교우관계를 맺었다. 그는 양주楊州의 회암사에도 자주 드나들었으며 소선사昭禪師와 철수좌喆首座, 경冏이라는 이름의 도자道者, 화엄종의 대선大選인 성민省敏 등 불자와의 인연을 자신이 지은 서문에서 언급하고 있다. 그의 교제는 신분을 막론하고 거침이 없었다. 그는 세종 31년(1449) 궁내에서 불당佛堂의 경찬회慶讚會가 열렸을 때 대군大君과 일반 관료들은 물론 환시宦寺와 공장工匠 및 악공樂工에 이르기까지 참석한 모든 사람들과 함께 분향하고 부처에 맹서하며 계契를 맺었다는 이유로 사헌부의 탄핵을 받았다. 이때 세종은 "계를 맺는 것은 성심이 있으면 귀의歸依하는 것이고, 성심이 없으면 하지 않는 것이니, 이것이 어찌 대관臺官이 아랑곳할 일인가?"라고 하면서 그에 대한 탄핵을 물리쳤다. 이처럼 왕실에 여전히 남아있는 호불好佛의 성향이 유불儒佛을 뛰어넘는 그의 운신폭을 좀 더 넓혔을 것으로 짐작된다.

성리학이 조선의 지배적인 가치관으로 차츰 자리를 잡으면서 그는 비난의 표적이 되었지만 조선 후기와는 달리 사상적으로 닫힌 사회가 아니었던 점도 그가 유학자로서 공공연히 불교를 믿을 수 있는 바탕이 되었다. 『능엄경楞嚴經』은 『중용中庸』보다 낫다든지, 불경佛經을 읽어서 그 뜻을 얻게 되면, 『대학大學』과 『중용』은 찌꺼기에 불과할 것이라고 주장하기는 했지만, 그는 기본적으로 유학자였으며 또한 뛰어난 문장가였다. 그리고 형식과 규율에 얽매이는 것을 무엇보다도 꺼려하였다. 그는 불교에 대한 믿음으로 인해 많은 적들을 두었지만, 또한 그의 호방한 문장만큼이나 당대의 사대부들과도 두루 폭넓은 교우관계를 맺었다.

 그가 문과에 급제하여 집현전에 들어간 것은 이미 세종 후반기였다. 당시 그는 임금으로부터『치평요람治平要覽』을 수찬修撰하도록 명을 받을만큼 그 문재를 인정받았다. 세종 때 처음으로 독서당讀書堂을 설치하여 문신들로 하여금 사가독서賜暇讀書하여 그 소양을 키우고자 하였는데, 이 무렵 성삼문成三問, 신숙주申叔舟, 박팽년朴彭年, 이석형李石亨, 최항崔恒, 성간成侃, 이영서李永瑞, 하위지河緯地, 이개李塏, 김수온, 서거정徐居正, 이승소李承召, 강희맹姜希孟 등이 서로 잇따라 그 특전을 받았다. 이 가운데 성간, 서거정, 이승소, 강희맹 등이 특히 김수온과 교분이 깊었다. 먼저 김수온보다 10년 정도 연하였던 서거정은 양촌陽村 권근權近의 외손자로, 세종대에서 성종대에 이르기까지 활동하였으며 마침내는 대제학에까지 오르면서 관인문학의 중요한 몫을 차지하였다. 김수온이 당대에 그처럼 문재를 인정받았음에도 결코 문형文衡을 관장하지 못한 것과는 대비가 된다. 그러나 진사시, 중시, 발영시, 등준시 등 네 차례의 과거에서 김수온과 함께 급제하였던 서거정은 그를 선배로 깍듯이 모시면서 그의 문재를 칭송하였다. 두 사람은 연하인 김시습金時習과도 인연이 있었다. 그들은 생육신의 한 사람으로 세조의 정권에 참여하기를 거부하였던 매월당과는 다른 정치적 입장을 지니고 있었지만 서로가 상대방의 능력을 높이 평가하기는 마찬가지였다. 두 사람은 김시습을 국사國士로 칭찬하였으며, 김시습도 두 사람의 문재를 인정하였다.

당대의 문장가였던 김시습과 김수온, 두 사람에 얽힌 일화가 『명신록』의 기사를 옮긴 『연려실기술』에 전한다. 김수온이 지성균관사知成均館事로 있을 때, '맹자가 양梁나라 혜왕惠王을 뵙다[孟子見梁惠王]'라는 논제로 태학의 유생들을 시험한 적이 있었다. 그 중 유생 한 사람이 삼각산三角山에 있는 김시습을 찾아가서, "괴애乖崖(김수온의 호)가 장난을 좋아합니다. 그런 것을 어떻게 시험문제로 출제할 수 있습니까?"라고 하였다. 김시습이 웃으며, "이 늙은이가 아니면 이런 문제를 내지 못할 것이다."라고 하더니, 붓을 들어 눈 깜짝할 사이에 글을 지어서 주며, "가서 자네가 지은 것이라 하고, 그 늙은이를 속여 보게."라고 하였다. 유생이 그의 말대로 하였더니, 수온이 끝까지 다 읽기도 전에 갑자기, "열경悅卿(김시습의 자)이 지금 서울 어느 산사山寺에 머물고 있는가?"라고 하였다. 이처럼 두 사람은 서로 가는 길이 달랐지만 상대방의 재능을 인정하고 있었다.

김수온은 또 문장과 서화로 이름났던 강희맹과도 함께 공부한 사이였으며, 초기 관학파의 대표적인 인물 가운데 한 사람으로 알려졌던 성현成俔은 그에게서 수학한 인연이 있었다. 이들과 관련해서는 『성옹부부고惺翁覆瓿稿』에 다음과 같은 일화가 전한다. 성종대에 문신을 대상으로 한 중시에서 정승 강귀손姜龜孫이 응시하였는데, 그의 장인의 아우인 성현과, 부친 강희맹이 모의하여 귀손의 대책을 지어서 제출하였는데, 상시관上試官이었던 김수온이 두 사람의 문장을 알아차리고 강귀손을 장원에서 제외시켰다는 것이다.

김수온은 말년에 홍유손洪裕孫(1431-1529)과도 교분이 있었다. 홍유손은 김수온보다는 한참 연하였으며 문과에도 급제하지 않았지만 경사經史를 섭렵하였으며 노장老莊의 학문에도 조예가 있었다. 김종직金宗直의 문인으로 알려져 있지만 현실문제를 제대로 임금에게 아뢰지 않았다고 그를 비판하기도 하였다. 홍유손은 당대의 명사로 알려진 김수온, 김시습, 남효온南孝溫 등과 특히 가깝게 지내면서 죽림7현을 자처하였다고 한다. 거침없는 그의 태도로 미루어 보아 김수온과는 나이차를 뛰어넘어 의기 투합하였을 것으로 보인다.

金守溫年譜

태종 9년(1409)	(1세) 태어나다. 아버지는 훈訓, 어머니는 여주인驪州人 이행李行의 딸이다.
세종 20년(1438)	(30세) 진사시進士試에 급제하다.
세종 23년(1441)	(33세) 문과文科에 급제하여 교서관정자校書館正字에 보임補任, 집현전集賢殿에 사진仕進하게 하고, 『치평요람治平要覽』을 수찬修撰하다.
세종 28년(1446)	(38세) 부사직에 오르다. 훈련원주부訓鍊院主簿가 되다. 승문원교리承文院校理로서 『의방유취』를 완성하다.
세종 32년(1450)	(42세) 병조정랑兵曹正郎에 제수되다.
문종 1년(1451)	(43세) 수전농시소윤守典農寺少尹이 되다.
문종 2년(1452)	(44세) 외임外任으로 지영천군사知榮川郡事가 되다.
세조 2년(1456)	(48세) 성균관成均館 사예司藝가 되다.
세조 3년(1457)	(49세) 중시重試에서 제2인으로 입격入格하여 통정대부通政大夫 첨지중추원사僉知中樞院事로 발탁되다. 김수온이 어머니를 성문省問하러 영동현永同縣에 가는데, 세조가 중사中使를 보내어 한강漢江에서 술을 내리고 임영대군臨瀛大君·영응대군永膺大君과 여러 군君들에게 명하여 가서 전송하게 하다.
세조 4년(1458)	(50세) 가선대부嘉善大夫 동지중추원사同知中樞院事에 제배除拜되다.
세조 5년(1459)	(51세) 가정대부嘉靖大夫 한성부윤漢城府尹에 오르다.
세조 6년(1460)	(52세) 외임外任으로 판상주목사判尙州牧事가 되다.
세조 10년(1464)	(56세) 자헌대부資憲大夫 지중추원사知中樞院事가 되다. 공조판서工曹判書에 제배되다.
세조 12년(1466)	(58세) 발영시에 으뜸으로 입격하여 특별히 숭정대부崇政大夫를 가자加資받고, 또 등준시에 으뜸으로 입격하여 판중추부사判中樞府事에 오르다. 세조가 김수온의 집이 가난하다 하여 사옹원司饔院과 여러 관사官司를 시켜 경연연慶宴을 준비하게 하고, 의정부議政府의 여러 정승들에게 명하여 궁온宮醞을 가져가서 압연押宴하게 하고, 또 중사를 보내어 서대犀帶·금낭錦囊·나라羅·기기綺·의복·화靴·모帽 따위의 물건 40여 건과 안마鞍馬와 쌀 10석碩을 내리다.
세조 14년(1468)	(60세) 숭록대부崇祿大夫에 오르다.
세조 15년(1469)	(61세) 보국숭록대부輔國崇祿大夫로 가자되다.

성종 2년(1471)	(63세) 순성좌리공신純誠佐理功臣의 호號를 내리고 영산부원군永山府院君에 봉封하다.
성종 5년(1474)	(66세) 영중추부사領中樞府事에 재배되다.
성종 8년(1477)	(69세) 영산부원군永山府院君에 봉하다.
성종 12년(1481)	(73세) 졸卒하다.

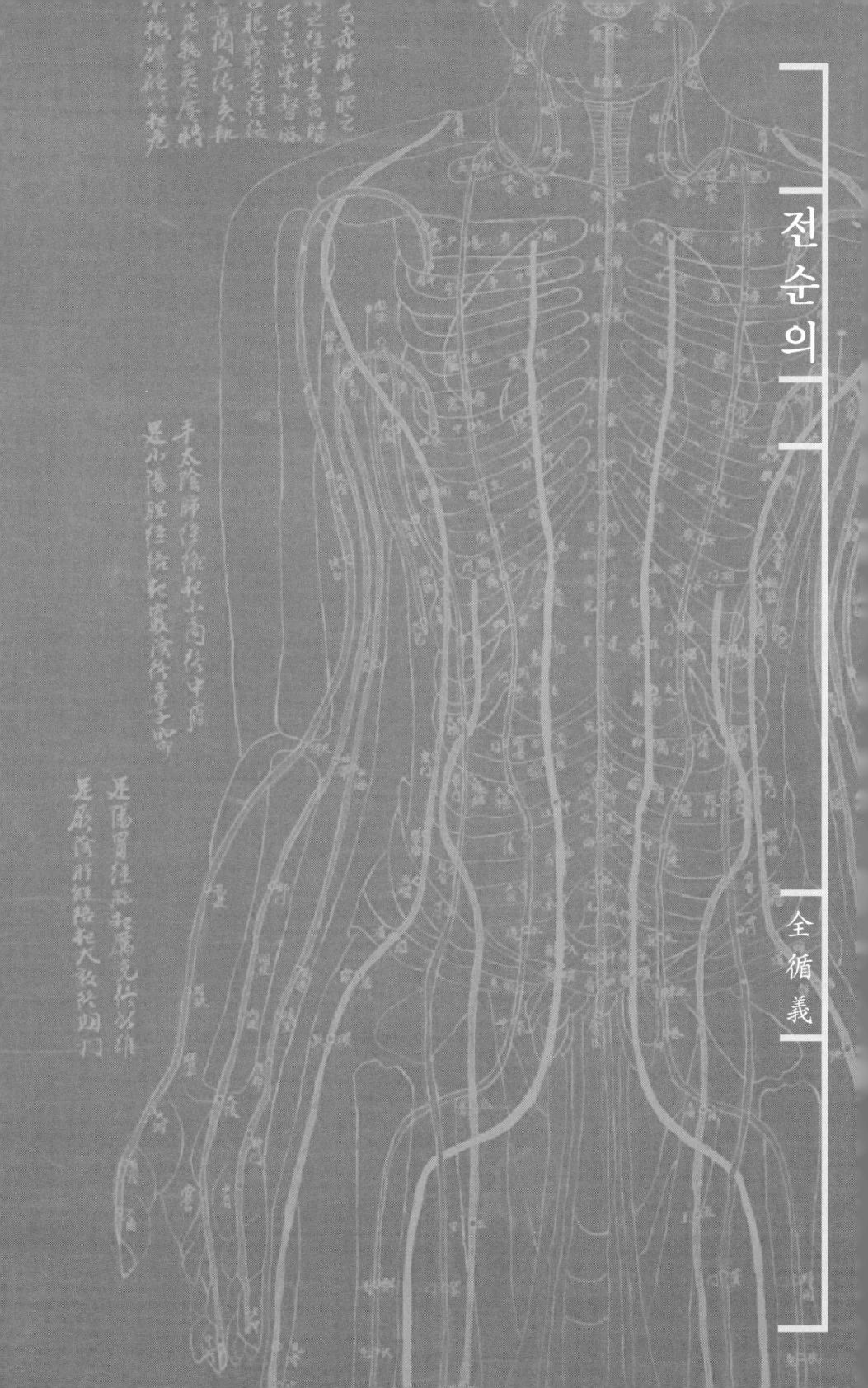

전순의

全循義

약력과 가계

『의방유취醫方類聚』와 『침구택일편집鍼灸擇日編集』, 『산가요록山家要錄』 등을 집필한 조선 전기 의학자요 의관인 전순의는 세종·문종·단종·세조의 4조朝에 걸쳐 어의御醫로 지내면서, 전의감典醫監과 내의원內醫院의 업무에도 종사하였다. 세종 말기에 이미 기술관으로서는 최고의 관직인 정3품의 내의원 정正에 이르렀고, 단종 때는 전의감 정正에 이르렀다.

관계官階로는 세종 때와 문종 때에 이미 의관으로서 일정한 직책을 가지고 있었으므로, 그 품계에 맞는 일정한 관계에 올라 가선대부嘉善大夫, 가정대부嘉靖大夫, 자헌대부資憲大夫를 거쳐 최종적으로 정2품 정헌대부正憲大夫에 이르는 관작官爵을 받았다. 이는 기술관의 최고제한이 정3품 당하관이었던 것을 고려하면 당시 의관으로서는 최고의 영예를 얻은 셈이다.

체아직遞兒職으로는 오위五衛 가운데 용양위龍驤衛의 군직軍職을 맡았는데, 세종 때에 정4품의 호군護軍을 거쳐 단종 때는 종3품의 대호군大護軍이 되었고, 세조 때는 정3품 당하의 상호군上護軍을 비롯하여, 2년(1456) 5월과 11월에 두 차례에 걸쳐 정3품 당상관인 첨지중추원사僉知中樞院事를 제수除授 받았고, 7년(1461) 7월에 행行 첨지중추원사僉知中樞院事에 임명되고, 8년(1462) 4월에는 종2품의 동지중추원사同知中樞院事로 승진하였으며, 최종적으로 행行 동지중추원사同知中樞院事에 이르렀다. 아울러 공훈으로는 세조 1년(1455) 12월에 정난좌익원종공

전
순
의

신靖難左翼原從功臣에 녹훈錄勳되기도 하였다.

그 밖의 행적으로 세종 때에는 29년(1447) 5월에 대마도 숭태崇泰와 의술을 교류하였고, 31년(1449) 12월에 동궁의 등창을 제대로 치료치 못해 직첩이 환수되었으나 이내 풀렸다. 또한 문종 즉위년(1450) 2월에 세종의 승하로 직첩이 모두 회수되고 전의감 서원書員으로 강등되었으나 곧바로 4월에 돌려받았다. 단종 때에는 즉위년 5월에 문종 승하의 책임을 지고 고신告身을 거두고 전의감 청직廳直으로 강등되었으나 이듬해인 1년 1월에 방면되었다. 이어 4월에 문종 승하의 추문推問이 일어 다시 5월에 내의원 출사가 금지되었으나 이듬해인 2년 2월에 고신을 환급받고 3월에는 군직(대호군)까지 수여받았다. 또한 3년(1455) 1월에는 전의감 제조에 의해 의서습독관醫書習讀官으로 추천받기도 하였다.

세조 때에는 1년(1455) 8월에 도승지都承旨 신숙주申叔舟가 명의名醫로 거론하였으며, 5년(1459) 10월에 전순의가 쇠로하여 의생醫生을 가르치기 어려우므로 그 일을 임원준任元濬에게 넘겼고, 11월에는 의서醫書를 시강侍講하였다. 또한 7년(1461) 4월에는 강맹경姜孟卿의 죽음으로 의금부에서 국문鞫問하였으며, 또 8일 뒤에는 양정楊汀의 종기를 잘못 치료하여 질책을 받았으며, 이듬해 11월에는 세종의 4째 아들인 임영대군臨瀛大君의 아들 이순李淳을 치료하였다. 9년(1463) 7월에는 임금이 편찮으므로 입시入侍하였고, 10월에는 원손元孫이 풍질風疾에 대해 의약議藥하고, 11월에는 비현각丕顯閣에서 의학을 시강侍講하였다. 이듬해 10월에는 임금에게 탕약湯藥을 올렸고, 이때의 공로로 자헌대부 동지중추원사에 가자加資되었다. 12년 9월에는 궐내에서 대렵도大

獵圖의 노름을 임금 앞에서 하였다.

전순의의 저작물로는 세종 27년(1445) 10월에 왕명을 받들어 최윤崔閏 · 김유지金有智 등과 더불어 『의방유취』 365권을 편집하였다. 또한 동 29년(1447) 1월에는 김의손金義孫과 함께 『침구택일편집』 1권을 엮은 바 있다. 세종 32년(1450) 4월에는 전의감 서원으로 있는 동안 『산가요록』을 찬집하였고, 세조 6년(1460) 11월에는 『식료찬요食療纂要』를 저술했다.

전순의의 생몰연대나 기본정보는 현재로선 아무데도 없다. 전순의에 대한 생존 시의 처음 기록은 『세종실록』에 세종 22년(1440) 6월 21일에 금성대군을 시병한 공로로 상을 받은 기록이며, 마지막 기록은 세조 12년(1466) 9월 29일로 그의 졸기도 기록되어 있지 않아 그의 생몰연대를 태종조 말에서 세조조로 추정한다. 다만 『사마방목』에 전순의의 아들인 전석동全石童의 이름이 보인다. 예종 1년 (1469) 증광시增廣試에서 2등으로 아들 전석동이 진사進士로 합격하였는데, 본관이 진안鎭安으로 되어 있기 때문에 전순의가 진안 전씨임을 알 수 있다. 게다가 석동의 아버지 전순의가 '동지중추원사同知中樞院事'라고 기재되어 있는 점은 실제로 『조선왕조실록』에도 다섯 차례나 언급되어 있어 쉽게 확인될 수 있다. 이러한 점은 조종운趙從耘 (1607-1683)의 『씨족원류氏族源流』를 통해서도 확인된다. 여기에 전순의를 시작으로 그 아들과 손자까지 기록이 되어 있는데, 이들 삼대三代를 진안 전씨鎭安全氏로 묶어놓고 있다. 다만 아들인 전석동이 '석중碩重'이라 기록되어 있어서 약간의 차이가 있음을 알 수 있다. 비록 전석동全碩童과 전석동全石童 그리고 전석중全碩重의 표기가 다르다 하더라도 아버지와 아들로 이어지는 부자관계가 확실하다면 같은 사람으로 보인다. 전순의에 대한 상세정보를 보면 '자헌대부이며 행동지중추원사[資憲大夫, 行同知中樞院事]'라 되어 있고, 아들 전석중에 대해서는 "신계현령이며 부인은 사직인 전주 이씨 의곤의 여식이다.[新溪縣令, 室司直全州李義崑女]"라고 되어 있다. 이에 따라 같은 『씨족원류』의 전주 이씨를 보면 이의곤은 태조 이성계李成桂의 이복형 의안대군義安大君 이화李和의 손자이다. 이의곤의 막내딸이 전석중과 혼인을 맺었는데 그 전석중에 대해서 "황해도 신계현령이며, 진안사람으로 아버지는 자헌대부이자 동지중추원사였던 전순의이다.[新溪縣令, 鎭安人, 父資憲同知循義]"라고 기록하고 있다.

이러한 『씨족원류』의 기록을 반증하는 자료가 『조선왕조실록』에 있어 그 사실을 확인할 수 있다. 즉, 전석동이 세조 11년(1465) 10월에 남부령南部令, 성종 9년(1478) 1월에 연풍 현감延豐縣監, 성종 16년(1485) 7월에 신계 현령新溪縣令을 지낸 바 있어, 『씨족원류』의 기록은 사실과 부합한다. 더구나 『왕조실록』의 성종 16년(1485) 7월 9일 기사에 따르면, 이조吏曹에서 아뢰기를, "사간원司諫院에서 논박한 바 있는 전석동全石童은 진사 출신進士出身으로 일찍이 감찰監察과 수령守令을 지낸 자입니다. 그리고 황해도黃海道의 수령은 의술醫術을 업業으로 하는 자를 제수하라는 전지傳旨를 받았기 때문에 의망擬望한 것입니다."라고 하였으므로, 그의 의술 때문에 황해도의 신계현령에 발령되었음을 알 수 있다. 따라서 『조선왕조실록』에 근거하여 『씨족원류』의 기록은 사실임이 입증되기 때문에, 전석동의 부인은 전주 이씨인 것이 확인되며 더불어 전순의와 전석동은 진안 전씨임이 분명하다. 전순의는 아들 전석동을 왕실의 이의곤의 딸과 혼인시킴으로써, 왕가와 사돈지간이 되었음을 알 수 있으니, 세조 때의 전순의는 단순히 의관으로써 뿐만이 아니라, 왕실의 인척으로써 그 배경과 위세가 더욱 커졌을 것을 짐작할 수 있다.

구료하기 위해 살다

전순의가 처음에 어디에서 근무하였는지는 구체적으로 자료가 남아있지 않아 자세히 알 수 없지만, 당시의 의료기관인 전의감典醫監·제생원濟生院·혜민국惠民局·내약방內藥房·활인원活人院 등이었을 것이다. 우선 삼의사라 불리는 전의감·제생원·혜민국을 살펴보자. 전의감은 의료행정과 의학교육을 관장하는데, 주로 왕실과 조관朝官들의 진료, 의약議藥과 처방處方, 약재의 종식種植, 의학취재醫學取才 등의 업무를 담당한다. 태종 때부터 세조 때를 거치면서 직제를 여러 번 개정하였지만, 관원 중 종6품 주부主簿 이하 종9품 참봉參奉까지는 잡과雜科인 의과醫科나 의과취재醫科取才에 합격한 사람으로 임명하였다. 태조 6년(1397) 8월에 조준趙浚 등의 건의로 설치하였던 제생원은 고려시대의 제위보濟危寶와 같은 기능을 하였다. 세조 5년(1459) 5월에 혜민국과 합쳐지기 전까지 운영되었는데, 실제로 관장하는 업무는 광대하여 여러 분야에 걸쳐 있었다. 일반 서민들의 질병을 구료하는 것은 물론이고, 활인원活人院에 수용된 빈한한 환자의 치료를 맡았으면서, 아울러 빈민, 행려의 치료와 미아迷兒의 보호를 하는 등 구호사업에도 관여하였다. 또한, 각도에서 올라온 향약鄕藥의 수납輸納과 보급 및 비치備置도 제생원의 역할이었기에 지방에서 올라오는 약재를 관리하는 것은 물론이고, 외국과 거래하는 약재의 수급도 여기서 관장하고 있는 일이었다. 그리고 의학교육과 편찬사업도 함께 하였으니, 교육은 주로 이곳에서 치료업무를 맡고 있는 의녀의 양성에 관한 것이었다. 의녀는 대개 창倉·고庫·궁宮·사司의 동녀童女 가운데서 수십 명을 뽑아 맥경脈經과 침구법鍼灸法을 가르쳐 부인들의 질병을 치료하였다. 또한 편찬사업으로 가장 눈에 띄는 것으로는 태조 7년(1398)에 『향약제생집성방鄕藥濟生集成方』(30권)을 편찬한 것이니, 이는 나중에 『향약집성방鄕藥集成方』의 모태가 되기도 하였다. 이러한 제생원의 역할과 기능 가운데 우리의 관심을 갖게 하는 것은 나력의癩癧醫다. 세종 때, 제생원濟生院의 생도 가운데 주로 나력만을 치료하던 생도를 뽑아 임용한 기록이 있기 때문이다. 제생원에서는 월령의月令醫를 파견하기도 하였는데, 월령의는 일종의 당번當番을 서는 의원을 말한다. 전의감이 왕실과 조관들의 진료를 맡는 대신에 혜민국은 서민의 치료와 의약醫藥을 맡는다. 내약방은 조선 초기에 약방藥房, 내약內藥이라고도 불렸는데, 그 역할과 기능은 임금에게 쓰이는 약재를 관장하며, 때론 약재를 수입하는 업무도 관장했던 것으로 추정된다. 태종 6년(1406) 1월에 '약방'이란 이름이 처음 등장하며, 태종 8년(1408) 12월에는 '내약방'으로 불렸는데, 세종 25년(1443) 6월에 이조의 건의로 '내의원'이라 개칭하였다. 따라서 세종 25년(1443) 6월에 이조의 건의로 정식으로 '내의원'이라 개칭하여 부르기 이전에는, 관제상 단지 '내약방'이라 불렸을 뿐 전의감에서 관리하는 하나의 부서에 불과하지만, 실제적으로는 전의감의 가장 중요한 역할인 왕실과 조관의 진료를 전문으로 하는 부서였다. 활인원活人院은 원래 고려시대부터 있어왔던 동서대비원東西大悲院이었는데, 조선이 건국된 다음에 고려의 제도를 계승하여 동서소문東西小門 밖에 각각 대비원을 설치하였다가, 태종 14년(1414) 9월에 활인원으로 개칭한 것으로, 세종 5년(1423) 1월에 개성유후사開城留後司의 건의로 개성에도 설치하였으며, 세조 12년(1466) 1월에는 다시 활인서活人署로 고쳤다. 『세종실록지리지』에 따르면, 이곳은 의료사업과 함께 의탁할 곳이 없는 어려운 사람들을 돌보는 구제기관으로서도 큰 몫을 담당하였는데, 병들고 의지할 곳 없는 사람을 모아 놓고 죽이나 밥과 국 등 먹을거리를 제공하고 필요한 약재를 주었다. 아울러 옷과 이부자리를 주어 편하도록 보호해 주었고, 만일 죽는 이가 있으면 잘 묻어 주기도 했다.

구료기관으로써 비록 가난하고 병들어 불쌍한 백성일지라도 결코 소홀히 하지 않았으니, 태종 때도 지속적인 관심을 가지고 한성부漢城府에 명하여 성내城內의 주린 백성을 진휼賑恤하였고, 헌사憲司에 명하여 매 월말[月季]마다 동서대비원東西大悲院의 병자病者의 존몰存歿을 갖추어 아뢰라고 하였다. 또한 그 운영에 있어서도 의원의 관리가 엄격하여 정성을 들이도록 하였으니, 세종 때는 동서활인원과 한증소汗蒸所에서 치료하다 사람을 상해한 의원을 죄주도록 하였음을 볼 수 있다. 그리하여, 나라에서 백성을 구제하는 일에 이토록 엄정하게 운영하니, 비록 그 혜택이 지방에 이르기까지 넓진 않아도 오늘날보다 결코 가볍지 않다. 더구나, 죄수들까지도 죄의 경중을 논하지 말고 모두 이곳에서 정성껏 치료될 수 있도록 배려를 하였다.

이상과 같이 여러 의료기관을 살펴보았을 때 비록 전의감・제생원・혜민국・내약방・활인원 등의 여러 기관이 있고, 전순의는 이들 기관에 소속되어 활동했었음을 짐작하게 하는 기관은 전의감이나 제생원과 혜민국이라는 것을 알 수 있다. 나중에 월등한 실력이 쌓인 경험자만이 가능한 내약방은 처음부터 있을 수 없는 일이었고, 활인원에는 나력의나 월령의로써 파견근무를 하였을 것이라는 추측을 해볼 수 있다. 비록 그가 소속되어 근무한 곳이 뚜렷이 어디인지 알 수는 없지만, 임금은 물론이고 소외되고 가난하며 병든 백성을 다스려 나가고자 하는 기본적인 임무에, 자신의 혼신을 다하여 호흡을 같이 하였을 것이다.

전순의가 언제부터 내약방에 근무하였는지는 정확한 기록이 없어 알 수 없지만, 어의로써 내약방에서 업무를 수행한 증거는 『조선왕조실록』을 통하여 상당한 자료가 남아 있다. 우선은 내약방의 고유 업무 가운데 하나인 왕실과 조정대관 들의 진료업무를 담당하였다는 것이 그 증거다. 세종의 여섯 째 아들인 금성대군 이유李瑜의 창진을 치료한 것을 비롯해서, 세자 이향李珦의 등창背腫, 밀성군 이침李琛의 상한傷寒은 물론이고, 세종·문종·세조의 진료를 담당하였으며, 영의정 강맹경姜孟卿과 양산군 양정楊汀 및 서거정徐居正의 치료, 임영대군의 아들 이순李淳과 세조의 원손 이분李糞 등을 치료하였다는 기록들이 존재한다.

다음으로, 의관을 호칭함에 근무처에 상관없이 통상적으로 '의원醫員'이라 부르지만, 내약방이나 내의원에 근무하는 의관을 특별히 '내의內醫'라고 부른다는 점에서 전순의는 '내의'라고 칭하는 경우가 많았다. 특히나 세종 말에서부터 '내의'라는 호칭이 그에게 붙었는데, 문종 시대에는 줄곧 그렇게 불렸고, 단종 때도 문종의 승하에 관한 문책을 함에 그렇게 부르다가, 전의감 청직으로 강등된 뒤로는 그냥 '의원'으로 불렸다. 그 뒤로는 전의감 소속이었기 때문에 그냥

의원이었지만, 세조 때는 중추원에 근무하면서 중추원의 호칭인 '첨지사僉知事'나 '동지사同知事' 등이 쓰였다. 그러나 그의 말년에 세조가 병들면서 다시 '내의'라는 호칭이 쓰인 것을 보면, 세조의 질병을 다스리기 위해 다시 내의원으로 복귀했던 것 같다.

전순의가 내약방이나 내의원에 근무한 시기는 크게 둘로 나눠진다. 그것은 내약방이 내의원으로 증보增補·개편改編되는 시기와 정확히 일치한다. 즉, 내약방 근무시기와 내의원 근무시기로 나눠진다는 얘기다. 본래 내약방은 전의감 소속의 일정 인원이 왕실과 조정대관들의 진료업무를 전담하므로, 그 중요성과 전문성을 고려하여 따로 독립한 것에 불과하기 때문에, 그 업무를 담당하던 관원이 그대로 내의원의 소속이 된 것 뿐이다. 그러나 이러한 분류는 제도상의 변화에 따른 시간적 차이에 불과하지만, 전순의에게 있어서는 중대한 변화를 맞게 되는 시기이므로 명확한 차이가 있다. 따라서 여기서는 내의원의 개설 전후로 그 시기를 구분한다.

하지만 내약방도 역시 그가 업무를 보았던 가장 긴 시간에 해당하므로, 이에 대한 고찰이 우선되어야 마땅하나 이 시기에 대한 기록은 거의 없다. 시기적으로도 세종대왕의 치적으로 국가의 기틀이 다져졌을 뿐만 아니라, 백성이 편안하고 나라의 살림이 넉넉하여 커다란 변고가 없었기 때문에, 내약방의 관원들도 대과大過없이 지낼 수 있었으므로, 책임자로서의 직무를 수행하지 않는 이상 특별히 전순의의 이름이 거론될 이유가 없었다. 다만 내의원으로 개편되기 바로 3년 전인 세종 22년(1442) 6월에 세종의 여섯 째 아들인 금성대군을 치료하여 공을 세웠다는 것이 최초의 기록이자 마지막 기록으로써 유일하다.

그것은 또한 전순의가 내약방에서 근무하는 동안 성실하게 직무를 수행했었다는 반증이 되기도 한다. 어의로써 왕실에서의 과오는 자칫하면 목숨이 위태로울 수도 있을 일이지만, 세종시대를 같이하다시피 한 전순의는 아무런 실수가 없었기 때문에 일체의 언급이 없었다고 보아야 할 것이다. 이에 대한 반증으로, 내약방 시절의 전순의가 금성대군을 치료한 공로로 상을 받았다는 사실이다. 비록 오늘날 수준에서 옷 한 벌에 불과한 것이지만, 당시로서는 옷감이 귀했던 시절이었기 때문에, 임금에게 옷을 하사받는다는 사실만으로도 큰 상이며 가문의 영광이었다. 따라서 전순의로써는 평소 가지고 있던 자신의 역량을 발휘한 최초의 쾌거였다고 보는 것이 마땅하다.

이렇게 내약방에서 최초로 세운 그의 공훈은 평상시 쌓아 왔던 그의 실력이 상당한 수준에 이르렀다고 볼 수도 있지만, 이로부터 그의 위치 또한 급상승되었던 것 같다. 왜냐하면 얼마 지나지 않아 그의 두 번째 공로를 세울 수 있는 기회가 주어졌기 때문이다. 당시 국가적인 사업이었던 『의방유취』의 편찬작업에 전순의가 편집관으로 선정되었는데, 이러한 일을 아무나 할 수 있는 일이 아니기도 하지만, 당시에 그의 전문적 능력과 지위가 상당하였음을 반증하는 것이기도 하다.

지금까지 전순의가 내의원에서 어떻게 생활했는지 돌아보았다. 그렇다면 전순의는 내의원에서 어떠한 위치에 있었는가. 세종 25년(1443) 6월에 내의원이 개설된 이래 전순의의 모습을 나타내주는 가장 이른 기록은 세종 27년(1445) 10월 27일이다. 이때에 『의방유취』

가 완성되었고 전순의는 편집을 맡았다는 것이고, 그의 직급에 대해서는 다만 '의관'이라 표현했을 뿐이다. 이후 세종 29년(1447) 1월에 『침구택일편집』이 완성되니, 이때 김예몽金禮蒙의 서문에서 전순의에 대한 직급을 '호군護軍'이라 표현하였다.

『대전회통大典會通』에 따르면, 호군은 조선시대 오위五衛에 두었던 정4품 서반 무관직이다. 의관이 무관직을 받는 것은 정직正職이 아니라 체아직遞兒職인데, 세조 6년(1460) 11월에 『식료찬요』의 서문에도 자신을 '가정대부嘉靖大夫 행行 용양위龍驤衛 상호군上護軍'이라고 한 것을 보면, 오위 중에서도 전순의는 용양위에 속했던 것을 알 수 있다. 따라서 체아직으로 정4품의 호군의 직책을 받았다면, 내의원의 정직 곧 실직實職은 이와 버금가는 직책이어야 하는데, 이에 해당하는 내의원의 직책은 종4품의 '첨정'이거나 정3품인 '정'밖에 없다. 이 정도면 내의원이 개설될 때부터 전순의는 상당한 직급이었다는 것을 알 수 있다.

그런데 전순의가 세종 31년(1449) 12월에 동궁 이향李珦(뒤의 문종)의 종기를 제대로 치료하지 못한 문책을 받는데, 이때 그의 직급에 대해서 '참상'이라는 말을 쓰고 있다. 즉, 이때 세종이 "내의內醫 노중례盧重禮·전순의全循義 등은 일찍이 동궁의 질병에 있어서 치료를 삼가지 못했으니, 참상參上 이상의 직첩을 빼앗고 조교助敎로 삼음이 어떻겠느냐."는 질문을 한다. 이러한 세종의 언급은 노중례와 전순의가 동궁의 질병구료에 있어 책임자급의 일을 하였다는 반증이다. 동궁의 진료를 맡았으니만큼 당대 최고의 의료진이었을 것은 당연하며 그 책임의 비중 또한 다대하였을 터다.

이러한 측면에서 노중례와 전순의는 당시의 상황에서 의료인으로서는 최고위의 직책을 가졌을 것으로 짐작된다. 그런데 이렇게 막중한 상황임에도 당대 최고의 의료진이라는 사람들이 동궁의 치료에 미흡하였으니 세종의 진노는 대단하였던 것이다. 여기서 우리는 노중례와 전순의에 대해 '참상 이상의 직첩을 빼앗고……'란 말에 주목할 필요가 있다. 이는 앞에서도 살펴보았듯이 참상은 6품 이상 종3품 이하이므로 참상 이상의 직책은 정3품의 '정'을 의미한다. 더구나 이들의 이름 앞에 '내의'라고 표현하는 것으로 봐서 내의원과 연관되는 것으로 보인다. 하지만 내의원의 정원규정상 '정'은 1명뿐이므로, 노중례와 전순의가 동시에 '정'이 될 수는 없다.

하지만, 이는 노중례가 10여 년을 정3품의 판전의감사判典醫監事로 지냈다는 점을 고려하면 별로 이상할 것이 없다. 언제부터 전의감의 판사였는지는 알 수 없지만, 최초의 기록인 세종 15년(1433) 11월 3일부터 그의 생을 마감하는 문종 2년(1452) 3월 11일까지, 노중례는 거의 20년 가까이를 전의감에서 지냈다. 물론 내의원이 개설되기 이전부터 전의감에서 '내의'로 불렸으므로, 그의 말년에 이르도록 이 호칭은 실록에서 자주 보인다. 따라서 노중례는 내의원이 개설되기 이전부터 '내의'라고 불렸으며 전의감의 판사였기 때문에, 이때 '내의'라고 불리는 것은 당연한 것이며 정3품의 판사이므로 마땅히 '참상 이상'일 수밖에 없다.

따라서 세종 31년(1449) 12월에 노중례는 전의감의 판사로써 '참상 이상'인 것이며, 전순의는 내의원의 '정'으로써 '참상 이상'이라 불리는 것임을 알 수 있다. 이렇게 본다면, 전순의가 세종 29년

(1447) 1월에 『침구택일편집』을 완성하였을 때, 김예몽이 '호군'이라 표현하였던 것에 해당하는 실직은 종4품의 '첨정'이 아니라 정3품의 '정'이었던 것이다. 한 걸음 더 나아가 동궁치료의 실책으로 문책을 받을 때, 노중례와 전순의가 나란히 언급되었던 것은 전의감과 내의원의 최고 책임관들을 지칭한 것이므로, 내의원이 분리 독립하여 개설될 때는 전순의는 내의원의 책임관으로 승진 발령되었던 것으로 보인다.

이것은 노중례와 전순의가 나란히 언급된 것으로 보아 간단히 유추할 수 있다. 우선, 호명이 되는 것도 노중례가 먼저라는 점이 노중례보다 전순의가 서열상 아래라는 것을 알 수 있지만, 나이로도 노중례는 전순의보다 한참 위의 연배이고, 전의감에서 노중례는 오래 근무한 기록들이 실록에 보이기 때문에, 노중례가 계속 전의감을 책임지고 있다면 새로이 개설된 내의원에는 노중례의 다음 서열인 전순의가 책임관으로 발령될 수 있다는 것을 짐작할 수 있는 일이다. 그러므로 직급상 정3품의 책임관이 되려면 전의감의 노중례를 제외하면, 그 아래의 직급에 해당하는 종3품 감監이었던 전순의가 정3품으로 승진하여 내의원 '정'에 발령되어야 한다는 추론이 가능하다.

따라서 전순의는 세종 25년(1443) 6월에 내의원의 개설과 함께 정3품 '정'이 되었을 것이다. 그러기에 『의방유취』의 편찬이 완성되었던 세종 27년(1445) 10월에 노중례는 전의감 판사로써 감수자의 이름이 올랐던 것이고, 전순의는 내의원 정으로써 편집자의 이름이 올랐던 것이라고 여겨진다. 그리하여 한 사람은 전의감의 책임자로써 다른 한 사람은 내의원의 책임자로써, 나란히 세종임금의 사망책임을 지고 문종 즉위년(1450) 2월에 직첩이 회수되는 처벌을 받게 된다. 어쨌거나, 이렇게 전순의는 내의원으로의 영전榮轉과 더불어 여러 서책의 간행이 이루어졌던 영광도 있었지만, 세종과 문종의 사망에 연루되어 전의감 정으로 발령받을 단종 말까지 생애 가장 쓰라린 고초도 겪어야만 했다.

 전순의 생애에 가장 먼저 큰일을 감당해야 했던 일은 무엇보다도 『의방유취』의 간행일 것이다. 사실 이 일은 국가적 사업인 『의방유취』의 편찬에 참여하는 영광스러운 일이었다. 그렇다고는 하더라도 전순의가 『의방유취』의 편찬에 관여한다는 일이 갑자기 결정된 것은 아닌 것 같다. 『의방유취』가 완성된 것은 세종 27년(1445) 10월이지만 이때의 기록에 따르면 3년이 넘어 걸렸다고 한다. 그렇다면, 어림잡아도 세종 24년(1442) 가을이 되기 전에 일이 시작되었다는 계산이 나온다. 시작시점에 대한 언급이 실록기사를 비롯하여 아무데도 없기 때문에 실제로 언제부터 작업을 하게 되었는지, 어떤 과정을 거쳤는지는 정확하게 알 수 없지만, 세종 27년(1445) 10월 27일에 기록된 기사로 몇 가지 사실들을 미루어 그 단초를 얻어 대강의 시기와 단계는 짐작할 수 있을 것 같다. 이 기사를 통해 『의방유취』가 완성되기 위하여 세 단계를 거치고 있음을 알 수 있다. 즉, 첫 번째는 분문류취의 단계이고, 두 번째는 편집하는 단계이고, 세 번째는 감수하는 단계이다. 이렇게 하는데 3년 이상이 걸렸으니 시작단계는 어떠했는지 세종 24년(1442) 가을까지 거슬러 올라가야 한다. 그런데 이때는 『의방유취』와 관련된 어떠한 조치도 그 흔적이 남아있지 않다. 어떻게 이렇게 큰 사업을 시작하면서도 이다지도 조용할 수가 있을까? 그렇다면 이러한 작업이 은밀하고도 조용하게 이루어 질 이유라도 있더란 말인가? 아무리 여러 상황을 고려한다 해도 이런 국가적인 사업을 그렇게 할리는 없을 것 같다.

더구나 『의방유취』란 이름을 세종이 직접 하사한 것으로 봐서도 이 책의 편찬을 임금이 직접 진두지휘하였던 것 같다. 그렇다면 『의방유취』의 편찬은 세종의 큰 그림 속에서 이루어졌던 것이니, 세종의 생각을 더듬어 봐야 할 것이다. 『의방유취』의 편찬과 관련하여 가장 먼저 기록에 나타난 것은 이 책이 완성되고서야 실록에 처음으로 실리고 있다. 이 같은 방대한 작업에는 많은 인력과 물자와 시간이 걸렸을 것임에도 이전에는 아무런 흔적조차 없기 때문에 의문이 든다. 그도 그럴 것이 실제로 『의방유취』를 만들 만한 특별한 이유가 보이지 않기 때문이다. 더구나, 이미 종합의서로서 『향약집성방』이 세종 13년(1431)에 완성되었고, 세종 15년(1433)에는 간행되어 실용화되었던 터다. 이로부터 불과 10년도 채 되지 않았는데 또다시 종합의서의 편찬이 요구될 만큼 화급함도 없거니와, 그럴 만큼 시간적으로 한가하지도 않기 때문에 이 책의 편찬 목적에는 의문이 간다.

무엇보다 조선시대 전체를 통틀어서 가장 방대한 서적의 발간이라는 점을 고려하더라도 납득되지 않는다. 즉, 이러한 서적의 출판은 경제적인 파급효과도 상당한 것이어서, 물자와 시간과 경비 및 인력동원을 고려했을 때 상당히 소모적인 일에 불과하다. 게다가, 이러한 작업을 하는 와중에도 『향약집성방』이 처음에 어느 정도 인쇄되었는지 알 수는 없지만, 전라도와 강원도에서 인쇄한 물량으로 각 사各司에 반포하고도, 필요할 때마다 수시로 지방에 내려주는 것을 보면 당시에 『향약집성방』은 활발하게 쓰이고 있었음을 알 수 있다. 더구나 몇 번이나 중간도 되고 거의 모든 병증문이 망라되다시피 하여 당대에 그만한 의서를 세상 어느 곳에서도 찾아보기 힘들 정도로 규모와 의론과 방약이 잘 짜여 있지 않았던가. 그동안 향약鄕藥을 적극 권장하여도 제대로 쓰이지 않고 중국 약재만 귀히 여기는 탓에 새롭게 만든다는 명분이 서있지만, 『향약집성방』을 만든 지 불과 10년도 되지 않았고, 한양과 지방을 막론하고 현재도 충실히 잘 쓰고 있으며, 발간한 양도 충분하여 새로이 의서를 출판할 까닭이 없다. 더구나 뒤에 중간도 하고 새로이 출판도 하면서 심지어 한글로 번역까지 하지 않았던가.

상황이 이러함에도 세종은 왜 『의방유취』를 편찬했던가? 이것은 일단 제왕帝王의 위엄과 연관성을 가지고 있다고 생각한다. 세종 시대에 이르러 국가의 기틀이 잡히고 나라의 안팎으로 그 위엄이 더해졌다. 백성이 배부르고 국가가 부강하여졌음은 물론이고, 집현전을 중심으로 각종 제도의 개혁과 서적의 간행이 이루어졌다. 당대의 의서들을 빠짐없이 모아 어떤 경우에도 각종 질병에 대처할 수 있도록 준비했다. 송나라 때의 『태평성혜방太平聖惠方』과 『성제총록聖濟總錄』이 그러하고, 명나라 때의 『보제방普濟方』과 『영락대전永樂大典』이 그러하다. 이 같은 종합의서들은 그 시대를 대표하는 방대한 서적이므로 그 준비과정과 동원되는 인력이 막대하다. 게다가 그 시대의 문화적 수준을 나타낼 만큼 얼마나 많은 서적이 소장되어 있느냐에 따라 책의 완성도를 좌우한다.

세종 시대에 『의방유취』를 편찬한 것은 이와 같은 상황도 인식하여야 한다. 『의방유취』의 편찬은 중국의 의학수준을 넘어 조선의 수준이 어떠하였는지를 보여주는 자존감의 표현인 것이며, 당대 세계 최고의 수준을 과시한다 하여도 지나치지 않은 표현이다. 따라서 이처럼 조선의 자존심을 가지고 만들어진 『의방유취』 365권은 비록 나중에 266권으로 줄어들었다 하더라도, 그 가치의 측면에 있어서도 비중 높은 우리 의서지만, 그 활용의 측면에 있어서도 단지 백과사전으로서 역할을 하는 것이 아니라 데이터베이스로서의 역할을 충실히 하여 이후의 의서편찬에 중심 역할을 수행했다. 이로부터 나온 허다한 의서들이 그러하듯이 『의방유취』 이후 발간된 2차 저작물은 3차, 4차 저작물의 모태가 되기도 하고, 이들 서로간의 융합과 새로운 지식이 결합하여 다양한 의학지식의 발전이 이루어지기도 하였다. 이 같은 『의방유취』의 발간은 실로 당대 세계최고 수준의 의학문화를 가진 우리 민족의 일대 쾌거였다.

이것은 『의방유취』를 만든 모든 이들의 노력한 결산이기도 했지만, 처음에 이 책을 편집한 전순의는 편집인으로서는 유일한 의관이었으므로, 책의 편찬에 중심 역할을 하였을 것은 당연하며, 이로부터 의서편찬의 큰 경험을 쌓게 되었던 것으로 보인다. 그리하여 이후 전순의는 『침구택일편집針灸擇日編集』과 『산가요록山家要錄』, 그리고 『식료찬요食療纂要』를 차례대로 편찬하게 되니, 내의원에서의 그의 역할은 왕실의 진료와 더불어 『의방유취』를 통한 의학적 성취를 이루었다고 할 수 있겠다. 더구나 그의 저작들은 『의방유취』의 편집에서 얻은 경험을 바탕으로, 인용된 내용들이 그대로 자신의 저작물에 담겨짐으로써 『의방유취』 자료의 덕을 보았던 것이다.

전순의가 내의원에 근무하는 동안 『의방유취』의 편찬이 이루어지고, 약 1년 2개월 뒤인 세종 29년(1447) 1월에 『침구택일편집』이 찬집되었다. 이 침구택일의 문제는 부교리 김예몽金禮蒙이 서문에서 말하였듯이 하루에도 아침, 점심, 저녁의 때마다, 한 달에도 달의 차고 기움에 따라, 일 년에도 사계절의 변화에 따라, 육음六淫의 침습 정도가 차이가 있으므로, 정사항쟁正邪抗爭에 의한 음양편차를 고려한 것으로 보인다. 이러한 침구택일의 시범으로 세종 29년(1447) 5월에 대마도의 숭태崇泰가 왔을 때, 그들 기술을 익힘과 동시에 하루 종일 임상시험을 했는데, '자못 효험이 있었다'로 평가되는 걸 보면 어느 정도 의미를 갖는 것으로 여겨진다. 하지만, 그 쓰임이 복잡하여 지속적으로 이러한 침구택일의 방법이 전해졌던 것은 아닌 것으로 보인다. 조선 중기에 이르면 거의 이러한 방법은 사라지기 때문이다.

『의방유취』가 편찬되고, 이 책을 기준으로 삼아 『침구택일편집』이 찬집되었지만, 전순의는 여기에 만족하지 않고 3년 뒤인 문종 즉위년(1450) 4월에 『산가요록』을 찬집하게 된다. 이것은 그가 제생원에 있을 때부터 경험해 온 민중의 삶과 애환을 직접 느끼면서 마련한 것으로 보인다. 왜냐하면, 내용에 있어 대부분은 일반 가정에서 필요한 여러 가지 장 만들기나 음식 만드는 법도 있지만, 농사에 필요한 여러 가지 지식들이 쓰여 있어서 농가의 소득증대에 도움이 될 것 같은 것들로 가득 차 있기 때문이다. 이것들은 나중에 그의 마지막 저작물인 『식료찬요』의 바탕이 되기도 하여, 음식으로 질병을 예방하고 치료하는 식치법의 기초가 된다.

이렇듯 그의 내의원 생활은 여러 가지 의서편찬에 간여하게 됨으로써 생애 가장 정열적인 창작활동에 몰입하게 된다. 이는 『의방유취』가 제2의 다른 저작물을 만들어낼 수 있다는 본보기를 보여준 것이기도 하거니와, 우리의 위대한 의학문화유산으로서의 가치를 드높인 계기가 되었음을 알 수 있다. 그것은 세종 25년(1443) 김종서가 육진을 개척하고 훈민정음이 창제된 시기와 맞물려, 국내외적으로 문화강국으로서의 자존감을 의학에서도 꽃피우게 되었으니, 내의원의 실질적 수장으로써 전순의는 자신의 역할에 최선을 다했다고 할 수 있다.

하지만 그것이 전부다. 『의방유취』가 완성되었다는 기사 이외에 더 이상의 기록이 없다는 것은 실질적인 영향을 미친 찬집자에게 승진과 같은 특별한 혜택이나 포상이 주어지지 않았던 것으로 보인다. 『조선왕조실록』에 기록된 다른 일의 경우를 살펴보더라도 큰일에는 큰상이 주어지는 것이 상례지만 『의방유취』의 경우는 아무래도 예외인 것 같다.

그 이유는 무엇이었을까. 『의방유취』가 365권으로 완성되고 나서도 이에 대한 교정의 작업은 세조 때까지 이어지고, 계속해서 산삭刪削하고 교정되어 성종 8년(1477) 5월에서야 266권 264책으로 축소되어 30질을 인쇄출판하게 된다. 그러므로 제대로 완성된 것이 아니기 때문이 아닐까 한다.

전순의의 본분은 내의원에 소속되어 있는 이상, 의서 찬집자로서만이 아니라 어의로써의 본연의 자세를 잊지 않고 직무에 책임을 다해야 했다. 왕실의 의약議藥과 조제調劑를 맡고 있는 내의원 의관의 본분이 그것이기 때문이다. 그러나 각고의 기술과 학문을 연마한 그에게 시련은 소리 없이 다가오고 있었다. 세종 31년(1449) 12월에 동궁의 등창을 제대로 다스리지 못했다고 문책을 받아, 노중례와 함께 직첩을 회수당하고 조교助教로 강등되기에 이른다. 처음에 등창은 동궁의 나이 36살인 세종 31년(1449) 10월, 병이 심해질 대로 심해진 다음에야 더 이상 감출 수 없는 지경이 되어서야 알려지게 되었으니, 모든 일들을 아들 세자에게 맡기고 오로지 자신은 불사에만 마음을 두고 있을 때였다. 어릴 때부터 동궁은 허약하여 잦은 병질이 있었던 편이어서 평소에 늘 걱정스런 부분이었는데, 그러한 몸으로 수시로 찾아오는 명나라 사신을 접대하며 잔치를 베푸는 일도 병약한 그에게 버거운 일이었다. 대소신료의 사기진작을 위해 주연을 베푸는 일도 동궁의 몫이었다. 워낙이 효성이 깊었던 동궁인지라 세자시절의 대부분을 아버지 세종의 명을 받들어 말없이 격무를 감당하고 있었던 터였다. 이 때 동궁의 종기는 길이가 한 자 가량 되고 넓이가 5, 6치[寸]나 되었으며 12월에 이르러서야 곪아 터졌는데, 창근瘡根의 크기가 엄지손가락만한 것이 여섯 개나 나왔고, 또 12월 19일에 허리 사이에 종기가 났는데, 그 형체가 둥글고 지름이 5, 6치나 되었다. 비록 36살의 한창 때라곤 하지만 이 정도면 그 고통 또한 심했을 것이고 치료 또한 쉽지 않았을 것이다. 오늘날 현대적 장비를 가지고도 쉽지 않은 등창이 당시로선 오죽했겠나 싶다.

그해 12월이 다 되도록 낫지 않는 동궁의 종기는 오히려 치료를 맡았던 의관에게 불똥이 튀었다. 두 달이 넘도록 낫지 않자 세종은 구료를 담당했던 노중례와 전순의에게서 형식상 직첩을 빼앗는다. 하지만 사헌부는 이듬해 1월에 다시 노중례盧仲禮 등이 군부君父의

명命을 소홀하게 하였다는 이유를 들어 율법에 따라 더욱 벌주자고 건의했다. 하지만 동궁의 병이 차도가 있으므로 오히려 세종은 만류했다.

세종은 이로부터 한 달도 지나지 않아서 까닭 모를 병이 생겼는데, 이듬해 정월부터 시작한 것이 조금 낫는 듯이 하다가도 또다시 앓기를 반복하게 된다. 이렇게 한 달 가까이 시름시름 앓더니 그해 세종 32년(1450) 2월 중순에 여덟 번째 왕자인 영웅대군永膺大君의 집 동별궁東別宮에서 훙서薨逝하였다. 우리 역사에 가장 위대한 성군으로, 당대에도 조선의 정치·군사·외교·농업·사회·문화·과학·의학 등의 전반에 걸쳐 군건한 받침이 되었던 세종이었다. 특히 향약을 학문적으로 정리하였으며 한의학서적들을 분류 정리 및 각종 의학서를 수집하는 등 우리의학의 기초를 마련하였다.

전순의는 세종의 훙서로 또 다시 직첩이 회수되고 전의감 서원書員으로 강등되었다. 하지만 쉽게 풀려났다. 임금의 승하로 의관에게 그 죄를 묻는 것은 역사에 흔하게 있는 일로 불과 2달 만인 4월에 고신을 환수 받았다. 이후의 전순의는 여전히 자신의 책무에 충실하게 지내왔던 것 같다. 문종 2년(1452) 4월에는 밀성군密城君 이침李琛의 병을 치료하였다.

밀성군 이침은 세종의 다섯째 서자로 어머니는 신빈愼嬪 김씨金氏이다. 총명과 지혜가 뛰어나 세종으로부터 남다른 사랑을 받았는데, 문종 또한 동궁시절부터 동생 수양대군首陽大君과 더불어 친하게 지냈다. 20여 일을 끌던 병이 불과 열흘도 안 되어 치료되자 문종은 기뻐하며 특별한 상을 내렸으니, 문종 2년(1452) 4월에 이르러서는 그

동안 수고했던 전순의에게 안마鞍馬를 하사하였다. 그러나 이러한 문종의 특별한 하사의 영광과 기쁨이 채 가시기도 전에 전순의에게는 일생일대의 커다란 시련의 그림자가 다가오고 있었다. 이러한 영광의 순간으로부터 불과 한 달도 지나지 않아 그동안 문종을 수시로 괴롭혔던 종기가 도졌기 때문이다. 전순의는 과연 어떻게 치료의 방향을 잡았을까? 구체적인 치료법을 어떻게 시행했는지 기록이 없어 제대로 알 수는 없지만, 문종의 사망으로 전순의를 탄핵하는 대신들의 말을 통해 약간의 짐작은 가능하다. 의금부·사헌부·사간원을 중심으로 여러 차례에 걸쳐 끊임없는 상소가 있었고, 조선시대 전체를 통틀어서 의관에 대한 탄핵으로 가장 오랫동안 논란이 있었다. 그만큼 중대사안이라는 얘기도 되지만 전순의의 치료법에 문제가 많았다는 얘기도 되는 것이므로 과정을 잘 살펴볼 필요가 있다.

그 가운데서 대사헌大司憲 기건奇虔이 상소에서 조목조목 설명하고 있어 윤곽을 파악할 수가 있다. 첫째는 종기의 독이 등에 나는 것이 가장 심한 것인데도 해가 없다고 한 잘못이고, 둘째는 등창에는 피로하지 않게 해야 하는데도 보고하지 않은 잘못이고, 셋째는 등창에 꿩고기는 금해야 함에도 날마다 꿩고기구이雉炙를 들게 한 잘못이고, 넷째는 등창의 고름이 절로 터지게 해야 하는데 이를 침으로 찔러 독을 더한 잘못이다. 이상의 네 가지 잘못으로 문종을 사망에 이르게 한 처벌을 주청하는데, 대개의 대신들의 논리는 여기에 포함된다. 사실 전순의는 이미 문종이 사망하고 불과 나흘 만에 전의감 문지기로 강등되었음에도 탄핵은 이렇게 지속되었다.

문제를 거론한 단종 즉위년(1452) 5월 중순부터 시작하여 전순의를 방면하고 고신을 환급해준 것에 대해 대사헌 권준權畯이 상소를 올렸던 단종 2년(1454) 3월 중순까지 따지면 무려 22개월 동안 대신들이 전순의를 물고 늘어졌던 셈이다. 왜 그러면 그들은 이미 전의감 청직廳直이라는 벌이 내려졌음에도 더한 벌을 가하려고 그토록 오랫동안 애를 썼을까? 좋게 보자면 덕망 높은 문종의 승하가 그들의 분노를 자아내게 했다는 것이지만, 한편으로 생각해 보면 자신들의 잘못을 전순의에게 뒤집어씌울 심산이었던 것 같다. 그렇게 보는 이유는 비록 전순의가 치료를 전담하였다고는 하나, 모든 치료와 처방은 대신들과 상의를 하여 이루어지는 것이 상례기 때문이다.

비록 전순의가 정3품의 내의원 정正이긴 하지만 그것은 기술관으로써 으뜸 벼슬인 것이고, 내의원을 책임지는 수장은 엄연히 도제조都提調인 것이다. 당시의 도제조가 누구였는지는 알 수 없지만, 공경대부公卿大夫의 문관이 임명되는 것이기 때문에, 분명히 고위직의 누군가가 이 사건에 책임을 져야 하는 셈이다. 한나라의 국왕이 위태로운 지경에 이르면 당연히 의정부를 비롯한 중신들에게 속속들이 보고가 올라가는 것이 체계화 되어 있다. 그럼에도 불구하고 책임지는 사람들이 하나도 없는 것을 보면, 그들은 문종이 사망하게 된 것에 대해 비분강개하는 표현을 쓰지만, 실은 의관인 전순의에게 모든 책임을 떠넘기고 있는 것이다.

그처럼 볼 수 있는 것은 전순의가 문종을 진료하면서 조용히 혼자만 처리한 것이 아니라는 것이다. 비밀스럽게 은밀한 방식을 쓰는 것이 아니라, 모두에게 드러내어 치료경과를 알리면서 처리하고 있었던 것이다. 이는 문종의 사망 전에 있었던 기록을 보면 그것을 확연히 알 수 있다. 우선 전순의가 진료를 하면서 처음 올라온 문종 2년(1452) 5월 5일의 기록을 보자.

> 내의內醫 전순의全循義가 내전內殿에서 나오면서 말하기를, "임금의 종기腫氣가 난 곳이 매우 아프셨으나, 저녁에 이르러 조금 덜하고 농즙濃汁이 흘러 나왔으므로, 두탕豆湯을 드렸더니 임금이 기뻐하면서 말하기를, '음식의 맛을 조금 알겠다' 하셨다." 하니, 여러 신하들이 모두 기뻐하였다.

이로 보면 전순의는 치료를 하면서 모두에게 알리는 공개적인 처리를 하고 있음을 알 수 있다. 그래서 여러 신하들이 기뻐하지 않았던가. 이후 사흘 뒤에 있었던 기록도 똑같은 형식이다.

> 내의 전순의가 내전에서 나와서 말하기를, "임금의 종기가 난 곳은 농즙이 흘러 나와서 지침紙針이 저절로 뽑혀졌으므로, 오늘부터 처음으로 찌른 듯이 아프지 아니하여 평일과 같습니다." 하니, 문안問安하던 여러 신하들이 모두 기뻐하면서 물러갔다.

평일과 같다는 말에 중신들이 모두들 기뻐하며 물러갔다는 내용으로, 전순의는 함부로 자기 멋대로 식의 일방적인 처리를 한 것이 아니라는 것을 알 수 있다. 게다가 실록의 기록대로 그렇게 얘기되고 있는 것은 중신들이 모두 전순의를 믿고 맡기고 있다는 것을 잘 보여주고 있다. 그만큼 전순의에 대한 신뢰가 모두에게 되어 있는 편이고, 전순의도 자신이 진료한 소견을 자기가 알고 있는 대로 모두에게 공개적으로 보임으로써, 객관성을 가지는 진료를 하였다는 것을 표현하고 있는 것이다. 그럼에도 불구하고 전순의의 잘못을 상소한 기건奇虔은 전순의를 무도한 사람으로 몰아가고 있음을 알 수 있다. 기건의 얘기를 다시 살펴보자.

첫째는 종기의 독이 등에 나는 것이 가장 심한 것인데도 해가 없다고 한 잘못을 들고 있다. 종기가 등에 나든 발에 나든 또는 가슴에 나든 종기는 종기일 뿐이지, 더 위험하고 덜 위험한 것을 막연하게 등에 난다고 가장 위험하다고 할 수는 없는 노릇이다. 생명의 위협을 느끼게 만드는 것은 몸의 중요 장기가 가까이 있느냐와 병의 진행이 어느 정도냐가 더 문제인 것이다. 따라서 그것은 병을 진료하는 담당자의 판단인 것이지 기건이 대사헌이라는 직책을 가졌기 때문에 그러한 판단이 옳다고 할 수 없다. 말하자면 전문가의 소견을 무시하는 기건의 태도에 오히려 문제가 있다. 이것은 오늘날의 식견으로 보아서도 종기가 등에 난다고 더 위험하다는 것은 옳지 않다.

둘째는 등창에는 피로하지 않게 해야 하는데도 보고하지 않은 잘못을 지적하고 있다. 비록 전순의가 내의원의 의료진으로서는 가장 우두머리라고는 해도 정3품일뿐이고, 그 위에 도제조·제조·부제조가 있는데 보고절차를 함부로 무시할 수는 없다. 따라서 보고하지 않았다고 말하는 것 자체가 어불성설이다. 이에 대한 증거로 의정부와 육조가 한창 종기가 생겼던 때에 문종 임금에게 건의했던 바를 보면, 전순의가 보고하지 않은 것이 아니라는 걸 알 수 있다.

의정부議政府와 육조六曹에서 대궐에 나아와서 문안問安하면서 아뢰기를, "신 등이 처음에 함께 나아와서 문안하려고 했지마는 임금의 보살핌을 번거롭게 할까 염려되므로, 상시 낭청郎廳을 시켜 문안하면서 오늘에는 반드시 병이 회복될 것이고 〈아니면〉 내일에는 반드시 회복될 것이라 생각하고 있었는데, 지금 여러 날 동안을 정사를 보살피지 않으셨으며, 또 내의內醫의 말을 들건대, 종기는 기를할만한 것이라고 합니다. 지금 변경에 근심이 없으며 또 시기에 맞추어야 할 사무도 없으니, 회복하는 동안에는 여러가지 정무政務를 일체 모두 정지시킬 것을 청합니다."

의정부와 육조가 "내의의 말을 들건대, 종기는 기할만한 것이라고 합니다. 지금 변경에 근심이 없으며 또 시기에 맞추어야 할 사무도 없으니, 회복하는 동안에는 여러 가지 정무를 일체 모두 정지시킬 것을 청합니다."라고 했다는 것은 내의원의 의관으로부터 보고를 받았다는 것이고, 이에 의정부에서 문종 임금에게 알리고 있음을 알 수 있다. 따라서 전순의는 이를 보고하지 않은 것이 아니라, 내의원의 보고체계에 따라 이미 도제조에게까지 보고하였음이 입증되고 있다. 그럼에도 불구하고 전순의가 보고하지 않았다고 탄핵하는 기건과 같은 이들은, 자신들의 책임을 회피하기 위한 모략을 도모하고 있음에 불과하다.

셋째는 등창에 꿩고기는 금해야 함에도 날마다 꿩고기구이를 들게 한 잘못을 들고 있다. 그러나 등창에 꿩고기를 금해야 한다는 것을 전순의가 몰랐을까? 항간의 떠도는 얘기처럼 문종을 독살하기 위해 일부러 꿩고기를 먹였을까? 전순의는 보기 드물게 식치食治에 대한 남다른 식견을 가지고 있었다. 그가 쓴 『산가요록』이나 『식료찬요』를 본다면 음식으로 질병을 다스리는 방법을 기록하고 있음을 알 수 있다. 조선시대 전체를 통틀어 전무후무한 식치에 대한 그의 식견은 약이藥餌로써 질병을 다스림 보다는 음식으로 질병을 다스리는 것을 우선하고 있음을 나타내고 있다. 그러한 그가 꿩고기가 등창에 해롭다는 것을 몰라서 복용하게 한 것은 아니라고 본다.

훨씬 후대에 꿩고기에 대한 약성을 기록하고 있는 중국의 『본초강목本草綱目』이나, 조선 중기에 만들어진 『본초정화本草精華』를 보더라도 등창에 꿩고기가 해롭다는 말은 없다.

> 꿩고기는 맛이 시고 성질이 약간 차지만 독이 없다. 『명의별록名醫別錄』에 중기를 보하고 기력을 더하니, 설사를 그치게 하고 부스럼을 제거한다 하였고, 맹선孟詵이 이르기를 9월에서 11월까지는 약간의 보함이 있지만, 다른 달은 오치五痔와 모든 창개瘡疥를 제거한다고 하였다[雉肉, 味酸微寒無毒. 別; 主補中益氣力, 止洩痢, 除蟻瘻. 詵曰; 九月至十一月稍有補, 他月則發五痔諸瘡疥].

그러므로 꿩고기는 오히려 등창에 좋으면 좋았지 나쁠 수 있는 것은 아니다. 더구나 계절적으로 문종이 꿩고기를 먹은 때는 4월이니 오히려 등창에 도움이 될 수 있는 복용법이다. 전순의와 같은 식치의 전문가라면 문종의 상황을 고찰했을 때, 비위脾胃가 허손되어 있기 때문에 오히려 이를 권장했을 수 있다. 그도 그럴 것이 이때는 명나라의 사신이 와있던 터라 연일 술자리를 해야 할 정도로 잔치가 잦았었기에, 평소에 허약했던 그가 그러한 자리를 견뎌내기란 쉽지 않아서, 속이 불편한 채로 잔치를 베풀자니 설사도 했었을 것이다. 그러기에 기건의 상소대로라면 '치구雉灸'라고 했으니, 꿩고기도 그냥 복용하는 것이 아니라 구워서 복용했던 것이다.

그것은 『의방유취』를 바탕으로 전순의가 편찬한 『식료찬요』를 통해서도 꿩고기의 용법을 알 수 있다. 이 책에는 꿩고기를 처방하는 곳이 비위脾胃문 · 제갈諸渴문 · 제리諸痢문 · 제치諸痔문 등의 4군데 나오는데, 그 가운데서도 구워서 먹는 방법은 제치문에 등장하니 살펴보자.

> 치질기운으로 하혈이 그치지 않고 힘이 없는 것을 다스릴 때는 꿩 1마리를 식사 때와 같은 방식으로 준비하는데, 잘게 썰어 밀가루를 입히고 소금 · 산초 · 총백을 같이 버무려 떡을 만들어 굽는다. 익으면 식초에 찍어 먹는다[治痔氣下血不止無力, 野雉一隻, 治如食法, 細切着小麪, 幷鹽椒葱白調和, 搜作餅炙, 熟和醋食之].

그 만드는 방법이 요즘 양념 닭튀김과 유사하다. 이로 보면 문종의 병이 어떠했는지 알만하다. 이토록 중기中氣가 손상된 정도가 심하고 격무로 인해 정기精氣가 떨어져 기운이 온전치 못한데, 어찌 정기正氣가 균형 잡혀 사기邪氣를 물리칠 수 있을 것이겠는가. 특히 2월 말에 왔던 명나라 사신은 4월 20일에나 돌아갔으니, 당시 명나라 사신에 대해서는 국왕보다 더한 대접을 하였던 만큼, 거의 두 달간이나 시달렸던 문종은 심신이 피폐해질 정도로 바닥이었던 것이다.

끝으로 기건이 상소한 네 번째는 등창의 고름이 절로 터지게 해야 하는데 이를 침으로 찔러 독을 더한 잘못을 거론하고 있다. 물론 고름이 생겨있는 것을 배농시켰다는 것이 순리에 맞지 않을는지 모른다. 그러나 오늘날에도 고름을 째고 배출시키는 방법을 쓰고 있는데, 그 자체가 문제가 되는 것이 아니라 소독이 제대로 되지 않았을 때의 2차 감염이 문제일 뿐이다. 기건의 말처럼 침으로 찔러 독을 더했다는 얘기는 소독되지 않은 침으로 찔렀을 때나 가능한 말인데, 침을 놓으면서 소독을 하지 않는다는 것은 고려시대에도 없었던 일이다.

어쨌거나 전순의는 문종 사망의 책임을 지고 단종 즉위년(1452) 5월에 아끼던 부하직원인 변한산邊漢山·최읍崔浥과 더불어 고신을 회수당하고, 그 자신은 전의감의 청지기[廳直]로 강등되는 징계를 받았다. 이듬해 정월, 단종은 변한산, 최읍과 함께 전순의를 방면했다. 하지만 7개월 반 만에 풀어주었음에도 사람들은 반대가 극심했다. 단종 1년(1453) 4월 27일, 그 모든 것을 무릅쓰고 단종은 다시 4개월이 다되어 전순의를 내의원에 출사하도록 명했다. 역시 예상했던 대로 대신들의 반대는 끝이 없었다. 특히나 사헌부 지평持平 유성원柳誠源 같은 이는 내의원에 출사하는 것에 대한 반대는 고사하고, 아예 가산家産을 적몰籍沒하고 아울러 처자를 관노官奴로 영원히 소속시킬 것을 거의 한 달 가까이 주창하였다.

이해 10월 중순이 되자 수양대군首陽大君은 계유정난을 일으켜 황보인皇甫仁과 김종서金宗瑞를 주륙誅戮했다. 공포의 시간들이 지속되었지만 전순의 등에 대한 치죄에 대한 상소는 더 이상 없었다. 그리하여 이듬해인 1454년 2월에 단종은 전격적으로 전순의 등의 고신告身을 환급하도록 명하고 군직軍職도 도로 돌려주었다. 수도 한양을 지키는 오위五衛 가운데 용양위龍驤衛의 군직으로 종3품의 대호군大護軍의 자리이다. 여러 대신의 반대는 이때도 역시 빗발쳤다. 하지만 곧바로 정3품의 행行 전의감典醫監 정正이 됨과 동시에, 그동안 몰수되었던 과전科田까지 돌려받게 된다. 그리하여 전순의는 본래의 신분을 완전히 회복하고 어의로써 단종을 실질적으로 보필할 수 있게 된다. 비록 그렇다 하더라도 전순의의 본분은 의관으로서 임금의 건강을 지킬 의무가 있다. 의관으로서 임금을 보필하는 역할 가운데 질병을 다스리는 경우는 당연한 것이지만, 전순의만의 특징을 고려한다면 다른 것은 몰라도 식치食治에 관한 소신을 갖고있음이 두드러진 것이다. 왜냐하면 이때로부터 6년 뒤인 세조 6년(1460) 11월에는 그의 마지막 역작인 『식료찬요』가 완성되었기 때문이다. 따라서 단종의 음식관리는 전순의 몫이었을 것이다.

이렇게 식치의 개념을 적용하여 단종을 보필하였기 때문인지, 이듬해 윤6월에 수양대군에게 선위禪位할 때까지 단종은 별다른 탈이 없었고, 전순의는 어의로써 끝까지 단종의 보필을 무사히 마치게 되었다. 그리하여 식치를 포함한 그의 의술은 이로써 입증된 셈이니, 전의감 내에서도 그의 이러한 능력을 인정하여, 전의감 제조 강맹경姜孟卿은 의서습독관醫書習讀官으로 전순의를 추천하게 된다. 뿐만 아니라 그의 의술은 모든 대신들에게 소문이 자자하여, 그해 8월에는 세조가 공신들에게 잔치를 베푸는 자리에서 당시 병조판서였던 이계전李季甸 앞에서 도승지 신숙주申叔舟가 명의名醫로 거론할 정도로 이름나 있었다. 세조가 등극할 때 전순의를 원종공신原從功臣 1등으로 삼아 정3품의 상호군上護軍에 올랐다.

이로부터 전순의는 세조 2년(1456) 5월과 11월에 연거푸 정3품 당상관堂上官인 첨지중추원사僉知中樞院事에 올랐다. 게다가 이듬해 3월에는 양주와 풍양의 난신亂臣들의 전지田地를 하사받으며, 그들 난신들의 가재家財까지 내려 받았으니 세조의 신임도 특별히 받고 있었던 것으로 보인다. 이렇듯 모든 일에 앞장서 자신의 능력을 발휘했던 그도 늙음에는 어쩔 수 없었나 보다.

나이 환갑이 넘어서자 의생醫生을 가르치는 의서습독관의 자리를 임원준任元濬에게 물려주고, 임금 앞에서 상참常參 때에 하는 의서강독만 맡게 된다. 그리곤 조용히 자기의 오랜 숙원이었던 의서편찬에 몰입하였으니 『식료찬요』가 그것이다. 거의 1년에 걸쳐 완성하니 세조 6년(1460) 11월의 일이다. 식치의 대강을 세우고 질병의 종류를 나눠 일일이 『의방유취』에서 자료를 뽑고 나머지 몇 가지 의서를 참고하여 완성하니, 궁중의 안팎으로 귀한 자나 천한 자나 누구에게도 소용될 수 있고 주변에서 구할 수 있는 재료로 몸을 다스릴 수 있게 됐다. 남녀노소 할 것 없이 손쉽게 집에서 아픈 몸을 다스릴 수 있는 보감이 완성된 것이다.

전의감 도제조였던 강맹경의 죽음으로 국문을 당했던 일을 제외하고, 전순의의 말년은 평온한 셈이었다. 자헌대부資憲大夫의 품계를 받기도 했다. 자헌대부에 오른 것은 세조임금의 시약侍藥에 공로가 있었기 때문이다. 시약의 공로가 있다는 것은 세조가 아팠기 때문이 겠지만 이에 대해서는 어떤 병을 앓았는지 실록에는 별다른 언급이 없어 알 수 없다.

비록 무슨 병인지는 알 수 없어도, 10월 6일부터 11월4일까지 근 1개월 동안 종친宗親과 의정부議政府와 육조六曹의 문안을 거의 매일같이 받는다. 평소에 비하면 거의 정무를 놓다시피 하고 사소한 것만 약간씩 처리하는 것으로 볼 때, 결코 가벼운 질병은 아닌 것 같다. 더구나 왕실의 질병 등으로 안위의 문제가 심각할 때 죄인을 풀어주거나 관직을 올려주는 등의 너그러운 행정집행의 관례가 이때도 적용이 되었고, 10월 16일에는 경연經筵을 왕세자에게 맡겨 병서兵書를 강하게 하는 등의 조치를 취한 것으로 봐서도 쉽지 않은 질환인 것은 확실하나, 질병의 상태를 판단할 만한 여타한 단서도 기록으로 전해지지 않아 짐작하기 어렵다.

여하튼 이에 대한 치료를 위해 노력을 하였겠지만, 별다른 효과를 보지 못했으니 중추원으로 물러나 있던 전순의가 처방을 낸 것 같다. 그것이 효과가 있어 자헌대부에 오르기도 하였지만, 그의 승진은 이에 그치지는 않았던 것 같다. 『성종실록』에는 정2품의 정헌대부正憲大夫에 올랐던 기록도 있는 것을 보면 정헌대부의 작위는 세조 11년(1465) 쯤에 받았던 것 같다. 이렇듯 전순의는 의술에서는 물론이고 그의 학문적 성과가 높았지만, 실록에서의 마지막 기록은 세조 12년(1464) 11월에 세조와 대렵도大獵圖 노름을 하였다는 것을 마지막으로 모든 기록이 사라지고 없기 때문에 사망의 시기는 알 수 없다. 그러나 평생을 4명의 임금을 모시면서도 의학과 민중을 생각하며 손쉽게 누구나 질병을 치료할 수 있는 길을 열어놓은 그의 업적은 오늘날의 우리 후학들에게 커다란 귀감이 될 것이다.

의학세계

전순의는 조선 초기 의관으로서는 의서편찬에 자주 참여하여 가장 저술이 많았던 사람이면서도 임상에도 밝아 당대의 의술로서는 최고의 명의로 그 명성이 자자했다. 그가 어떻게 의학에 입문하였는지는 알려진 바는 없지만 그의 의학적 성취가 시간을 경과하면서 어떠했는지 실록기사의 순서대로 하나하나 짚어보자.

금성대군錦城大君과 전순의

세종 22년(1440) 6월 21일, 임금은 금성대군錦城大君의 병이 나은 것을 기뻐하며, 쾌유에 공이 있는 의원들에게 차례로 상을 내리니, 전순의도 이때 옷 한 벌을 하사받았다. 그런데 그 상이 보통이 아니다. 이때 당시 의원 노중례盧重禮는 안구마鞍具馬 한 필과 밭 5결을, 배상문裵尙文은 한 등급의 가자와 말 한 필, 밭 5결을 받았으며, 양홍수楊弘遂와 전인귀全仁貴, 그리고 김지金智는 전순의와 마찬가지로 각각 옷 한 벌을 받았다. 금성대군(1426-1457)은 세종의 여섯째 아들로 이름은 유瑜이고 단종의 숙부이자 세조의 동생이다. 세종 15년(1433)에 금성대군으로 봉해지고, 1437년에 방석芳碩의 후사가 되었다. 금성대군이 창진을 앓을 당시는 15살 때인데, 당시의 안타까운 사정이 6월 11일자의 기사에 "금성대군錦城大君 이유李瑜가 창진瘡疹에 걸리어 심히 위독하였다. 임금이 깊이 염려하여 영추문迎秋門을 열어 놓고 밤새도록 닫지 아니하고, 병세를 묻는 것이 길에 이어 끊어지지 아니하였다."라고 기록되어 있다. 세종의 답답하고 초조한 마음이 역력히 보이는 대목이다. 그도 그럴 것이 그가 16살의 나이에 처음 얻은 맏딸 정소공주貞昭公主(1412-1424)는 왕실의 친족들에게도 귀여움을 독차지하고 아버지 세종의 사랑과 정성을 담뿍 받았는데 그만 13살의 어린 나이에 완두창豌豆瘡으로 죽고 말았다. 완두창은 두창痘瘡 즉, 마마의 일종으로 오늘날 천연두天然痘라고도 불린다. 두창이 처음엔 좁쌀만 하게 땀띠처럼 발진이 생기는 법인데, 완두창이라고 하는 것으로 봐서 가려워 긁음으로써 2차 세균감염에 의한 농포가 형성되었기 때문에 완두콩처럼 커짐으로서 생명에 대한 위험이 더 높아진 것 같다. 당시로서는 백신이 없었던 터라 전염력이 매우 강하고 대유행을 되풀이하여 많은 사망자를 내기도 하였으니 그 두려움은 엄청났다. 고열과 전신에 나타나는 그 특유의 발진에 대한 악몽이 세종에게 되살아났을 것이다.

비록 두창이 창진과 다르다고는 하나 오한과 발열이 나며 피부에 생기는 발진은 두창과 다름없었고, 고열에 헛소리까지 하는 자식의 고통을 보며 정소공주처럼 죽음의 문턱을 넘나드는 것 같은 두려움이 생긴 것이다. 차라리 대신 아플 수 있기를 바라는 어버이의 타들어가는 심정이 고스란히 담겨있는 내용이다. 이렇게 열흘간의 피를 말리는 걱정 끝에 금성대군이 쾌차하였으니 세종의 마음은 더할 나위없는 기쁨으로 가득 찰 수밖에 없었을 터이다. 그리하여 세상 모든 것을 주어도 아깝지 않을 자식이 지옥에서 되돌아온 기쁨을 나누기 위해 함께 수고했던 사람들에게 푸짐한 상을 나누었을 것이다.

전순의가 피력한 『식료찬요』에서 창진을 다스리는 항목은 「제창절諸瘡癤」인데, 금성대군이 앓고 있는 창진에 관한 음식처방으로는 뱀장어·물오리·굴·흰 수탉·녹두 등을 언급하고 있다.

일본과의 의학교류

다른 때도 마찬가지지만 세종 때에도 일본과의 의학교류가 있었는데, 그 가운데 전순의와 관련된 사항이 『세종실록』에 보인다. 그 가운데 대마도주對馬島主 종정성宗貞盛의 서찰을 가지고 온 숭태崇泰라는 중이 있었는데 이 왜승 숭태에게는 또 다른 면모가 있었다. 의술醫術에 정통하다 한지라, 세종이 시험하고자 하여 흥천사興天寺에 객관을 정하고 후하게 접대하면서 의원醫員 전순의全循義·김지金知·변한산邊漢山에게 명하여 그 기술을 배워 익히게 하고, 또한 병자로 하여금 가서 치료받게 하였는데, 그 기술이 자못 효험이 있었다. 흥천사는 지금의 성북구 돈암동에 있는 절로서 태조 5년에 창건하여 세종11년(1429)에는 왕명으로 절을 크게 중창하고 관아 건물처럼 정기적으로 보수하고 수리하도록 법제화할 정도로 숭유억불의 시대적 조류 속에서도 왕실의 지원과 장려를 받으며 200칸 가까이 되는 당시 조선 제일의 절이다.

그러잖아도 전순의는 지난 1월에 김의손金義孫과 함께 『침구택일편집針灸擇日編集』을 편찬하였던 터라 우리의 침구술에 대한 자부심이 어느 정도 있었을 것이다. 거기에 새로운 침법과의 접목을 시도하였으니, 이전의 그 어떤 침법보다는 훌륭하였을 것은 당연하다.

세자 이향李珦의 등창背疽과 전순의

이향李珦은 조선 5대 임금 문종文宗의 이름이니 세종의 맏아들이다. 학문을 좋아하고 인품이 관후하였으며, 세종 3년(1421) 8살의 나이에 세자로 책봉되었다. 오래도록 세자로 있으면서 나이 17살 때부터 아버지 곁에서 국정업무를 살피기 시작하여 세종 18년(1436)부터 세종을 보필하였다. 이로부터 1450년 37살에 왕위에 오르기까지 세종을 대신하여 섭정하였다.

그리하여 동궁은 29살 때부터 섭정을 시작한 이후로 더욱 공사 다망하여졌고, 그리고 격무는 드디어 등창을 생기게 만들었을 뿐만 아니라, 좀처럼 등에 난 종기를 아물게 할 틈이 없었다. 10월 12일에 등창이 생겼고 10월 25일에는 심해졌으며 11월 1일에는 등창으로 인해 위급하게 되자 죄인들을 사면시켰다. 또한, 11월 14일, 병이 한 달이 넘도록 아무런 차도를 보이지 않다가 11월 15일에 드디어 종핵腫核이 빠져나와 병세가 나아지기 시작하였으며 12월 3일에야 쾌차하였다. 하지만 12월 15일에 사간원司諫院이 논죄를 청하였으며, 12월 23일에 전순의는 드디어 노중례와 더불어 참상參上이었던 직첩은 빼앗기고 종9품인 조교助敎로 좌천되었다.

이렇듯 세종이 재위 거의 절반 이상인 20년을 아버지를 보필하여 다스렸으니, 세종 시대의 절반은 사실상 동궁에 의해서 뒷받침되었다고 해도 과언이 아니다. 그런 오랜 동안의 정치수업에도 불구하고 몸이 약하여 재위 2년 4개월 만에 겨우 39살로 훙하였다.

세종의 승하, 그리고 전순의

세종은 여러 가지 업적들로 조선 최고의 성군으로 추앙되고 우리 역사상 가장 존경받는 인물이다. 당대에 이미 '해동요순海東堯舜'이라 불릴 만큼 숭앙되었는데, 재위 4년 만에 태종이 승하昇遐하자 본격적으로 전권을 행사하였다. 태종이 만들어놓은 정치적인 안정 속에서 자신의 학문적 역량을 마음껏 펼쳐, 애민정신을 기반으로 한 제도와 학문의 기틀을 잡았다. 하지만 이러한 다양한 분야에서 지칠 줄 모르는 열정을 불태웠지만 육체의 한계를 극복하기는 어려웠는지 54세의 나이로 1450년 2월 17일에 승하하였다.

이때 마지막까지 지키며 구료를 하였던 사람이 노중례와 전순의, 그리고 변한산이다. 이는 세종이 승하하고 두 달도 채 안되어 문종 즉위년(1450) 4월 5일 "의원醫員 노중례盧仲禮와 전순의全循義의 고신告身을 돌려주도록 명하였다."라는 기사에서 알 수 있다. 이는 2월 17일에 세종임금이 승하하자, 이에 대한 책임을 물어 직첩職牒을 회수하고 전의감 서원典醫監書員에 소속시켰던 일을 말하는 것이니, 이로써 문종 즉위년 4월 5일의 조치는 세종의 승하에 대한 책임을 물어 회수하였던 고신을 환수시켰음을 알 수 있다. 임금의 승하에 대한 책임을 물게 되는 것은 실제로 관련이 있든 없든 어의御醫로서는 흔하게 있는 일이지만, 일정한 정도가 지나면 면죄부를 주는 것 같다. 세종 32년(1450) 1월 14일, 동궁의 종기에 대해 소홀히 하였을 때도 세종 29년(1447) 1월 3일, 당시 소헌왕후昭憲王后의 병을 제대로 치료하지 못했을 때도 파면시켰다가 다시 복권되어 직첩職牒을 돌려받았다.

이처럼 전순의 뿐만 아니라 조선시대 의관들은 왕실의 질병을 담당하고 있기 때문에, 항상 국상을 당할만한 큰 문제를 일으킨 장본인으로 간주될 수 있다. 그리하여 이에 대한 직접적인 책임을 묻게 되지만, 항상 이내 그 죄가 풀려서 사면되고 원래 자리로 복직되는 경우가 대부분이다. 그러기에 세종의 승하 후에 노중례와 더불어 전순의는 불과 1달 반 만에 복권되어 제자리에 돌아올 수 있었다. 그러면 세종의 사망원인은 과연 무엇이었을까?

세종의 질병으로는 임질, 안질, 부종, 풍습병, 각기병, 소갈병 등이 잘 알려져 있다. 특히나 소갈증으로 인한 안질은 세종 7년(1425) 때부터 그를 괴롭혀 왔으니 임기 중에 거의 대부분을 이 소갈병을 앓아왔다고 봐도 무방할 것이다. 자신의 표현을 빌리자면 세종 21년(1439) 7월 4일에는 "소갈병消渴病을 앓아서 하루에 마시는 물이 어찌 한 동이만 되었겠는가."하였으니, 이 정도면 현대의학적인 측면에서도 공복 시 혈당이 300mg/dL 이상은 충분히 될 법하다. 그런데, 소갈이 직접적인 사인이 될 수는 없을 터이니 사망 시를 거슬러 따져보면 세종이 앓고 있던 병의 정황을 짐작할 수 있을 것이라 여겨진다.

실록기사 1월 26일의 기사에서 '풍질風疾을 앓고 있어서……'라는 말과 윤1월 13일의 기사에 '풍증입니다'라는 말을 통하여 이 해 들어 세종이 앓았던 질병은 풍병風病이었음을 알 수 있다. 여기서의 풍병은 오늘날 중풍中風과는 의미가 다른 상풍傷風의 질병이었던 것 같다. 왜냐하면, 세종 자신이 풍질이라 표현하고 성상문이 풍증風症이라고 하는 것으로 보아 중풍은 아닌 것 같기 때문이다. 뿐만 아니라 위에서도 그렇지만 이후로도 세종은 『황제내경黃帝內經』에서 지적하는 대로 '선행이삭변善行而數變'하는 전형적인 상풍의 증상을 보이고 있기 때문에 더욱 그러하다.

즉, 윤1월 24일에 또다시 피병을 위해 안숭선安崇善의 집으로 거처를 옮기고, 2월 4일에는 여덟 번째 왕자이자 막내아들인 영응대군永膺大君 집으로 거처를 옮겼다가 2월 9일에는 병환이 나아서 보사제報祀祭를 지냈다. 이처럼 병의 진행경과는 상풍의 현상을 보이고 있는 것이니, 불과 2주 정도의 차이를 두고 병의 진전이 반복되고 있는 것이다. 이처럼 불과 2주 정도의 간단한 질병을 앓았던 것으로 봐서 오늘날 바이러스성 호흡기감염에 비견되는 일반적인 감기였던 것 같다. 그러나 기본적으로 소갈병을 앓고 있던 세종에게는 이 역시 치명적인 작용을 해서 상풍은 합병증을 유발하게 되어 드디어는 큰 병으로 다가가게 되었던 것 같다.

보사제를 지내고도 닷새를 지나도록 별다른 이상이 없자, 의정부와 육조에서 풍정豊呈을 드릴 것을 청하지만 거절하였다. 풍정이란 임금내외에게 경사스런 일이 생겼을 때 잔치를 벌이는 일을 말한다. 이를 거절한 것으로 보아 세종은 뭔가 석연찮은 느낌이 있었나 보다. 겉으론 멀쩡해 보였어도 기실 속으론 뭔가 개운치 않았기 때문에 거절하였던 것으로 보인다. 그 느낌은 과히 틀리지 않은 것 같다.

불과 일주일 뒤에 또다시 위급함이 닥쳤기 때문이다. 즉, 보사제를 지낸지 불과 일주일도 지나지 않아 2월 15일에 중 50명을 모아 구병정근救病精勤을 베풀고, 종묘사직과 명산대천·신사불우에 기도드리게 하며 특사의 유지를 내리는 것을 보면 걷잡을 수 없는 병으로 전환된 것 같다. 그리하여 이튿날인 2월 16일에는 "임금이 병환이 위독하여 정근精勤을 정지하였다."고 하고, 드디어 2월 17일에 "임금이 영응대군 집 동별궁에서 훙하다." 한 것이다.

　이처럼 2월 15일에서 2월 17일에 이르는 불과 2-3일 만에 급작스런 훙서를 맞이하게 되는 것으로 봐서 상풍이 되었던 상황에서 상한傷寒이 되었던 것 같다. 상풍이 되어 풍사風邪가 몸에 들어오면 이러한 사기邪氣를 이기기 위하여 내부로부터 정기正氣가 항쟁抗爭을 하게 되니 이른바 정사항쟁正邪抗爭이 시작된다. 그래서 이를 두고 풍생열風生熱한다고 하는데 이때 한사寒邪가 침범하면 풍사風邪를 덮어쓰게 되고 한사로 인하여 풍사가 외부로 나가지 못하게 된다. 그리하여 안쪽에 갇힌 풍사가 요동을 치니 고열이 나게 되는데, 이때 얼른 겉에 머물러 있는 한사를 몰아내고 속에 남아 있는 풍사를 제거하여야 한다.

　이는 마치 지난 2009년 겨울에 혹독하게 겪었던 신종플루의 영향으로 온 국민이 공포에 떨어야 했던 상황을 방불케 한다. 감기바이러스 가운데 인플루엔자Influenza의 한 종류에 불과했지만, 이처럼 병의 요체를 알면 치료는 쉬운 것인데도 알지 못하면 목숨을 순식간에 잃을 수도 있으니, 신중히 살펴야 할 것이 상한병 가운데 상풍증이다.

　그러나 당시에는 피부에 열울熱鬱이 되는 상황을 인식하지 못했나 보다. 아무래도 응급한 경우에 대한 조치가 부족했던 것 같다. 지금도 많은 경우에 이와 같은 상황에 대처함이 부족하여, 충분히 한의학적인 접근으로 개선될 수 있는 것을 서양의 현대의학에 매달리고 있는 것을 보면 아쉬움은 예전이나 지금이나 마찬가지다. 이는 제도적인 면도 있겠지만 상황인식에 대한 임상적 조치의 교육 부재도 한몫하고 있다고 본다.

어쨌든 이전에 편집된 『향약집성방』이나 최근에 편찬된 『의방유취』를 갖고서도 이에 대한 조처를 제대로 하지 못했으니, 노중례와 전순의는 마땅히 중죄를 물어야 할 것이나, 위에 언급한 대로 당시의 의료구조상 쉽사리 처벌하지 못하고, 불과 1달 반 만에 환수했던 고신告身을 돌려줘서 원래의 직책을 수행하도록 복직되었던 것 같다. 이로써 노중례를 비롯한 전순의 등은 방대한 『의방유취』를 완성한 장본인이면서도 구급의학적 지식체험이 부족했던 것을 볼 수 있다. 하지만, 이후 전순의는 이에 대한 깊이 있는 연구를 통해 이를 극복하였던 것 같다. 밀성군密城君 이침李琛의 상한병을 다스리는 데 공을 세웠기 때문이다.

밀성군密城君 이침李琛의 상한병傷寒病

밀성군 이침(1430-1479)은 세종의 아들로 어머니는 신빈 김씨愼嬪 金氏(1406-1464)이다. 총명과 지혜가 뛰어나 세종으로부터 남다른 사랑을 받았다. 문종 2년(1452) 그의 나이 23살에 병이 들었다. 처음 3월 12일에 밀성군이 갑작스레 병이 위독하자 치료와 더불어 한편으로는 흥천사에서 기도하게 하고나니 다행스레 조금 차도가 있자 문종도 매우 기뻐하였다. 순간적으로 위독할 정도로 병이 커졌다는 것은 봄날의 찬바람에 상한傷寒이 들었던 것 같다. 그러나 사흘 뒤인 3월 30일에는 중 설의雪宜를 경기의 주군州郡에 보내어 악병惡病을 구료救療하는 수륙재水陸齋를 거행하도록 하는 한편 전순의로 하여금 내의원을 선도하여 적극적 치료에 매진하게 하였다. 마침내 전순의의 치료는 성공을 거두었고 20여 일을 끌던 병이 쾌유되었다. 전순의에게는 상한傷寒과 온병溫病에 대한 지식기반이 구축되었음에 틀림없다. 그리하여 그의 성공은 문종 2년(1452) 4월 13일에 특별히 안마鞍馬를 하사받게 되었으니, 이는 자신과의 그동안 투쟁해왔던 노력의 결과물이었을 것이다. 그러나 한편으론 이것이 오히려 그에게 커다란 부담으로 다가오고 있었으니, 시련의 서막이 그의 앞에 열리고 있었기 때문이다. 그것은 다름 아닌 그를 신뢰한 문종을 사망으로 이끌게 된 중요한 사건이 벌어지고 있었기 때문이다. 심지어 문종을 독살케 한 주범으로 후세에 그가 꼽히고 있을 정도이니, 가히 숨 가쁘게 변하고 있는 역사의 한 장면이 이루어지고 있었던 것이다.

학문세계

전순의가 살았던 시대는 조선 초기의 새로운 국가성립을 위한 기초를 다지기에 여념이 없었던 시기였다. 특히나 세종시대는 조선시대 전체를 통틀어 학문적 성취가 가장 뛰어났던 때이므로, 교학상장教學相長의 학문적 토대가 구축되어 저마다의 능력이 배가되는 풍토가 조성되어 있었다. 이러한 가운데 전순의로서는 세종과 함께 호흡하며 그의 의학적 역량을 마음껏 발휘할 수가 있었다. 그 결과 『의방유취』(1445)의 편집과 『침구택일편집』(1447)의 편찬, 그리고 『산가요록』(1450)의 편찬으로 이어졌다. 의학서적의 발간은 세종시대와 더불어 성장할 수 있었던 지식의 산물이었다.

이러한 바탕에서 선임자인 노중례와 더불어 왕실의 어의로서 임상의학적 기반을 다지기도 하였을 뿐만 아니라, 변한산·김지 등과 더불어 일본과의 의학교류를 통해 국제적 감각도 익히고, 이후 문종시대와 단종시대를 거치면서 내의원 정正과 전의감 정正을 역임歷任함으로써 왕가의 질병을 다스리는 동안 임상의학적 기반은 더욱 확충되었다. 게다가 세종 때부터 의서의 습독을 권장해왔던 터에 단종 3년 1월에 이효신·김지 등과 더불어 의서습독관醫書習讀官으로 추천되어, 이를 세조 5년(1459)에 임원준任元濬에게 물려줄 때까지 5년간 의생醫生을 가르쳤던 경험을 살려 이듬해 『식료찬요』(1460)를 찬집함으로써 그의 학문적 소양을 유감없이 구가謳歌할 수 있었다 해도 과언이 아니다.

이렇듯 그가 이루어놓은 학문적 성과는 세종 시대의 지식기반의 구축과 노중례와 같은 뛰어난 선임의관의 역할도 컸지만, 그의 부단한 학습과 연구를 통하여 이뤄진 결실인 만큼 그 가치가 더욱 돋보이는 것이다. 특히나,『식료찬요』는 그가 의학에 대해 완숙의 경지에 이르렀을 때 집필하였을 뿐만 아니라 유일하게 자기의 필체로 문장을 다듬어 서문을 썼던 것이니, 이러한 그의 문장을 통해서 어느 정도 그 성격과 학문적 성취를 엿볼 수 있다. 따라서 전순의에 대한 전체적인 조망을 위해서는 그의 대표작이라 할 수 있는『식료찬요』를 먼저 살펴보는 것이 지극히 당연한 순서다.

『식료찬요食療纂要』와 전순의

전순의가 편찬한『식료찬요』가 당대에 얼마나 실용화 되었는지는 알 수 없으나, 세조 6년(1460) 11월에 찬집된 이래 27년이 지나서 성종 18년(1487) 4월에 의정부議政府 우찬성右贊成 손순효孫舜孝가 경북 상주尙州에서 간행하여 배포하니 그것이 바로 상주본『식료찬요』다. 하지만, 나중에 간행연대를 알 수 없는 강원도 양양襄陽본이 발견되어 그 모습을 새롭게 확인할 수 있는데, 그 필체의 수려함이 세조 1년(1455)에 명필가 강희안姜希顔의 진체晉體에 가까운 글자를 자본字本으로 해서 주조하였던 을해자乙亥字로 찍혀 있는 것으로 봐서는 이것이 처음 간행되었던『식료찬요』의 원본에 가까운 것으로 생각된다.

여하간 양양본과 상주본으로 간행한 것으로 보아 적어도 당대에 이『식료찬요』가 요긴하게 쓰였음을 알 수 있다. 또한 이렇게 서로 다른 판본으로 현재까지 전해지고 있는 것으로 봐서는 그 실용적 가

全循義

치가 높았을 것으로 생각된다. 그것은 이후에 조선 후기에 쓰인 빙허각 憑虛閣 이씨李氏(1759-1824)의 『규합총서閨閤叢書』에도 영향을 미쳐 전순의의 다른 저작인 『산가요록』과 더불어 가정백과사전으로서의 면모를 이루게 되었을 것이란 추측이 된다.

　전순의의 문장은 현재까지 그가 『식료찬요』에 썼던 서문이 유일하게 남아있다. 그러므로 그의 『식료찬요』 서문은 그의 문장력을 알아볼 수 있는 유일한 단서이기도 하고, 그의 생각을 엿볼 수 있는 가장 직접적인 단서이기도 하다. 그의 의학에 대한 견해가 거의 완성된 단계에서 지어진 책인 만큼 의서로서도 값어치가 크지만, 문장 하나하나에서 묻어나오는 그의 성숙된 인간적 내면을 파악할 수 있는 귀중한 자료이기도 한 셈이다.

　서문에도 밝혔듯이 『식료찬요』의 서문은 왕명에 의하여 전순의가 썼고, 책의 제목은 세조가 내린 이름이다. 세조는 그 자신도 의학에 진념하여 나중에 스스로 의서를 썼는데, 세조 9년(1463) 12월에 인쇄하여 반포하였던 『의약론醫藥論』이 바로 그것이다. 세조 5년(1459) 11월부터 전순의를 비롯한 11명이 매번 상참常參 후에는 의서醫書를 시강侍講하였으니, 다년간의 의학서적의 탐독은 『의약론』이라는 독특한 의서를 펼치게 했던 것이다. 이렇게 하여 『의약론』을 만든 세조는 우리나라 역대 임금으로서는 직접 의서를 편찬한 최초의 인물이기도 하다.

　『식료찬요』는 『식의심감』·『식료본초』·『보궐식료』·『대전본초』 등에서 발췌하여 원래 45문으로 쓰였으나, 처방으로 쓰인 음식들의 이름과 실제와는 달라서 혼돈될 것을 세조가 염려하자 더러 부문附門

을 넣거나 음식 이름은 정음正音을 써서 새롭게 고쳐 완성하였다. 여기서 말하는 '정음'은 속어나 사투리 또는 한글표기로 오해를 살 수 없도록 한자어를 쓰고 있음을 말한다. 즉, 이미 세종 때 한글이 완성되었지만 일반화되어 있지 않거니와, 세종 당대에도 발음이 정확하지 않아 표기가 헷갈리고 있었고, 이미 세조 때를 거치면서 수정보완 또는 대치되기 시작한 한글이어서, 이러한 문제점을 없도록 하였다는 것을 나타내준다. 예를 들어 중풍中風의 경우에『구급방救急方』에서는 '바롬마즌병'으로 표기하고 있으나 발음하기에 따라 오해의 소지가 있으므로 '제풍諸風'이라고 한자표기를 했다는 말이다.

또한, 부문附門은 각 병증문 아래에 부문을 두어 비슷한 것들을 한 데 묶었음을 말하는데, 예를 들면 심복통문心腹痛門 아래에 협통문脇痛門을 부문으로 두었다든지 해수문咳嗽門 아래에 천문喘門을 부문으로 둔 것을 말한다. 이러한 형태는 조선 중기에 편찬된『의림촬요醫林撮要』를 비롯해 여러 곳에서 흔하게 볼 수 있으며, 비슷한 것을 헷갈리지 않게 비교함으로써 명확하게 병증을 파악하고 제대로 처방을 고를 수 있도록 도와주는 역할을 할 수 있었다.

이를 통해 오늘날 복약지도에 있어 음식으로 다스릴 수 있는 것은 마땅히 음식으로 다스리게 하고, 탕제나 침구로 시술할 때에도 음식지도가 얼마나 중요한지 배우고 익혀서 충분히 활용할 필요가 있다. 나아가 현대의학에서 영양사를 따로 두어 관리하고 있듯이 한의학도 예전과 같이 복약지도와 음식지도를 함께 할 수 있는 제도적인 역량도 확충할 필요가 있다. 또한 약물에 의하지 않고도 손쉽게 음식으로 치료효과를 올릴 수 있는 연구를 시도하여야 할 것이다.

『침구택일편집針灸擇日編集』과 전순의

세종시대의 학문적 열정은 조선시대 전체를 통틀어 가장 치열했던 때라 해도 과언이 아닌데, 그만큼 사회 전반에 걸쳐서 다양한 분야의 학문적 성취가 있었기 때문이다. 의학에 있어서도 마찬가지여서 임금과 호흡을 맞추어 열과 성을 다하여 각기 발전을 이룩하였으니, 전순의도 이 시대에 자신의 역량을 최대한 발휘하였던 것 같다. 이것은 전순의의 4대 저작 가운데 세조 때 편찬된 『식료찬요』를 제외하면, 『의방유취』·『침구택일편집』·『산가요록山家要錄』의 3대 저작물이 모두 세종 때에 이루어졌음을 통해서도 알 수 있는 바이다.

이같이 『침구택일편집』을 쓸 때 당시의 전순의의 왕성한 저작능력은 세종임금의 진두지휘에 의한 집현전을 위시한 학구적 성향이 온 나라에 팽배해 있음과, 『의방유취』를 편집한 경험적 자산이 그에게 크게 작용했음도 결코 간과할 수 없는 큰 영향임이 틀림없다. 이렇게 확신할 수 있는 근거는 이 책의 인용서목 16종 가운데 14종이 『의방유취』와 동일하며, 그 편찬방식이 같은 내용에 관한 각각의 인용서적을 세밀하게 대조하고, 정도에 따라 분류하여 나열하는 『의방유취』의 인용방식과 상당히 닮아있기 때문이다.

그리하여 이것은 필요에 따라 어떤 택일의 방식을 선택할 수 있는지에 대한 자료로써의 활용이 가능한 것이며, 이는 고착화 되어있는 단일방식 체제보다는 상황에 따라 적절한 선택의 폭을 넓혀줌으로써, 적의적절한 시술을 하여 최선의 효과를 올릴 수 있다는 장점도 있다. 그러나 그것은 정밀한 실력을 요구하는 것이기 때문에 제대로 갖춘 실력이 아니면 선택의 어려움이 있다는 단점을 동시에 가지고 있다. 그렇다 하더라도 이러한 정렬 방식은 모든 방서方書가 취하고 있는 것이기 때문에 조금만 익숙해진다면 별다른 어려움은 없으리라 생각한다.

『침구택일편집』은 침구에 관한 전문적인 지식을 가진 자에게 필요한 것이다. 그것은 침구에 관한 시술 자체가 전문성을 요하는 것이므로 정밀한 바탕이 없이 이루어질 수 없기 때문이기도 하다. 침낭針囊만 흔들며 아무데나 꾹꾹 찌른다고 다 침의鍼醫가 되는 것이 아님을 이 책은 보여주고 있다. "병을 다스리는 손쉬운 법은 침구針灸보다 묘한 것은 없고 침구의 도리에 택일擇日보다 더 중요한 것은 없다."고 강조하여, 택일을 소홀히 하여 낭패를 겪는 것을 막고자 하였

『침구택일편집』 중간본

음을 알 수 있다.

　이러한 『침구택일편집』은 세종 29년(1447) 1월 6일에 완성되었는데 그것은 이 책의 앞에 기록되어 있는 김예몽金禮蒙의 서문에 그렇게 쓰여 있기 때문이다. 김예몽의 직책은 당시에 꽤나 다양하여 여러 가지를 한꺼번에 겸직하고 있었다. 여기 기록된 직책만으로도 세종임금으로부터 얼마나 총애를 받았는지 알 수 있을 정도다. 그만큼 그의 능력을 인정받은 바 있으며 지혜로운 세종이 얼마나 그의 인품을 높이 사고 있는지 짐작할 수 있다.

　즉, 이때 종5품 하계下階의 봉훈랑奉訓郎이자, 세종의 연구기관인 집현전에서 종5품의 부교리副校理를 맡음과 동시에, 국왕의 교서教書 등을 작성하는 지제교知製教이면서, 시정時政을 기록하는 춘추관春秋館에서 종5품의 기주관記注官을 지냄과 아울러 세자시강원世子侍講院에서 정6품의 세자 좌사경世子左司經 등 무려 5가지를 겸직할 정도로 학문을 좋아하며 사부詞賦에도 능했지만, 성품 또한 온아하고 청렴하였으니 그 글에 인품이 나타난다. 서문의 주요내용은 결과적으로 병을 다스림에 침구가 중요하니, 그 요체는 '마음을 정미롭게 하여 손에 적응시키도록 할 것'이며, 시술을 할 때는 택일을 잘하여야 모두가 건강하고 오래 살게 된다는 얘기다.

『산가요록山家要錄』과 전순의

현존하는 『산가요록』은 2001년도 말에 폐지더미에서 우연하게 발견된 것인데, 그 형태가 많이 훼손된 것이어서 언제 이 책이 쓰였는지 분명하지 않다. 그러기 때문에 전순의가 편찬한 서적 가운데 그 편찬연대가 가장 불확실한 책이 바로 『산가요록』이다. 그리하여 그 설도 분분하지만 여기서는 홍기용·윤태순 역, 고농서국역총서古農書國譯叢書(8) 『산가요록山家要錄』에 실려 있는 김영진의 해제에 따라 세종 32년(1450)을 그 편찬이 완성된 때로 설정한다.

김영진이 그렇게 분석한 이유는 세조 6년(1460)에 쓰였던 『식료찬요』보다 판각의 형태가 덜 체계적이라는 것이 그 까닭이다. 비록 김영진의 이유가 다소 옹색하지만 이를 받아들이는 필자의 생각은 다음 두 가지의 이유에서다. 우선 첫 번째로 『의방유취』(1445)를 편집하고 『침구택일편집』(1447)을 편찬한 시기와 별로 멀지 않기 때문이다. 이 두 서적은 가장 왕성한 편찬의욕을 발휘했던 세종대에 완성되었고, 전순의로서도 한창 학술적 성향이 강할 때이기 때문이다.

다음 두 번째로 『침구택일편집』은 책의 제목에서도 나타나듯이 택일에 관한 중요성을 강조하고 있는데, 『산가요록』도 이와 같은 택일의 생각이 곳곳에 묻어나 있기 때문이다. 워낙 여러 곳에 다양하게 산재되어 있어 일일이 다 열거하기는 어렵지만, 예를 들자면 '재의길흉일裁衣吉凶日'을 적시摘示해 놓고 있음을 보아서도 그러하다는 얘기다. 옷을 마름하기 좋은 날과 나쁜 날을 가려서 정갈하게 복장을 갖추도록 하는 것은 유교를 중시하는 조선의 사상적 기반으로서는 의식주 가운데서도 가장 앞서 중요한 것이므로 그 의미가 여느 때보다 다르다. 그러므로 길흉의 날을 정하여 의복생활의 규범을 두는 것은 『침구택일편집』과 그 궤를 같이 한다고 보아야 한다.

그러나 이러한 사고의 근간이 전순의에게 일생을 두고 지속되고 있는 것 같지는 않다. 즉, 그가 편찬한 마지막 작품인 『식료찬요』에는 이러한 택일에 관한 어떠한 언급도 존재하지 않기 때문에, 만년의 전순의에게는 택일에 관한 의식 자체가 많이 누그러졌거나 아니면 이미 사라진 상태라고 볼 수 있다. 그러므로 세조 6년(1460)에 편찬된 『식료찬요』와 가까운 시일인 세조 5년(1459)에 『산가요록』이 편찬되었다는 설은 현재까지 별다른 근거도 없을 뿐만 아니라 설득력이 없다고 본다. 따라서 다른 대안이 없는 한 김영진의 설에 따라 세종 32년(1450)에 편찬된 것으로 정한다.

더구나 『산가요록』은 전반부가 훼손되어 없고 책의 마지막에 "전순의가 편찬하고 최유빈이 초록하다.[全循義 撰 崔有瞶 抄]"라고 되어 있다. 원래의 편찬자가 전순의였지만 초록한 최유빈의 의도가 개입되었을 가능성도 배제할 수 없다. 전순의가 편찬한 본래의 모습인지는 알 길이 없지만 이 책이 기본적으로 농가에서 필요한 사항들을 기록한 것이므로 내용들이 전반적으로 바뀌지는 않았을 것이다.

『산가요록』은 낙장落張을 제외하면 비록 31장 밖에 되지 않는 얇은 책이지만, 그 안에 담고 있는 내용들은 당시 농가에서 필요한 모든 것을 총망라되어 있는데 내용상의 몇 가지 특징을 나눠 얘기하자면, 우리나라의 농업현실을 반영하려 했다는 점 외에도 독특한 영농기술의 개발로 생산성 증대를 도모했으며, 지역적 특색에 맞는 농작물 재배의 다변화를 꾀하였고, 기근과 전쟁 등의 대비를 위한 비상식품을 개발하였고, 질병과 건강을 위한 기능식품 들을 개발함으로써 예방豫防과 보양保養을 통한 간접적 의료지원을 하였으며, 농가의 일상생활에 실제적인 도움을 줄 수 있는 다양한 지침을 마련하였다. 여기서는 몇 가지만 소개하는 것으로 나머지를 대변할까 한다.

우선 첫째로, 우리의 현실을 반영하여 이 책의 전체적인 꾸밈이 이루어졌음을 알 수 있는 것은 곳곳에서 그 흔적들을 발견할 수 있다. 예를 들면, '과일나무재배법'은 배나무[梨], 감나무[柿], 능금나무[林檎], 밤나무[栗], 대추나무[棗], 복숭아나무[桃], 앵두나무[櫻桃], 포도나무[葡萄], 자두나무[李], 매화나무와 살구나무[梅杏], 석류나무[石榴], 모과나무[木瓜], 은행나무[銀杏], 감귤나무[橙橘], 과일나무 심는 길일[諸果吉日], 과일나무 접붙이기[椄諸果]의 항목으로 이루어져 있다. 그런데, 이들 가운데 제례祭禮에 쓰이는 과일은 앞쪽에 배열하고 있으며, 그 순차도 제사상에 오르는 순서에 맞춰 홍동백서紅東白西의 규칙을 지키고 있음을 알 수 있다. 고려시대의 불교의식에서 탈피하여 조선시대로 넘어오면서 유가의 법도대로 이를 배열한다는 생각의 발상이 자못 흥미롭게 여겨진다.

다음으로, 독특한 영농기술의 개발로 생산성 증대를 도모한 부분은 대표적으로 '겨울에 채소기르기[冬節養菜]'에서 볼 수 있다. 비록 겨우 6줄로 간단하게 언급하고 있지만, 그 속에 담긴 뜻은 엄청나서 추운 겨울에도 싱싱한 채소를 먹을 수 있는 온실溫室의 제작기법을 설명하고 있음이다. 현대적 의미의 온실의 제작은 그동안 독일의 하이델베르그에서 1619년에 설계되었다는 기록이 세계 최초였는데, 전순의가 『산가요록』에 기록한 것은 이보다 무려 170년 가량 앞섰으니, 당시의 과학적 영농방법의 아이디어가 얼마나 대단한 것인지 알 만하다. 이러한 방식은 현대에 그대로 적용해도 설비자재가 차이가 날 뿐으로, 그 성능과 효과는 오히려 더욱 뛰어나기 때문에 당시에 이런 장치를 마련했다는 것이 믿기지 않을 정도다.

全循義

　　게다가 기름먹인 한지로 창을 내서 자연광의 효과도 올리고, 그 위에 멍석같은 개폐식 덮개를 만들어 눈이나 비가 올 때를 대비하고 실내온도도 보호하니, 고안된 장치가 아주 과학적이고 실용적으로 설계되었다. 이러한 영농기술의 개발은 농한기인 겨울에도 신선한 야채를 만들 수 있는 생산성 증대에 획기적인 역할을 하였을 터이다.

『의방유취醫方類聚』와 전순의

　　조선 초기의 세종시대는 기아와 고아 보호기능을 강화하기 위해 제생원濟生院과 호조戶曹로 하여금 시설을 확충하고 인원을 증원하여 이를 위한 법을 제정하고, 각 의사醫司의 의관이 중국으로 가는 사신을 따라가서 중국산 약재를 구입하는 것을 제도화하였으며, 동서활인원東西活人院에 설치되어 있던 한증소汗蒸所의 시설을 개선하여 병자를 돌보고, 태종 때부터 있었던 의녀제도를 강화하여 더 많은 여의女醫를 양성하여 지방의 부녀자들에게도 혜택이 미치게 함으로써 제도를 정착시켰으며, 의생교육을 위해 삼의사三醫司에 의생방醫生房을 설치운영하고, 의서습독관醫書習讀官을 신설하여 의학을 권장함으로써 의술을 보급하고 의원의 자질을 높이도록 하였고, 전의감典醫監·혜민국惠民局·제생원濟生院의 전직前職 권지權知를 각도의 수영水營과 포구浦口에 각각 1인씩 파견하여 수군水軍을 치료토록 하였고, 전옥서典獄署에 월령의月令醫를 두어 매달 1명의 의원을 파견하여 죄수를 치료하고, 전의감典醫監에 속해 있던 내약방內藥房을 독립시켜 내의원內醫院이라 개칭하고 왕을 비롯한 궁중인물의 치료를 담당케 하였다.

　　그러나 무엇보다 가장 걸출한 의학적 성과는 『향약채취월령鄕

藥採取月令』(세종13년, 1431)을 위시한『향약집성방鄉藥集成方』(세종 15년, 1433)과『의방유취醫方類聚』(세종 27년, 1445)에 있다. 이는 조선 초기 우리나라 의학발달의 자주적 기초를 마련하였을 뿐만 아니라, 모든 의료의 표준을 만들었다는 데 중요한 의의가 있다.『향약채취월령』은 우리의 향토와 체질을 고려하여 본초本草의 기미氣味와 약성藥性을 시기에 맞춰 표준을 세웠고,『향약집성방』은 임상에서 접할 수 있는 각종 질환에 어떠한 조치를 해야 하는지에 대한 상세한 기준이 제시되고,『의방유취』는 임상 각과의 학문적 토대를 마련하기 위한 제서諸書의 적절한 편집으로 각 분과별 이론적 바탕이 다져지게 되었다.

그리하여, 우리나라 의학을 전문으로 하는 의서편찬의 산실이 되었으니, 곧『의방유취』를 통해서 우리나라 전문의서의 출판이 본격화되었다고 할 수 있다. 이러한 사실은 그동안 출판되었던 의서들이『의방유취』를 기준으로 하여 필요에 따라 새롭게 꾸며졌던 것으로 보아 얼마나 이것이 그 영향력을 발휘하였는지 알 수 있다. 그 규모가 대부분 밝혀지지 않아 어느 정도인지는 알 수 없지만, 몇 가지 밝혀진 것만 해도 가히『의방유취』의 지식기반이 어떠한 방식으로 작용하고 있는 것인지 짐작할 만하기 때문에 그 파급효과가 대단히 컸음을 알 수 있다.

즉,『의방유취』를 지식기반으로 하여 만들어진 의서들은 우선 백성들에게 최우선으로 손쉽게 의료혜택을 받을 수 있는 구급의서救急醫書들이 간행되는데, 세종 때의『구급방救急方』, 세조 12년(1466) 때의『구급방언해救急方諺解』, 성종 20년(1489) 때의『구급간이방救急簡易方』, 연산군 4년(1498) 때의『구급이해방救急易解方』, 선조 41년(1608)때의 『언해구급방諺解救急方』 등이 그것이다. 이들 구급방서들은 『의방유취』가 처음 성서成書될 때와, 다시 교정되고 정리되어 재편집되었을 때와, 간행되어 활용된 때로 나뉘어져서 각 시기별 『의방유취』의 활용 형태를 보여주는 좋은 예가 된다.

또한 조선 초기는 끊임없이 창궐하는 전염병에 대한 대책으로 벽온의서辟瘟醫書들이 등장하게 되는데, 이들 또한 『의방유취』의 초고본初稿本에서 교정본校正本을 거치면서 초간본初刊本이 등장한 이후에 지속적으로 변화하면서 각 시대에 맞춰 간행된다. 즉, 세종 때의 『벽온방辟瘟方』, 성종 20년(1525) 때의 『속벽온방續辟瘟方』 또는 『간이벽온방簡易辟瘟方』, 중종 37년(1542) 때의 『분문온역이해방分門瘟疫易解方』, 광해군 5년(1613) 때의 『벽역신방辟疫神方』과 『신찬벽온방新纂辟溫方』 등이 그것이며, 『벽온방』을 알기 쉽게 풀이한 효종 4년(1653) 때의 『벽온신방辟瘟新方』 등이 모두 『의방유취』를 기반으로 한 것이었으니, 당시 전염병에 대한 대책으로써 그 기초 작업이 모두 여기에서 다 이루어졌다고 해도 과언이 아닐 정도다.

또한 『황제내경黃帝內經』에 적시摘示하였듯이, 어염魚鹽을 가까이하는 우리 민족에게 고질적으로 자주 발생하였던 종창腫瘡에 대한 대책 역시 중요한 의료업무였다. 앞서 '전순의의 의학세계'에서 볼 수 있듯이 왕실의 종실宗室을 위협할 정도로 무서운 질병이었기 때문이다. 이에 세종 때에 편찬한 『창진방瘡疹方』을 산정刪定하고 주석注釋하여 세조 3년(1457) 4월에 새로 편찬된 『창진집瘡疹集』은 그 논설論說과 치방治方을 『의방유치』에서 구하고 있고, 이어 중종 13년(1518)에는 『의방유취』 초간본에 따라 새로이 『창진방』을 언해諺解하고, 선조 41년

(1608)에는 허준에 의해 『언해두창집요諺解痘瘡集要』를 내게 되었다.

  이와 같이 국가에서 긴요하게 다루고 있는 의학적 과제들은 당시에 의료현장에서 화급하게 다루어야 할 중요한 사업들이다. 또한 백성들에게 바로 쓰일 수 있는 것들이므로 국가가 백성들의 피부에 와 닿도록 현실감 있는 정책을 펼칠 수 있는 것들이다. 이러한 의료정책의 하나로 의서들을 간행할 수 있다는 것은 바로 국력의 바탕이 되는 것이며, 민생안정을 위한 최우선 정책들인 것이기에 한시바삐 이루어져야 하는 사업이었다. 그러므로 이러한 정책과제를 세종은 확실하게 꿰뚫고 있었던 것이며, 그 가운데 이루어진 『향약채취월령』과 『향약집성방』, 그리고 『의방유취』는 국책의료사업으로써 가장 중요한 업적을 나타낸 것이라 할 수 있다.

양생과 일화

全循義

사가四佳 서거정徐居正(1420-1488)은 19세(세종 20년, 1438)에 과거에 급제하여 25세(세종 26년, 1444)에 사재감 직장司宰監直長의 관직에 오른 이후 69세(성종 19년, 1488)의 나이로 생애를 마칠 때까지 화려한 관직생활로 일관한 인물이다. 네 번이나 현량과賢良科에 급제하였으며 45년간 다섯 임금을 섬겼고, 23년간 문형文衡을 담당한 대문호大文豪이자 전형적인 대각문인臺閣文人이다. 자는 강중剛中, 호는 사가정四佳亭 또는 정정정亭亭亭, 시호는 문충文忠, 본관은 대구大丘이다.

그의 경륜과 기량이 한창 무르익을 44세(세조 9년, 1463)에 사헌부 대사헌司憲府大司憲을 거쳐, 이듬해 가을에 경기도관찰출척사京畿道觀察黜陟使에 제수되었으나 병으로 사양하였다. 정확한 기록이 없어 병명은 알 수 없으나 이때 서거정은 질병의 고통으로 많은 고생을 하였던 것 같다. 그리하여 위험한 고비도 넘기고 완전히 회복되는 47세(세조 12, 1466) 3월에 독권관讀卷官에 임명될 때까지 꼬박 1년 반을 병으로 지내게 된다. 오래도록 병을 앓다보니 당시 내의원에서 가장 뛰어난 의관인 전순의가 손을 쓰게 되었나보다. 그리하여 간단한 뜸을 처방하여 거의 회복된 단계에 이르게 한 전순의에 고마움을 전한 것 같다. 『사가집』 제12권 시류詩類에 실린 칠언절구에서 서거정은 "전중추全中樞 순의循義가 와서 뜸질할 자리를 표시해놓고 간 다음, 여의女醫 접상接常을 보내서 뜸질을 하게 하므로, 위하여 한 절구絶句를 지어서 그 사실을 기록하다.[全中樞 循義, 來點灸穴而去, 遣女醫接常灸之, 爲賦一

絶誌之]"라고 적고, 다음과 같은 시를 지었다.

白髮鴻樞愈健强	백발의 홍추는 늙어갈수록 건강하기에,
人言醫術最精詳	남들은 의술이 가장 정상하다고 말하네
沈綿我病長年事	나의 병치레는 오래전부터의 일이지만,
救活君恩幾日忘	인명 구해준 그대 은혜는 언제 잊을 손가!
頗信胸中多妙術	가슴속에 묘술이 많음은 자못 믿거니와,
誰知肘後有良方	『주후방』에 좋은 처방이 있음을 누가 알리오.
明堂訣罷還歸去	명당을 정해 놓고는 바로 돌아갔는데,
裊裊香煙艾炷光	모락모락 향 연기에 뜸쑥은 빛이 나누나

여기서 홍추鴻樞는 중추원을 말하니 '백발의 홍추'는 중추 벼슬을 한 전순의를 말한다. 서거정도 이때 나이 47살로 어느 정도 연만한 나이가 되었으나 병석에 있는 그로서는 비록 백발이 성성한 전순의라 할지라도 기품 있어 보이는 그의 풍채가 내심 부러웠음을 비추고 있는 것이다. 게다가 '늙어갈수록 건강'하다는 표현을 보아서도 전순의가 얼마나 양생養生에 힘쓰고 있었는지를 짐작할 만하다. 또한 전순의의 의술이 뛰어남을 극찬하고 있는 것이 구구절절이 여실하게 드러나 있다. 즉, 중국의 남북조시대에 진晉나라에서 활동했던 갈홍葛洪과 비견하여 언급하고 있음은 그만큼 서거정으로서는 커다란 혜택을 받아 자신의 병이 회복되었음을 의미한다. 이를 '가슴 속의 많은 묘술이 자못 믿어지는' 것을 당연하게 여기며, '『주후』의 좋은 처방이 있음을 누가 알겠는가?'로 표현하여 갈홍에 견주어 언급

하고 있는 것이다. 여기서 '『주후』'는 갈홍의 『주후비급방肘後備急方』을 의미한다.

서거정은 전순의가 표시해 놓은 뜸자리에 의녀 접상이 차례대로 불을 붙여 뜸을 뜨자, 거의 몽환적인 기분으로 편안한 느낌을 마지막에 표현함으로써 이 시를 끝맺고 있으니, '명당을 정해 놓고는 바로 돌아갔는데 모락모락 향 연기에 뜸쑥은 빛이 나누나'라는 구절이 당시 서거정의 표정을 보는 듯하다.

세종 22년(1440)	6월 21일. 금성대군錦城大君의 쾌유에 공을 인정받아 옷 한 벌을 하사받다.
세종 25년(1443)	6월 15일. 내의원 정正이 되다.
세종 27년(1445)	10월 27일. 왕명에 따라 『의방유취醫方類聚』(365권)의 편찬에 참여하다.
세종 29년(1447)	1월 6일, 전순의가 찬집한 『침구택일편집針灸擇日編集』에 김예몽金禮蒙이 서문을 짓다. 5월 6일, 대마도 숭태崇泰라는 중의 의술醫術을 의원醫員 김지金知 · 변한산邊漢山 등과 함께 배우다.
세종 31년(1449)	12월 23일, 임금이 동궁의 등창을 제대로 치료하지 못한 죄로 노중례盧重禮와 더불어 직첩을 환수하다.
문종 즉위년(1450)	2월 17일, 세종이 승하하자 직첩이 회수되고 전의감 서원書員으로 강등되다. 4월, 『산가요록山家要錄』을 찬집하다. 4월 5일, 의원 노중례와 더불어 고신告身을 돌려받다. 4월 6일, 사헌지평司憲持平 이의문李宜門이 고신을 돌려주지 말 것을 두 번이나 청하였으나 윤허하지 않다.
문종 2년(1452)	4월 13일, 밀성군密城君 이침李琛의 병이 나았기 때문에 안마鞍馬를 하사받다. 5월 5일, 저녁에 임금의 종기癰氣가 차도가 있다고 보고하다. 5월 8일, 내전內殿에 나와서 임금의 종기가 평일과 같다 하다. 5월 15일, 문종이 승하하다. 대간臺諫들이 내의 변한산 · 최읍崔浥 등과 함께 치죄하기를 청하다.
단종 즉위년(1452)	5월 18일, 변한산 · 최읍과 함께 고신을 빼앗기고, 전의감典醫監 청지기로 강등되다.
단종 1년(1453)	1월 4일, 변한산 · 최읍과 더불어 전의감 청지기에서 방면되다. 4월 27일, 내의원에 출사하다. 5월 1일, 내의에서 제명되고, 내의원 출사가 금지되다.
단종 2년(1454)	2월 19일, 고신을 환급받다. 3월 11일, 군직軍職이 수여되다. 3월 13일, 행行 전의감정典醫監正으로서 과전科田을 환급받다. 3월 16일, 작위爵位가 수여되다.
단종 3년(1455)	1월 25일, 전의감제조典醫監提調가 세종世宗께서 의서醫書 습독을 권장勸獎하여 이효신李孝信 · 김지金智 등과 더불어 방술을 체득하였음을 아뢰다.
세조 1년(1455)	8월 16일, 도승지都承旨 신숙주申叔舟가 명의名醫로 거론하다. 12월 27일, 상호군上護軍으로 좌익원종공신佐翼原從功臣 1등에 녹훈되다.
세조 2년(1456)	5월 18일, 첨지중추원사僉知中樞院事에 임명되다. 11월 8일, 첨지중추원사에 재임명되다.

全循義年譜	세조 3년(1457)	3월 23일, 계유정란에 연루된 엄자치嚴自治의 양주楊州 전지와 이보인李保仁의 풍양豐壤 전지를 내려받다.
	세조 5년(1459)	11월 20일, 의서를 시강侍講하다.
	세조 6년(1460)	11월, 『식료찬요食療纂要』 찬집하다.
	세조 7년(1461)	4월 17일, 강맹경이 졸하자 임원준·김유지金有智·백귀린白貴麟 등과 더불어 국문鞠問을 받다. 4월 25일, 양정楊汀이 죽자, 종기[癰疾]를 다스림에 방서方書에 의거하지 않고 망령되이 증감하여 목숨을 잃게 하였다고 세조로부터 치죄당하다. 7월 19일, 행 첨지중추원사行僉知中樞院事에 임명되다.
	세조 8년(1462)	4월 11일, 동지중추원사同知中樞院事에 임명되다. 11월 1일, 임영대군臨瀛大君 이구李璆의 아들 정양윤定陽尹 이순李淳을 내의 김지金智와 더불어 치료하다.
	세조 9년(1463)	7월 25일, 임금이 편치 못하니, 임원준과 입시入侍하다. 10월 23일, 원손元孫이 풍질風疾을 앓으니, 호조참판 임원준과 약藥을 의논하다. 11월 15일, 비현합丕顯閤에서 호조참판 임원준과 함께 의학醫學을 시강侍講하고, 의서醫書의 창준唱隼 인원人員을 마련磨勘하다.
	세조 10년(1464)	10월 6일, 임금이 편찮았으므로, 예조참판禮曹參判 임원준과 탕약湯藥을 올리다. 11월 4일, 시약侍藥의 공로로 자헌대부資憲大夫에 가자加資되고, 동지중추원사에 재임명되다.
	세조 11년(1465)	정헌대부正憲大夫에 가자되다.
	세조 12년(1466)	9월 29일, 임금의 주최로 아종兒宗과 한계희韓繼禧·노사신盧思愼·내의內醫 김상진金尚珍 등과 궐내闕內에서 대렵도大獵圖의 노름을 하다. 10월초, 졸卒하다.
	성종 18년(1487)	4월 27일, 『식료찬요』를 우찬성右贊成 손순효孫舜孝가 상주尚州에서 간행하여 올리다.

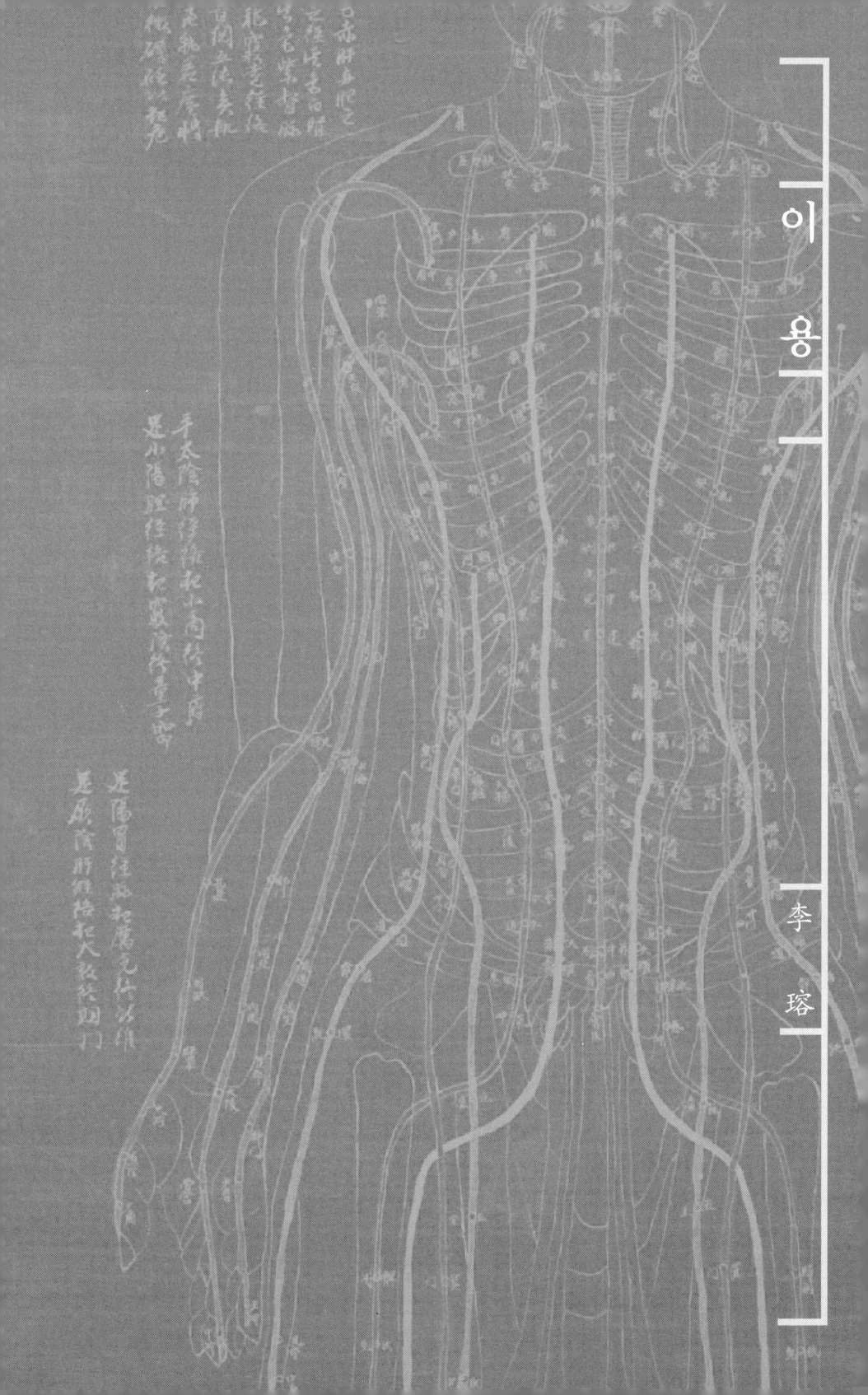

이용

李瑢

시대적 배경

왕자로 태어나 부귀와 권력을 누렸으나 그 정상에서 급전직하하여 서른여섯의 젊은 나이에 그의 친형 수양대군首陽大君에게 죽임을 당한 안평대군安平大君 이용李瑢(1418-1453). 불행은 그 자신으로만 그치지 않았다. 그의 첩과 며느리, 그리고 외동딸은 외방의 관비官婢로 전락했다. 아들 이우직李友直은 계유정난癸酉靖難이 일어난 지 1년이 채 못 되어 유배지 진도珍島에서 결국 교형絞刑을 당하였다. 이용의 일족 외에 그를 따르던 무리들 또한 철저하게 숙청을 당했다. 또한 그가 오랜 세월 수집하여 소장했던 서화書畵 등은 그의 사후 불타거나 흔적도 없이 사라졌다. 세종시대 문화의 한 축軸이 그와 함께 소멸된 것이다. 전통기 왕조시대에 왕이 못된 영특한 왕자가 흔히 겪어야 했던 불행을 안평도 비껴갈 수는 없었다. 그의 비극적인 삶은 극적으로 신생국 조선왕조의 불안정한 구조를 그대로 드러내고 있다. 그의 죽음은 직접적으로는 조선왕조 초창기의 왕실 내부에서 일어난 권력투쟁의 결과이기는 하지만, 그 씨앗은 이미 새 왕조의 건국에서부터 잉태되고 있었다. 그의 삶과 죽음을 올바르게 이해하기 위해서 먼저 그가 살았던 시대를 조망하면서 이야기의 실마리를 풀어나가기로 하자.

    이성계와 신진사대부 세력들이 고려를 무너뜨리고 조선왕조를 세운 것은 계유정난으로부터 불과 60년 전의 일이었다. 그들은 쿠데타에 성공하여 정권을 잡는데 성공하였지만 새 왕조 건국의 정당성까지 확보한 것은 아니었다. 고려 말의 사대부들 가운데 일부는 새 왕조에 참여하기를 거부하고 은둔하거나 낙향하였으며, 일부는 조직적으로 반발했다. 개국 추진세력 중에서는 건국 직후 단행된 논공행상의 결과에 불만을 표시하는 자들도 있었다. 문관과 무관을 두루 포함하는 다양한 출신의 개국공신들도 그 이해관계가 서로 달랐다. 건국 초기에 정변政變이 자주 발생한 것은 이런 상황과 결코 무관하지 않았다. 정변은 특히 왕위 계승문제를 놓고 종친宗親들 간에 서로 대립하는 형세로 일어났다. 왕자 또는 왕제王弟가 흔히 무대의 주역으로 등장하였다. 이들 정변 중 어떤 것은 성공하였지만 어떤 것은 실패로 끝났다. 그리고 그 정변을 일으켜 권력을 잡거나 아니면 정변을 막아내 권력을 지키는 과정에서 공을 세운 사람들이 공신으로 책봉되었다. 태조 원년(1392)의 개국공신開國功臣에서부터 시작된 공신 책봉은, 정종 즉위년(1398)의 정사공신定社功臣, 태종 원년(1401)의 좌명공신佐命功臣, 단종 원년(1453)의 정난공신靖難功臣, 세조 원년(1455)의 좌익공신佐翼功臣, 세조 13년(1467)의 적개공신敵愾功臣 등으로 이어졌다. 이같은 잦은 공신책봉은 이 시기가 그만큼 격변의 시기였음을 가리킨다.

공신으로 책봉된 사람들과 그 가족들은 정부로부터 각종 특권을 부여받았다. 토지와 노비, 관직과 고속 승진의 보장을 포함하여 면책특권까지 막대한 이권을 얻었다. 그들은 불가침의 특권집단이었다. 문제는 그들에 대한 특권 부여가 새 왕조가 추구하였던 유교적 이념과 정면으로 상충된다는 점이었다. 더욱이 이들 공신집단은 부도덕한 방법으로 권력을 쟁취하는데 앞장섰거나 그같은 행위를 묵

인한 사람들이 대부분이었다. 예컨대 형제를 죽이고 권력을 장악한 이방원이나, 형제는 물론 조카마저 죽이고 권력을 강탈한 수양대군의 행위는 도덕적으로 결코 허용되어서는 안되었다. 그러나 이들의 행위를 제어할 성리학적 가치는 아직 뿌리를 내리지 못하였으며, 그러한 가치관을 신봉하고 이를 정치 및 사회 전반에 확산시킬 사림 세력도 아직 그 존재가 미미한 형편이었다. 따라서 정통성이 결핍된 정권이 소수의 집단에 과도한 권력을 부여하고 이를 통해 정권을 운영해가는 비정상적인 정치형태는 당분간 계속될 수밖에 없었다. 그 결과 권력의 불균형을 피할 수 없었으며 권력의 중심에서 소외당한 세력의 반발과 그에 따른 정치적 불안정도 피할 수 없었다.

물론 조선 초기의 정치제도 개혁과정에서 고려 말의 일부 고위 관료들에게 집중되었던 권력의 불균형 현상을 시정하기 위한 여러 가지 조치가 단계적으로 추진되었던 것은 사실이다. 고위관료들의 집단합의체이자 대표적인 권력기구였던 도평의사사都評議使司가 혁파되었고, 군사권과 재정권이 우여곡절 끝에 병조와 호조로 이관되었으며, 사간원司諫院과 승정원承政院이 신설되면서 간관諫官과 승지承旨의 독립성이 고려시대에 비해 상대적으로 좀 더 보장받게 되었다. 한편 6조 직계제直啓制를 통해 국정의 최고통수권자로서의 국왕의 영향력이 증대되었다. 그러나 왕권의 남용을 우려하는 대신들이 의정부 서사제署事制를 주창하면서 왕권과 신권의 조화가 어느 정도 가능하게 되었다. 그렇다고는 하더라도 제도를 움직이는 것은 사람이었다. 제도와 이념이 구축되었다고 하더라도 이를 꾸려나가거나 구현할 수 있는 인물들이 성장할 수 있는 토양이 마련되지 않는다면 국가의 건전한 운영과 발전은 기대하기 어려운 일이었다. 더욱이 부도덕한 방법으로 권력을 탈취한 행위와, 그러한 행위를 눈감아 준 대가로 부도덕한 권력을 누리는 일들이 아무렇지 않게 여겨진다면 유교사회로서의 조선왕조의 성장은 기대하기 어려운 것이었다.

안평대군이 활동한 시기가 바로 이 무렵이었다. 탄탄한 경제적 기반을 가진 왕자로서 사람들을 끌어 모으고 무력을 갖추는 일은 그리 새삼스러운 일도 아니며 또한 어려운 일도 아니었다. 변방의 무인집안 출신이었던 이씨 왕가의 사람들은 조선왕조를 일으키는데 성공한 뒤에도 사병私兵을 혁파하기를 꺼렸다. 고려 말 군벌軍閥의 한 사람이었던 이성계가 권력을 장악할 수 있었던 것도 그가 거느린 사병 덕분이었다. 그 아들 이방원이 사병을 혁파하려던 정도전鄭道傳을 제거한 것은 오히려 자연스러운 귀결이었다. 왕자의 신분에서 국왕으로 그 입장이 바뀐 태종이 이제는 사병을 혁파하고자 나섰지만, 종친들의 야심까지 제거할 수는 없는 노릇이었다. 또 종친이 정사에 참여하는 일이 전례에 없는 일도 아니었다. 이같은 양상은 분명 고려왕조의 초창기와는 크게 다른 것이었다. 지방세력이 중앙의 무대에 진출하면서 정치판 자체가 완전히 새롭게 짜이는 격변의 와중에서 이른바 혼인을 매개로 왕실과 연을 닿은 외척세력들이 점차 영향력을 확대해가면서 정치적 불안을 가중시켰던 것이 고려 초창기의 상황이라고 한다면, 조선 초기는 외척이 아니라 종실 세력들이 파워게임을 벌이며 여러 유형의 정쟁을 유발하였다고 할 수 있다.

실록의 초기 기록은 수양대군과 그를 따르는 세력들에 의해 윤색되었기 때문에 안평대군의 실체를 정확하게 파악하는 데에는 많은 어려움이 있다. 그러나 분명한 것은 수양대군이 동생 안평대군을 정치적 라이벌로 의식하였으며, 정권을 잡기 위하여 철저하게 그를 제거하여야 했다는 사실이다. 권력이 갖는 비정함과 부도덕성은 어느 시대에서나 찾아볼 수 있는 보편적인 현상이지만, 이 시기의 경우 성리학적 가치가 아직 뿌리를 내리지 못한 데서 그 비극의 심도는 더 깊을 수밖에 없었다. 세조가 정권을 잡은 뒤에 태종과는 달리 반유교적인, 아니 유교에 대한 공격적인 자세를 취하였던 것도 그와 같은 시대적 추세에서 가능한 일이었다.

가계家系

조선의 제4대 국왕인 세종은 정비 소헌왕후昭憲王后 심씨沈氏를 포함하여 6명의 부인에게서 18남 4녀를 낳아 조선의 역대 국왕으로서는 가장 많은 아들을 두었다. 안평대군 이용은 어머니 소헌왕후의 8남 2녀의 자식 가운데 셋째 아들이다. 첫째 문종文宗, 둘째 세조世祖, 넷째 임영대군, 다섯째 광평대군, 여섯째 금성대군, 일곱째 평원대군, 여덟째 영응대군의 순이었다. 이들 형제의 운명은 크게 엇갈렸다. 왕위에 오른 문종과 세조를 제외하고, 우선 안평대군과 금성대군은 잘 알려져 있듯이 세조에게 죽임을 당하였다. 당시 그들의 나이 서른여섯과 서른둘이었다. 광평대군과 평원대군은 세종 26년(1444)과 그 이듬해에 스무 살과 열아홉 살의 젊은 나이에 각각 요절했다. 임영대군은 세조가 왕위에 오르자 그를 적극 보좌하면서 세조의 아들 예종대까지 쉰한 살의 수를 누렸다. 막내인 영응대군은 계유정난 때 열아홉의 어린 나이였던 까닭에 권력투쟁에서 한 발 비껴설 수 있었지만 명은 그리 길지 않았다. 세조 13년(1467) 서른넷의 나이로 죽었다. 이같은 왕실의 내력에 문종의 병사病死와 세조의 단종 축출이라는 사실까지 고려하면 왕실계보의 비극적 성격이 한층 더 선명해진다. 외척으로까지 그 외연을 확대하면 비극은 훨씬 더 처절한 지경에 이른다.

이용의 생모 소헌왕후는 조선 초기 문하시중과 좌의정을 지낸 심덕부沈德符의 아들 심온沈溫의 딸이다. 심덕부는 이미 고려 말에 재상으로 있으면서 이성계李成桂와 함께 동북면에 침투한 왜구를 토벌하는데 공을 세웠을 뿐만 아니라, 위화도회군威化島回軍 및 창왕 축출과 공양왕 옹립과정에서 새 왕조 세력과 뜻을 같이 함으로써 조선왕조에 들어와서도 일정한 정치적 지분을 보유하였다. 게다가 심덕부의 다섯째 아들인 심온은 충녕대군忠寧大君을 사위로 맞아들여 세종 즉위 후에는 국구國舅로서 영의정으로까지 승진하였다. 여섯째 아들 심종沈淙도 태조의 차녀 경선공주慶善公主를 아내로 맞아들여 역시 왕실과 인연을 맺었다. 이같은 왕실과의 혼인으로 청송靑松 심씨沈氏 가문은 조선 초기에 대단한 벌족閥族으로 성장할 수 있는 발판을 마련하였다.

그러나 지나친 권력에의 접근은 오히려 화근禍根으로 작용했다. 외척으로서의 청송 심씨의 영향력은 태종에 의해 결정적인 타격을 받았다. 태종이 어떤 사람인가? 고려 말 정몽주鄭夢周를 살해하고 정도전鄭道傳 등과 함께 부친인 이성계를 도와 조선왕조를 건국하는데 크게 공헌하였고, 개국 이후에는 제1차 왕자의 난을 통해 정도전과의 파워게임을 승리로 이끌었으며 그 과정에서 자신의 이복동생 이방석李芳碩 등을 제거하였다. 그 뒤 형 정종이 태조로부터 왕위를 물려받아 왕위에 오른 다음에는 막후에서 사실상 권력을 요리해나갔으며, 제2차 왕자의 난을 통해 친형 이방간李芳幹을 축출하는 등 반대세력을 완전히 제압하고 정종으로부터 권력을 물려받았다. 쿠데타를 통해 권력을 장악했던 태종은 다시 쿠데타로 쫓겨날 수도 있다는 사실을 항상 염두에 두었다. 그는 자신의 권력에 위험요소가 되는 세력들을 무자비하게 숙청했다. 공신세력은 물론 외척도 예외가 아니었다. 태종 7년(1407)의 민무구閔無咎·민무질閔無疾 형제의 옥獄에서 동왕 16년(1416)의 민무휼閔無恤·민무회閔無悔 형제의 옥에 이르기까지 거의 10년 동안에 걸쳐 네 명의 처남을 숙청한 사건은 태종이 외척을 제거하여 자신의 권력을 강화하는데 얼마나 노심초사하였는가를 분명하게 보여준다. 이 사건에는 태종과 그의 비 원경왕후元敬王后와의 불화가 하나의 원인으로 작용하였지만, 궁극적으로 외척의 권력 농단을 차단하려는 태종의 의도에서 비롯된 것이었다.

안평대군의 외가인 청송 심씨 또한 태종의 견제를 피할 수 없었다. 위에서도 언급한 심온의 동생 심종은 제1차 왕자의 난 때 이방원을 도와 정사공신에 책봉되었지만, 동복형제인 이방간과 이방원이 다툰 제2차 왕자의 난에서는 중립적인 입장을 취하였다. 그러나 그는 태종 14년(1414) 전주全州에 유배 중인 이방간으로부터 몰래 선물을 받은 것이 탄로나 사헌부의 탄핵을 받고 끝내는 숙청되었다. 청송 심씨 가문에 대한 치명적인 타격은 태종이 상왕으로 물러난 지 이제 막 석 달이 지난 그 해 세종 즉위년(1418) 심온에게 가해졌다. 그는 세종의 장인이었던 덕택에 겨우 마흔 넷의 나이에 영의정에 올랐으며 곧바로 사은사가 되어 명나라에 파견되었다. 심온이 사신으로 가던 날은 전송하는 사람으로 온 장안이 텅 비다시피 할 정도로 그의 세도는 대단하였다. 그러나 그는 귀국하기도 전에 나락으로 떨어졌다. 그의 막내동생 심정沈泟이 군국대사를 상왕이 처리한다고 병조판서 박습朴習과 함께 불평을 했다가 옥사로 번지게 되었던 것이다. 태종은 재임시에도 네 차례나 세자에게 선위할 뜻을 비치면서 사실상 이를 자신의 권력을 강화하는 기회로 활용하였다. 그의 처남들도 그런 와중에서 숙청당한 셈이다. 결국 세종에게 권력을 물려주기는 했지만 그는 상왕으로 권력을 놓지 않고 있었다. 이런 판국에 심정의 불평은 곧 그의 역린逆鱗을 거스르는 행위였다. 이 일로 심씨 가문은 말 그대로 쑥대밭이 되었다. 심정과 그에게 부화뇌동한 박습 등은 반역 불충의 죄로 참형斬刑을 당하였고, 그 일족은 귀양을 가거나 종이 되었으며, 가산은 모두 적몰籍沒되었다. 심온은 주모자로 몰려 귀국 도중에 의주에서 전격 체포되어 수원으로 압송되었다가 곧바로 사사賜死되었으며, 가산은 적몰되었다. 심지어 그의 아내와 네 명의 어린 딸들은 논란 끝에 천인의 신분으로 전락했다. 국모의 친정이 천인이 되어버린 것이다. 또 세종에게 빈嬪과 잉첩媵妾을 두자는 의논도 있었다. 소헌왕후를 축출하려는 저의가 깔려 있는 움직임이었다. 다행히 소헌왕후는 왕비로서의 신분을 유지했지만 청송 심씨 가문은 이 일로 인해 회복이 불가능할 만큼 큰 타격을 입었다.

　안평대군 이용이 태어난 해는 그의 외할아버지 등 외가일족의 대부분이 이처럼 비명횡사하던 바로 그 해였다. 결코 평탄하지 않은 삶의 시작이었다. 할아버지 태종의 권력에 대한 집착과 그로 인한 여러 가지 불협화음은 분명 그의 인생에 상당한 영향을 끼쳤을 것이다. 그리고 이와 대조적으로, 그의 생애의 대부분의 시기에 걸쳐 만개滿開된 세종시대의 르네상스도 그의 타고난 예술적 감각을 일깨우는데 크게 작용하였을 것이 틀림없다.

생애

왕자로 태어나 왕자로 죽임을 당한 이용의 생애는 조선 시대의 여느 관리의 삶과는 달리 극적인 요소를 지니고 있지만, 실록에 실려 있는 그와 관련된 기사들은 매우 단편적일 뿐만 아니라, 세조에 의해 축출되었던만큼 그 얼마 안되는 기사들조차 사실과는 다르게 왜곡되었을 가능성이 크다. 따라서 서른여섯 해의 짧은 생애를 객관적으로 조명하는 일은 그리 쉽지 않아 보이지만, 일단 여기에서는 실록의 기사들을 토대로 하여 연대순으로 그의 삶의 궤적을 살펴보기로 하겠다.

이용은 세종 10년(1428) 그의 나이 11살 때 대광보국大匡輔國 안평대군安平大君이라는 작호를 받았다. 이듬해에는 좌부대언 정연鄭淵의 딸에게 장가들었다. 정연은 사헌부의 지평으로 있으면서 당시 재상으로 있던 하륜河崙을 탄핵한 일로 국문을 당하였을만큼 강직한 인물이었다. 그러나 이용은 정씨와는 사이가 좋지 않아서 죽기 전 7, 8년 동안이나 서로 보지 않고 지냈고 심지어 아내의 초상 때에도 가서 들여다보지조차 않았다. 그러나 아내 정씨는 계유정난으로 이용이 죽기 6개월 전에 먼저 세상을 떠났기 때문에 첩과는 달리 관비의 신세로 전락하는 비운은 면할 수 있었다.

세종 12년(1430) 이용은 국왕의 명을 받아 형 진양대군晉陽大君 이유李瑈(세조世祖), 동생 임영대군臨瀛大君 이구李璆와 함께 성균관에 입학했다. 대군이 성균관에 입학한 일은 조선조에 들어와서 처음 있는 일이어서 이를 계기로 종친들이 잇달아 입학하였다. 이후로 세종은 대군들의 일거수 일투족에 커다란 관심을 갖고 이들이 제나름의 구실을 할 수 있도록 지원을 아끼지 않았다. 특히 성인이 된 진양대군과 안평대군에 대한 관심은 각별했다. 예컨대 세종 16년(1434) 흉년이 들 징조가 있자, 진양대군, 안평대군, 임영대군, 도승지 안숭선 등에게 장의문藏義門 밖으로 나가서 자격수차自激水車를 보게 했다. 흉년에 대비하여 물을 댈만한 곳에 수차를 옮겨 배치하기 위해서였다. 또한 대군들에게는 처음에는 300결의 밭을 주었다가 정1품의 고위 관직자가 150결의 과전을 받는 것을 고려하여 세종 19년(1437)에 이르러 250결로 줄이기는 하였지만 관료들에 비하여 여전히 많은 편이었다. 이러한 경제적인 여유가 이용과 같은 인재에게는 그 예술적 소양을 기르는데 더없는 자산으로 활용되었을 것이다. 세종 20년(1438)에는 함길도 경원, 회령, 경흥, 종성 등 새로 설치한 4진鎭 지역의 자제를 선발하여 임용하고 경재소京在所를 설치하여 풍속을 살피도록 하는 한편 종친들로 하여금 이를 맡아 주관하도록 하였다. 이 때 이용은 회령, 진양대군은 경원, 임영대군은 경흥, 광평대군은 종성을 각각 맡았다. 왕실의 선조들이 이곳에서 임금으로 일어난 지역[祖宗興王之地]이라는 점을 감안하여 대군들이 현장에 가지는 않더라도 경재소를 통해서나마 이 지역이 갖는 중요성을 인식하도록 하려는 조치였다. 세종 22년(1440) 임금은 규표圭表라는 천문관측기구를 직접 제작하고 진양대군과 이용을 시켜 보현봉普賢峰에 올라가서 해가 지는 곳을 관찰하게 하였다. 이듬해에는 진양대군과 이용이 궁중에서 강독講讀하게 하는 한편 집현전 관리들이 이들을 가르치도록 하였다. 세종은 왕릉을 관리하는 데에도 이들 대군을 활용하였다. 세종 24년(1442) 임금은 산릉수리도감山陵修理都監을 설치하여 헌릉獻陵과 건원릉健元陵, 제릉齊陵의 수리에 들어갔는데 진양대군과 이용이 도감의 대신들과 함께 이 일에 적극 관여하였다. 또한 임금의 가묘假墓라고 할 수 있는 수릉壽陵의 제도를 다시 실시하여 두 대군으로 하여금 그 터를 물색하도록 하였다.

세종 26년(1444)에는 집현전 교리 최항崔恒, 부교리 박팽년朴彭年, 부수찬 신숙주申叔舟 등이 왕명을 받아 언문으로 『운회韻會』를 번역하였는데, 이용은 동궁東宮 및 진양대군과 함께 그 일을 주관하였다. 이듬해에는 여러 의서醫書들을 수집하여 종합한 『의방유취醫方類聚』가 3년만에 완성되었다. 대군들 중에서는 이용이 홀로 이 일에 관여하여 감수작업을 하였다.

나이 서른을 전후하면서부터 이용은 불사佛事와 관련하여 실록의 기사에 자주 등장한다. 이 점은 수양대군도 마찬가지여서 두 사람의 호불好佛 행위는 당시의 조정에서는 이미 널리 알려진 사실이었다. 세종 30년(1448)에 어머니 소헌왕후昭憲王后가 세상을 떠나자 두 대군은 궁궐 옆에 불당을 설치하는 공사를 시작했다. 어머니는 물론, 기왕에 어린 나이에 죽은 동생 광평대군과 평원대군의 명복을 빌기 위한 것이었지만 이 때문에 두 대군은 대간들의 거센 비판에 직면했다. 왕비를 잃은 세종은 공사의 중지를 청하는 대간의 요구에 회답하지 않고 대군들의 편을 들어주었다. 오히려 세종은 이듬해 수양대군에게는 도승지와 함께 불당에서 약사재藥師齋를 거행하도록 하였으며, 안평대군 이용에게는 대자암大慈菴에서 수륙재水陸齋를 거행하도록 하였다. 병든 세자의 치병을 위한 조치였다. 세종이 죽고 문종이 왕위에 오른 뒤에도 이용은 왕실의 불사에 적극 관여하였다. 그는 문종에게 죽은 부왕의 명복을 빌기 위하여 대자암을 다시 새로 짓고 또 불경을 베껴 쓸 것을 요청하였다. 그 가부를 대신들에게 물었으나 부정적인 답변을 들었던 문종은 부왕을 위한 불사를 계속 밀고나갔다. 이용이 그 작업의 선두에 섰다. 그는 대자암을 원찰願刹로 삼아 여러가지 비호庇護를 베푸는 한편, 무량수전을 헐어버리고 새로 지었으며, 중국에 가서 단청을 구하여 작업하는가 하면, 등롱燈籠의 채옥彩玉을 구워 만들어 화사하게 장식하고는 절 이름을 극락전極樂殿이라 하였으며, 또 불경佛經을 보관할 곳도 만들었다. 그 과정에서 이용과 수양대군이 모두 깊이 존숭하였던 고승 신미信眉의 역할이 컸다. 대궐 안에 다수의 공장工匠을 모아 불상佛像과 불경을 만들게 한 것도 바로 그의 의견에서 비롯되었다. 이용은 특히 어머니 소헌왕후를 위하여 금자金字『화엄경華嚴經』을 만들기 시작하였는데, 조정에서 이 문제가 거론되어 부족한 황금을 보조받기도 하였다. 이용은 또 대신들과 함께 진관사津寬寺를 짓는 일을 감독하였다. 이처럼 왕실에서의 잦은 불사로 인하여 정부의 재정이 한때 고갈되는 일이 벌어진 적도 있었다.

　한편 시詩, 서書, 화畫에 두루 능했던 이용은 예술가로서도 많은 족적을 남겼다. 또한 왕자로서의 정치적 영향력과 경제적 기반을 바탕으로 15세기 중엽의 문예활동을 주도하면서 문인들의 후원자 역할을 담당하기도 하였다. 특히 그의 글씨는 당시 내국인뿐만 아니라 조선을 방문하는 중국 사신들이 모두 소장하기를 바라는 것 가운데 하나일만큼 명필로 이름나 있었다. 그는 또한 광적인 수집가였다. 당대의 내로라하는 문인들은 물론 명나라 사신들과도 폭넓은 교제를 나누었던 그는 원하는 서책이나 작품을 찾기 위하여 인적 네트워크를 총동원하여 수소문하고 돈을 아끼지 않고 손에 넣었다. 국내외의 명품을 보유한 그의 컬렉션은 질적으로나 양적으로나 당대 최고 수준을 자랑하였다.

세종 25년(1443) 그는 중국과 우리나라 명현들의 글씨를 추려 『비해당집고첩匪懈堂集古帖』을 간행하였다. 그는 자신이 직접 쓴 그 서문에서 "전부터 세상사람들이 옛날 사람들의 서법을 알지 못하는 것을 걱정하여 역대 제왕명현들의 글씨를 모아 한 개의 첩으로 만들어 훌륭한 각수에게 맡겨 돌에 새겼다. 여러 사람들이 모범을 터득하기를 바란다."라고 말하고 있다. 그리고 문종 즉위년(1450)에는 자신이 수집한 『역대제왕명현집歷代帝王名賢集』 고첩古帖과 『왕희지진행초王羲之眞行草』 3체體, 『역대제왕명현집歷代帝王名賢集』 등의 서법판본書法板本을 조정에 바쳤으며, 왕은 이를 교서관에 전달하여 사람들이 모인模印하도록 조치하였다. 그는 또 영릉英陵, 즉 부왕인 세종의 능에 새길 비명碑銘을 직접 썼다. 문종은 이를 이유로 그에게 문신의 직을 겸하게 하려고 하였다. 신료의 반대로 비록 무산되었지만 당시 문예면에서의 그의 영향력이 어떠하였는가를 잘 보여준다. 문종 1년(1451) 가을에 도성 북문 밖에 지은 무계정사武溪精舍는 그의 은거지이자 당대 학문과 문예 활동의 중심지 역할을 하였다. 이같은 일련의 활동이 당시 문화의 수준을 한 단계 끌어올리는데 크게 기여했을 것으로 짐작된다.

이후 문종과 단종대를 거치면서 이용의 활동은 단순히 예술에 국한되지 않고 관계에까지 확대된 것으로 보인다. 그의 부당한 인사개입을 비난하는 사관의 비판이 실록에 자주 등장하는 것도 바로 이 무렵의 일이다. 문종 즉위년 5월에 정효강鄭孝康이 지사간원사知司諫院事에 임명되자, 사관은 이에 대하여 "정효강이 부처에게 아첨하고 안평 대군 이용에게 아첨해 섬겨서 이 관직에 임명되었다. 당시 사람들은 정효강이 간사하고 아첨하여 청선淸選을 더렵혔다고 하였다." 고 기록하고 있다. 이듬해 3월 이현로李賢老가 부사직副司直에 임명되자, 사간원에서 그가 이전에 중죄重罪를 저질렀다는 이유로 인사가 부당하다고 지적하였다. 이 사건을 기록한 사관은 이현로에 대하여 "안평대군 이용에게 아부하고 아첨하였기 때문에 종실과 귀근貴近의 총애를 받아 이름이 알려지게 되었다."고 말하고 있다. 같은 해 10월 박하朴夏가 감찰에 임명되었을 때에도 사관은 그가 안평대군에게 아부하였으며, 안평대군은 그를 노예로 대우하였다고 비난하고 있다. 문종 2년 2월의 실록 기사에는 간사한 무리들이 이용에게 붙어서 관직을 얻는 사람들이 매우 많았다고 노골적으로 적고 있다.

어린 단종이 왕위에 오른 뒤에는 수양대군과 안평대군의 입김이 더 작용하였던 것으로 보인다. 단종 즉위년 5월 대군의 집에서 분경奔競, 즉 인사청탁을 할 수 없도록 하는 조치가 내려졌으며, 이에 대하여 수양대군과 안평대군이 정부에 항의하여 곧바로 철회되는 사건이 일어난다. 이로 미루어 볼 때 두 대군의 정치적 영향력이 확대되어 가고 있으며, 이를 반대하는 세력의 움직임도 만만치 않다는 알 수 있다. 그러나 『단종실록』의 기록은 이용과 김종서 등의 모반謀反 움직임과 이에 대한 사관의 비난으로 얼룩져 있어서 뒤에 일어날 계유정난을 정당화하고자 하는 정치적 의도가 숨겨져 있음을 부인할 수 없다. 어쨌든 실록의 기사에 따르면 이용은 시문과 서화의 모임을 구실로 하여 사람들을 자신의 편으로 끌어모으고, 재사才士 이현로의 도움을 받아 김종서金宗瑞, 황보인皇甫仁 등 대신들과 결탁하여 역모를 꾀하고자 하였다. 수양대군은 권남權擥, 한명회韓明澮, 홍달손洪達孫 등의 도움을 받아 먼저 이들을 제압하였다. 단종 1년(1453) 10월 10일의 계유정난이 바로 그것으로, 이용은 이때 강화도로 유배되었다가 얼마 뒤 강화 서북쪽의 교동 섬으로 옮겨졌으며, 정인지鄭麟趾의 계청啓請으로 사사賜死되었다. 그의 나이 불과 서른여섯이었다. 맏아들 이우직李友直은 아버지와 함께 강화도로 유배되었다가 전라도 진도로 옮겨졌으며, 이듬해 8월 끝내 사사賜死되었다. 이용의 첩과 외동딸, 그리고 아들 이우직의 아내는 관비官婢로 전락했다. 이용이 복권된 것은 그로부터 거의 3백 년이 지난 영조 23년(1747)에 와서였다.

예술과 정치의 간극^{間隙}

한 시대의 문화 풍속도는 당대에 권력과 부를 누가 소유했는가에 따라서 달라질 수 있다. 조선조 세종시대는 세종을 포함하여 왕실의 사람들이 문화와 예술의 주요 생산자 겸 공급자 역할을 자임하기도 하였다. 그들이 소유한 권력과 부는 문화의 양적 질적 수준을 끌어올리면서 이 시대의 문화의 내용을 더욱 풍요롭고 다채롭게 만들었다. 세종은 그 주역이었다. 그는 조선조 유교정치와 유교문화의 기틀을 다져놓았다. 집현전을 통해 많은 인재들을 양성하였으며, 각종 편찬사업을 비롯하여 의례와 제도의 정비에도 많은 노력을 기울였다. 농업과 의약업, 그리고 천문학 등 과학 기술분야와 음악과 서예 등 예술분야에서도 괄목할만한 진전이 있었다. 세종은 이들 제도의 정비과정에 자신의 젊은 자식들이 적극 참여하도록 이끌었다. 진평대군(세조)과 안평대군, 임영대군 등 왕자들을 성균관에 입학시켰던 것도 세종이 처음이었다. 세종은 또 대군들에게 종친의 묘혈^{墓穴}을 살피거나 능묘^{陵墓}의 수즙^{修葺}을 감독하도록 명하기도 하였다. 그리고 옥편『운회^{韻會}』의 언문 번역과 의서『의방유취^{醫方類聚}』의 편찬사업에서 기우제^{祈雨祭}와 수륙재^{水陸齋}의 설행 등에 이르기까지 세종은 대군들이 나름대로의 몫을 다할 수 있도록 후원을 아끼지 않았다.

안평대군 이용은 대군들 중에서도 단연 독보적인 존재였다. 그는 세종시대의 뛰어난 예술가로 당대의 문화와 예술계를 주도하였다. 시^詩, 서^書, 화^畫, 악^樂에 뛰어났던 그는 중국에까지 그 이름이 널리 알려질 정도였다. 그보다 20년 정도 뒤늦게 태어났던 성현成俔은 자신의 저서 『용재총화慵齋叢話』에서 다음과 같이 그를 평가하고 있다.

> 비해당匪懈堂(안평대군)은 왕자로서 학문을 좋아하고 시문에 더욱 뛰어났으며, 서법書法이 매우 훌륭하여 천하제일이었다. 또 그림 그리기와 거문고 타는 재주도 훌륭하였다. 성격이 들뜨고 언행이 허황하였다. 옛것을 좋아하고 경승景勝을 즐겨 북문北門 밖에다 무이정사武夷精舍(무계정사武溪精舍의 오기誤記)를 지었으며, 또 남호南湖에 임하여 담담정淡淡亭을 지었다. 만 권의 책을 소장하였으며, 문사文士들을 불러 모아 12경시景詩를 지었으며, 또 48영詠을 지었다. 혹은 밤에 등불을 켜고 이야기를 나누었으며, 혹은 달밤에 뱃놀이를 하였으며, 혹은 연구聯句를 짓고 혹은 바둑 장기를 두고 음악을 계속하면서 술을 마시고 취하여 희희덕거렸다. 당시의 이름 있는 선비로서 그와 교분을 맺지 않은 이가 없었고, 잡업에 종사하는 무뢰한 사람들도 또한 그에게 많이 모여들었다. 바둑판과 바둑알은 모두 옥玉으로 만들었고, 또 금니金泥를 사용하여 글자를 썼으며, 사람들에게 비단을 짜게 하여 붓을 들어 휘둘러서 해서楷書와 초서草書를 마구 쓰기도 하였다. 그의 글씨를 구하는 사람이 있으면 곧바로 내주었다. 그가 하는 일이 대체로 이와 같았다.

위에서 보듯이 이용은 당대 문화계의 스타였다. 그는 자신이 소유하였던 영향력과 부를 기반으로 국내외의 예술품을 수집하고 사람들을 끌어 모았다. 서예가로서의 그는 송설체松雪體에 일가견을 이루어 명나라 사신을 통해 중국에도 그 명성을 떨쳤으며 조선 중기까지 2백여 년 동안 해서와 행서에서 송설체가 한 시대를 풍미할 지경에 이르렀다. 그는 중국 유명 서예가들의 필적을 모아놓은 법서法書를 국내로 들여와 『비해당집고첩匪懈堂集古帖』을 간행하는 등 서예의 발전에 크게 이바지하였다. 사실 그는 당대 최고의 중국 서화 수장가였다. 그리고 그가 소장했던 중국의 서화들은 동시대의 화가와 서예가들을 통하여 활용됨으로써 화단畵壇의 발전에도 크게 기여했다. 그는 경서經書에도 밝았으며, 또한 시문詩文에 뛰어난 능력을 발휘하였다. 그는 여러 문인들과 자주 시회詩會를 가졌다. 그가 꿈에서 본 무릉도원의 풍경을 그린 안견安堅의 유명한 「몽유도원도夢遊桃源圖」에는 그가 직접 쓴 기문記文을 비롯하여 당대의 명사 21명의 시詩들이 실려 있는데, 이들의 면면은 바로 당대 문화계의 축약도라고 해도 지나친 말이 아닐 것이다. 아마도 이들은 이용과 가깝게 교유했을 것이다. 따라서 이들을 분석해 본다면 이용이라는 인물을 이해하는데 보탬이 될 수 있을 것이다.

다음의 표는 그 21명의 본관과 생몰년대, 급제년대, 몽유도원도 제작 당시의 연령, 당시의 관직, 생애최고관직, 가족 중 문과급제자들을 분석하여 작성한 것이다.

「몽유도원도(夢遊桃源圖)」(1447) 소재(所載) 시문의 저자 21인

성명	신숙주(申叔舟)	이개(李塏)	하연(河演)
구분	文	文	文
본관	고령(高靈)	한산(韓山)	진주(晉州)
생몰년대	1417 ~ 1475	태종17(1417) ~ 세조2(1456)	우왕2(1376) ~ 단종1(1453)
경로	문과(文科)	문과(文科)	문과(文科)
급제년도	세종21(1439)	세종18(1436)	태조5(1396)
연령	31	31	72
당시 관직	집현전교리(集賢殿校理)	집현전부수찬(集賢殿副修撰)	우의정(右議政)
최고 관직	영의정(領議政)	제학(提學)	영의정(領議政)
가계	부(父) 신색(申檣, 태종 2)	숙부 이계전(李季甸, 세종 9)	제(弟) 하결(河潔, 태종11)
비고	정난·좌익 공신	사육신 중 1인	

성명	송처관(宋處寬)	김담(金淡)	고득종(高得宗)
구분	文	文	文
본관	청주(淸州)	예안(禮安)	제주(濟州)
생몰년대	태종10(1410) ~ 성종8(1477)	태종16(1416) ~ 세조10(1464)	
경로	문과(文科)	문과(文科)	문과(文科)
급제년도	세종14(1432)	세종17(1435)	태종14(1414)
연령	38	20	
당시 관직	사헌부수지평(司憲府守持平)	사간원우헌납(司諫院右獻納)	동지중추원사(同知中樞院事)
최고 관직	공조판서(工曹判書)	이조판서(吏曹判書)	예문제학(藝文提學)
가계	弟 송치검(宋處儉, 세종16)	兄 김증(金澯, 세종17)	子 고태필(高台弼, 문종1), 태정(台鼎, 세조 5), 태익(台翼, 세조 5)
비고	『의방유취』 교정논의		

성명	강석덕(姜碩德)	정인지(鄭麟趾)	박연(朴堧)
구분	文	文	文
본관	진주(晉州)	하동(河東)	밀양(密陽)
생몰년대	태조4(1395) ~ 세조5(1459)	태조5(1396) ~ 성종9(1478)	우왕4(1378) ~ 세조4(1458)
경로	음서(蔭敍)	문과(文科)	문과(文科)
급제년도		태종14(1414)	태종5(1405)
연령	53	52	70
당시 관직	형조판서(刑曹參判)	예조판서(禮曹判書)	인수부윤(仁壽府尹)
최고 관직	지돈녕부사(知敦寧府事)	영의정(領議政)	홍문대제학(弘文大提學)
가계	父 강회백(姜淮伯, 고려우왕2)	子 정현조(鄭顯祖, 세조14)	
비고	『의방유취』 강희맹의 부(父)	정난공신	계유정난때 아들이 처형됨

성명	김종서(金宗瑞)	이적(李迹)	최항(崔恒)
구분	文	文	文
본관	순천(順天)	여주(驪州)	삭녕(朔寧)
생몰년대	공양2(1390) ~ 단종1(1453)		태종9(1409) ~ 성종5(1474)
경로	문과(文科)	문과(文科)	문과(文科)
급제년도	태종5(1405)	태종1(1401)	세종16(1434)
연령	58		39
당시 관직	충청도 도순찰사(忠淸道 都巡察使)		집현전응교(集賢殿應敎)
최고 관직	우의정(左議政)	경기감사(京畿監司)	영의정(領議政)
가계	子 김승벽(金承璧, 단종1)	父 이행(李行, 공민왕20), 兄 이적(李逖, 공양왕2)	父 최사유(崔士柔, 태종2)
비고	계유정난때 살해됨		세조정난공신 서거정(徐居正)의 매형

성명	박팽년(朴彭年)	윤자운(尹子雲)	이예(李芮)
구분	文	文	文
본관	순천(順天)	무송(茂松)	陽城
생몰년대	태종17(1417) ~ 세조2(1456)	태종16(1416) ~ 성종9(1478)	세종1(1419) ~ 성종11(1480)
경로	문과(文科)	문과(文科)	문과(文科)
급제년도	세종16(1434)	세종26(1444)	세종23(1441)
연령	31	32	29
당시 관직	집현전교리(集賢殿校理)	집현전부수찬(集賢殿副修撰)	집현전부수찬(集賢殿副修撰)
최고 관직	형조참의(刑曹參議)	영의정(領議政)	예조판서(禮曹判書)
가계	父 박중림(朴仲林, 세종5), 弟 박기년(朴耆年, 문종1), 인년(引年, 문종1), 대년(大年, 세조2)	祖 윤회(尹淮, 태종1)	백부(伯父) 이효지(李孝之, 세종11), 父 이전지(李全之, 세종14), 숙부(叔父) 이겸지(李謙之, 세종5), 이순지(李純之, 세종9)
비고	사육신 중 1인	좌익공신 신숙주(申叔舟)의 처남	

성명	이현로(李賢老)	서거정(徐居正)	성삼문(成三問)
구분	文	文	文
본관	강흥(江興)	達成	昌寧
생몰년대	? ~ 단종1(1453)	세종 2(1420) ~ 성종19(1488)	태종18(1418) ~ 세조2(1456)
경로	문과(文科)	문과(文科)	문과(文科)
급제년도	세종20(1438)	세종26(1444)	세종20(1438)
연령		28	30
당시 관직	집현전부교리(集賢殿副校理)	집현전박사(集賢殿博士)	집현전수찬(集賢殿修撰)
최고 관직	사재부정(司宰副正)	찬성(贊成)	승지(承旨)
가계		외조(外祖) 권근(權近, 공민왕18)	종조(從祖) 성개(成槪, 태종16)
비고	계유정난때 살해됨		사육신의 1인

이용

성명	김수온(金守溫)	만우(卍雨)	최수(崔脩)
구분	文	僧	文
본관	영동(永同)		전주(全州)
생몰년대	태종9(1409) ~ 성종12(1481)	공민6(1357) ~ ?	우왕4(1378) ~ ?
경로	문과(文科)		문과(文科)
급제년도	세종23(1441)		세종9(1427)
연령	39	91	70
당시 관직	훈련원주부(訓鍊院注簿)	회암사주지(檜巖寺住持)	성균사예(成均司藝)
최고 관직	영중추부사(領中樞府事)		사성(司成)
가계	父 김훈(金訓, 정종1)		
비고	『의방유취』		

위에서 보듯이 한 사람의 고승^{高僧}을 제외하면 모두가 관계에 진출한 문인들이었다. 그리고 이들 문인 중 음서 출신자 1명을 제외한 19명이 모두 문과급제자였다. 관리들의 경우 집현전 학자들이 상당수에 이르고 있지만 사헌부와 사간원 등 양사^{兩司}의 관리도 있으며, 우의정과 판서 등 고위 관직자도 포함되어 있다. 또 이들 가운데 뒷날 영의정에까지 오른 인물이 5명이나 되며, 우의정과 6조판서, 그리고 문형^{文衡}을 장악한 인물까지 포함하면 과반수를 훌쩍 넘는다. 아마도 이개^{李塏}나 박팽년^{朴彭年}처럼 일찍 비명에 가지 않았더라면 위의 21명에서 훨씬 더 많은 고위 관직자가 배출되었을 것이다. 이들은 또 대부분 이미 선대에 문과급제자를 배출한 집안 출신이었다. 할아버지나 아버지 대에 문과자를 배출한 경우가 8명, 형제나 자식들 중에 문과자를 배출한 경우가 8명에 이른다. 요컨대 이들은 당대의 최고 엘리트였다. 한편 연령으로 보면 20세에서 91세에 이르기까지 청년과 중장년, 노년층을 두루 포함하고 있다. 이들이 그 후 정

치적 격동기에 보였던 처신 또한 각기 달랐다. 수양대군이 김종서와 안평대군을 제거하고 권력을 장악할 때 세조의 편에 서서 정난공신으로 책봉된 사람들이 있는가 하면 그 과정에서 죽음을 면치 못한 사람들도 있다. 단종을 복위하다가 죽음을 당한 사육신도 3명이나 포함되어 있다.

이를 통해서 볼 때 안평대군이 얼마나 다양한 부류의 인물들과 교유했는가를 알 수 있다. 그의 자유분방하고 호탕한 성격도 이같은 폭넓은 교유관계의 형성에 긍정적으로 작용하였을 것이다. 왕자로서의 그는 정치적인 활동에 제약을 받을 수밖에 없었지만 자신의 예술적 능력을 십분 발휘하면서 문화와 예술 방면에서의 여러 가지 활동을 통해 그 정치적 입지를 다져나갔다. 그가 정치의 영역에 깊숙이 개입하기 시작한 것은 부왕인 세종이 죽고 형 문종이 왕위에 오르고 나서부터이며, 조카인 단종이 왕위에 오른 이후 본격화되었던 것으로 보인다. 이와 관련하여 이미 앞에서 지적한 바와 같이 단종이 즉위한 바로 다음날 수양대군과 이용의 항의로 대군의 집에서 분경奔競을 금하는 조치가 해제되었다는 사실에 유의할 필요가 있다. 문종의 조사早死와 어린 임금의 즉위로 인해 권력의 공백이 일어났고, 그 틈을 이용하여 두 대군이 정치적 입지를 강화하기에 이르렀던 것이다.

실록에는 이용의 인사개입을 비난하는 대목이 여러 번 등장한다. 예컨대 문종 2년 2월에는 "이때 간사한 소인의 무리로서 이용李瑢에게 붙어서 관직을 얻은 사람이 매우 많았다."라고 적혀 있으며, 단종 즉위년 7월에는 "이용이 문종조로부터 정사政事 때마다 내시부

內侍府와 승직僧職을 오로지 맡았으며, 또 정청政廳에 서찰을 넣어 사람들에게 벼슬 준 것이 상당히 많았는데, 이 때에 이르러 더욱 방자하였다."라고 적혀 있으며, 단종 1년 3월에는 "이용의 우익羽翼이 중외中外에 뿌리 박아 요직에 있는 자를 이루 다 기록할 수가 없었다."라고 적혀 있다. 그리고 이용과 그에 의해 발탁된 인물과의 관계를 상전과 노복으로 비난한 대목도 찾아볼 수 있다. 이러한 기록들은 세조를 옹호하는 입장에서 쓰여진 것이기 때문에 정확한 사실을 반영한다고는 볼 수 없지만, 이용의 인사개입이 광범위하게 이루어진 것은 분명해 보인다. 그리고 이 점에서 그의 형 수양대군과의 충돌은 불가피하였다. 두 사람은 세종대부터 나란히 왕자로서의 수업을 쌓아왔으며, 나이 차이도 겨우 한 살밖에 되지 않았다. 처음에는 모든 상황이 이용에게 유리하게 돌아갔다. 문학과 예술활동을 통해 다져진 인간관계가 그에게는 큰 자산이 되었다. 황보인皇甫仁과 김종서金宗瑞 등 대신들도 수양대군보다는 이용의 편에 섰다. 자신들의 권력을 유지하고 확대하려고 했던 대신들의 입장에서는 수양대군을 상대하기 어려운 껄끄러운 존재로 생각했을는지 모른다.

　그러나 수양대군의 반격으로 상황은 역전되었다. 이용은 김종서 등 대신들과 반역을 꾀한 혐의로 죽임을 당하고 말았다. 이용이 수양대군과의 권력투쟁에서 패배한 데에는 몇 가지 이유가 있다고 생각한다. 첫째, 이용과 김종서 등 대신과의 유대가 그렇게 공고한 것은 아니었으리라는 점이다. 양자는 기득권을 유지하고 확대하는 측면에서 공통의 이해관계를 갖고 있었지만, 실록의 기록처럼 단종을 몰아내고 권력을 찬탈한다는 목표를 세우고 공동의 보조를 취해나

간 것은 아니었다. 따라서 갑작스런 공격에 효과적으로 대처할 수가 없었다.

둘째, 이용은 정치가로서보다는 예술가로서의 성향이 더 풍부한 인물이었으며, 이 점이 정치가로서의 그의 행적에 치명적인 약점이 되었다. 그가 끌어모았던 인물들은 거의 대부분 문학과 예술 모임을 통해서 만났던 문인들이었다. 심지어 그의 책사로 알려진 이현로조차도 시詩와 부賦에 대한 능력이 출중하여 만났던 인물이었다. 그리고 그 문인들의 정치적 성향이 매우 다양하여 그와 정치적 운명을 같이할만큼 결속력이 있었던 것도 아니었다. 셋째, 이용과는 달리 수양대군은 철저하게 정치적인 인물이었으며, 그 정치적 목적을 달성하는데 수단과 방법을 가리지 않고 과단성 있게 일을 추진하였다. 수양대군이 소수의 정예요원만을 데리고 직접 김종서의 집으로 들어가 그를 격살한 일은 이방원의 정몽주 살해만큼이나 그의 사람됨을 잘 보여준다. 반면 이용은 계유정난 후 유배 중인 강화로 수양대군이 사람을 보내 와, "네 죄가 커서 참으로 주살誅殺을 용서할 수 없으나, 다만 세종과 문종께서 너를 사랑하시던 마음으로 너를 용서하고 처벌하지 않겠다."라고 전언하자, 눈물을 흘리며, "나도 또한 스스로 죄가 있는 것을 안다. 이렇게 된 것이 마땅하다."라고 말한 것으로 실록에 적혀 있다. 물론 이 기록을 액면 그대로 다 믿을 수는 없지만, 이용의 성향을 잘 보여주는 대목이 아닌가 생각한다.

이용의 실패는 궁극적으로 예술가로서의 자질이 정치가로서의 운신을 제약한 데서 비롯되었다. 조선 초기의 거센 정치적 풍랑 속에서 젊은 시절을 보낸 그는 그 예술가로서의 삶조차도 자신의 정치적 입지가 확보되지 않는다면 결코 안온하게 누릴 수 없다는 것을 물론 잘 알고 있었을 것이다. 김종서 등과 유대관계를 맺은 것도 바로 그 때문이었다. 그러나 거기까지였다. 그가 문신들과 맺은 결속은 대체로 문학과 예술을 매개로 한 것이었으며, 따라서 그것이 정치 세력으로 확대되기에는 너무도 자유분방한 형태에 머물러 있었다. 정치는 그에게 예술을 펼쳐나가기 위한 하나의 수단에 지나지 않았다. 그러나 정치와 예술의 접목은 현실의 세계에서는 이루어지기 어려운 일이었다. 수양대군은 이용의 그같은 행위로 인하여 자신의 정치적 야심을 달성하는데 큰 위기를 느낄 수밖에 없었고, 결국 기선을 제압하여 동생을 제거하였다. 정치와 예술의 사이에는 결코 메울 수 없는 큰 간극이 가로놓여 있었던 것이다.

잇따른 왕실 질병이 가져온 변화

안평대군 이용이 활동했던 세종조는 고려로부터 이어받은 향약의학을 체계화시키고 정리화가 마무리가 된 시기였다. 향약이론과 처방에 관련된 의서 편찬 및 간행에 전력을 다한 세종은, 여기에 그치지 않고, 의술은 인명과 관계되므로 터득된 것만이 아닌, 심오深奧하고 정미한 이론을 습득하여야 치료기술이 높다는 것을 인식시키며 젊고 총명한 자를 찾아 의방을 익혀 전수하도록 하였다. 따라서 의생醫生들을 가르치기 위하여 삼의사三醫司 제조提調들을 문관文官들이 겸직하고 고찰하도록 제도화시켰다. 더불어 집현전학자들로 하여금 당시 중국의서들에서 배워야 할 이론들을 우리와 조화를 이루며 일체화 할 수 있는 것들을 채록하여 이를 지명도 높은 의관들로 하여금 적극적으로 경험화하여 또 다른 치료기술로 습득할 수 있는 것들을 모아 『의방유취』 간행을 추진하였다.

　이러한 의학의 전수 발전과정 속에서 안평대군 이용은 왕실을 대표하는 대군大君으로서, 그리고 시, 서, 의학, 불교 등을 통섭한 학자로서 감수監修업무를 주관하게 되었다.

　당연히 안평대군은 의학과 의술을 겸비하는 것은 문제가 아니었다. 속칭 임금과 대군들의 쾌유를 위해 명산 대천의 신에게 기도하는 축문 작성과 기도, 그리고 일반백성들의 악병惡病을 구료救療하는 수륙재水陸齋 거행을 담당하였다. 아버지 세종의 병증은 그의 나이 21세 되던 해에 세종이 직접 밝힌 바에 의하면, "젊어서부터 한쪽 다리가 아파 고통받은 지 10여 년에 이르고, 또 등에 부종浮腫으로 아픈 지가 오래다. 통증이 심하여 마음대로 돌아눕지도 못할 정도이다. 다행히 지난 계축년 봄, 대간臺諫들이 일반백성들에게 폐해를 끼친다고 온정욕溫井浴이 불가하다고 청하였으나, 의관들이 청하는 바대로 온천욕을 하였더니 효험이 있었다. 그 뒤로 종종 다시 발병할 때가 있으나, 그 아픔은 전보다 훨씬 덜하다. 또 소갈증消渴症이 생긴 지는 십삼여 년이 되었다. 거기에 지난해 여름에는 정사를 보지 못할 정도로 임질淋疾을 앓다가 찬바람이 불면서 겨우 나왔다. 거기에 올봄부터는 강무講武한 뒤에는 반드시 왼쪽 눈이 아프고 안막眼膜을 가리는 듯 어둡기에 이르고 오른쪽 눈도 안좋아 한 걸음 사이에서도 사람이 있는 것만 알겠으나 누구누구인지를 알지 못정도"라고 할 만큼 한 가지 병이 겨우 나으면 두세 가지 병이 또 생길 정도로 항상 미령하였다. 뿐만 아니라 어머니 소헌왕후昭憲王后는 풍병風病으로, 동생 금성대군錦城大君 유瑜는 창진瘡疹으로, 동생 밀성군密城君 침琛과 맏형인 문종文宗은 종창腫脹을 번갈아 위독할 정도로 앓다가 호전되기를 반복하였다. 이때마다 안평대군은 집현전 학자들과 당시 명성이 있는 의원들과 함께 방서方書를 상고하고 모든 의술과 기도 시행에 참여하였다. 그리고 때론 수차례 온천욕의 효능을 위해 호종하였고 혹은 절에서 수륙재를, 혹은 대신들과 종묘 사직과 명산대천에 가서 기도를 올렸다. 하지만 아버지 세종과 어머니 소헌왕후昭憲王后, 형 그리고 문종文宗이 잇달아 붕어崩御하고 동생 금성대군, 아들 이우량李友諒과 아내 정씨마저도 연달아 죽자 안평대군은 의학과 기도하는 것에 깊은 회의를 보였다. 거기에 형인 수양대군이 물론 뒤에 선양禪讓의 형식을 취했지만, 당시 조카 단종으로부터 왕위를 찬탈하기위해 부왕의 총애를 받았던 집현전 학자들을 비롯한 많은 충신들을 역모로 엮어 죽이는 혼란의 상황에 이르렀으며 안평대군도 갖은 의혹에 둘러쌓여 곤혹스럽고 두려운 상황에 빠지게 하였다.

첫째, 안평대군은 의술과 점술에 능통할 뿐만 아니라 권귀權貴에 인연하여 내의원에서 성달한 임원준任元濬을 문객門客으로 두었는데, 단종 즉위년에 임원준에게 수양대군을 위해 여러 가지 약을 짓게 하였다. 이때 당시 상황은 수양대군이 북경에 가면서 임원준을 종관從官으로 삼아 데려가려고 하였다. 하지만 임원준은 수양대군을 꺼리어 따르는 것을 원치 않았다. 이 정황을 알지 못한 안평대군이 임원준에게 약을 짓게 한 것이었다. 그러자 임원준은 이를 모면하고 또 어떠한 연유였는지 주사, 목향, 서각, 인삼, 침향 등의 약재를 훔쳐 달아나 나타나지 않았다. 안평대군은 한성부로 하여금 달아난 임원준을 뒤쫓아 잡게 하였다. 그러나 훗날 임원준은 그 경박하고 교만한 재주와 계책을 앞세워 세조조에도 권신벼슬에 올랐다. 안평대군은 당시 수양대군의 야심을 거스름과 동시에 문객 발탁에 허점을 보였다. 일시적인 전략에 빠져 시기와 형세를 잘 판단하지 못하였다.

둘째, 단종은 어린 나이에 즉위하였으나 숙부인 수양대군과 안평대군의 사이에서 어떠한 제도도 마련하지 못한 상태에서 숙부들부터 집현전학자를 비롯한 대신들, 주변을 둘러싼 환관들을 포함하여 누구도 믿을 수 없는 상황이었다. 거기에 살집이 많았던 단종은 항상 깊은 궁중에서 경연에만 치중하다보니 혈기가 통하지 않아 미령하였다. 세종이 항상 대신들에게 "어린 세손(단종)이 살이 많으니 항상 내정에서 걸음을 익히도록 하고, 후원에서 말을 타게 하며 매사냥을 하게 하여 혈기를 항상 통하게 하라."고 당부해 두었지만, 단종은 궁내에서 말타기나 산보는 커녕 몸을 움직이기조차 하지 않고 두려움을 떨쳐버리기 위해 아침부터 하루 세 번 강론에만 치중하여 병색이 들었던 것이다. 이때 실록기사에 의하면 안평대군은 문안을 드리지 않아 환관인 김연이 몰래 사람을 시켜 "어찌 한 번도 오지 아니 합니까?"라고 예궐하여 문안하도록 하였다는 기록으로 보아 안평대군 스스로 대군으로서 그리고 신하로서 마땅히 해야 할 도리를 하지 않아 수양대군(세조)에게 훗날 계유정난의 주모자로 죄명을 뒤집어쓰고 강화도로 유배되어 죽음을 맞이할 때도 해명의 여지가 없었던 것 같다.

셋째로, 안평대군은 단종 1년(1453) 2월 14일에 평안도 순안順安의 길거리에서 말에서 떨어져 약을 복용하며 조섭하였다. 이때 평안도 관찰사인 정이한鄭而漢이 승정원에 글을 보내 설명한 것을 보면 안평대군은 요통으로 고통을 받고 있는 상황이었으며, 마침 형인 수양대군(세조)이 왔었는데 함께 돌아갈 수가 없었다. 하지만 수양대군은 임영대군 등에게 치서를 보내 "안평대군은 다친 것이 아니라, 조정에서 뜬소문을 듣고 놀랄 것을 염려하여 감사가 계문한 것 뿐이다."라고 하였다. 이때의 일들을 같은 날 기사에서 "이용이 평양으로 돌아가 병을 다스린다고 핑계하여 오래 머물면서 평안도의 군기軍器를 모조리 검열하고, 관찰사 정이한과 더불어 풍월루에서 큰 연회를 베풀고 배를 타고 누 아래 못에서 놀다가 배가 가라앉았으므로 여러사람들이 괴이하게 여겼다."라고 사관들이 기록한 것으로 보아 안평대군이 말에서 떨어져 의관들의 구료를 받았다지만 당시 전체적인 분위기는 세조에게 기울어져 있었음을 짐작할 수 있다.

당시 안평대군은 형인 세자와 수양대군(세조)과 함께 지난 세종시대부터 왕실 뿐만 아니라 일반백성들의 질병과 악병에 대해 온갖 의학이론으로 치료하고 혹은 불사佛事를 일으키어 기적을 빌었으나 모든 것이 허무하고 무익하다는 것을 깨닫게 되었다. 그러나 다시 기운을 내어 그 뜨거운 열정으로 그의 실력과 재주를 발휘하였으나 의학발전에 편승하지 못하고 필연적인 세조의 등극으로 역사에 역적으로 기록되는 상황에 직면하게 되었다.

비록 그의 정치적 재능은 어떠한 전략도 펼치지 못하고 묻혔지만, 의학적 소양은『의방유취』안의 의론醫論과 의사학적 위치에서 언급할 수 있겠다. 물론『의방유취』에 새로운 견해나 새로운 치료술, 또는 새로운 아이디어가 수록되어 있는 것은 아니지만 그의 의학이론과 방서의 섭렵은 최고로 여겨야 할 것이다. 그의 의방유취 감수자로서의 역할과 공로는 영원히 기억되고 선양되어야 할 것이다. 단순히 대군으로서 참여하였다고 경시하거나 부정될 수 없는 부분이다.

안평대군 이용은 아버지 세종의 뜻에 따라 우리의 의학이론을 계승발전시키는 가운데, 한편으로는 잠시도 멈춤없이 중국이론을 접목 발전시키며 우리 고유의 이론과 기술로 정립 체계화하는데 노력하였다.

李瑢年譜

세종 22년(1440)		(23세) 진양대군 이유와 함께 보현봉普賢峰에 올라가서 해가 지는 곳을 관찰하다. 이때 세종은 규표圭表라는 천문관측기구를 직접 제작하고 진양대군과 안평대군에게 관찰하게 하였다. 동생 금성대군 유瑜가 창진으로 위독하였다가 쾌유하다.
세종 23년(1441)		(24세) 집현전 학자들에게 가르침을 받다.
세종 24년(1442)		(25세) 헌릉獻陵과 건원릉健元陵, 제릉齊陵의 수리에 도감대신들과 함께 관리하다.
세종 25년(1443)		(26세) 우리나라와 중국 명현들의 글씨를 추려 『비해당집고첩匪懈堂集古帖』을 간행하고 직접 서문도 쓰다. 비해당匪懈堂은 자신의 호이다.
세종 26년(1444)		(27세) 집현전 교리 최항崔恒, 부교리 박팽년朴彭年, 부수찬 신숙주申叔舟 등이 왕명을 받아 언문으로 『운회韻會』를 번역하는데, 동궁東宮 및 진양대군과 함께 주관하다. 동생 광평대군이 창진으로 졸하다.
세종 27년 (1445)		(28세) 동생 평원대군이 홍역으로 졸하다. 『의방유취醫方類聚』 편집을 감수하다.
세종 28년(1446)		(29세) 어머니 소헌왕후昭憲王后가 훙하다.
세종 31년(1449)		(32세) 형인 동궁의 치병을 위해 대자암에서 수륙재水陸齋를 거행하다.
세종 32년(1450)		(33세) 부왕 세종이 훙하다.
문종 즉위년(1450)		(33세) 진관사津寬寺 짓는 일을 감독하다.
문종 1년 (1451년)		(34세) 황해도교유黃海道教諭로서 촌락을 순행하면서 악한 병을 구료救療하다. 부왕인 영릉英陵 비명을 직접 쓰다.
문종 2년(1452)		(35세) 3월, 동생 밀성군密城君 이침李琛의 병이 위독하자 중들을 모아 흥천사에서 기도하니 낫다. 5월에 형 문종의 옥체가 종기로 미령하자 대자암에서 기도하다. 5월 14일, 형 문종이 위중하자 김예몽과 형 수양대군들과 함께 방서를 상고하고 또 절에 가서 기도하다. 형 문종이 훙하다.
단종 즉위년(1452)		(35세) 임원준任元濬이 집에 와서 주사, 목향, 서각, 인삼 등을 훔치는 사고가 발생하다. 9월, 단종이 미령하자 예궐하여 문안하다.
단종 1년(1453)		(36세) 1월 14일, 순안의 노상에서 말에서 떨어지자 내의가 약을 가지고가 진료하다. 3월, 구료해 준 평안도 도사 조충손趙衷孫에게 가자하여 줄 것을 청하다. 4월 23일, 부인 정씨가 졸하다. 계유정난의 주모자로 강화도 교동으로 유배되었다가 정인지의 계청으로 사사되다.

단종 2년(1454)	맏아들 이우직이 진도 유배지에서 사사되다. 첩과 외동딸, 그리고 며느리는 관비로 전락되다.
영조 23년(1747)	복권되다.

양성지

梁誠之

들어가는 글

양성지梁誠之는 조선 전기를 대표하는 문신이자 학자 중의 한 사람으로 의학에 있어서도 역대 최대 규모의 의학백과전서인 『의방유취醫方類聚』를 교정하고 의서습독관醫書習讀官을 역임하였다. 그는 또 제과 육문諸科六門을 설치하여 문신들에게 전문기술 교육을 실시하였으며 국경지역과 지방에 의원을 파견하는 등 의료행정에 대한 여러 차례의 주의奏議를 올린 바 있다. 세종~성종대에 걸친 그의 30여 년 활동기간은 조선 500년간 가장 의학을 장려하고 의사의 사회진출이 활발했던 시기로 중앙 정치 무대의 주역으로 활동했던 그가 의학에 미친 영향 또한 적지 않았을 것이다.

학술사상 면에서는 후기 실학사상에 영향을 주었다는 평가를 받을 정도로 다방면에 박학다식했던 것으로 알려져 있지만 이에 비하여 일반에는 비교적 잘 알려지지 않은 편이다. 특히 의학적인 면은 검토된 바 없고 세조대 『의방유취』 교정 책임자로서 의학인명사전에 올랐을 뿐이다. 물론 이것은 그의 개인 의학저술이나 두드러진 의료행적이 드러나지 않은데 연유한다. 이에 본고에서는 문사文士적 소양을 겸비한 유의儒醫로서 양성지가 조선의학의 학술, 교육, 제도 등 다방면에 미친 족적을 찾아내고 그의 의학관 내지 의학사상을 더듬어 보기로 하겠다.

생애와 가계

양성지梁誠之는 1415년(태종15)에 출생하여 1482년(성종13)까지 생존하여 향년 68세를 살았다. 호는 눌재訥齋 혹은 송파松坡, 자가 순부純夫이며, 본관은 남원南原이다. 고려조 판도판서版圖判書를 지낸 우祐의 증손으로, 할아버지는 판위위시사判衛尉寺事 석융碩隆이고, 아버지는 증좌찬성贈左贊成 구주九疇이며, 어머니는 전주부윤 권담權湛의 딸이다. 그의 아버지의 벼슬이 종3품 예빈시윤禮賓寺尹에 이른 만큼, 그는 어린 시절 장남으로서 유복한 환경에서 자랐다. 그는 6세에 독서를 시작해 9세에 글을 지을 만큼 재주가 뛰어났다고 한다.

1441년 27세의 양성지는 진사시, 생원시, 그리고 문과까지 세 차례 과거시험에 합격했다. 특히 문과에서는 전체 33명 가운데 3등으로 합격했다. 우수한 성적으로 인해 그는 벼슬길에 나간 지 얼마 되지 않아 경창부승慶昌府丞, 성균관주부를 거쳐, 이듬해인 1442년 집현전集賢殿에 들어가 부수찬(종6품)이 되었다. 2년 후에는 사간원 좌정언이 되어 임금과 대신들이 함께 학문을 토론하는 경연에도 참석하는 등 세종의 총애를 받았다. 1443년 10월에는 집현전 수찬(정6품)이 되어 1450년까지 계속 집현전에서 근무할 수 있었다.

그는 1455년 집현전 직제학直提學에 승진, 이듬해 집현전이 폐지되자 좌보덕左輔德에 전임, 동지중추부사를 지내고 제학으로 취임하였다. 이듬해 구현시求賢試에 급제, 이조판서에 오르고, 대사헌에 재직 중「오륜론五倫論」을 지어 바쳤다. 1466년(세조12) 발영시拔英試에 2등으로 급제했으며, 1469년(예종1) 중추부지사知事, 홍문관제학提學, 춘추관지사를 겸직하며『세조실록』, 1470년(성종1)『예종실록』등 편찬에 참여하였다.

그리고 공조판서를 거쳐 1471년(성종2) 좌리공신佐理功臣 3등으로 남원군南原君에 봉해졌다. 1477년 대사헌에 재임하다가 지춘추관사가 되었고, 1481년 홍문관대제학大提學으로『동국여지승람』편찬에 관여하였다. 그해 문신정시文臣庭試에 장원, 1482년 서적의 인간印刊, 수장收藏에 관한 12조의 건의문을 올렸다.

그는 세종, 문종, 단종, 세조, 예종, 성종 6조에 걸쳐 문한직을 역임하는 동안에 문교文敎에 끼친 공로는 물론, 정치 의견과 언론 어느 것이나 다 당시를 일깨우고 후세의 거울이 되지 않음이 없었다. 그리하여 세조는 그를 '해동의 제갈량諸葛亮'이라고까지 하였다. 그는 다양한 정책을 개진하였으며 학문과 문장이 뛰어났다.

저서로는 자신의 문집『눌재집訥齋集』외에 주의奏議에 관한 10전과 어명으로 엮은『해동성씨록海東姓氏錄』, 『동국도경東國圖經』, 『농잠서農蠶書』, 『목축서牧畜書』, 『유선서諭善書』, 『황극치평도皇極治平圖』, 『팔도지도八道地圖』, 『양계방수도兩界防戍圖』, 『시정기時政記』, 『삼강사략三綱事略』등 수 많은 저술을 편찬하였다. 시호는 문양文襄이다.

사상과 학문

다방면에 걸친 그의 학술사상을 살펴보면, 그는 항상 역사의 현실에 착안해 나라를 위하는 긴요한 도리를 꿋꿋이 주장했고, 당시의 사리를 가장 똑바로 이해한 학자이자 경륜가였다. 중국 고대의 요순堯舜만을 유일한 이상적 군주로 떠받드는 시절에 단군을 국조로 모셔 받들기를 주장했으며, 중국의 역사만을 일반 교과서로 사용하던 시절에 우리의 동국사東國史도 배울 것을 역설하기도 하였다.

온 세상이 중국의 풍속에 휩쓸리는 때에 나라의 고유한 풍속을 존중해야 한다고 주장하였다. 그뿐 아니라 문신이면서도 군비에 대한 관심 또한 컸다. 우리나라에는 문묘는 있으나 무묘武廟가 없으니 마땅히 무묘를 세워 역대의 명장을 모시자고 주장하였다. 고구려 유속을 본받아 봄에는 3월 3일, 가을에는 9월 9일에 교외에서 사격 대회를 열어 사기를 드높이고 무풍武風을 장려하자고 했으니, 확실히 당시 사회로 보아 일대 경종이 아닐 수 없었다.

양성지는 또 조선을 중국과 함께 하늘의 한 부분을 차지하며 별개의 구역을 다스리는 나라라고 여겼다. 그는 자주적이고 독립적이며 부강한 조선을 건설하려는 목표를 갖고 있었다. 당시 조선의 사대부들은 성리학에 잠재된 중국 중심의 역사관에 매몰되어 중국의 역사에는 밝았으되 한국사에 대해서는 도리어 아는 것이 부족했다. 반면 양성지는 우리 역사를 배울 것을 강조했고 단군을 국조國祖로 받들고 단군과 삼국의 임금들에 대한 제사를 지내자고 했다. 아울러 왕실의 호칭을 올리고 5개의 작은 수도를 설치할 것을 주장하는 등 조선의 국가적 위상을 높이라고 주장했다.

그의 자주적인 사고의 정점은 환구단에서 천제天祭를 지낼 것을 주장한 일이다. 천제를 지내는 것은 오직 황제만이 할 수 있는 일이라고 여겼던 시대에, 양성지는 조선도 하늘에 제사를 지냈던 나라였음을 강조했다. 세조는 그의 건의를 받아들여 1457년과 1464년 2차에 걸쳐 환구단에서 천제를 시행하였다. 아쉬운 것은 세조 이후 대한제국이 성립될 때까지 조선은 환구단에서 천제를 지내지 못했다는 사실이다. 양성지 외에는 환구단에서 천제를 지낼 것을 제안한 조선의 사대부가 없었던 탓이다. 조선 선비들은 중국을 지나치게 숭상한 이들이 대다수였지만 양성지만큼은 달랐다

그는 우리 영토가 본래 요동을 포함한 '만리지국萬里之國'으로 우리 땅을 수복해야 한다는 신념을 갖고 있었다. 또한 명나라가 변방의 방어기지를 요양에서 봉성으로 옮기려고 하자, 그는 강력히 반대하는 상소를 올려 두 나라가 국경을 마주해서는 안 된다고 주장했다. 비록 명나라와 친하게 지내지만 언제 어떤 일이 생길지 모르는 것이라고 경계를 한 것이다

그는 또 명나라 사신이 조선의 활을 구해가는 것을 막아야 한다고 주장하기도 했다. 우리나라는 활이 장기인데 명나라가 이를 아는 것은 위험하다고 본 것이다. 병기兵器는 비밀로 해야 한다고 하면서, 신라의 노弩 기술자 구진천仇珍川이 당나라에 노를 만드는 기술을 알려주지 않은 사례를 제시하기도 했다. 풍부한 우리 역사지식이 있었기에 그는 이와 같은 정책 제안을 했던 것이다.

梁誠之

 그는 1449년부터 국방에 대한 의견을 차츰 제시하였다. 먼저 북방에 길게 뻗은 성곽인 행성行城 건설에 반대하였고, 요충지 중심의 지역방어 개념인 진관鎭管 체제를 제안하고 이를 실현시켰다. 1450년에는 비변10책備邊十策을 제안하여, 국방력 강화를 강조했다. 그는 외적에게 몸을 낮추고 예물을 많이 바쳐[卑辭厚幣] 평화를 추구해서는 안 되며, 반드시 한번은 적에게 크게 이겨 저들과 우리의 군사력이 대등한 수준에 있음을 보여준 후 수호修好를 해야 한다고 강조했다. 그가 이런 주장을 펼칠 수 있었던 것은 고려가 요, 금과의 전쟁에서 승리한 후 평화로운 관계를 유지할 수 있었던 과거 사실에 대한 충분한 지식이 있었기 때문이었다.

 양성지는 자주적인 사고를 바탕으로 군정십책軍政十策, 비변십책備邊十策 등을 건의하여 국방 강화를 주장했다. 또 국방과 관련된 『팔도

『눌재집』 권1의 비변십책 부분. 국방에 관한 근본대책을 상술하였다. 이 책은 조선 초기의 정치, 경제, 역사, 문화, 지리 등의 문물제도에 관계된 귀중한 자료로 평가받고 있다. (출처: 한국학중앙연구원 한국사기초사전)

지리지』와 『연변방수도沿邊防戌圖』 같은 각종 지리서도 만들었다. 그는 여진 등의 외적 방어를 위해 무인武人을 우대해야한다고 주장했고, 여진족 가운데 귀순한 자들은 천대하지 말고 조선 사람으로 만들 것을 강조했다. 그는 정병주의精兵主義를 주장해 양보다 질에 더욱 치중해 반드시 시험을 치러 우수한 군사를 뽑도록 하였고, 병역의 토대가 되는 호적의 정확성을 기할 것, 독자의 군복무를 면제할 것 등을 징병의 3대 원칙으로 삼았다.

군정10책軍政十策 가운데서도 특히 군호軍戶의 중요성을 강조해, "신라의 풍속에는 전쟁에서 사망한 자는 벼슬을 한 등급 올려주어 명예롭게 하고, 유가족들은 관록으로써 부양해 우대하였다. 그러니 위국진충爲國盡忠의 용사들이 생겨남은 당연한 일이었다. 그런데 최근 전사자에게는 특별한 은전이 없고 마땅히 주는 부미賻米까지도 받기

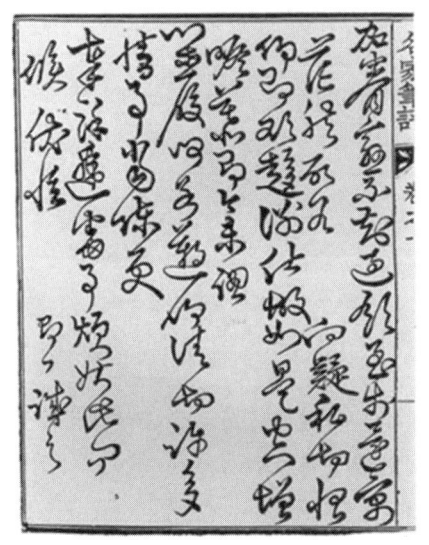

『명가필보』에 실린 양성지의 글씨. (출처: 한국학중앙연구원 한국사기초사전)

가 어렵다. 이러고서야 어찌 군졸들의 모험심을 고취시킬 수 있으랴."라고 하였다. 이것은 당시 군정의 여러 가지 결함을 명석하게 지적한 것이라 하겠다. 그러나 이러한 좋은 의견도 실행에 옮겨지지 못하고 무인을 멸시하는 폐풍이 교정되지 못한 채로 500년간을 내려왔다.

세종의 명으로 편찬한 『팔도지리지』와 『연변방수도沿邊防戍圖』는 매우 정확해 실제로 측량한 지도가 없던 당시로서는 매우 위대한 공헌이라 할 수 있겠다. 또 농정에도 힘을 써서 농사의 근본은 지력地力을 잘 이용하는 데 있으므로 개간 사업을 일으켜서 해변과 강, 육지에도 방축을 세워 수전水田을 만들자고 주장하였다. 그리고 직업이 없어 떠돌아다니는 사람들을 모아서 농사를 짓게 하고, 그 밖에 여가가 있을 때는 무예를 익히게 하면 일거양득이 된다고 건의하였다. 이상의 여러 가지 일이 이상에 치우친 듯하지만 전혀 현실을 외면한 것이라고는 볼 수 없다.

그는 조선의 발전을 위해 다양한 의견을 제시했다. 예컨대 국가 재정을 충실하게 하기 위해 의창義倉을 설립하거나, 백정白丁에게 양민이 되는 길을 열어주자고 주장했다. 또 혼례를 간단하게 하고 연찬宴饌도 절약하고 검소하게 할 것 등을 주장하는 등 풍속에 대한 개혁적인 태도를 보여주었다. 과거 시험의 과목을 현실에 맞게 개정할 것을 여러 번 제의하고, 우리 음악[雅樂]의 보호 및 체계적 정리도 주장했다. 궁벽한 시골에 의사를 보내고, 변방의 백성을 구휼하라는 등 백성을 위한 정책을 제시하는데도 소홀하지 않았다.

양성지의 호號인 '눌재訥齋'에는 말을 잘 하지 못한다는 의미가 담겨있다. 그는 실제로 말을 잘하지 못했지만, 그 어눌함을 항상 글로 뜻을 드러내어 '아는 것이 있으면 말하지 않고는 못 배긴다[知無 言]'는 평을 들을 만큼 자신을 끊임없이 독려한 성실한 인물이었다.

『의방유취』 교정과 서적 편찬

梁誠之

양성지는 27세인 1441년 문과인 진사, 생원 양시에 급제한 이후 집현전부수찬集賢殿副修撰, 지제교知製敎, 세자좌사경世子左司經이 되었고 세종의 명으로 『의방유취』가 편찬되는 시점인 1443-1445년에 좌정언左正言, 경연관經筵官, 수집현전수찬守集賢殿修撰과 참시관參試官 직에 있었다. 당시 세종은 왕명으로 『의방유취』 편찬에 집현전, 승문원 학사와 의관들을 공동 참여시켰기 때문에 양성지 또한 이 일에 직, 간접적으로 참여하였을 가능성이 많고 작업의 진행과정을 익히 알고 있었을 개연성이 충분하다. 훗날 세조가 단독으로 그에게 『의방유취』 교정의 책임을 맡긴 것은 양성지의 의학지식과 이러한 경험에서 비롯된 것으로 보인다.

양성지의 『의방유취』 교정 작업은 세조의 의지로 시작된다. 세종조의 『의방유취』 1차 편찬 후 『의방유취』에 지속적인 관심을 갖고 완독한 사람은 위정자인 세조와 이극감 뿐이었다.

세조는 선대의 편찬서들을 어전의 강독회 분문습독分門習讀에서 읽는 과정에서 이미 『의방유취』의 미비점을 간파(세조 4년 4월 6일 의방유초 분문강습)하고 있었던 것으로 보이며, 이러한 사실은 세조 자신의 유시(세조 5년 9월 1일 세조의 유시)와 이극감의 동조(세조5년 9월4일 이극감의 상서)로 어우러진다.

세조는 즉위 개원하였으므로 등극한지 불과 3-4년 후 이미 완료된 『의방유취』의 편찬사업을 다시 시작하는 셈인데, 즉위 초기의 정치적 불안정이 해소됨과 동시에 의서 간행을 서둘렀다는 사실은 매우 큰 비중을 두었다는 점이 인정된다.

이렇듯 위정자인 세조의 의욕적인 사업에 주도적인 인물로 선정된 사람이 다름 아닌 눌재 양성지였다. 그는 세조의 왕위등극에 공헌한 좌리공신 3등에 책봉되었고 세조의 치세기간 내내 절대적인 신임을 받으면서 현관직을 역임한다. 그러나 그는 지방 호족 출신이었으며 세종대에는 하위 직급에 있었으므로 그다지 두각을 보인 적이 없었다.

세조의 치세책 중 의욕적인 첫 사업 중의 하나가 바로 『의방유취』의 교정으로 시작되었으며 이 일이 양성지에게 맡겨진 것은 그가 세조의 숨겨진 인물로 내정되어 있었음을 짐작할 수 있다. 당시 그는 의약 업무와는 좀 동떨어진 대호군大護軍의 직책을 맡았으나 병법과 서적편찬에 관한 주의를 올린 바 있고, 잡학 즉 기술학에 밝은 보기 드문 관리형 인재로 인정받은 것 같다. 행대호군行大護軍의 직책에 있던 그가 세조로부터 왕명을 받아 『의방유취』를 교정하는 책임을 맡은 것은 세조 5년 11월 30일의 일이다.("행 대호군 양성지에게 명하여 『의방유취』를 교정하게 하였다.",『세조실록』)

양성지의 실제 교정 작업은 세조 9년 5월경 1차 마무리된 것으로 보이는데 왕명을 받은 5년 11월로부터 추산하면 3년 6개월이라는 기간이 소요되었다. 이 시간은 세종조의 초고본이 3년 만에 완성된 것을 감안하면 그와 맞먹는 투자가 이루어진 것으로 단순한 교정이라 보긴 어렵고 수교讎校 이상의 상세 교정과 재편집에 상당하는 심도 깊은 개편작업이 진행되었던 것으로 볼 수 있다. 실제 초편 당시

365권이었던 내용이 성종 간행 시 266권으로 축약된 사실을 상기할 때 100권 정도의 분량이 이때 집약된 것으로 추정된다.

또 양성지는 이 기간 중 행첨지중추원사行僉知中樞院事로 직임이 바뀌었지만 교정 작업을 계속했을 뿐 만 아니라 이 무렵 이후 수많은 제반 편찬사업에 관여하게 된다. 비슷한 시기 동지중추원사 김예몽에게『의방유취』마감을 명한 것도 같은 맥락에서 이해된다.(세조 9년 9월, 1463)

> 임금이 양성지에게 말하기를 "서책을 상고하고 교정하는 일은 어찌 되었느냐?"하니, 양성지가 말하기를 "이미 마쳤습니다."하므로, 임금이 말하기를 "세종조에 서적이 산란하여 이제 비록 정제整齊하였더라도 이를 간직하여서 고열考閱에 갖추게 하라."하였다.

그러나 이 일은 그리 간단히 끝나지 않았다. 몇 달 후 교정에 참가한 사람들이 무더기로 문책을 받게 된다. 앞의 내용들로 본다면 세조가 세종 초고본에 결코 만족하지 않았으며 의서의 편찬에 매우 의욕적이었음을 알 수 있다. 좀 더 미루어 본다면 대형 방서의 편찬 시 흔히 파생되는 분류체계의 모호성이나 검색곤란 등의 문제점을 잘 인식하고 이에 대한 보완에 주력하였음을 추정할 수 있다. 또 문종 즉위 후 거론된 세종초고본 편사자에 대한 포상성격의 산관제수가 특별한 사유 없이 일언지하에 취소된 사실은 초편한 내용이 완성도가 미흡하였고 가독성이 떨어지는 체제였음이 짐작된다. 즉, 세조 대 교정 작업의 주안점은 중복되는 내용의 축약과 분류편제에 있었던 것이다.

대단위 문책에도 불구하고 책임자인 양성지는 일체의 언급 없이 지나치며, 오히려 동년 7월의 기록에서는 세조의 신임이 여전함을 확인할 수 있다. 또 다음에 이어지는 9월의 포상승급과 연계하면 이때 이미 양성지의 주관 하에 이루어진 재교정 작업에 대한 세조의 지지 표명으로도 확대 해석할 수 있겠다. 동년 9월 양성지의 승진과 함께『의방유취』편찬자 전원이 포상을 받게 된다.

임금이 충순당忠順堂에 나아가서 이조, 병조를 불러서 주의注擬를 하도록 하여, 양성지를 이조판서로, 한계미韓繼美를 서원군西原君으로, 최영린崔永潾을 행사헌장령行司憲掌令으로 삼고,『무경武經』을 주석하고『의서유취醫書類聚』를 편찬한 사람들은 모두 1자급資級을 올렸는데, 당상관은 아들, 사위, 조카에게 대신 가자加資하였다.

이렇게 하여 세조조의『의방유취』교정은 세조 10년 9월에야 완료되는 것으로 보이는데, 세조의 유시로부터 소급하면 5년에 가까운 시일이 소모된 것이다. 중간의 교정과정이나 실제 초고본과 교정본의 달라진 점 등 많은 의문점을 이러한 실록의 기사를 통하여 알 수 없는 점이 아쉽기만 하다.

이상 간략하게나마 왕조실록에 등장하는『의방유취』와 양성지의 사적을 추적한 결과를 집약하면 다음과 같이 기존에 잘 알려지지 않았던 몇 가지 사실을 정리해낼 수 있다. 즉, 세조대『의방유취』교정은 초고본의 편찬 이상으로 우여곡절을 겪은 끝에 5년여의 기간을 소요하여 완료되었으며, 이것은 의학에 관한 세조 자신의 적극적인 의지가 반영된 것임을 알 수 있다. 또한『의방유취』교정은 세조의 전폭적인 신임 아래 시종 양성지의 주도로 진행되었으며, 일관성 있는 체제를 갖추게 되었던 것이다. 이 사실은 역으로 세종 초편 시 편찬의 주관이 확실치 않고 왕족, 고관, 문사, 의관들이 뒤섞여 작업이 진행되었으므로 상대적으로 단시간에 많은 분량을 편집하였지만 완성도는 떨어졌을 것이라는 결론에 이른다.

『의방유취』 교정 과정을 시기별로 대별해 보면 다음과 같이 구분할 수 있다.

> 5년 11월-9년 5월 : 1차 교정기
> 9년 5월-10년 1월 : 세조의 검토와 교정자 교체
> 10년 1월-10년 9월 : 2차 교정기, 세조의 재신임

그러나 여전히 세조 당대에는 『의방유취』를 간행하지 못한 듯, 예종 원년까지 의서 강독시의 교재로조차 거명되지 않고 있다.

> 매 현에서 1인, 군에서 2인, 도호부 이상에서 3인씩을 취하여 전의감에 소속시켜서 1년이나 3년간 의서를 강독하고 의사醫事를 학습하게 하여, 각기 산관散官을 제수해서 임시로 그 맡은 일을 알게 하고, 『향약집성방』 등을 주어 이루게 하소서.

『의방유취』 교정이 완료된 후에도 간행의 어려움으로 인출되지 못했을 것이고 거질의 『의방유취』를 교육용으로 조달하기에는 어려웠을 것이다. 따라서 세조 12년 10월 이후 하달된 의서의 유취 작업

은 이러한 애로사항을 극복하기 위한 방편으로도 생각할 수 있으며, 실제 『구급방』과 『창진집』 등 시급한 구급의학서 들이 『의방유취』를 모태로 재편집된 사실을 상기하면 의문이 남지 않는다.

그 밖의 서적 편찬과 제서유취諸書類聚

양성지는 『의방유취』 교정 이외에도 고려사, 지리지, 무경武經, 병서兵書 등 수많은 서적의 편찬과 교정 작업에 참가했으며, 서적의 관리에 대해서도 참신한 제안을 올리는 등 조선 초기 국가문헌사업의 정비에 주도적 역할을 하였다. 그는 또 집현전 학사 출신으로 규장각 등 사고의 설치에 관해 다방면으로 건의하는 등 남다른 면모를 보였다.

양성지가 등장하는 왕조실록의 기사 중 상당수가 서책이나 출판 관련 내용과 관계되어 있다. "좌의정 권남, 중추원사 최항, 행첨지 중추원사 양성지에게 실록을 춘추관에서 상고하게 하였다."라든가 "임금이 말하기를, 세종조에 서적이 산란하여 이제 비록 정제하였더라도 이를 간직하여서 고열에 갖추게 하라고 하였다."라는 기사가 바로 그것이다.

한편 양성지는 책의 편찬뿐만 아니라 장서와 보관에도 일가견을 갖고 있었는데, 다음의 기사에서 평소 그의 서책에 관한 소신을 충분히 살펴볼 수 있다.

양성지가 드디어 글을 올리니 그 글에 이르기를, "그윽이 역대의 서적을 보건대, 혹 명산에 간직하고 혹 비각秘閣에 간직한 것은 유실을 대비하여 영구히 전하는 소이입니다. 전조前朝의 숙종이 비로소 경적經籍을 간직하고, 그 도서의 글을 하나는, '高麗國 14葉 辛巳歲 御藏書 大宋建中靖

國 元年 大遼乾統 9년이라.'하고, 하나는 '高麗國御藏書라.'하였습니다. 숙종조로부터 이제까지 663년인데도 인문印文이 어제 한 것과 같이 문헌을 상고할 만하고, 이제 내장內藏된 만 권의 서책은 그 때에 소장하여 전하는 것이 많습니다. 빌건대, 지금의 장서 뒷면의 도서는 '朝鮮國第六代 癸未歲御藏書 本朝 9歲 大明天順 7年이라.'고 일컫고, 진자眞字를 가지고 이를 쓰며, 앞면의 도서는 '朝鮮國御藏書'라 일컫게 하고, 전자篆字를 가지고 이를 써서 모든 책에 두루 나타내어 만세에 밝게 보이며, 혹 신라와 전조前朝 성시盛時의 예에 의하여 따로 연호를 세워서 표지를 삼게 하소서. …… 바라건대, 이제 신 등이 어제 시문을 마감하여 올리니 인지당麟趾堂의 동쪽 별실에 봉안하여 규장각이라 이름하고, 또 제서諸書 소장의 내각을 비서각秘書閣이라 이름하여, 모두 대제학, 제학, 직각, 응교 등의 관직을 두어 당상은 다른 관직을 겸대兼帶하게 하고 낭청은 예문녹관藝文祿官을 겸차兼差하여 출납을 관장하게 하소서."라고 하였다.

위의 양성지 상서는 『의방유취』의 1차 교정 완료 시점에서 이루어진 것으로 이 제안은 차후 어느 정도 실행에 옮겨지게 된다. 『의방유취』나 『향약집성방』 등 관찬 의서의 정본이 이러한 체례에 따랐다면, 사고史庫에 별도 보관되었을 가능성이 많다. 따라서 성종 초간 이전에 인출에 들어가지 않았다 하더라도 편사시의 관례상 최소 6부 이상의 『의방유취』 편집본이 존재하게 된다. 즉 세종조 초고본 3부, 세조 교정본 3부이다. 그러나 이 숫자는 내전 이외에도 의료3사에도 배급하기에 모자라는 부수이다. 또 각 4사고의 비치할 부수를 충당하려면 적어도 8부 이상이 필요하며 결국 예상대로라면 16부 이상의 『의방유취』 초본이 존재할 수 있다. 또 12년 10월 이후로도 제서의 유취 작업이 계속되었으므로 사본 형태 의서유초가 상당수 작성되었을 것이다.

또 교정 작업의 마지막 마무리로 보이는 시점인 세조 10년 4월의 기록을 보면 양성지에게 홍문관의 수장서적에 대한 비목 마련을 지시하는데, 문구로 보아 양성지의 요청에 의해 시행된 것이 분명하다.

> 사정전思政殿에 나아가서 …… 좌의정 구치관, 강성군 봉석주, 지중추원사 양성지, 중추원 부사 이문형, 호조 판서 김국광 등을 불러서 술자리를 베풀고 정사를 의논하였다. 양성지가 홍문관의 서적에 대한 일을 아뢰자, 임금이 명하여 이문형과 같이 의논하여 사목事目을 만들어 오게 하였다. 임금이 말하기를, "양성지가 힘을 다하여 공사公事를 받드니, 그 뜻을 취할 만하다."하고, 이어서 양성지에게 묻기를, "경이 음양의 설에 밝은가?"하니, 답하기를, "능합니다."하였다. 인하여 양성지와 더불어 역대 인군의 일을 의논하였다.

이들 기록을 살펴보건대 적어도 양성지의 활동기간인 성종대까지는 『의방유취』의 각 판본과 여러 의서들이 잘 보관되었으리라 보인다. 또 역사상 외침이나 국내의 소요로 인한 병화가 기록되지 않았으므로 훼손이 심각하지는 않았을 것이다.

한편 제서유취 사업에 있어 『의방유취』의 교정 완료 후에도 의서의 분류편집 작업이 계속되었다는 것이다. 시간상 만 3년을 넘긴 시점의 다음 기사를 보도록 하자.

이 날에 신숙주, 최항, 강희맹, 양성지, 구종직, 임원준, 성임, 서거정, 이파, 이예, 김석제, 정침 등에게 명하여 각기 낭청 1인을 거느리고 제서의 유취를 간진揀進하도록 하였으니, 역, 천문, 지리, 의, 복서, 시문, 서법, 율려, 농상, 축목, 역어, 산법이다.

위의 기록은 시점이나 기사 내용으로 보아 『의방유취』 교정 작업과 연속된 것 같지 않다. 또 같은 달 기사에서도 제서유취에 대한 비슷한 내용의 명령이 거의 동일 인물에게 시달된 점으로 보아 같은 맥락에서 거듭된 것으로 보인다.

앞서 실록기사의 내용 가운데 '의학'이 들어 있고 거론된 인물 중 가장 의학에 정통한 것으로 보이는 인사는 임원준과 양성지, 이예를 들 수 있다. 이예李芮는 집현전 박사로 세종 초편본 편찬에 참여했으며, 임원준과 양성지는 세조 교정본 참여자이다. 이중 양성지는 시문이나 역사, 병법, 지리 등에 관해서도 일가견을 갖고 있었지만 앞의 기사에 병법이 들어있지 않고 시문이나 지리 등의 분야는 여타 인물 중에서도 능통한 자가 있으므로 이 때에도 역시 양성지는 임원준과 함께 의서의 유취를 담당했을 가능성이 높다. 이러한 의서 유취 과정을 통해 문신들의 의학교육의 효과와 실용 의서의 편찬을 도모했을 것이다.

이렇듯 오랜 기간에 걸쳐 『의방유취』의 교정 및 의서 유취작업에 참가했음에도 불구하고 다만 한 가지 양성지 본인의 의학적 견해가 담긴 저술이나 기록이 별도로 전하지 않아 『의방유취』의 편집과정 및 의서의 출판에 구체적으로 어떠한 영향이 있었는지는 자세히 상고할 길이 없어 아쉬움이 남는다.

다른 한편 그의 서적 편찬과 관리에 대한 소신과 지견은 멋 훗날 정조에 의해 다시 한 번 부활하게 되며 시대를 앞선 그의 생각은 실학의 시원으로 여겨지기도 한다. 그가 건의한 '서적12사상소문書籍十二事上疏文'은 도서의 보존 및 간행에 실효를 꾀하자는 내용으로서 현대적 의의를 함축한 주장이었다. 언제나 그렇겠지만 문화가 담긴 서적의 보존은 사회 문화의 존속을 위한 중대 사명의 하나가 될 것이다. 그는 중국으로부터 들여온 서적은 비록 흩어져 없어진다 해도 구할 수 있지만, 우리나라의 문사文史는 한번 유실되면 다시는 얻을 수 없으니 우리나라에서 만들어진 책은 반드시 여러 권을 만들어 여러 사고史庫에 보관해 두자고 하였다.

1776년 정조는 개혁정치를 추진하기 위해 왕실 도서관인 규장각奎章閣을 세웠다. 그런데 규장각 설치를 건의한 사람은 정조보다 300년이나 앞선 시대를 살았던 양성지였다. 양성지는 규장각을 설치하여 조정에서 간행한 모든 서책들을 비롯하여 선비들이 저술한 서책들도 모두 수집, 간행하여 보관케 할 것을 건의하였는데, 이와 같은 건의가 300여 년이 흐른 후에 실현된 것이다.

정조는 양성지를 존중하여 그의 문집인『눌재집』을 왕명으로 출간하고 양성지의 자손들도 우대해 주었다. 정조는 양성지의 상소문 대부분이 관념적인 주장이 아니라 병학, 지리, 역사, 문학 등 각 분야의 실용적인 정책 제안을 담고 있다는데 주목했다. 정조는 양성지의 유용지학有用之學, 경제실용經濟實用의 학문을 좋아했다. 그의 학문은 18세기 이후 실학과도 맥이 닿아 있다.

그는 여러 관직을 전전하면서 많은 서적을 편찬하였는데, 춘추관 기주관春秋館記注官 겸 고려사수사관高麗史修史官으로 『고려사高麗史』 개찬改撰에 참여하였고 집현전직제학直提學으로 1453년(단종1) 『조선도도朝鮮都圖』, 『팔도각도八道各圖』를 작성하고, 이듬해 『황극치평도皇極治平圖』를 찬진撰進하였다. 1455년(세조1)에는 『팔도지리지八道地理志』를 편찬, 1463년에는 왕명으로 『동국지도東國地圖』를 찬진하고 홍문관 설치를 건의하여 책을 보관하게 하였다. 1469년(예종1) 중추부지사, 홍문관제학, 춘추관지사를 겸직하며 『세조실록』 편찬에 참여했고, 1470년(성종1)에는 『예종실록』 편찬에 참여하였다. 또 1481년에는 홍문관 대제학으로 『동국여지승람』 편찬에 관여하였다. 그해 문신정시文臣庭試에 장원, 1482년 서적의 인간印刊, 수장收藏에 관한 12조의 건의문을 올렸다.

그가 평생 집필한 자찬서, 명찬서, 각종 지도와 편찬관으로 참여한 실록류를 살펴보면 다음과 같다.

눌재 양성지의 저술과 편찬사적

서명	조대/년대	편찬 방식	분류
5조실록일기(五朝實錄日記)	단종 원년(1453) 착수	참수(參修)	역사
고려사지리지(高麗史 地理誌)		집찬(集撰)	
고려사절요(高麗史節要)		집찬	
동국통감(東國通鑑)	세조 9년(1463) 착수	집찬	
치평요람(治平要覽)		집찬	
명황계람(明皇戒鑑)	세조 7년(1461) 명	역진(譯進)	
동국여지승람(東國輿地勝覽)	성종 9년(1478)	집찬(集撰)	지리/지도
팔도지리지(八道地理誌)		집찬(集撰)	
연변방술도(沿邊防戍圖)		독찬(獨撰)	

서명	조대/년대	편찬 방식	분류
연변성자도(沿邊城子圖) 양계방술도(兩界防戍圖)		독찬(獨撰) 독찬(獨撰)	지리/지도
팔도도(八道圖) 여연(閭延), 무창(茂昌), 우예 삼읍도(虞芮 三邑圖) 제주 삼읍도(濟州 三邑圖) 동국도경(東國圖經)	세조 즉위년(1455)	독찬(獨撰) 독찬(獨撰) 독찬(獨撰) 독찬(獨撰)	
동문선(東文選) 열성어제시(列聖御製詩) 용비어천도(龍飛御天圖)	성종 10년(1479) 명 세조 14년(1468) 명 세조 3년(1457)	집찬(集撰) 집찬(集撰) 집찬(集撰)	문학
황극치평도(皇極治平圖) 유선서(諭善書) 시정기(時政記) 대명률해(大明律解) 율학해이(律學解頤) 율학변의(律學辨疑) 경제육전(經濟六典)[호전(戶典), 공전(工典)]	단종 2년(1454) 세조 12년(1466) 세조 12년(1466) 세조 12년(1466) 세조 12년(1466) 성종 3년91472)	독찬(獨撰) 독찬(獨撰) 교정간인(校正刊印) 교정간인(校正刊印) 교정간인(校正刊印) 교정(校正)	정치 법제
오륜록(五倫錄) 삼강사략(三綱事略)	세조 11년(1465)	집찬(集撰)	윤리
의방유취(醫方類聚)	세조 5년(1459) 명(命)	교진(校進)	의학
농잠서(農蠶書) 축목서(畜牧書)	세조 5년(1459)	독찬(獨撰)	농축
손자주해(孫子註解) 성제공수도(聖制攻守圖)	세조 6년(1460) 명	교진(校進) 고열(考閱)	병법
해동성씨록(海東姓氏錄) 주의(奏議) 가집(家集)	주의집(奏議集) 10권 시문집(詩文集) 6권	독찬(獨撰) 독찬(獨撰) 독찬(獨撰)	기타

梁誠之

의학교육

의학문醫學門의 설치

조선 초기 잡학의 전문직 양성은 문사의 등용 못지않게 인재 선발에 난항을 겪은 것으로 보인다. 이미 세종조 노중례와 임원준 이외에 의서습독관에 임명할 인재가 없음이 거론되었으며 임원준이 의술로 중용된 사실이 두고두고 결함으로 지적되었다.

신숙주申叔舟는 잡과 출신의 등용을 축소시켰으나 이에 반하여 양성지는 제학과의 설치를 주청하였고, 이 제의가 받아들여져 의학문을 포함한 육문六門이 설치되기에 이른다. 물론 제과육문諸科六門은 젊은 문사 출신의 잡학교육으로 관리자를 양성하는 목적으로 시행된 것이지만 신분제도적 측면을 차치하고 고급인력을 상대로 기술교육이 실시되었다는 것은 상당한 중요성을 내포하고 있다. 즉 조선 초기의 기풍은 오히려 실용학을 중시하고 이들이 중선 중기까지 제반 기술학에 중추적인 역할을 할 수 있었던 것이다. 이러한 견해는 조선 중기『동의보감』편찬까지 이어지던 대형 관찬 의서 편찬사업이 그 이후로 개인의 경험방서 위주로 경향이 바뀌는 사실로 대변할 수 있다.

양성지와 임원준 등에게 명하여 여러 학문學門을 나누어 학문에 6인을 두고 나이 어린 문신을 여기에 배정하였는데, 천문문天文門에 이형원, 정효상, 하숙산, 김초, 김경례, 김승경이고, 풍수문風水門에 최팔준, 배맹후, 김염, 김제신, 김준, 신숙정이고, 율려문律呂門에 성준,

안집, 원보륜, 박양, 어세공, 최한량이고, 의학문醫學門에 이수남李壽男, 손소孫昭, 이길보李吉甫, 김의강金義綱, 이익배李益培, 유문통柳文通이고, 음양문陰陽門에 유지, 홍귀달, 이경동, 박희손, 손비장, 유윤겸이고, 사학문史學門에 김계창, 김종련, 최숙정, 유휴복, 김양전, 김종직이고, 시학문詩學門에 최경지, 민수, 유순, 김극검, 성현, 이칙이었다.(세조 10년 7월 27일)

의학문 설치를 통한 의학교육은 세종대 이래 『의방유취』의 편찬사업과 의서습독 과정에서 필요성이 절감되고 세조라는 의학에 밝은 임금의 지원 아래 양성지, 임원준과 같은 유의들의 주도적 역할로 결실을 맺었던 것이다.

의서습독관과 의서 강독

의서습독관醫書習讀官의 의서 강독은 세종조에 이미 시행되었고 세조조에 가장 활발하게 진행된 것으로 보인다. 앞서 언급한 것과 같이 이미 세종조에 습독관의 선발에 애로를 느꼈으며 이는 곧 전문적인 의학지식이 절실히 요구되었음을 말해준다. 아울러 의서습독관은 의서의 편찬 및 교육에 큰 영향을 미친 것으로 보이며, 성종대까지 이어지는 『의방유취』를 비롯한 관찬의서의 지속적인 편찬과 중국의서의 인출 사실은 이러한 당시 상황을 설명해주고 있다.

양성지는 노중례의 은퇴 이후 임원준과 함께 최고의 의학지식을 겸비한 전문관리자이자 교육행정가로 등장하며 육문을 설치하여 제도적인 뒷받침까지 마련하는 등 당시 의학을 비롯한 기술학에 커다란 족적을 남긴 셈이다. 그러나 세조 사후 육문 중 의학의 교육은 잘 시행되지 않았던 듯, 예종 즉위 원년에 시무책을 건의한 내용 가운데는 다시 한 번 의학교육의 실행을 주청하고 있다.

신이 보건대, 율학의 생도는 매 주(州)마다 1인씩 맡아서 취하니, 빌건대 이 예에 의하여 매 현에서 1인, 군에서 2인, 도호부 이상에서 3인씩을 취하여 전의감에 소속시켜서, 1년이나 3년간 의서를 강독하고 의사(醫事)를 학습하게 하여, 각기 산관을 제수해서 임시로 그 맡은 일을 알게 하고, 『향약집성방』 등을 주어 이루게 하소서.

양성지의 이러한 공로는 묘하게도 중기 이후 정조대에 빛을 발하는데, 실용적인 정조의 혁신정치에 실무형 관료의 양성기관으로 등장하는 교서관에 16명 전원이 눌재의 외손들로 구성되었다. 이를 기이하게 여긴 정조가 왕명으로 『문양공외예록(文襄公外裔錄)』을 출간할 정도였으며, 이들은 모두 조선 후기 실학의 기풍을 마련하는데 다방면으로 일조하였다.

의료행정 방면의 업적

양성지는 세조 즉위년에 당시 최북방인 평안도 일대의 양계지방을 시찰하고 돌아와서 주청한 「평안도편의이십사사」중에 의사의 파견에 대한 조목을 넣었다. 물론 이것은 결과보고서 성격의 건의문이고 전염병 성행지역인 일부 지역에 의원의 급파를 요청한 것으로 보인다. 그러나 당시 자성군을 비롯한 양계 지역은 회복한지 오래되지 않은 군사작전 지역이었고, 경차관의 파견 목적도 역시 군사작전지도의 작성과 함께 양성지가 병법에 밝은 이유로 군사 전략적인 의도였을 것이다. 실제 24종의 건의문 중 대다수의 내용이 군사행정, 관리에 관한 것으로서, 자성군의 의원 파견 요청은 제도상 전반적으로 시행된 것은 아니지만 군진의軍陣醫의 성격이 강하다고 하겠다.

> 신은 듣건대, 자성군慈城郡에 여기厲氣가 크게 성하여, 그 전염이 그치지 않고 있는데, 남자는 가끔 면하기도 하지만, 여자는 백에 하나도 어긋남이 없다 합니다. 이러한 까닭에 그 경내에 남자는 많고 여자는 적어서 인근 고을에 구혼을 하여도 이를 거절하고 응하지 않는다 하니, 실로 괴이한 일입니다. 청컨대 좋은 의원醫員을 보내어 다방면으로 구료하여 치료하도록 하소서.(세조 1년 11월 10일, 平安道便宜十八事)

양성지는 무경을 주석하고 병서에 익숙하며, 실제 국방에 관련한 호군, 병조판서 등의 요직을 역임한 바 있다. 게다가 의학에도 겸

통한 그가 누구보다도 군진의학의 필요성을 감지하고 있었을 것이다. 아쉽게도 그는 제도적인 군의의 설치나 군진의학의 필요성에 대하여 구체적인 실행에 옮기지는 못하였다. 그가 무예에 능통한 장수가 아니고 병법지략에 밝은 전략가였던 것과 마찬가지로 의학에 있어서도 치료기술이 뛰어난 명의라기보다는 의학이론에 밝은 교육자이자 의료행정가 역할을 수행하였던 것이다.

그의 이러한 행적은 다음에 이어지는 의과를 비롯한 잡과시험의 부활과 지방의 의원 파견에 대한 건의에서 두드러진다. 『의방유취』를 시작으로 하는 양성지의 의학 사적은 종국적으로 의료제도의 정비로 연계되는데, 이미 왕성한 활동기를 지나 노년에 이른 그는 의학에 있어서도 자연스럽게 자신의 지론이 지속적으로 이어지길 도모하였다.

一. 과거를 정하는 일입니다.
신은 그윽이 생각하건대, 과거는 고금 천하에 사람을 취하는 상법常法으로서, 그 절목은 지극히 커서 세종조에 크게 갖추었으니, 서적을 상고하면 가히 알 수가 있습니다. …… 마馬, 의醫, 악과樂科에 이르러서는 또한 영을 파하게 하여, 구제舊制를 회복한다면 매우 다행하겠습니다.

一. 의사醫師를 보내는 일입니다.
신이 그윽이 생각하건대, …… 질병의 우환은 백성들이 고통을 받고 있는 바이므로, 관官을 설치하고 관직을 나누어서 그 재앙을 구하지 않을 수 없습니다. 신이 보건대, 신민臣民이 임금의 밑에 있으면서, 의사醫師가 있어 그 약을 맡고 의원醫員이 있어 그 병을 진단하니, 진실로 사람마다의 큰 행복입니다. 외방의 각 관에 이르러서는 비록 의생醫生이 있다 하더라도 다만 그 수를 채울 뿐이고, 비록 심약審藥이 있다 하더라도 어찌 사람마다 구제받을 수 있겠습니까? 빈궁한 마을의 백성들이 뜻밖에 질병에 걸리면 심하게 괴로워하는 상황을 귀와 눈으로는 차마 보고 듣지 못할 것입니다. 신이 보건대, 율학의 생도는 매 주마다 1인씩 맡아서 취하니, 빌건대 이 예에 의하여 매 현에서 1인, 군에서 2인, 도호부 이상에서 3인씩을 취하여 전의감에 소속시켜서, 1년이나 3년간 의서醫書를 강독하고 의사醫事를 학습하게 하여, 각기 산관散官을 제수하여서 임시로 그 맡은 일을 알게 하고, 『향약집성방』 등을 주어 이루게 하소서. 그리고 전조前朝 의사醫師의 예에 의거하여 아무 관[某官] 심약審藥이라고 칭하고, 특별히 그 집의 요역徭役을 감면하며, 향약鄕藥을 사용하여 한 고을의 백성을 구하여 그 성과가 있는 자는 그 자급을 더하고, 감사監司로 하여금 포폄褒貶하게 하며, 3년 만에 체대遞代하게 하소서. 이와 같이 하면 왕정王政은 이에 막대해져서 인수仁壽의 강역疆域에 사는 이 백성들을 구제할 수 있을 것입니다.(예종 1년 6월 29일)

이상의 기록은 그가 국왕의 최측근이자 중앙관서만을 역임한 문관으로 보기 힘들 정도로 지방의료의 실태까지 상세히 파악하고 실천적인 대안을 제시하고 있음을 보여준다. 즉 당시에도 지금과 마찬가지로 의료 인력은 서울을 비롯한 도회에 집중하고 있어 지방에서는 의료시혜가 유명무실한 상태였음을 알 수 있다. 이러한 문제점을 해소하기 위한 의원 양성 방안으로 지방 의료인을 선별하여 중앙에서 일정 기간 교육과 연수를 시행하고 이들에게는 특별히 별정직으로 임용함과 더불어 부역까지 감면해주는 최고의 혜택을 제시하고 있다. 이 제도의 실효성에 대해서는 조금 더 연구가 필요하겠지만 일단 지방의 의료시혜가 미치지 않는 곳까지 의원을 파견하기 위하여 제도적 정비를 주창한 그의 실천적 의료 정책은 높이 평가할 만한 것으로 여겨진다.

그는 민생을 위해 소극적으로는 민폐를 제거하고, 적극적으로는 백성들의 복리를 증진시킬 여러 가지 건의를 했는데, 그 중에도 특히 각 도, 군, 현에 의료 기관의 설치를 주장한 것은 참으로 감탄할 만하다. 그의 주장에 의하면 질병은 백성들의 가장 큰 괴로움이었다. 그나마 서울에는 의원들이 있어 병을 진단하고 약을 주기도 하지만 지방에는 그렇지 못해 촌의 백성들이 한번 질병에 걸리면 그 괴로워함은 차마 볼 수가 없었다. 그러므로 지방의 크기에 따라 의원의 수를 정해 전의감에 와서 의술을 연구한 뒤 각 지방에 돌아가 병을 돌보게 하고, 감사에게 그 성적을 보고하게 해 상벌을 주면 이처럼 좋은 방법은 없다고 하였다.

양성지의 의학사상

양성지의 의학사상은 의학 관련 전저專著나 논술이 없으므로 단언하기 어려운 점이 많다. 그러나 그는 조선전기 사회정치를 주도했던 대표적 학자이자 관리의 한 사람으로서 통치이념으로써의 유교적 맥락에서 민본주의에 입각한 애민론과 수신론에 기저한 양생사상을 고찰해 볼 수 있다.

또 그는 군사, 지리, 역사, 문교 등의 방면에서도 남다른 자주의식을 표출한 사상가였다. 그의 행적에 나타나는 자주적인 언설을 통하여 『의방유취』의 독자적인 편찬체계나 향약론의 전개에 직, 간접적인 영향이 미치고 있음을 추정할 수 있다.

애민양수론愛民養壽論

『황극치평도皇極治平圖』에서 양성지는 군주의 통치윤리로 인仁, 경敬, 명明, 강剛을 중시했으며, 인은 곧 민을 애양愛養하는 마음으로써 자연히 애민愛民의 논리가 도출된다. 애민은 다시 위민爲民, 양민養民과 연결되며 이른바 백성이 나라의 근본이라는 민본사상에 근원한 것이다. 그는 '청파행성겸비남방請罷行城兼備南方'에서 "사람은 천지의 마음이요, 백성은 방국의 근본으로서 민심이 편안하지 않으면 천지의 기가 불화해지고 나라의 근본 또한 따라서 위태로워진다."고 말하였다.

정치의 요건으로서 민심의 수습이 좌우됨을 강조한 글이지만 마음을 몸으로만 대체해도 자연스럽게 그가 정치가로서 의학을 중요시했던 맥락이 드러나게 된다.

애민, 양민의 구체적 실천 방략으로 첫째, 수壽를 들고 있다. 「논군도論君道」에서는 수壽, 부富, 일욕逸欲을 만족시키는 것이 애민의 본질로 강조하였고 이는 결국 민생을 안정시키기 위해서는 양민이 필요하게 된다.

방법론에 있어서 '수'는 형벌을 줄일 것을 주장하였고, 양민의 제일은 무농務農을 주장하여 그의 애민론이 결국 생산력의 증대를 위한 정치, 경제적 방안에서 비롯된 것으로 풀이된다. 이것은 곧 백성들의 건강증진 자체를 목표로 하는 순수 보건의료적 측면에서는 한계점을 갖고 있어 보이지만, 관리로서의 보건 행정적 측면에서는 매우 긍정적이며 시대적으로 앞선 선진성을 담지하고 있다.

이와 관련하여 말년에 그가 통진에 은퇴하여 살면서 서거정에게 보낸 시가 전하고 있어 그의 이러한 사상의 일단을 볼 수 있다.

次四佳徐相國慰贈閒退通津韻
정승인 사가정 서거정이, 벼슬을 버리고 통진에 와 사는 나에게 위로하는 시를 보냈으므로 화답한 시

北樹東雲幾夢思. 此心惟有故人知.
轉頭時序留難駐. 撫臂英雄老可悲.
無藥引年聊自適. 有錢沽酒復何疑.
衰遲會合誰知健. 少壯歡娛憶舊時.

동북으로 헤어진 벗 몇 번이나 꿈속에 그렸나?
이 마음은 친구인 자네만이 알고 있을 것이네.
쉽게 흐르는 절서는 머물러 두게 하기 어려워
팔뚝 힘 자랑하던 영웅도 늙어감이 안타깝네.
오래 살게 하는 약은 없으나 스스로 만족하고
술을 살 돈은 있으니 다시 무엇을 의심할 건가?
쇠약한 늙은 나이에 만나면 건강할 줄 누가 알랴?
한창 때 젊은 나이에 즐겁게 놀던 옛날을 그리네.

기록에는 그가 통진에 은거한 사실이 전하지 않지만 시기로 보아 그가 공직에서 물러난 1480년경으로 짐작된다. 평소의 소신처럼 관직에서 물러나 전원생활을 통해 애민양수의 꿈을 스스로 실천하고자 했던 것으로 여겨진다.

의유소업론 醫儒所業論

『황극치평도』에서는 통치자로서의 윤리규범으로서 정심正心, 수신修身, 제가齊家, 치국治國을 제시하였다. 그 중 수신의 구체적 실천방법 다섯 가지 가운데, 다섯째 항목으로 섭양에 도를 지킬 것을 말하고 있다[論君道十二事]. 사실 수신 항목은 치자治者에게만 국한시킬 수 없는 전통적 유가의 덕목으로 일반 개개인에게 모두 파급할 수 있는 것은 물론이며, 섭양의 도리란 유자儒者에게 있어 당연한 수신의 실천 덕목이다.

그는 관리가 아닌 범인 즉, 공상工商을 제외한 일반 서민은 자신의 희망에 따라서 유儒, 무武, 천문天文, 지리地理, 의약醫藥, 복서卜筮 등 다양한 직업을 선택할 수 있는 것으로 생각하였다. 즉 의醫와 유儒를 별개의 차별적인 신분으로 인식하지 않고 동등한 입장에서 의약이 인간이 취할 만한 소업所業으로서 인식할 뿐이다. 그는 "범인이 독서를 하면 유儒가 되고, 사射를 배우면 무武가 되며, 천문, 지리, 의약, 복서에 이르기까지 각각 소업이 있다."고 하였다. 즉, 유자나 무인이나 그 밖의 기술직은 범인이 자유롭게 선택하는 직업으로서 그러한 직업을 통해 관리가 되면 그것이 곧 사士인 것이다.

따라서 그의 의학 사상은 유의론에 입각한 선비의식의 발로이며, 신분적인 차등의식에 얽매이지 않았다. 물론 이것은 양성지만의 독특한 사상이 아닌, 당시 정치적 상황과 사회제도적인 분위기, 위정자의 논리가 어느 정도 부합된 결과로 보인다. 아울러 당시로부터 조선 후기에 이르도록 일관되게 조선의 유의를 대변했던 의국론醫國論보다 훨씬 적극적인 태도를 취하고 있다.

자주의약론 自主醫藥論

그는 국왕이나 유생의 경사經史 교육에 관하여 여러 차례 주의를 올린 바 있는데 특히 역사, 지리 분야에 있어서는 고려사, 실록편찬에 참여하였고 수 종의 지도를 제작하는 등 당시 최고 수준의 역사 인식과 실질적인 지식을 갖춘 인물이었다. 그의 자주적인 역사의식은 여러 곳에서 피력되는데, 세조원년 7월에는 "우리나라 사람들은 중국이 강성한 것만 알고 우리 역사를 돌이켜 볼 줄 모르니 몹시 그릇된 것이다."라 하여 자국의 역사 문화에 대한 주체적 긍지를 강조하였고, 예종원년 6월에는 "신이 가만히 고려사를 살펴보건대 …… 단지 나라 안에서만 돌려보게 하지 말고, 사략史略 같은 것은 중국이나 일본에 보내게 하는 것도 좋습니다. 이것은 일시의 계획이 아니라 앞날의 무궁한 계책을 삼는 것입니다."라 하여 우리 역사서의 전파, 수출을 주장하고 있다. 그는 자신의 주장이 문화적 백년대계임을 강조하면서 주체적 긍지를 나타내고 있다.

그의 자주의식은 자국의 문화와 풍속을 고수하고 우리나라 선현을 문묘 배향에 늘릴 것을 주장하는데서 더욱 확연히 드러난다. 그는 "바라건대 의복이나 관대에 있어서 조복朝服 외에는 반드시 중국의 제도를 따르지 않아도 되고, 말인즉 통역 이외엔 몸에 익은 습관을 바꾸려고 애쓸 필요가 없으며, 비록 연등회나 돌싸움일지라도 옛적의 풍속을 지키는 것이 좋습니다."라고 하였다.

문화, 풍속에 있어서는 언어, 의관 뿐 만아니라 연등이나 척석擲石 등의 민속에 이르기까지 구속을 유지할 것을 주장하였다. 또 우리 문화가 중국과 대등함에도 불구하고 당시 문묘에 배향된 사람은 설총薛聰과 최치원崔致遠, 안향安珦 세 사람 뿐이니 쌍기雙冀, 최충崔冲, 이제현李齊賢, 정몽주鄭夢周, 권근權近 등을 모실 것을 주장하였다.

그의 이러한 주체의식은 『의방유취』의 교정과정에서도 영향을 미쳤으리라 보인다. 예컨대 중국 의서를 총망라하여 취사선택한 독특한 편집체계의 구성이라든지 중국 의서와 동등한 입장에서 자국 의서를 인용한 것 등이다. 나아가 지방의의 교육에 있어서도 자국산 향약鄕藥을 위주로 시혜할 것을 주장한 것은 그가 아직 조선 전기의 신선한 자주의학의 기풍을 간직한 의학사상가였음을 말해준다.

맺는말

눌재 양성지는 조선 전기 의학사상 대표적인 유의 중의 한 사람으로 세조대 『의방유취』를 교정하는 최대의 공적을 세웠다. 아울러 의학시독관으로 제과육문을 설치하여 의학교육 및 유의의 육성책을 마련하였으며, 지방의와 군진의를 파견하도록 건의하고 중단되었던 의과시험의 복구를 주청하는 등 의료행적에도 많은 족적을 남겼다.

그는 조선 초기 세종-성종의 치세 동안 실질적이고 창의적인 정책과 주체의식을 발휘했던 인물로 의학 분야에 있어서도 의서의 편찬과 보존, 선진 의학설의 도입, 전문기술직의 양성과 의학교육, 지방의료조직의 확충, 군진의의 파견 등 의료제도, 의료행정의 측면에서 한국의학사에 커다란 영향을 주었다고 평할 수 있다.

의학사상 측면에서 전통적인 유가윤리를 토대로 진취적으로 확장한 애민양수론愛民養壽論은 백성의 건강과 안녕을 보장해야 한다는 치정자의 논리를 부여함으로써 당시로선 나름대로 인간의 건강권을 확보하는데 일정 가치가 있다. 이것은 나아가 의유소업론醫儒所業論에서 신분제도적인 측면에서도 의료인을 비롯한 잡직의 활로를 열어줌으로써 전문 의학지식을 갖춘 고급 의료인력을 배양시킬 수 있었다. 또 자주의약론自主醫藥論으로 펼쳐진 그의 사상은 의학 분야에 국한된 것은 아니나 언어, 문화, 풍속 등에서 자주적인 기풍을 강조하면서 독자적인 역사 인식을 드러내었다. 한국한의학이 여말선초 향약론鄕藥論으로부터 시작하여 동의학東醫學으로 이어지면서 중국과는 다른 자주의학의 토양을 마련하는 의학사적 연계선상에서 그의 자주적인 의학사상이 다시 한 번 검토되어야 할 것으로 믿는다.

태종15년(1415)	출생하다.
세종23년(1441)	(27세) 진사, 생원양시 문과급제. 집현전부수찬, 지제교 세자좌사경이 되다.
세종25년(1443)	(29세) 좌정언, 경연관, 집현전수찬에 오르다.
세종26년(1444)	(30세) 참시관參試官으로 활동하다.
세종28년(1446)	(32세) 춘추관기사관春秋館記事官을 겸하다.
세종29년(1447)	(33세) 참시관으로 활동하다.
세종32년(1450) 문종 즉위	(36세) 집현전부교리를 지내며 경연검토관, 세자좌사경, 춘추관주관을 겸하다. 다시 집현전교리에 오르고 세자우문학이 되다.
문종1년(1451)	(37세) 집현전응교集賢殿應敎, 좌문학이 되다.
단종1년(1453)	(39세) 관제를 교정하고 전임지도사專任地圖事가 되어 지도를 제작하다. 참시관을 지내다.
단종2년(1454)	(40세) 중훈대부中訓大夫로서 직집현전直集賢殿을 수행하였으며 황극치평도를 찬진하다.
단종3년(1455) 세조 즉위	(41세) 집현전직제학에 오르다. 지제교, 경연시독관, 통훈대부에 오르다. 원종공신이등에 책록되다. 군도십이사君道十二事, 평안삼읍지리지지도, 평안도편의십팔사를 작성하다.
세조2년(1456)	(42세) 통정대부에 오르다. 독권관讀券官을 지내고 세자좌보덕을 지내다.
세조3년(1457)	(43세) 판서운관사, 직예문관지제교, 중추원사를 지내다.
세조4년(1458)	(44세) 춘추관편수관을 겸하고 명황계감을 번역하였으며 의문유취를 교정하다.
세조6년(1460)	(46세) 가선대부로 동지춘추관사, 중추원부사에 오르다. 손자주해孫子註解를 교정하고 봉명사신으로 명에 다녀오다.
세조7년(1461)	(47세) 가정대부로 동지중추원사를 지내다.
세조8년(1462)	(48세) 검지중추원사에 오르다.
세조9년(1463)	(49세) 자헌대부로 홍문관제학에 오르고 동국통감을 찬하다.
세조10년(1464)	(50세) 이조판서에 오르다. 방납 폐지를 청하는 소와 군정십책을 올리다. 무경을 주석하고 의방유취 편찬자로 가자를 받다.

세조11년(1465)		(51세) 지중추원사, 사헌부대사헌에 오르다. 권농사책을 건의하다. 노사신과 함께 오륜록을 편찬하고 군정편의십사를 올리다.
세조12년(1466)		(52세) 발영시에서 2등으로 합격하다.
예종1년(1469) 성종 즉위		(55세) 한명회, 최항 등과 함께 세조실록을 찬수하고 시관으로 활동하다.
성종2년(1471)		(57세) 순성명량좌리공신으로 책록되고 남원군에 봉해지다. 지중추원사에 오르다.
성종3년(1472)		(58세) 변방사사邊防四事 편의사책便宜四策을 건의하고 대전大典을 교정하다. 예종실록과 삼강사략을 찬진하다.
성종8년(1477)		(63세) 봉조하, 사헌부대사헌, 공조판서에 오르다.
성종13년(1482)		(68세) 6월에 졸하다. 시호는 문양文襄이다.

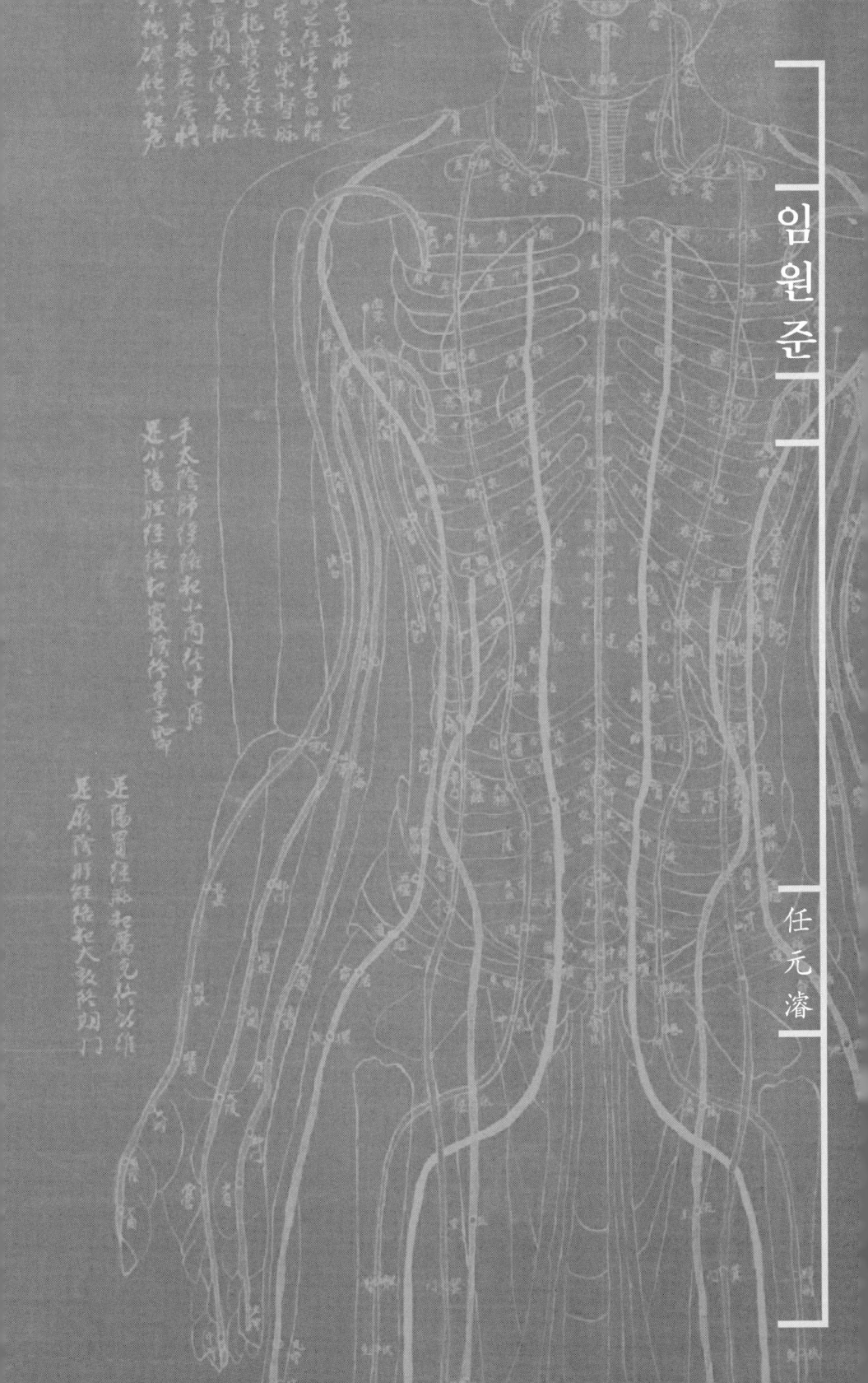

임원준

任元濬

가계와 생애

임원준任元濬의 가계인 풍천豊川 임씨任氏의 시조 임온任溫은 중국 소흥부紹興府 자계현 사람으로 그의 6세손 임주任澍가 고려 충렬왕 1년(1275)에 충렬왕의 왕비이며 원나라의 황녀인 제국공주를 따라 우리나라에 들어와 귀화하였다. 임주는 귀화한 이후 경상도 추동 안찰사를 거쳐 어사대부, 감문위 대장군을 지냈으며 지금의 풍천을 본관으로 하사받았다. 풍천 임씨는 임주의 아들 대에서 충숙왕 때 삼사판사 임자송任子松과 민부전서 임자순任子順의 두 갈래로 크게 나뉜다.

임원준은 임자송의 5세손으로 자字는 자심子深이고 본관本貫은 풍천豊川이고, 시호諡號는 호문공胡文公이다. 세종 5년(1423)에 태어나서 연산군 6년(1500)에 졸하였다. 증조부인 임군보任君輔는 고려 공민왕 때에 지밀직사사知密直司事를 지냈다. 아버지는 임견任肩이다. 임원준의 아들인 임사홍任士洪은 세조 11년(1465) 문과에 급제한 뒤 중앙정부에서 아버지 임원준과 함께 봉직했다. 승문원承文院에 있을 당시 탄핵을 받기도 했으나, 성종의 총애를 받았으며 대사간, 예조참의 등 요직을 거쳤다. 그러나 성종 9년(1478)에 도승지 때 유자광柳子光 등과 파당을 만들고 현석규를 음해했다는 죄목을 받았고 22년간의 유배생활을 시작하였다. 성종이 사망하고 연산군이 즉위한지 6년이 지나 임사홍의 아들이면서 성종의 사위인 임숭재가 연산군에게 탄원하여 귀양에서 풀려나게 되었다. 연산군 10년(1504)에는 연산군의 생모 윤비가 폐비되어 사사賜死된 내력을 연산군에게 알려주어 갑자사화를 일으키게 한 장본인이기도 했다. 1506년 중종반정이 일어나자 임사홍은 피살되었으며, 이미 죽은 임원준은 관직이 몰수되었다.

임원준의 손자인 임광재任光載는 예종의 사위이며, 임숭재任崇載는 성종의 사위이다. 임희재任熙載는 성종 때 직제학을 지냈는데 연산군을 비방하여 1504년 갑자사화 때 죽임을 당하였다.

임원준은 의학에도 정통하였을 뿐 아니라 문과에 급제해서 정통 관료로서도 이름을 올린 당대의 명사이다. 어려서부터 워낙 신동으로 소문이 나서 그의 재주를 이용하려는 유혹이 끊이지 않았으며, 그 때문에 그는 22세에 다른 사람의 과거시험을 대신 치룬 것에 대한 대가를 평생에 걸쳐 치러야했다. 중앙정부에서 관료생활을 하는 동안에도 그를 음해하려는 정적들은 항상 그의 과거행적을 문제 삼았으며, 죽은 이후에도 아들 임사홍으로 인해 부관참시의 곤욕을 치루기도 했다. 그러나 한미한 집안출신에서 시작하여 자신뿐 아니라 아들까지도 중앙정부의 요직을 지냈고, 손자인 광재와 홍재는 각각 예종과 성종의 사위로 이름을 올리는 등 세조 때부터 시작해서 예종, 성종, 연산군 대까지 위세를 떨치는 세력가 집안을 만든 입지전적인 인물이다.

임원준은 그의 나이 10세에 능히 글을 능숙하게 짓는 신동이라 소문이 났었다. 왕조실록이 전하는 기록에 의하면 그는 의기意氣가 왕성하고 솜씨가 빨라서, 의의疑義, 부賦, 표表 등 거의 모든 종류의 문장을 잠깐 사이에 몇 편을 지을 수 있다고 하였다. 세종26년(1444) 임원준이 부사정副司正으로 근무하고 있을 때 경솔하게 친구의 청에 못 이겨 과거장에 이름을 속이고 대신 들어갔다가 처벌을 받게 되었다. 이 사건으로 적발된 사람 중에 신윤저申允底, 신윤보申允甫, 신자수申自守 등 공신들의 자제들도 다수 끼어있었고 적발된 인원이 30여 명에 달했던 것으로 보아, 이에 대한 명확한 처벌이나 금지규정이 마련되어 있지 않았던 당시에 양반관료 자제들 사이의 하나의 관례로 통했던 것이 아닌가 생각된다. 그러나 이 사건 이후 조선 왕실은 시험부정행위를 엄격히 규제하였고 임원준은 밀양부密陽府로 귀양을 가게 되었다.

밀양부에 귀양 간 임원준에게 기회가 온 것은 세종27년(1445)이다. 자세한 내력은 전해지지 않지만, 임원준이 관찰사 일행을 대면할 기회를 얻은 듯하다. 『소문쇄록謏聞鎖錄』의 기사는 그때의 정황을 다음과 같이 전하고 있다.

죄를 짓고 밀양부密陽府로 귀양 갔을 때, 관찰사 박朴이 순행하다가 밀양부에 이르러 그의 문장을 시험해 보니, 메아리처럼 대답을 잘하였다. 또 그의 기억력을 시험하려고 무려 5백 명이나 되는 관기官妓의 명부를 가져다가 공에게 한번 보인 뒤에 그 명부를 감추고 공으로 하여금 이름을 불러보게 하였더니, 하나도 빠뜨리지 않았을 뿐더러 그 순서도 틀리지 않았다. 박공이 탄복하여 곧 말을 달려 임금께 아뢰기를, "이러한 사람은 우리나라에서 흔히 얻을 수 없으므로, 비록 작은 죄가 있다 하더라도 끝내 버릴 수는 없사오니, 원컨대 빨리 불러올리소서." 하였더니, 세종이 곧 불러오게 하였다.

임원준은 이 인연으로 세종을 알현하게 되고 세종이 내린 시제를 가지고 즉석에서 시를 지어 올려 자신의 능력을 입증해보였다. 이에 세종은 그 자리에서 집현전集賢殿 찬서국撰書局에 동반직東班職으로 임명하였다. 그러나 과거의 부정시험으로 인해 과거응시 자격은 허락하지 않았다. 세종29년(1447) 두 차례에 걸쳐 시험을 다시 볼 수 있게 해달라고 상서를 올렸으나 모두 기각되었다. 우여곡절 끝에 중앙정부에 복직되어 일을 하던 임원준은 세종 29년(1447)에 다시 한 번 불미스러운 사건에 얽히게 된다. 의서찬집관醫書撰集官들에게 녹봉을 더 지급하라고 명령받은 도승지都承旨 황수신黃守身이 부사정副司正인 임원준까지 그 대상자에 포함시킨 것이다. 이것을 사헌부에서는 황수신이 임원준에게 뇌물을 받아 마음대로 동반東班으로 옮기고 수칠품직守七品職을 준 명백한 위법행위라고 지적한 것이다. 억울한 정황이 많았지만, 이 사건으로 임원준은 다시 관직을 잃게 되었다. 그러나 문종이 즉위하면서 임원준은 다시 복권된다. 문종 즉위년(1450) 7월 19일 실록의 기사는 임원준의 향후 정치행보에 커다란 전환점이 생기고 있음을 보여준다.

> 임원준은 선왕께서 비록 죄를 주시었지마는, 처음부터 영구히 서용하지 않는다는 분부가 없었으니, 어찌 한 번 잘못으로 종신토록 서용하지 않을 수 있는가?

주위의 신하들이 세종 때의 예를 들어 임원준의 복권에 강한 불만을 표시했지만 문종은 개의치 않았다. 이 때에 바로 임원준이 그토록 바라던 과거응시자격을 회복한 것은 아니지만, 그의 비범한 재능을 군왕의 곁에서 발휘할 수 있는 기회는 더 많아지기 시작하였다. 임원준을 후원했던 문종의 치세는 오래가지 않았지만, 문종보다 더 큰 후원자였던 수양대군의 시대가 오고 있었다.

1452년에 즉위한 단종은 12세로 어렸기 때문에 왕실의 일은 좌의정 김종서와 영의정 황보인 등이 주도하였다. 그러나 조정의 대소 신료들은 이들보다는 세종의 두 아들들에게 더 촉각을 세우고 있었다. 세종의 둘째 아들 수양대군(이유, 세조)과 셋째 아들 안평대군(이용)은 세종시대부터 각종 정치, 문화 사업에 참여한 과정에서 각자 만만치 않은 세력을 이루고 있었으며, 조정의 신료와 왕실, 심지어 환관, 나인까지도 이들의 세력으로 양분되어 있었다. 임원준은 문장에도 뛰어나며 재주도 많고 특히 의약 및 풍수지리 등 잡학에도 조예가 깊은 때문인지, 세종대부터 이 두 왕자들과 교류가 많았다. 세종 연간에는 안평대군과 교류가 더 깊었던 듯하다. 그러나 세종 말년부터는 안평대군과의 점차 거리를 두게 되고 수양대군과 친밀하게 지내게 되었다. 이 당시 왕자들의 치열한 알력다툼 속에서 이쪽 편이었던 사람이 저쪽 편으로 가게 되면 주목을 받게 되는 것은 당연한 일이다. 나중에 알려진 일이지만, 세종 29년에 도승지 황수신과 얽힌 사건의 배후도 안평대군 쪽 사람들이 황수신을 모함하는 과정에서 일어난 일에 임원준이 얽힌 것이다.

단종이 즉위하는 해, 30세가 된 임원준은 평생 동안 자신을 괴롭히게 될 사건에 휘말리게 된다. 사건의 요지는 임원준이 안평대군의 집에 들어와 고가의 약재를 훔치고 달아났다는 것이다. 임원준은 줄기차게 훔치러 간 것이 아니라 안평대군의 부름을 받고 그 집에 세조에게 지을 약을 지으라고 부탁받아서 지어서 나온 것뿐이라며 항변했지만 승정원과 형조 및 증인까지 미리 준비해둔 안평대군 쪽 사람들의 계략을 벗어나기는 어려웠다. 결국 자자의 형을 당하게 되었다. 이 사건에 대해서 『단종실록』은 다음과 같이 기록하고 있다.

> 처음에 세조가 장차 북경北京에 가려고 하여 임원준이 의술과 점술을 아는 까닭에 종관從官으로 삼았는데, 임원준도 또한 이용李瑢의 문객이 되는 일을 싫어하였으므로 따라가려고 하였다. 이용의 문객이, 임원준이 세조에게 가서 붙좇는 것을 모두 참소해 헐뜯으니, 이용이 모함하고자 하여 임원준을 안방에 불러 놓고 세조에게 줄 여러 가지 약을 짓게 하고, 인하여 임원준이 주사朱砂, 서각犀角 등의 물건을 훔쳤다고 승정원에 무고誣告하고 의원 송첨宋瞻을 증인으로 삼아 형조에 계하啓下하였다. 이때 이용의 세력이 바야흐로 크므로 임원준이 죄를 면하지 못할 것을 알고 도망하였는데, 형조에서 이용의 뜻을 맞추어 중외中外에 이첩移牒하여 수색하기를 매우 급하게 하니, 이용의 문객들이 모두 계획을 이루었다고 하였다.

이 약재 도난사건은 22세 때의 과거부정과 함께 임원준과 거리를 둔 사람들이 임원준을 비방할 때 빼놓지 않는 사건으로 임원준과 그 아들 임사홍을 탄핵하는 상소문에서 빠지지 않는 내용이다. 말년의 임원준은 이 때문에 큰 곤욕을 치르게 된다. 그러나 계유정란을 통해 수양대군이 조정의 실세로 등장하면서 임원준은 본격적인 출세가도를 달리게 된다. 단종 2년(1454)에는 박탈된 고신을 돌려받고 복직하게 되며 단종 3년(1455)에서 전의감에서 의약에 정통한 인물로 자리매김하였다.

세조 치세가 시작된 그 해에 원종공신原從功臣 1등 명단에 이름을 올리고서는 과거를 다시 볼 수 있는 자격까지도 얻게 되고 이듬해 세조 2년(1455)에는 문과시에 합격하여 본격적인 정통관료로서의 이력을 시작하게 되었다. 세조 3년(1457)에 사헌부장령司憲府掌令에 정식임명된 것을 시작으로 세조 5년 예문관禮文館 직제학直提學, 세조 7년에는 봉상시판사奉常寺判事, 사섬시판사司贍寺判事, 중추원첨지사中樞院僉知事를 거쳐 이조참의吏曹參議에 임명되면서 국정의 여러 대소사에 관여하였다.

특히 의약에 뛰어났기 때문에 왕실 주요 인사들의 병문안에 자주 불려갔으며, 치료에 대한 공로로 자급이 늘어나고 포상을 받기도 하였다. 풍수지리에도 일가견이 있어 집터나 묘지터를 알아보는 일에 거의 빠짐없이 관여하였다. 문장에도 능하여 세조 7년 『명황계감明皇誡鑑』을 한글로 번역할 때, 세조 9년 세조가 『의약론醫藥論』을 지어서 배포할 때, 세조 12년 『동국통감東國通鑑』을 편찬할 때, 성종 8년 『의방유취』를 간행할 때, 성종 13년 『소문충공집蘇文忠公集』의 주해를 달 때, 성종 19년 지리서에 잘못 기록된 일행선사一行禪師의 38장三十八將의 법을 개정할 때, 성종 20년 『구급간이방救急簡易方』을 펴낼 때 중요한 역할을 하였고, 성종 21년에는 쌍화곡雙花曲, 이상곡履霜曲, 북전가北殿歌 중에서 음란한 기사를 고쳐서 올리기도 하였다. 이 외에도 세조 연간 때부터 여러 과거시험에 과문을 내거나 독권관讀卷官으로 참여하였다.

세조 13년(1467)에는 세자좌빈객世子左賓客에 임명되었으며, 세조 치세 마지막 해인 세조 14년(1468)에는 예조가판서禮曹假判書를 거쳐 예조판서禮曹判書가 되었고, 세조가 승하하자 빈전도감제조殯殿都監提調, 산릉도감제조山陵都監提調직을 맡게 되었다. 세조가 죽음에 임박해서 후사를 부탁할 때 곁에 있었을 정도로 세조의 임원준에 대한 신임은 두터웠다.

예종이 즉위한 뒤에도 임원준의 입지는 변함이 없었다. 예종 즉위년(1468)에 의금부판사에 임명되었고, 예종 1년(1469)에는 의정부우참찬議政府右參贊을 거쳐 의정부좌참찬議政府左參贊에 임명되면서 재상의 반열에 오르게 되었다. 성종 1년(1470)에는 숭정대부의 품계를 받았으며, 성종 2년(1471)에는 좌리3등공신佐理三等功臣 서하군西河君에 임명되었다. 이후 임원준은 서하군이라는 이름으로 관직의 유무에 관계없이 국정운용에 지속적으로 참여하게 된다.

그러나 성종 9년(1478) 아들 임사홍이 도승지 시절에 유자광柳子光 등과 파당을 만들고 현석규를 음해했다는 죄목으로 유배처분을 받는 이때를 전후해서 임원준은 정적들로부터 거친 탄핵을 받게 된다. 과거의 시험부정과 약재도난에 대한 일이 집중적으로 거론되는 것도 이때이다. 성종은 아들의 허물을 아비에게 돌릴 수 없다며 예봉을 막아주었지만, 부득이 관직에서 물러나 있기도 하였다. 그러나 성종의 임원준에 대한 신뢰는 여전했으며 이후 사신을 접대하는 선위사에 여러 번 임명되었고, 전의감제조와 사역원제조를 겸하기도 하는 등 국정의 다방면에 관여하였다. 성종 19년(1488)에는 숭록대부崇祿大夫의 품계까지 받게 되었다. 그러나 이미 60세를 훨씬 넘긴 임원준은 점차 기력을 잃어가고 있었고 안질 등의 병이 심해지고 있었다. 성종 21년(1490)에 성종은 임원준을 사신을 접대하는 관압사에 임명하였지만, 주위에서는 노령에 안질까지 심해져서 말을 탈 수 없다는 이유를 들어 임명을 만류하였고 성종도 결국 임명안을 철회하였다. 성종 22년(1491) 성종과 함께 인정전仁政殿에서 열린 별시別試에 독권관讀卷官으로 참여하는 등 국정운영에 참여하였지만, 그해 69세인 임원준은 병을 이유로 사직을 청했다. 성종은 사직을 허락하지 않았고 실록의 기사에도 몇 번 국정의 대소사에 조언을 한 것으로 기록되어 있지만, 뚜렷한 행적은 남기지 못하였다. 연산군 1년(1495) 다시 사직을 청하였지만 받아들여지지 않았고 연산군 6년(1500) 11월 23일에 78세의 일기로 졸하였다. 졸기가 『연산군일기』에 실려있고 시호는 호문공胡文公이다.

의료제도 개혁과 의약론 주해

단종 즉위년의 의료제도 개혁안제출

임원준은 과거시험의 자격을 박탈당하였지만 세종 29년(1447)에 세종에게 발탁되어 의서찬집관醫書撰集官을 지냈다. 본래 의학에 뜻을 두고 의학공부를 한 것은 아니지만 의서를 찬집하는 일을 담당하면서 의학에 관한 소양을 키웠다. 이를 계기로 임원준은 의학 제도에 관심을 두게 되어 단종 즉위년(1452)에 의료 행정의 불합리한 문제를 개혁하기를 주장하였다. 그가 제안한 정책은 아래와 같다.

(1) 두세 문신으로 하여금 의학의 가르침을 나누어 맡게 하되 영민英敏한 무리들을 택하여 방서와 경문을 읽게 하고, 또 내의內醫 등으로 하여금 읽게 하여 사맹월四孟月에 재주를 시험하여 출척黜陟에 빙거하소서.
(2) 여러 도의 좌우 계수관界首官이 의국을 설치하여 약을 제조하여서 팔게 하소서.
(3) 당약唐藥을 덜 쓰고 새로 향약鄕藥을 써서 혜택을 베푸소서.
(4) 다시 침구전문鍼灸專門의 법을 세워서 항상 익히게 하여 침과 약을 아울러 쓰소서.

세종은 중국의학을 총정리하고자 『의방유취』를 편찬하고 실제 중국의학의 연구를 위하여 의서습독관을 설치하였다. 세종 시대에는 의서 습독을 장려하기는 하였지만 습독에 대한 상벌이 뚜렷하지 않아 문종대까지도 체계적인 습독이 이루어지지 않고 있었다. 그리하여 임원준은 두세 문신으로 하여금 의학의 가르침을 나누어 맡게 하되 영민英敏한 무리들을 택하여 방서와 경문을 읽게 하고, 또 내의內醫 등으로 하여금 읽게 하여 사맹월四孟月에 재주를 시험하도록 건의하였다. 이러한 건의를 바탕으로 단종 2년에 의서 습독에 관한 정책이 개정되었고, 단종 3년에는 의서에 정통한 임원준이 직접 의서 습독관을 교훈하는 일을 맡게 된다. 이후 세조대에도 임원준은 의학을 교훈하는 일을 지속적으로 맡아보게 된다. 이를 통해 배출된 의서찬집관들의 활약으로『의방유취』의 교정과 간행을 비롯하여 조선 중기 이후의『의림촬요』나『동의보감』등의 의서들이 활발하게 출간될 수 있었다. 또한 세조 이후로는 단순히 병증이나 처방명만을 나열하는데 그치지 않고 변증시치를 한 내용을 상세히 기록한 것을 보면 의서찬집관들의 활약으로 의학적인 소양이 발전했음을 알 수 있다. 이러한 배경에는 임원준의 의학적 지식과 의학제도에 대한 관심이 큰 역할을 했다고 볼 수 있다.

　임원준은 여러 도의 좌우 계수관界首官이 의국을 설치하여 약을 제조하여서 팔게 해달라고 건의하였다. 이는 전국의 백성들에게 의약의 혜택이 널리 퍼질 수 있도록 대중화에 힘쓴 임원준의 노력으로 평가한다.

　임원준은 당약唐藥을 덜 쓰고 새로 향약鄕藥을 써서 혜택을 베풀도록 건의하였다. 이는 백성들이 주변에서 쉽게 구할 수 있는 약재를 통하여 의료혜택을 받을 수 있도록 하고자한 의도로 볼 수 있다. 이는 임원준이 의국을 설치하여 약을 제조하여서 팔도록 건의하여 의학의 대중화에 힘쓴 것과 일맥상통한다.

　　세종은 황자후의 건의에 따라 침구전문법을 만들고 침구전문의를 양성하게 되었다. 이 법에 따라 세종 24년(1438) 3월부터 매년 침구전문의를 3인씩 선발하여 삼의사에 1명씩 배치하게 되었다. 이후 이 제도는 제대로 정착되지 못하였다. 단종 즉위년(1452)에 임원준은 다시 침구전문鍼灸專門의 법을 세워서 항상 익히게 하여 침과 약을 아울러 쓰도록 건의하였지만 제도적인 변화는 얻어내지 못하였다. 이후 성종 3년(1472)에 예조에서 의사 제조와 함께 의학을 권장하는 조건을 마련하여 침구전문법을 다시 별도로 설치함으로써 침구전문의가 확정되었다. 임원준은 세조 10년에는 예조참판禮曹參判, 세조14년에는 예조가판서禮曹假判書, 예조판서禮曹判書를 맡아 보았는데, 침구전문의 필요성을 인식했던 그가 예조의 관직을 거쳤다면, 성종대에 예조에서 건의한 침구전문의 개정에도 자신의 소신을 피력할 여지는 많았을 것이다.

　　이러한 점에서 임원준이 의료행정의 불합리한 문제를 개혁하려고 한 의지를 엿볼 수 있다. 그는 의서의 습독, 침구전문의 제도 개혁을 통해 의료인의 실력 향상을 통한 전문화에 큰 역할을 하였고, 향약의 이용 촉구, 의국 설치 건의를 통해 의료의 대중화를 위한 노력을 하였다.

『의약론』의 주해

세조 9년(1463) 세조실록의 기사는 세조가 『의약론』을 지어서 한계희韓繼禧, 노사신盧思愼과 아종兒宗 등에게 보이고, 임원준에게 명하여

주해註解를 내어서 인쇄 반포하게 하였다고 전한다.

세조는 남달리 병치레가 잦았고, 자기 병을 알기 위해 수많은 의서醫書를 탐독했다. 나중에는 약 짓는 일도 전의典醫에게 맡겨두지 않고 반드시 먼저 토론한 뒤 스스로 처방을 내릴 정도로 의학에 일가견이 있었다. 그러나 세조 9년에 그가 『의약론』이라는 책을 짓고 반포할 결심을 하게 된 것은 인성대군仁城大君 이분李糞의 죽음이 결정적인 계기가 된 것으로 보인다. 그해 10월23일 인성대군의 풍질이 심하다고 보고되어 전순의와 임원준으로 하여금 살펴보게 하였지만, 이튿날 새벽 운명을 달리하고 말았다. 큰아들을 병으로 보낸 세조는 손자마저도 먼저 보내야 했다. 이후 세조는 11월 15일 경연經筵에서 이례적으로 임원준으로 하여금 의학을 강의하게 하였다. 세조의 『의약론』에 대한 기사가 나오는 것은 12월 27일이다. 기사는 세조가 『의약론』을 지어 신하들에게 보이고 임원준으로 하여금 주해를 달아 배포하게 하였다고 하고 다음과 같은 장문의 세조의 의학에 대한 교시를 싣고 있다.

> 무릇 병病을 치료하고, 약을 사용하여 길흉을 바꾸고, 조화를 부리고, 화복을 정하는 것은 다만 그 차고 더운 것을 분변分辨하여 처방·치료하는 데 있을 따름이요, 그 성盛하고 쇠衰함을 틈타서 일찍 도모하는 데 있을 따름이니, 8종種의 의원도 그것을 엿보지는 못할 것이다. 사람이 처음으로 병을 얻으면 기운이 오히려 성盛하여 약의 효력이 발생하기가 쉽고, 또한 독한 약을 쓸 수도 있을 것이나, 몸이 노곤하게 되면 약의 효력도 발생하지 못하고 또한 독한 약도 쓸 수도 없을 것이니, 어찌

할 도리가 없게 되는 것이다. 그러므로 '성하고 쇠한 때를 틈타서 일찍 도모하여야 한다.'고 하는 것이다. 몸이 차면 반드시 열기가 있고 몸이 더우면 반드시 한기가 있는 법이나, 몸의 안팎과 중간에 한열의 많고 적음을 분변하기가 어려우므로, 묘한 곳을 깊이 진맥하는 자가 아니면 분변하기가 어려울 것이다. 주리酒痢의 병으로 설사를 하는 경우와 같은 때에 냉하다 하여 열약을 먹으면 주리가 그치지 아니하고 다른 증세를 나타내니, 만약 얼음물을 마신다면 많이 마실수록 더욱 좋은 것이다. 이것으로써 열이 극하면 냉이 생기고, 냉이 지극하면 열이 나는 것을 알 수 있다. 그러므로 '한열을 분변하여 처방 치료한다'고 하는 것이다. 창진瘡疹과 상한傷寒의 약제도 이에 지나지 않는 것이다. 대저 약을 쓰는 것은 이와 같을 따름이니, 만약 기운이 다하고 마음이 상喪하여 인리人理가 이미 기울어졌을 때에는 약을 쓰지 않는 것만 같지 못한 것이다.

무엇을 8종의 의원이라고 하는가 하면 첫째가 심의心醫요, 둘째가 식의食醫요, 세째가 약의藥醫요, 네째가 혼의昏醫요, 다섯째가 광의狂醫요, 여섯째가 망의妄醫요, 일곱째가 사의詐醫요, 여덟째가 살의殺醫이다. 심의心醫라는 것은 사람으로 하여금 항상 마음을 편안하게 가지도록 가르쳐서 병자가 그 마음을 움직이지 말게 하여 위태할 때에도 진실로 큰 해가 없게 하고, 반드시 그 원하는 것을 곡진히 따르는 자이다. 마음이 편안하면 기운이 편안하기 때문이다. 그러나 병자와 더불어 술을 같이 마시고 깨어나지 않은 자가 있다면 이것은 심의가 아니다. 식의食醫라는 것은 입으로 달게 음식을 먹게 하는 것이니, 입이 달면 기운이 편안하고, 입이 쓰면 몸이 괴로워지는 것이다. 음식에도 차고 더운 것이 있어서 처방 치료할 수가 있는데, 어찌 쓰고 시다거나 마른 풀이나 썩은 뿌리라고 핑계하겠는가? 지나치게 먹는 것을 금지하지 않는 자가 있는데, 이 것은 식의가 아니다. 약의藥醫라는 것은 다만 약방문藥方文을 따라 약을 쓸 줄만 알고, 비록 위급하고 곤란한 때에 이르러서도 복약을 권하시기를 그치지 아니하는 자이다. 혼의昏醫라는 것은 위태한 때에 임하여 먼저 당혹하고, 급할 때를 당하여 문득 망연하여 혼혼昏昏하기가 실성한 것 같아서 조치할 바를 알지 못하므로, 일을 보더라도 무슨 일인지를 알지 못하고 말을 들어도 무슨 뜻인지를 알지 못하며, 우두커니 앉아서 잠자코 자기가 해야 할 바를 제대로 하지 못하는 자이다. 광의狂醫라는 것은 자상히 살피지 아니하고, 갑자기 열약烈藥과 침폄 등을 쓰기를 또한 꺼리지 아니하고, 스스로 말하기를, '나는 귀신을 만나도 공격하여 이길 수 있다.'고 하나, 만약 무당의 제사를 만나면 문득 들어가서 술에 취하여 춤을 추는 자이다. 망의妄醫라는 것은 목숨을 건질 약이 없거나 혹은 병자와 같이 의논하지 않아야 마땅한데도 가서 참여하기를 마지않는 자이다. 사의詐醫라는 것은 마음으로는 의원이 되려고 하나 의술을 잘못 행하고, 사실 온전히 의술을 알지 못하는 자이다. 살의殺醫라는 것은 조금 총명한 점이 있어서 스스로 의술이 넉넉하다고 생각하나, 세상의 일을 겪어보지 못하여 인도人道와 천도天道에 통달하지 못하며, 병자를 측은하게 여기는 마음도 일찍이 가진 적이 없어서 병에 이기기를 좋아하는 뜻을 굳게 지키면서 동쪽을 가지고 서쪽을 꺾으며, 말을 먼저 하고 난 뒤에야 마음에 구하는데, 구하여도 얻지 못하면 억지로 부회附會하지만 그 의리義理에 합당치 않으니, 어찌 아는 사람에게 부끄럽지 않겠는가? 아직도 미혹한 사람에게는 자랑을 하며, 거만하여 신인神人을 소홀히 여기어 종종 직업에 미혹한 짓을 범하니, 지금 당장 나타난

재액災厄은 없다고 할지라도 어느 때에 그 행동을 고치겠는가? 이것을 살의라고 하는 것이다. 살의라는 것은 어리석은 사람이 아니라, 스스로를 옳다고 여기고 다른 사람을 그르다고 여기어 능멸하고 거만하게 구는 무리이다. 최하의 쓸모없는 사람이니, 마땅히 자기 한 몸은 죽을지언정 다른 사람은 죽이지 말아야 할 것이다. 또 무심한 의원이 있으니, 마음은 생生이 되나 근본은 생이 없는 것이다. 생이 없다면 병도 없을 것이요, 병이 없다면 의술도 없을 것이요, 의술이 없다면 아무 일도 없을 것이다.

임원준은 세조의 측근이었고 의학에 관해서만큼은 세조가 인정했던 인물이다. 세조가 비록 의학서에 대한 조예가 깊었다 하더라도 『의약론』을 저술하는 배경에는 임원준의 역할이 컸을 것으로 생각한다. 그러나 세조가 지었다는 『의약론』은 현재 전해지지 않는다.

의서편찬

『창진집瘡疹集』

이 책은 우리나라에 간행된 최초의 두창전문 의학서이다. 조선왕조실록과 역대 서지목록에 여러 차례 서명이 등장하지만 임진왜란으로 인해 실전된 것으로 전해져 왔다. 그러나 1997년 중국 절강성 도서관에서 훼손되지 않은 조선본 원간본이 발견되어 본격적인 연구가 시작되었다.

세조 8년(1462)에는 예조에서 의서습독관을 권장勸獎, 서용敍用하기 위한 조치로써 읽어야 할 의서 중의 하나로 『창진집』을 포함하였으며, 예조에서 의원을 취재할 때에 시험을 보는 의서로써 정·종5품에게는 『창진집』을 포함시켰다. 또 성종 2년(1471) 5월에 새로이 정한 의원취재강서醫員取材講書(의사고시과목)의 하나로 채택되었다. 또 『경국대전經國大典』에서도 의료인을 선발할 때 쓰던 의서로 되어있다. 중종 13년에 김안국金安國은 이 책의 언해서를 저술하였고, 선조 41년에 허준許浚은 이 책을 개찬改纂하여 『두창집요痘瘡集要』를 저술하였다.

『창진집』의 서문에 의하면 세종대왕 때 내의에 명하여 여러 방서를 수집하도록 하여 창진의 질환에 해당하는 사항을 모아 『창진집』이란 책을 만들어 인쇄 반포하였다고 되어있다. 그 후 세조 때에 임원준과 이극감을 시켜 세종조의 『창진집』을 산정하게 하고 어려운 문구에 간단한 주를 달고 이예손으로 하여금 교정을 보게 하며 임원준에게 서문을 짓게 하여 인쇄한 것이 지금의 『창진집』이다. 이것은 총 3권으로 나뉘어져 있는데, 『창진집』이 처음 편찬 간행되기 시작한 것을 「서문」에서는 조선 초기 세종 때인 것으로 이야기하고 있다.

삼가 우리 세종대왕께서는 하늘이 내리신 성덕聖德과 백성을 살리기 좋아하시는 덕으로 천지와 함께 하셨으니, 일찍이 내의원에 명하여 여러 방서들을 모으게 하였다. (그 중에서) 대개 창진瘡疹에 속하는 것을 합하여 한 질을 만들고 『창진집瘡疹集』이라고 이름하여 인쇄하여 중외에 반포하였다.

그러나 이때가 정확히 언제인지에 대해서는 밝히지 않았으며 실록의 연대기에서도 찾아 볼 수가 없다. 서문을 지은 시기가 세조 3년인 1457년의 일이고 세조 8년 2월 기사에 이 책이 습독의서 목록으로 등장하는 것으로 볼 때 그 사이에 인쇄된 것으로 추정할 수 있을 뿐이다. 잘 알려져 있듯이 세종은 중국의 여러 의서들을 수집하여 새롭게 정리하는 작업을 국가적으로 진행했다. 『창진집』의 서문에서 밝혔다시피 세종이 내의원에 명령하여 처방서들을 모았다는 것은 『의방유취』를 편찬하는 과정을 의미할 것이다. 그 중에서 창진에 속하는 것을 따로 묶도록 하였음은 분명 『창진집』이 『의방유취』와 연관관계가 있음을 말하여 준다. 이렇게 세종대에 편찬이 완료된 『창진집』은 이후 몇 차례의 개정을 거친다. 그 내력을 서문에서는 다음과 같이 말하고 있었다.

그 책을 살펴보면 여전히 잘못된 것이 많았다. 우리 전하(세조)께서 특히 여러 날 고심하시는 동안에, 이 책을 가져다 열람하시고는, 그 미진한 바를 마음 아파 하셨다. 드디어 임원준任元濬과 이조참의 이극감李克堪에게 명령을 내려, 그것을 교정하도록 하셨다. 문득 이해하기 어려운 부분이 나오면, 간략하게 주를 붙여서, 발출發出에서부터 감반減瘢에 이르기까지 9제로 나누어 3권을 만들었다. 방론方論과 약증藥證이 갖추어지지 않은 것이 없으니, 그 규모와 절목은 모두 왕께서 친히 검토하신 것이다.

이렇게 해서 완성된 『창진집』은 이후 중추원 첨지 이예손李禮孫에 의해서 수교讎校의 과정을 거쳐 최종 완성되었다. 즉 『창진집』은 세종대를 거쳐, 산정과 수교를 거쳐 세조대에 완성되었던 것이다. 『창진집』은 앞서 말한 바와 같이 총 3권이며, 상권은 제가론諸家論, 중권은 예방지제預防之劑, 발출지제發出之劑, 화해지제和解之劑, 구함지제救陷之劑, 소독지제消毒之劑, 호안지제護眼之劑, 하권은 최건지제催乾之劑, 감반지제減瘢之劑, 통치지제通治之劑, 금기禁忌로 구성되어 있다. 앞서 세조 산정시 9제로 하였다고 언급한 것처럼, 제가론과 금기 조항을 제외하고, 창진의 발생에서부터 통치의 처방까지 총 9가지로 구분하여 정리해 놓았음을 알 수 있다. 『창진집』에서 인용하고 있는 역대 의학문헌은 다음과 같다.

『간이방簡易方』, 『경험양방經驗良方』, 『관견대전양방管見大全良方』, 『금궤구현金匱鉤玄』, 『남북경험방南北經驗方』, 『담료방澹寮方』, 『담헌방澹軒方』, 『대전본초

大全本草』,『동원시효방東垣試效方』,『두진방痘疹方』,『득효방得效方』,『무구자활인서無求子活人書』,『발수방拔粹方』,『비예백요방備預百要方』,『산거사요山居四要』,『삼인방三因方』,『서죽당방瑞竹堂方』,『성옹활유구의省翁活幼口議』,『성제총록聖濟總錄』,『성혜방聖惠方』,『소아약증직결小兒藥證直訣』,『수역신방壽域神方』,『시원단효방施圓端效方』,『시재의방是齋醫方』,『신효명방神效名方』,『신효방新效方』,『어약원방御藥院方』,『연하성효방烟霞聖效方』,『영류검방永類鈐方』,『옥기미의玉機微義』,『왕씨집험방王氏集驗方』,『외과정의外科精義』,『위생보감衛生寶鑑』,『위생이간방衛生易簡方』,『의림방醫林方』,『의방대성醫方大成』,『장자화방張子和方』,『전씨소아약증직결錢氏小兒藥證直訣』,『조도방助道方』,『주씨집험방朱氏集驗方』,『주후방肘後方』,『직지소아방直指小兒方』,『진씨소아두진방陳氏小兒痘疹方』,『창진방瘡疹方』,『화제지남和劑指南』

　이들 중『소아약증직결』과『전씨소아약증직결』은 같은 것으로 보이므로 이를 제하면 총 43종이다. 그리고 이들 가운데에는『담씨소아방』,『소심장방』,『왕씨박제방』,『자모비록』,『창반방』,『편작유제방』,『화제국방』등도 보이는데,『창반방』,『편작유제방』은 미상이다. 이 가운데에는 고려의 의서도 전해지고 있는데『비예백요방』이 그것이다.

　이 중『두진방』,『성옹활유구의』,『소아약증직결』,『직지소아방』,『진씨소아두진방』,『창진방』 등이 소아과 내지는 두창 전문서적이다. 그나마 저자와 내용을 어느 정도 파악할 수 있는 것은 전을錢乙이 지은『소아약증직결』과 진문중陳文中이 지은 것으로 보이는『진씨소아두진방』이다.

『창진집』의 서문에서도 드러나 있다시피, 이 책은 『의방유취』를 편찬하는 과정에서 파생된 의학서이다. 『의방유취』는 세종 편찬 당시 총 365권으로 편성되어있으며 중국과 한국의서 200여 종의 의서를 토대로 한 것이다. 책의 구성도 내용을 요약한 것이 아니라 관련된 내용의 전문을 주제에 따라 분류 재편집해놓은 것이기 때문에 임상을 위한 의학서라기보다는 국가의료데이터베이스의 성격이 강하다. 그리고 『창진집』 외에도 『벽온방辟瘟方』, 『태산요록胎産要錄』, 『구급방救急方』, 『구급간이방救急簡易方』, 『구급이해방救急易解方』 등 세종조 편찬 시작 이래로 정부가 주도하여 의학서를 간행할 때 이 책을 전거로 하지 않은 경우는 거의 없었다. 허준이 『동의보감』을 편찬할 때도 『의방유취』는 중요한 참고자료로 이용되었다.

다음은 『창진집』과 『의방유취』 권263 「진두일疹痘 一」에서부터 권265 「진두삼疹痘 三」의 인용문헌을 비교한 것이다. 『의방유취』에 인용된 문헌은 앞서 『창진집』의 인용문헌과 거의 같으며 약간의 출입만이 있을 정도로 이 책의 편찬에서 『의방유취』는 중요한 역할을 하고 있다.

『의방유취(醫方類聚)』 권263 진두(疹痘) 1	『창진집(瘡疹集)』 제가론(諸家論)
태평성혜방(太平聖惠方); 진두창제방(胗豆瘡諸方)	성혜방(聖惠方)
화제지남(和劑指南); 논소아진두증(論小兒疹豆證)	화제지남(和劑指南); 소아환창진두증(小兒患瘡疹痘證)
소아약증직결(小兒藥證直訣)	전씨소아약증직멸(錢氏小兒藥證直訣)
상한창진동이(傷寒瘡疹同異)	상한창진동이(傷寒瘡疹同異)
	잡병증내(雜病證內)

『의방유취(醫方類聚)』 권263 진두(疹痘) 1	『창진집(瘡疹集)』 제가론(諸家論)
창진유오(瘡疹有悞)	창진유오(瘡疹有悞)
열전창진(熱傳瘡疹)	열전창진(熱傳瘡疹)
창진표본(瘡疹標本)	창진표본(瘡疹標本)
직지소아방(直指小兒方); 창진방론(瘡疹方論)	직지소아방(直指小兒方)
창진비론(瘡疹備論)	창진비론(瘡疹備論)
창진증후(瘡疹證候)	창진증후(瘡疹證候)
괴창치법(壞瘡治法)	괴창치법(壞瘡治法)
논승마갈근탕(論升麻葛根湯)	승마갈근탕(升麻葛根湯)
창진악증(瘡疹惡證)	창진악증(瘡疹惡證)
삼인방(三因方); 반창증치(癍瘡證治)	삼인방(三因方); 반창증치(癍瘡證治)
주씨집험방(朱氏集驗方); 진두근계문(疹豆勤戒文)	주씨집험방(朱氏集驗方); 진두경계문(疹豆勸戒文)
관견대전양방(管見大全良方); 소아두증치(小兒豆證治)	
무구자활인서(無求子活人書)	무구자활인서(無求子活人書)
승마탕(升麻湯), 서각지황탕(犀角地黃湯)	
상한백문가(傷寒百問歌)	상한백문가(傷寒百問歌)
	승마탕(升麻湯), 서각지황탕(犀角地黃湯)
유문사친(儒門事親); 소아창포단표은진구폐기(小兒瘡疱丹熛癮疹舊蔽記)	장자화방(張子和方); 소아창포단표은진구폐기(小兒瘡疱丹熛癮疹舊蔽記)
십형삼료(十形三療); 포후구토(疱後嘔吐)	포후구토(疱後嘔吐)
심법잡론(治法雜論); 이화류(二火類)	이화류(二火類)
동원시효방(東垣試效方); 반진론(癍疹論)	동원시효방(東垣試效方); 반진론(癍疹論)
난실비장(蘭室祕藏); 변소아반증(辨小兒癍證)	
담료방(澹寮方); 반창(班瘡)	담료방(澹寮方)
발수방(拔粹方); 해장노인반론(海藏老人癍論)	발수방(拔粹方); 해장노인반론(海藏老人癍論)
미현반증소용지약(未顯癍證所用之藥)	미현반증소용지약(未顯癍證所用之藥)
이현반증소용지약(已顯癍證所用之藥)	이현반증소용지약(已顯癍證所用之藥)
창진경중후(瘡疹輕重候)	창진경중후(瘡疹輕重候)
	성제총록(聖濟總錄)

『의방유취(醫方類聚)』 권263 진두(痘疹) 1	『창진집(瘡疹集)』 제가론(諸家論)
진씨소아두진방(陳氏小兒痘疹方); 논두진수병지유(論痘疹受病之由)	진씨소아두진방(陳氏小兒痘疹方); 논두진수병지유(論痘疹受病之由)
논두진치법(論痘疹治法)	論痘疹治法
초출도(初出圖), 근소활(根窠活), 도함도(倒陷圖), 이염도(已靨圖)	초출도(初出圖), 근소활(根窠活), 도함도(倒陷圖), 이염도(已靨圖)
작옹활유구의(省翁活幼口議); 창진증후방(瘡疹證候方)	작옹활유구의(省翁活幼口議); 창진증후방(瘡疹證候方)

『의방유취(醫方類聚)』의 편찬과 간행

『의방유취』는 세종 27년(1445)에 1차 완성된 후 성종 8년(1477)에 간행되었으며 266권으로 된 현존 최대의 동아시아 의학서이다. 당초 365권에 이르는 규모가 세조대 재편 과정에서 100여 권이 줄었지만 현재 전해지는 분량만도 260여 권에 달하는 큰 규모의 의서이다. 이 책에는 200종 가량의 의서와 의학 관련서가 인용되었으며, 당, 송, 원, 명대 초기까지 중국 의서와 고려, 조선 초기에 이르는 고유 의학의 성과를 담고 있어 당시 최고 수준의 의학이 집대성되었다. 그러나 성종 8년 30질로 단 한 차례밖에 간행되지 못하였고, 그나마 임진왜란 등으로 소실되고 약탈되어 국내에는 완전한 전질이 전하지 않는다. 현재 전하는 『의방유취』 원본은 임진왜란 당시 약탈당한 1질이 일본에 전해진 것이다. 국내에서는 1997년 발견된 단 한 권이 보물 1234호로 지정되었을 뿐이다. 『의방유취』는 대략 18세기 후반인 정조대 이후에는 의서에 거의 인용되지 않았거나 인용되었더라도 『동의보감』을 통한 재인용에 불과하여, 이 시기 이후로는 국내에 원본이나 관련 자료가 이미 거의 인멸되었던 것 같다.

따라서 『동의보감』 이후 조선 후기 한의학에 제대로 활용되지 못하였다. 성종 8년(1477) 『의방유취』의 간행에 관한 『조선왕조실록』의 기사에는 임원준의 이름이 올라가 있다.

> 서평군西平君 한계희韓繼禧, 좌참찬 임원준任元濬, 행호군 권찬權攢이 『의서유취醫書類聚』 30질秩을 인행印行하여 올리고 아뢰기를, "이 책을 찍어 내는 데 3년이 걸려서 공정이 끝났는데 감인관監印官 유서柳溆는 오래 의관으로 체류滯留되었고 백수희白受禧는 전교서별제典校署別提로 이미 고만考滿이 되었으니, 청컨대 유서는 좋은 벼슬을 제수하고 백수희는 녹祿과 관직을 주소서." 하니 전지하기를, "가하다." 하고 인하여 한계희 등에게 호피虎皮 각각 한 장씩을 명하여 내려주게 하였다.

이 『의방유취』는 성종 6년(1475) 성종이 세조비인 정희왕후의 수렴청정을 마치고 국왕으로서 역할을 본격적으로 수행하면서 시작한 첫 국가사업이었다. 3년간의 작업을 거쳐 성종 8년에 30질의 인출을 보게 되었다. 세종 25년(1443)의 편찬 시작 시점으로부터 성종 8년(1477) 초간본이 인출되는 시점까지 총 소요기간 5대 34년에 걸친 대역사가 마무리된 것이다. 56세의 임원준은 좌참찬의 벼슬을 갖고 있었으며 세조 때부터 예종을 거쳐 성종대에 이르러서도 조정의 중신으로 활동하고 있었다. 『의방유취』의 간행은 임원준에게 특별한 의미를 갖는다. 과거시험 부정으로 밀양부로 귀양 가서 다시 조정으로 복귀했을 때 그가 근무했던 집현전 찬서국은 『의방유취』와 관련된 일로 분주했기 때문이다. 실록의 기사는 그가 복직한 해에 『의방유취』에 관한 다음과 같은 기사를 싣고 있다.

> 세종 27년(1445) 10월 27일
> 집현전부교리 김예몽金禮蒙, 저작랑著作郎 유성원柳誠源, 사직司直 민보화閔普和 등에게 명하여 여러 방서를 수집해서 문門을 나누고 각 문에 해당하는 유類를 모아 합해 한 책을 만들게 하고, 뒤에 또 집현전직제학 김문金汶, 신석조辛碩祖, 부교리 이예李芮, 승문원교리 김수온金守溫에게 명하여 의관 전순의全循義, 최규崔閏, 김유지金有智 등을 모아서 편집하게 하고, 안평대군 이용과 도승지 이사철李思哲, 우부승지 유사순李師純, 첨지중추원사 노중례로 하여금 감수하게 하여 3년에 걸쳐 완성하였으니, 무릇 365권이었다. 이름을 『의방유취』라고 하사하였다.

임원준의 복직이 10월 27일 전인지 후인지는 확실치 않다. 그러나 당시 완성된 『의방유취』가 바로 간행되지 못하고 성종 때까지 지속적으로 편집과 교정을 반복하였음을 감안할 때, 그가 복직한 집현전 찬서국에는 『의방유취』 편집과 관련된 잔재들이 많았을 것이 분명하다. 그리고 위 기사가 전하는 것처럼 『의방유취』는 당대 의관뿐만 아니라 집현전 학사를 비롯한 문신들이 대거 참여한 국가사업이었다. 3년에 걸쳐서 완성하였다고 하니 아마도 1443년 한글창제를 마친 집현전의 주력들이 그대로 투입된 듯하다. 그리고 사업의 비중을 말하여주듯이 안평대군 이용의 이름도 올라와있다. 그 즈음의 임원준의 이력에서 알 수 있는 바와 같이, 문장이 뛰어나고 재주가 많았던 임원준은 왕자들과 자주 어울렸기 때문에 비록 실록기사에 이름은 올라가 있지 않으나 의학에 조예가 깊었던 임원준이 직간접적으로 이 편찬에 관여하기 시작하였음을 짐작할 수 있다.

문종과 단종에 이어 등극한 세조는 이미 세종연간부터 초편 편찬 과정을 상세히 지켜보았고, 국왕이 된 다음에는 『의방유취』에 대한 강한 애착을 보여주었다.

세조 4년(1458) 4월 6일

예조에서 아뢰기를, "세종조에 찬술한 『의방유취』는 여러 가지 처방이 갖추어 실려 있지만 권질이 너무 많아 갑자기 간행하기 어려우니, 우선 간요한 방서를 가지고 분문강습分門講習하소서." 하니, 그대로 따랐다.

세조 5년(1459) 9월 1일

어서御書로 좌승지 이극감李克堪에게 유시하기를, "『치평요람治平要覽』과 『의방유취』는 모두 세종 때에 찬집한 책으로 인쇄하지 않을 수가 없다. 그러나 『치평요람』은 다시 교열해 보니 그릇된 곳이 많이 있지만, 『의방유취』는 반드시 이와 같이 그릇된 곳이 많지 않고 또한 일용에 간절하기가 『치평요람』의 미칠 바가 아니므로, 나는 『의방유취』를 먼저 교정하여 인출하고, 『치평요람』은 천천히 다시 교정하려고 하는데 어떻겠는가?" 하였다.

세조 5년(1459) 9월 4일

좌승지 이극감이 상서하기를, "신이 삼가 어서御書를 받들어 반복하여 생각해 보건대, ······ 『의방유취』도 또한 의서의 대전이므로 일용에 요긴한 것은 진실로 『치평요람』에 미칠 바가 아닙니다. 그러나 근량斤兩의 다소와 약성의 한온寒溫에서 만약 조금이라도 틀린 점이 있게 된다면 사람을 해침이 매우 클 것이니, 그것을 교정하는 일은 마땅히 갑절이나 힘을 써야만 하고 쉽사리 할 수는 없습니다. 그러나 그 교정을 유사儒士가 할 필요는 없습니다. 신이 보건대, 의서를 습독하는 여러 사람들이 모두 문리를 통달하여 방서를 익숙하게 알고 있으니, 이런 무리들로 하여금 교정하도록 하고, 원컨대 통유通儒로서 의방醫方을 아는 사람 1명을 뽑아서 근일에 『병요兵要』를 교정하는 예와 같이 감독하고 거느리게 하여 서로가 검찰檢察하도록 해서 상벌을 준다면, 반드시 별도로 서국書局을 세우고 별도로 늠록廩祿을 주어서 먹도록 하지 않더라도 일은 쉽사리 성취될 것입니다." 하였다.

세조 5년(1459) 11월 30일
행대호군行大護軍 양성지梁誠之에게 명하여 『의방유취』를 교정하게 하였다.

세조의 교정작업에 주도적인 역할을 한 인물로는 양성지와 임원준이 있다. 전자는 서적편찬과 관련한 「서적십서書籍十事」(1466) 등 여러 차례의 주의奏議를 통해 관찬서의 간행과 도서 소장의 중요성을 피력했고 자신 또한 여러 가지 서적의 교정 및 편찬을 주도한 인물이다. 또 임원준은 왕세자 시절부터 세조를 보좌하였고 세조가 왕위를 이어받은 그해 원종공신에 이름을 올리고 과거시험 자격을 회복하는 등, 신임이 두터웠기 때문에 실록의 기사가 전하는 내용 이상으로 많은 역할을 했으리라 생각된다. 게다가 임원준은 세조가 친히 편찬한 『의약론醫藥論』을 주해하여 인쇄 반포하는 역할을 담당하기도 하였다. 두 사람 모두 의약과 서적 편찬에 밝고 선대부터 활동한 인물들인지라 선왕인 세종의 유업을 계승하여 『의방유취』를 교정하는 데 적임자로 선정되었다. 무엇보다도 『치평요람』보다 우선하여 교정을 지시하는 것에서 세조의 『의방유취』에 대한 애착과 간행 의지가 엿보인다. 『치평요람』은 수십 명의 집현전 학사들이 5년이나 걸려 완성한 정치 귀감서이며, 이 역시 당시로선 대단히 큰 사업이었다. 세조에게 있어서 『의방유취』는 『치평요람』보다 더 중요한 것이었으며 그만큼 임원준의 역할도 컸음을 의미한다.

세조의 적극적인 지원으로 『의방유취』 교정과 편찬작업은 계속되어 간 듯하지만, 세조 10년 1월 11일의 기사는 그 내부에 우여곡절이 적지 않았음을 말해준다.

> 세조 10년(1464) 1월 11일
> 이조吏曹에 전지하여 손소孫昭 등 10인을 파직시키고, 유요柳瑤 등 7인을 파직시킴과 동시에 전사前仕를 삭제하고, 한치량韓致良 등 46인의 전사를 삭제하고, 안극상安克祥 등 11인은 고신告身을 빼앗았는데, 『의방유취』의 교정에 많은 착오를 일으켰기 때문이다.

이 시기에 세조는 손자인 인성대군을 병으로 보내고 경연에서까지 의서을 강독하였다. 또 직접 『의약론』까지 지어 임원준으로 하여금 반포하게 하는 등 의학에 대한 관심이 여느 때보다 높았다. 어쩌면 아들에 이어 손자마저 구해내지 못한 조정의 의학 관료들에 대한 불만이 표출된 사건인지도 모른다. 자세한 내막은 알려지지 않지만, 표면적으로 『의방유취』 교정의 착오를 물어 무려 74인에 달하는 사람을 무더기로 징계한 사건이다. 세조 때의 교정은 단순한 교정이 아닌 의서의 분류, 의방서의 추가 작업 등이 지속적으로 이루어졌다. 즉 조선 전기 『의방유취』와 같은 대형 방서의 편찬을 계기로 문신, 의관, 의서습독관 등이 의서 습독 과정에서 선진 의학설을 도입, 정리하고 교육과 인재배양, 필수의서의 편찬 등 다양한 의학 사업을 추진하였고 의학 외적인 제도정비와 맞물려 점차 체계적이고 제도화된 형태로 정비해 나갔다. 우여곡절 끝에 5년에 걸친 교정이 이루어졌는데, 이 시기의 교정작업은 주로 인용서 간의 중복된 처방을 취합하여 축약시키는 과정이 주종을 이룬 것으로 보인다. 『의방유취』 교정에 남다른 열정을 쏟아 부었던 세조 당대에도 간행되지 못하였다.

결국 세조 생전에 간행되지 못한 『의방유취』는 정희왕후의 수렴청정 시기에 판각과 간행이 진행되다가 정희왕후의 수렴청정이 끝나는 해에 간행이 시작되어 성종 8년에 30질의 인출을 보게 되었다. 세종 25년(1443)의 편찬 시작 시점으로부터 성종 8년(1477) 초간본이 인출되는 시점까지 총 소요기간 5대 34년에 걸친 대역사가 마무리된 것이고, 그 마무리를 알리는 순간에 임원준의 이름이 올라가 있다. 그런 의미에서 『의방유취』의 시작에서부터 마지막까지 함께한 인물이며 이 책의 역사적인 증인이라고 할 수 있다. 게다가 『의방유취』 간행에 각별한 관심을 쏟은 세조의 측근이기도 했기 때문에 『의방유취』의 편찬과 간행은 임원준에게는 각별하다고 할 수 있다.

『구급간이방救急簡易方』

『구급간이방』은 성종 20년(1489)에 임원준이 내의원제조 윤호尹壕, 공조참판 박안성朴安性, 한성부좌윤 권건權健, 양천군 허종許琮등과 함께 편찬한 언해본 구급방의서이다. 모두 8권 8책으로 되어 있다. 『성종실록』에는 9권으로 기록되어 있으나 허종의 서문과 책의 목차를 살펴보면 8권으로 되어 있어, 실록에서는 서문과 목록을 별권으로 삼아 9권으로 기록한 듯싶다. 성종 20년 5월 윤호가 이 책을 왕에게 진상하자 왕은 각 도의 관찰사에게 간행하도록 하였고, 편찬에 참여한 사람들에게 성종은 상을 내렸다. 『구급간이방』은 질병을 중풍, 두통 등 127종으로 나누어 그 치료 방문을 모아 엮었다. 한문에 익숙하지 않은 사람들도 쉽게 알 수 있도록 한글로 번역하여 쉽게

『구급간이방(救急簡易方)』. 보물 1236호. 성종20년(1489)에 구급(救急)의 의방(醫方)을 집대성하여 총 8권8책으로 간행하였다. (출처: 문화재청)

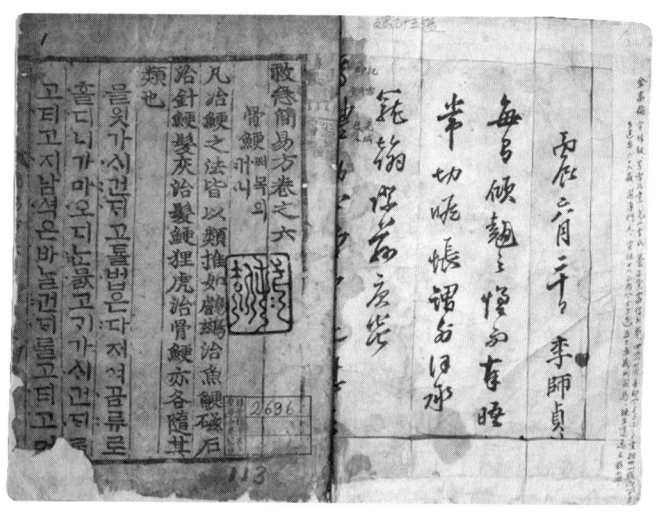

편찬하였다.

허종의 서문을 보면, 이 책 이전에 『의방유취』의 내용을 근간으로 수정, 보완하여 새로이 편찬한 『향약제생방鄕藥濟生方』, 『구급방救急方』 등이 있었다는 것을 알 수 있다. 또 『구급간이방』은 이 두 책의 미흡한 점을 시정 보완하고자 만들어졌다는 사실도 알 수 있다. 이 책은 전체 127문으로 되어 있고 목록에는 병명을 한자로 썼으며 그 아래에 한글로 풀이해 놓았다. 원문 내용도 병명과 증상을 한자로 설명한 이후에 한글로 전체를 풀어 놓았다. 이것은 글을 잘 모르는 일반 백성들도 이용할 수 있도록 배려한 것이다. 본문 가운데 수록된 치료법 하나를 예로 들면 다음과 같다.

姙娠忽苦心腹痛 燒鹽令赤熱三指撮許酒服之立差
아기비여셔과글이가슴비ᄀ장알ᄑ거든소곰을븕게ᄉ라세숟가락으로지버 수레프러머그면즉재됴ᄒ리라
(임신한 부인이 갑자기 심복통을 일으킨 경우, 소금을 불에 붉게 달구어 뜨겁게 된 것을 세 손가락으로 집어 술에 풀어먹게 하면 낫는다.)

특히 임신부의 난산難産과 반산半産에 대해서 많은 지면을 할애하고 있는데, 여기서 사용하고 있는 약재로는 적소두(블근팟), 세묵(됴한먹), 거유지(슬윗통앳가룽), 괴자(회화여름), 탄환토(탄잣흙), 대두(콩), 소맥(밀), 계자백, 도인(복셩화씨), 조협자, 생강즙, 생지황즙, 영양각(산양의 뿔) 등이다. 이 책은 15세기 조선 의학에서 사용하던 구급질환 치료법을 알 수 있는 좋은 자료이다. 현재까지 잔본으로만 남아

있지만 목차가 비교적 온전하여 당시 구급질환으로 분류하고 있는 질환에 대한 개략적인 정보를 얻을 수 있다. 게다가 이 책은 당시 조선 왕실에서 일반 백성들을 대상으로 구급질환에 대비하기 위해 만들어 배포한 만큼, 당시 행해진 응급의료 정책에 대해서도 참고할 바가 적지 않다. 또한 한글창제(1443) 이후 얼마 지나지 않아 간행된 서적이기 때문에 질병, 약제, 병증 등 의학과 관련된 단어들이 당시에 어떻게 이해되고 표현되었는지를 보여주는 중요한 자료이다. 현재 전하는 책은 원간본原刊本이 아니고, 복각본覆刻本으로 보이는 중간본重刊本인데, 이 중간본도 완질은 전하지 않는다. 현재 1, 2, 3, 6, 7권만이 전하며, 남은 책마저 이곳저곳에 산재해 있어 아쉬움을 더한다. 의서습독관 출신으로 의학에 조예가 깊었던 임원준은 정통 관료 생활을 하면서도 국가의료사업에 많은 영향을 미쳤다. 임원준은 의국을 설치하여 의약의 혜택이 널리 퍼질 수 있도록 건의한 바 있는데, 『구급간이방』의 편찬은 의료의 대중화를 추구한 그의 평소 정신과 일맥상통한다.

왕실진료와 국정활약

임원준은 어려서 문장에 뛰어나고 후에는 문과에 급제하여 정통 관료의 길을 걸었다. 그러나 임원준은 의학에도 밝았고 이로 인해 여러 차례 왕실인사들의 진료에 참여했다. 치료의 공이 높아 포상을 받은 적도 많았음이 실록에 여러 차례 기록되어 있다. 말년에는 전의감제조를 지냈으며 세조, 예종, 성종의 치세기간 동안 군왕의 신임을 두텁게 받았기 때문에 비밀유지가 필요한 왕실인사의 진료에는 거의 빠지지 않고 참여했을 것으로 보인다. 임원준의 임상 능력을 보여주는 실록의 기사는 단종3년(1455) 1월15일의 기사이다. 전의감제조가 왕에게 의학에 관해서 시행해야 할 몇 가지 정책들을 제시하면서 다음과 같이 임원준을 직접 거명한다.

> 교훈敎訓을 정한 연후에 배우는 것이 밝아지고 배우는 것이 밝아진 연후에 약 쓰는 것이 정하여지니, 스승을 택하지 않을 수 없습니다. 임원준은 이미 의서에 정통하였으니, 항상 교훈하는 데 사진하고 또 집현전 관원 4인으로 하여금 교관을 겸임하게 하여 날짜를 돌려가면서 내왕하며 가르치게 하소서.

단종 즉위년 왕자들의 알력다툼에 끼어 억울하게 약재를 훔친 혐의로 자자刺字의 형을 받은 임원준이었지만, 이때가 되면 임원준은 이미 전의감에서 입지를 굳혀가고 있었다. 아직 단종의 재위기간이지만 이미 단종 3년이 되면 수양대군이 조정을 장악하고 빠르게 자기 사람들을 심어가고 있을 때이다. 임원준에 대해서는 수양대군의 총애가 깊었기 때문에 전의감에서의 자신의 입지를 굳혀가는 과정에서 수양대군의 입김이 강하게 작용했다고도 볼 수 있다. 그러나 그해 8월 16일 세조 즉위 후 마련한 공신들의 연회석상에서 언급된 내용은 임원준이 실제로 의약에 관해 조예가 깊었음을 시사한다.

> 임금이 크게 웃고 장난삼아 이구로 하여금 주먹으로 이계전을 때리게 하니, 신숙주가 말하기를, "내가 만약 손으로 때리게 되면, 비록 명의로 이름난 전순의, 임원준 같은 사람이 좌우에서 서로 교대하며 구호한다 하더라도 끝내 효험이 없을 것이다." 하였다.

세조가 즉위하면서 공신의 명예와 함께 과거에 다시 응시할 수 있는 기회를 얻은 임원준은 정통 관료로서의 이력을 시작하지만, 동시에 왕실 주요 인사들의 의료에도 직접 참여한다. 세조 3년(1457) 사헌부장령司憲府掌令으로 있을 때이다. 8월 1일 세자의 병이 위독해져서 복약문제에 참여하였고 거의 매일같이 세자의 병에 대해 여러 의관 들 및 대신들과 상의하였다. 8월 9일 세자의 병이 고비를 넘는 것을 보고 세조는 이들에게 포상하고 자급을 더하라고 지시하였다. 그때 임원준에 대해서는 초자超資하라고 특별히 언급한다. 임원준이 왕세자의 치료에 공이 특별했음을 말해준다. 그러나 세자는 결국 병세를 이기지 못하고 9월 2일에 졸하고 말았다.

실록의 기사는 『승정원일기』처럼 현장에서 정리한 기록이 아니라 후대에 주요한 내용을 추려서 정리한 내용이기 때문에 임원준의 질병 치료기록을 자세히 전해주지는 않는다. 성종이 즉위하면서 임원준은 재상급 정치 관료이자 행정 관료로서의 기록이 많고 군왕 및 왕실 주요 인사들의 소소한 질병에 관여한 기록은 거의 보이지 않는다. 그러나 성종 7년(1476) 12월 6일의 기사는 다소 흥미로운 사실을 전한다.

> 승정원에 전교하기를, "내 몸에 종기가 난 곳이 있어서 한계희韓繼禧, 임원준, 조지경曺智敬 등에게 보이고자 하나, 임원준은 내 스승인데 종기를 치료시키는 것이 불가하지 않겠는가?" 하니, 승지들이 대답하기를, "무슨 옳지 않을 것이 있겠습니까?" 하므로, 들어와보라고 명하였다. 임원준은 그때 경연의 지사知事였으므로 이런 전교가 있었던 것이다.

성종이 종기가 생겨 임원준 등에게 보여서 치료를 받고 싶어 하지만, 경연에서 스승의 예로 대한 적이 있어서 혹시 예도에 어긋나지 않을까 싶어서 조심스럽게 신하들의 의향을 묻는 기사이다. 의학에도 정통했지만 정치적 입지도 높았기 때문에 생긴 군왕과 임원준 사이에 생긴 해프닝으로 이해된다. 실록의 기사는 더 이상의 치료경과에 대한 내용은 전하지 않는다.

성종 9년(1478)은 임원준의 정치 역정 중에 가장 고된 시기로 기록된다. 아들 임사홍의 문제가 아버지인 임원준에게까지 미치면서 젊은 시절의 과거부정, 약재도난에 얽힌 사건들을 비롯해서 모든 비리와 부정, 심지어는 근거 없는 무고까지 들추어지면서 연일 공격을 당하고 있을 때이다. 그러나 성종은 아들의 일로 아버지에 대한 책임을 물을 수 없고, 더군다나 재상의 지위에 있는 사람에게 그런 대우는 적절치 못하다고 하여 임원준의 방패막이가 되어주었다. 중간에 한명회가 나서서 임원준이 젊어서부터 의술로 이름이 있어서 이것으로 벼슬의 제수를 얻은 것이며, 약재도난 사건은 명백한 안평대군 이용의 모함이라고 두둔해주었지만, 여러 상소문과 임원준과 거리를 두고 있었던 신료들은 임원준을 맹렬하게 비난하고 나섰다. 결국 그해 6월 21일 파직을 당하였지만, 같은 해 12월 12일 실록의 기사는 대비의 병을 낫게 한 공로로 이조에 임원준을 복권시킬 것을 명하는 내용을 싣고 있다.

> 이조에 전지하여, 임원준을 서용敍用하고 권찬, 조진, 문중선에게 각각 1자급을 올려주게 하였다. 근일 대비가 편찮았는데, 권찬 등이 약을 짓는 데에 공로가 있었으므로 이 명이 있었다. 사신史臣이 논평하기를, "국초에는 의관으로서 크게 현달한 자가 없었고, 세종조의 노중례는 의술이 매우 정통하였으나 겨우 첨지중추부사에 올랐으며, 세조조의 전순의, 김상진도 명의였으나 가정대부嘉靖大夫에서 마쳤는데, 임금이 의술을 중하게 여겨 의관으로서 당상관에 오른 자가 많고, 권찬은 더욱 총애받아 드디어 크게 현달하였다.

다른 신료들은 임원준을 파직하고서 그 해가 가기도 전해 다시 서용하는 것에 대한 불만을 표시하였지만, 성종은 그 결정을 번복하지 않았다. 임원준을 비롯한 제신들이 대비의 병을 치료한 효과가 아주 좋았음을 보여주는 기사이다. 이후 임원준의 진료기록은 성종 13년(1482) 1월 27일 대왕대비의 약을 지어 바치라고 임원준 등에게 전교한 기사가 실려 있고 성종 14년(1483) 2월 15일에 권찬 등과 함께 대왕대비에게 약을 지어 올리는 기사가 실려 있다. 성종 16년(1485) 1월 22일 기사는 다소 의외의 내용이다. 특별히 누구를 지칭하는 것도 아니고 무작정 여러 증세를 한꺼번에 치료할 수 있는 약을 지어 올리라는 기사이다.

> 승정원에 전교하기를, "내가 의서를 보니, 무릇 약은 한 가지 병을 주로 다스릴 뿐 여러 가지 병을 겸해 다스리는 약이 없는데, 대개 사람이 혹은 음식에 상하거나, 혹은 가슴, 혹은 배, 혹은 옆구리가 아파서 여러 증세가 발할 적에 만약 한 가지 약만 먹으면 한 가지 병만 치료할 뿐이다. 만약 사람들 가운데 이 여러 증세가 있는 자가 여러 증세에 적합한 약을 합해 지어 먹으면 반드시 빠른 효과를 볼 것이다. 그러나 만약 상극相克하는 약이면 가감加減하는 것이 좋겠다. 내가 이런 약을 지어서 사람에게 시험하고자 한다." 하고, 인하여 병 증세를 내어 보여서 서하군 임원준과 공조판서 권찬으로 하여금 약성藥性을 참고하여 각각 세 제劑씩 지어서 올리도록 하였다.

임금이 누구에게 줄 의향으로 지었는지는 분명치 않지만, 마치 의술을 시험하듯이 임원준과 권찬에게 명해서 각각 3제씩 지어 올리게 한 기사이다. 성종 19년(1488) 11월15일 성종은 임원준 등에게 대비의 병을 치료한 공로로 1자급을 더하였고 아들 임사홍까지 사면복

권한다고 하였다. 대비의 병을 치료한 것에 대한 임원준의 공이 컸던 것으로 보이는데 이후의 실록의 기사는 조정의 관료들 및 상소문에서 아버지가 공이 있다하여 아들 임사홍을 복권시킬 수 없다는 내용이 주를 이루고 있다. 여기까지가 임원준의 치료활동에 대한 실록기사이다. 『승정원일기』의 예에서 알 수 있다시피, 동일날짜의 실록의 기사는 중요한 사건의 간략한 내용만 전할 뿐이며 『승정원일기』에서처럼 자세한 사건의 전말을 시간순서대로 기록하지는 않았다. 특히 군왕의 질병치료 내용의 경우 『조선왕조실록』의 기사는 극히 소략하게 기술되어있다. 지금은 불타고 없어지고 말았지만 이 당시에도 승정원에서는 매일의 일기를 기록하고 있었기 때문에, 임원준의 진료에 참여하고 의학적 소양을 밝힌 내용은 대부분 『승정원일기』에 기록되어 있었을 것이다. 정통 관료로서 의학에서 있어서도 당대의 명의로 이름난 임원준의 임상진료기록의 전모를 다시 보지 못한다는 것이 안타깝다.

학문세계

국가편찬사업에의 참여

임원준은 10세의 어린 나이에 문장을 잘 짓는다고 해서 신동으로 이름이 알려진 다재다능한 인물이다. 젊은 시절에는 그 재능을 잘못 발휘하여 다른 사람의 과거시험을 대신 치르고 귀양을 가기도 했지만, 세조의 배려로 과거시험에 응시할 자격을 얻자마자 이듬해 문과에 급제하였고, 관료시절 국가에서 하는 다양한 편찬사업의 교정, 감수, 편찬사업에 관여한 당대의 문장가였다.

시기	공동 참여	서명	내용
세조	최항 등	『경국대전(經國大典)』	편찬
세조	이극감, 이예손	『창진집』	산정, 서문
세조 7년	정인지 등	『북정록(北征錄)』	교정
세조 7년	서거정 등	『명황계감(明皇誡鑑)』	언문 번역
세조 8년	한계희	『오행위기법(五行圍碁法)』	주해, 인쇄
세조 8년		『의약론』	주석, 인쇄, 반포
세조 10년	강희맹 등	『병장설(兵將說)』	교정
세조 12년	최항 등	『동국통감(東國通鑑)』	편찬
성종 8년	한계희, 권찬	『의방유취(醫方類聚)』	인행
성종 13년	허종 등	『소문충공집(蘇文忠公集)』	주해
성종 20년	윤호 등	『구급간이방(救急簡易方)』	편찬
성종 20년	손순효 등	『풍월정집(風月亭集)』	서문
성종 21년	유자광 등	쌍화곡(雙花曲), 이상곡(履霜曲), 북전가(北殿歌)	수정
		『보한재집(保閑齋集)』	서문
		『사가집(四佳集)』	서문

임원준이 남긴 문장

임원준은 문장은 자타가 인정하는 당대 수준급이다. 과거시험 부정으로 밀양부에 귀양 가 있다가 다시 조정으로 복귀하는데도 임원준의 문장력이 크게 기여하였고, 이후 기회가 있을 때마다 임원준은 문장과 시를 지어 올렸다. 조정에서는 임금이 주재하는 시험에서 독권관으로 여러 차례 참여하였다. 다음은 『소문쇄록謏聞瑣錄』에 나오는 그의 시서에 관한 일화이다.

> 서하西河 임원준任元濬의 자는 자심子深인데 총명이 매우 뛰어났다. 일찍이 죄를 짓고 밀양부로 귀양 갔을 때, 관찰사 박朴이 순행하다가 밀양부에 이르러 그의 문장을 시험해 보니, 메아리처럼 대답을 잘하였다. 또 그의 기억력을 시험하려고 무려 5백 명이나 되는 관기官妓의 명부를 가져다가 공에게 한번 보인 뒤에 그 명부를 감추고 공으로 하여금 이름을 불러보게 하였더니, 하나도 빠뜨리지 않았을 뿐더러 그 순서도 틀리지 않았다. 박공이 탄복하여 곧 말을 달려 임금께 아뢰기를, "이러한 사람은 우리나라에서 흔히 얻을 수 없으므로, 비록 작은 죄가 있다 하더라도 끝내 버릴 수는 없사오니, 원컨대 빨리 불러올리소서." 하였더니, 세종이 곧 불러오게 하였다. 예궐하는 날 임금이 연침燕寢에서 창 너머로 동궁東宮에게 이르기를, "옛사람 중에 바리때 발鉢을 쳐 시를 재촉한 사람도 있었고, 일곱 걸음 만에 시를 지은 자도 있었으니, 마땅히 구름으로써 시제詩題를 삼고, 운자를 불러서 이 선비에게 시를 짓게 하라." 하였더니, 공이 즉석에서 지어 올렸는데 이르기를,

駘蕩三春後	화창한 봄이 지나간 뒤에
悠揚萬里雲	만리에 구름은 멀리 드날리도다
凌風千丈直	바람을 능멸하여 천길이나 곧고
暎日五花文	햇빛에 비치어 오색무늬 찬란하구나
祥光凝玉殿	상서로운 빛은 옥전에 어리었고
瑞氣擁金門	서기는 금문을 에워쌌도다
待得從龍日	용을 따라 나는 그날을 기다려서
爲霖佐聖君	비가 되어 성군을 도우리라

하였다. 임금께서 곧 명하여 백의^{白衣}로 집현전 찬서국에 참여하게 하였다. 명나라 영종이 복위하던 때에 임금이 하표^{賀表}를 보내고자 하여 때에 최항이 대제학으로 표문을 지어 올렸는데, 세조가 공을 급히 불렀으나, 마침 어디로 나가고 없으므로 노하여 국문하게 하였다. 조금 후에 공이 이르자 이르기를, "너를 부르는 것이 일정한 때가 없는데 어찌 한가롭게 출입하느냐. 이미 너를 국문하라 명하였으니 즉시 하복위표^{賀復位表}를 지어 올리라." 하였더니, 그가 사죄하고 급히 지어 바쳤는데 그 중에,

十八載垂衣之化	열여덟 해 요순의 덕화가
久浹於烝黎	오랫동안 만백성에 젖었고
千萬年曆服之長	천만 년 긴 국운이
復歸于一德	다시금 덕 있는 데로 돌아왔네
普天之下	넓은 하늘 아래 해가
如日再中	다시 중천에 뜨는 듯 하고나

라는 글귀가 있으므로 왕이 기뻐서 이르기를, "대제학의 지은 글을 버릴 수 없으니 그 표문 중에 이 글귀를 집어넣어서 쓰라." 하였다. 법관이 공의 죄를 결정하여 올리니 임금이 판결문을 쓰기를, "재주가 일국에 높았으니 공으로서 죄를 덮음이 가하다." 하였다.

실록의 기록에도 임원준의 문장과 시가 실려 있다. 다음은 임원준은 세조 2년(1456)에 과거에 급제하여 의정부에서 베푼 은영연恩榮宴에 대한 사례로 함께 합격한 어유소 등과 함께 지어올린 글의 전문이다.

성심聖心이 옛 것을 상고하여 선비를 구하는데 그 출처를 따지지 아니하여서 천적賤跡이 은혜를 받으니 몸 둘 바를 모르겠으며, 우러러 총석寵錫하심을 생각하니 황홀하여 꿈에 오르는 것 같습니다. 신 등은 모두 용렬한 자질로써 다행히 희운熙運의 때에 시서를 배우고 익혔으나, 돌이켜 보면 박대博大한 선비가 아니고, 궁마弓馬의 기능을 시험했으나 지용智勇의 무사가 못됨을 깊이 자인하니, 어찌 묘선妙選에 외람되게 누를 끼치고 다시 은파恩波 입어 운뢰雷鼉의 구온九醞은 봄에 뜨고 옥조玉爼의 팔진八珍은 기착綺錯하여 훈감醺酣하고 생광生光스럽기 그지없습니다. 엎드려 영재英材를 망라하심을 만나 유술儒術을 계속 밝히시는 까닭에 노둔한 자로 하여금 크신 은총를 입게 하였으니, 신 등은 감히 초심初心을 정려精勵하고 계속 효명效命함에 분발하지 않을 수 있겠습니까? 이윤과 안자의 지학志學을 저버리지 않고, 인의로 임금에게 진달하며, 장량張良과 진평陳平의 복심腹心을 견고히 하여, 나라를 호위하는 간성干城이 될 것을 원합니다.

세조 7년(1461) 1월 21일 기사는 세조가 취로정에 나아가 어찰御札로 출제出題하기를, "취로정 못가에 나아와 종실宗室, 재추宰樞와 더불어 치도治道를 담론하다.[御翠露池邊 與宗宰 論治道]"하고, 임원준에게 명하여 시詩를 짓게 하였고 임원준은 다음과 같은 시를 지어 올렸다.

玉輦時遊太液春	옥련玉輦이 때로 봄 태액지太液池에 노시니
天風吹下掃輕塵	하늘바람 불어내려 가벼운 티끌을 쓰는 도다.
日斜未罷論經理	해가 기울도록 경서의 담론을 파할 줄 모르는데
又擬明朝閱武臣	밝는 아침에는 또 무신武臣의 습진習陣이 있다오.

세조 10년(1464) 4월 22일의 기사는 세조가 내린 시제에 임원준이 답해 올린 글이 실려 있다. 이날 세조는 이파에게 명하여 이르기를, "세자로 하여금 『집주集註』를 읽지 말게 하라. 『집주』란 문의文義를 밝게 보이는 것 뿐이다. 『논어』에 '정사를 공경히 하고 신의를 지키며 용도를 절약하고 백성들을 사랑하며, 백성들을 때에 맞추어 부려야 한다'고 하였는데, 이항李沆의 『활설撮說』에는 '정사를 공경히 하고 신의를 지킨다[敬事而信]'는 것을 마음에 따른 실상이라고 하였다. 잠저潛邸 때의 공부는 책을 끝마치는 것이다." 하고, 이것을 가지고 글제로 삼아서 입시한 문신들로 하여금 글을 지어서 바치게 하였다. 이때 임원준은 다음과 같이 지어서 올렸고, 세조는 크게 칭찬을 아끼지 않았고 다른 재상들에게 보여주기까지 하였다.

握符應籙治升隆	병부 잡고 도록圖籙에 응하여 정치가 융성해지니
示訓元良聖學功	원량에게 성학聖學의 공부를 훈계하여 보이시네.
義理肯尋文字上	의리義理는 즐겨 문자文字 위에서 찾고
功夫秪在養存中	공부功夫는 다만 존심存心을 기르는 데 있도다.
信可徹天幷徹地	믿음은 하늘에도 통하고 아울러 땅에도 통하며
敬須成始又成終	공경은 모름지기 처음도 이루고 마지막도 이루리라.
二字可臻天下治	이 두 글자야말로 천하의 치도治道에 이르리니,
況今宣語更昭融	하물며 지금 베푸신 말씀 다시 밝디 밝음에랴!

이외에도 임원준은 여러 문사들의 문집에 서문을 남기기도 하였다. 다음은 서거정의 문집 『사가집』에 실린 임원준의 서문 일부이다.

사가집서四佳集序

문장文章이 천하天下에 있어 비록 고금 시대古今時代에 따라서 다름이 있기는 하나, 그 고하성쇠高下盛衰는 세도世道의 승강升降과 정치政治의 융체隆替에 따라서 드러나는 것이다. 그러나 글 중에는 시詩보다 어려운 것이 없으니, 시는 글 중의 정精한 것이다. 대저 아송雅頌이 강등되어 국풍國風이 되고, 그것이 변하여 차례로 소사騷詞, 한위漢魏, 육조六朝, 수당隋唐, 송원宋元의 여러 체體가 되어서, 작자作者가 쏟아져 나옴에 따라 사람마다 율격律格을 달리하였으니, 여기에서 세도를 관찰할 수 있고 정치를 알 수 있었던 것이다.

우리 동방東方은 세상에 문헌文獻의 나라로 일컬어진 국가로서 문장 잘하는 선비가 대대로 끊이지 않았거니와, 고구려의 을지문덕乙支文德, 신라의 최치원崔致遠과 전조前朝의 시중侍中 김부식金富軾, 상국相國 이규보李奎報는 그중에도 더욱 두드러진 이들이다. 전조 말엽에 이르러서는 익재益齋(이제현李齊賢) 이공李公이 고문古文의 학學을 제창提倡하자, 목은牧隱(이색李穡) 부자父子가 여기에 따라서 창화唱和하였거니와, 포은圃隱(정몽주鄭夢周)의 엄중嚴重함과 도은陶隱(이숭인李崇仁)의 정련精鍊됨과 삼봉三峯(정도전鄭道傳)의 호탕豪宕함은 모두 명가대수名家大手였는데, 양촌陽村 권선생(권근權近) 또한 그중의 한 분이다. 양촌은 사도斯道를 자신의 책임으로 삼고 성리性理를 깊이 연구하여 오경五經의 은미한 의리를 발명해서 후학後學들의 문호門戶를 활짝 열어 주었으니, 그 사문斯文에 대하여 공이 크다 하겠다. 어찌 유독 시詩만 말할 수가 있겠는가. 이는 실로 5백 년 동안 교육한 영재英材를 하늘이 우리 조종조祖宗朝에 끼쳐 준 것이다.

우리 장헌대왕莊憲大王(세종世宗)에 이르러서는 태평太平한 운수를 만나서 문명文明의 교화를 천명함으로 인하여 예악전장禮樂典章이 이에 빛나고, 인재문물人材文物이 이에 찬란해졌으니, 저 하동河東 정문성공鄭文成公(정인지), 고양高陽 신문충공申文忠公(신숙주), 영성寧城 최문정崔文靖(최항), 괴애乖崖 김문평金文平(김수온) 같은 이들은 모두 뛰어난 영재英材들로서 국가의 전성기를 울리었다.(후략)

풍수지리와 음양학설에 대한 식견

임원준은 뛰어난 문장력을 바탕으로 의학서를 이해하는 능력에 임상적인 경험마저도 뛰어났다는 사실은 전술한 바이다. 유학자로서 학자적인 소양을 보였다기보다는 유학과 잡학 등 다양한 학문을 토대로 음양, 풍수, 지리, 군사, 외교 등 다양한 방면에서 능력을 발휘한 발군의 행정가였다고 평가할 수 있다. 세조는 세조 13년(1467) 7월25일 사정전思政殿에서 연회를 베풀면서 임원준에 술을 내리고, "임원준은 영민하고 총명하여 사리에 밝고 통달한데, 심지어 의약의 일까지도 통하지 않는 바가 없다."라고 말하였다. 오랜 정치생활 중에 임원준은 정적들로부터 간사하고 사리사욕을 채운다는 평가를 받기도 했지만, 세조, 예종, 성종대를 거치면서 주류정치인으로 활동한 임원준은 국왕의 신임을 많이 받았다. 아마도 정치적인 여러 사안에 대해 민첩하고 현명한 정책결정을 이끌어간 능력을 국왕들이 높이 샀던 것으로 보인다. 자신의 능력을 국정을 운영하는 현실적인 문제에 잘 적응한 인물로 평가할 수 있을 것이다.

임원준은 성종 대에 경연지사를 지내기도 했지만, 학문적으로 뭇 학자들의 존경을 받는 타입은 아니었다. 오히려 학문의 능력과 이해력을 바탕으로 정치적인 문제를 해결하는데 능력을 발휘한 전형적인 예라고 할 수 있다. 세조 12년(1462) 10월 2일의 기사도 그와 유사한 예이다.

> 이날에 신숙주, 최항, 강희맹, 양성지, 구종직, 임원준, 성임, 서거정, 이파, 이예, 김석제, 정침 등에게 명하여 각기 낭청郎廳 1인을 거느리고 제서諸書의 유취類聚를 간선揀選하도록 하였으니, 역, 천문, 지리, 의, 복서, 시문, 서법, 율려, 농상, 축목, 역어, 산법이다.

실록 등에 보이는 임원준의 학문의 또 하나의 특징으로는 음양과 풍수지리에 해박했다는 점이다. 세조 3년(1457) 20살에 성종의 아버지이며 세조의 큰아들인 의경세자가 병으로 죽자 세조는 임원 준으로 하여금 묘지를 알아보라는 명을 내린다.

> 거가車駕가 원평原平에 거둥하여 강맹경이 아뢴 산을 상지相地하고, 안효 례에게 명하여 고총古塚 위에 범철泛鐵하여 방위를 점쳐서 정하게 하였 다. 임원준이 아뢰기를, "이 무덤은 반드시 옛날 상지相地를 잘 하는 자 가 정한 것이 틀림없습니다. 만약 이 산에 쓴다면 마땅히 이 혈穴에 써 야 합니다." 하니, 안효례가 말하기를, "이 산은 해좌亥坐이기 때문에, 금 년에는 쓸 수 없습니다." 하여, 의논이 결정되지 못하였다. 호위扈衛한 종 친, 재추宰樞 및 군사에게 술을 내려 주고 환궁하였다.

이 때부터 시작해서 임원준은 왕실 주요인사의 묘자리나 집터를 정하는 일 등 풍수지리에 관계된 거의 모든 일에 책임을 맡게 된다. 세조 8년에는 강회백 어미의 무덤을 상지하였고, 세조 9년에는 원손 元孫의 장지를 상지하였으며, 세조 13년에는 보은사報恩寺의 터를 보 았다. 예종 즉위년에는 세조의 능침을 살피는 일과 영릉英陵의 천장 遷葬할 땅을 살피는 일을 하였고, 성종 즉위년에는 능陵을 영조營造할 땅을 살폈으며, 성종 1년에는 창릉昌陵의 보토補土할 곳과 경릉敬陵의 여러 무덤을 철거할 곳을 살피는 일을 하였다. 성종 19년에는 폐비 묘의 방향에 대한 일을 서거정과 함께 하였다. 성종 20년 5월24일의 흥덕사興德寺 뒷길에 대한 풍수를 설명하는 기사는 임원준의 풍수지 리에 대한 견해를 읽을 수 있다.

서하군 임원준과 함종군 어세겸이 명을 받고 홍덕사 뒷길을 보고 와서 아뢰기를, "이곳은 실로 창경궁의 외청룡外靑龍으로, 인방寅方에 있어 용호龍虎가 교차하는 곳으로 풍수지리가들이 꺼리는 곳입니다. 또 이 길은 꼭 있어야 할 통행로도 아니고 단지 주민들이 이웃에 가는 데 가까울 뿐입니다. 비록 이 길이 없다고 해도 따로 큰 길이 있으므로, 지금 길을 막으면 반수泮水에 외부 사람이 왕래하는 시끄러움도 없을 것이고, 대성전大成殿 또한 임압臨壓되지 않을 것입니다." 하니, 전교하기를, "전지傳旨에 따라 시행하라." 하였다.

음양역법에 대한 임원준의 학문적 성향을 알 수 있는 가장 대표적인 기사는 세조 14년(1468) 2월 14일의 기사이다.

고령군 신숙주 등이 문과 중시에 합격한 5인의 대책對策을 올리니 임금이 친히 보고, 영순군 이부를 1등으로 삼고, 이극돈, 이육을 2등으로 삼고, 이윤손을 3등으로 삼았다. 임금이 최호원의 대책을 보고 땅에 던지며 말하기를, "이 대책을 뽑은 자는 누구인가? 대책 가운데 음양서陰陽書의 말을 많이 사용하였으니, 반드시 이는 임원준이 뽑았을 것이다." 하였다. 그 때에 세자가 입시하였다가 최호원의 시권을 취하여 보니, 임금이 마침 돌아보고 이내 말하기를, "마땅히 최호원으로 하여금 세자의 은혜를 입게 하겠다." 하고, 드디어 4등에 두니, 대개 4등의 급제는 최호원으로부터 시작하였고, 또한 은혜로 주는 유類이었다.

사서삼경의 정통 학문 외의 것을 잡학으로 여기고 주의 깊게 보지 않던 시절에 의학을 비롯한 잡학에 두루 통했던 임원준은 잡학의 효용성에 대해서 누구보다도 잘 알고 있었다. 그런 상황에서 다른 누가 유사한 식견을 가지고 있으면 반기는 것이 인지상정이다. 위의 기사는 그러한 임원준의 성향을 우회적으로 보여주는 기사이다. 임원준은 예종즉위년에 종친과 재추가 하현궁하는 날을 택일하는 일에도 함께 참여하였다.

영순군 이부, 영의정 이준, 하성군 정현조, 능성군 구치관, 우의정 김질, 예조 판서 임원준 등이 의논하여 하현궁下玄宮하는 날을 택일하여 계달하기를, "명년 2월 안에는 길일이 없고, 다만 금년 11월 28일이 대길일大吉日입니다."하니, 김질이 말하기를, "예전에 천자天子는 7개월 만에 장사하여 동궤同軌가 이르고, 제후는 5개월 만에 장사하여 동맹同盟이 이르는데, 이제 만약 28일을 쓰면 비록 5개월 만에 장사하는 제도에는 어긋나나 이날밖에 길일이 없습니다."하니, 임금이 말하기를, "이날밖에 비록 길일은 없을지라도 혹 그 다음은 없는가?"하고, 곧 하동군 정인지 등을 불러 의논하게 하였다. 정인지 등이 의논하여 아뢰기를, "경태 황제는 5개월 만에 장사하였고, 천순 황제는 3개월 만에 장사하였는데, 역시 길일을 썼습니다. 이제 비록 옛 제도에 합하지 아니할지라도 산운山運이 명년에는 맞지 아니하니, 날짜가 비록 가까울지라도 그 길일을 쓰지 아니할 수 없습니다."하므로, 드디어 11월 28일로 정하였다.

다음은 남소문南小門과 관련한 실록의 기사이다. 이때에도 임원준은 음양풍수에 대한 자신의 견해를 피력하였다. 남소문은 지금의 중구 장충동에서 용산구 한남동으로 넘어가는 고갯길에 있던 것으로 추정되는 성문이다.『세조실록』에 의하면 세조 2년(1456) 11월 20일에 세조가 종친과 재상들을 거느리고 청학동靑鶴洞(현 장충동 일대)에 나가서 건립 예정지를 살펴보았다는 기록이 있다. 그 뒤 예종1년 (1469) "남소문을 낸 뒤에 의경세자懿敬世子가 죽었다."는 말이 나돌았던 듯하다. 그래서 그해 9월 14일에는 남소문에 대한 철거의사를 묻는 기사가 나온다.

> 좌참찬 임원준, 행사맹行司猛 안효례 등을 불러서 남소문을 막는 일을 의논하게 하였는데, 임원준 등이 아뢰기를, "음양의 설에 의하면, 이 문은 정오방正午方이므로, 성상의 생년生年에 금기가 됩니다." 하였다.

그리고 며칠 후 9월 19일 경연자리에서 남소문 철거 건은 다시 거론되었다.

> 임원준 및 도승지 권감에게 남아 있도록 명하여, 남소문을 막는 것의 편부便否를 물으니, 임원준이 대답하기를, "도읍을 정하던 당초에 어찌 경영經營할 때에 잘 헤아리지 않고서 이 문을 설치하지 않았겠습니까? 지금은 비록 이 문을 설치하였으나, 찻길이 통하지 않아서 큰 이익이 없고, 또 음양가가 손방巽方을 매우 꺼리므로 처음에 이 문을 설치할 때에 불편하다고 말하는 자가 있었는데, 과연 뒤에 의경세자께서 흥서하셨으니, 음양가의 설은 비록 믿을 것이 못되나 이 문은 막는 것이 좋겠습니다."

남소문 철거문제에 대한 임원준의 입장은 음양가적 해석이라기보다는 현실적인 대응이다. 남소문에 불길한 소문이 퍼지기 시작했고, 누군가가 상소를 올려 철거문제가 불거진 이상, 남소문을 그대로 존치하기는 사실상 어려웠을 것으로 보인다. 소문만 믿고 철거할 수도 없었고, 필요에 의해서 문을 만든 이상 통행량이 적다는 이유로 무작정 폐쇄하기도 어려웠다. 이 때 임원준이 언급한 풍수음양적인 해석은 자신의 정책결정을 무난하게 받아들여질 수 있도록 하는 효과적 장치였다. 임원준이 음양 및 풍수에 박식했던 것은 사실이지만, 전적으로 그것에 의존한 인물로 보이지는 않는다. 임원준은 풍수와 음양적지식이 갖는 당시의 효용성에 대해서 분명하게 알고 적절하게 운용할 줄 알았던 인물이다.

任元濬年譜	세종5년(1423)	태어나다.
	세종26년(1444)	(22세) 다른 사람의 과거답안을 대신 지어준 것으로 밀양부로 귀양보내지다.
	세종27년(1445)	(23세) 귀양지인 밀양부를 방문한 관찰사 박朴이 임원준의 문장을 시험해보고 감탄하여 세종에게 알려 집현전 찬서국 동반직에 등용되다.
	세종29년(1447)	(25세) 부정시험연루로 박탈된 과거응시자격을 다시 허락해달라고 2차례 상서를 올렸으나 허락하지 않았다. 도승지都承旨 황수신黃守身이 임원준을 임의대로 동반東班으로 옮기고 수7품직守七品職을 준 것이 사헌부司憲府에 의해 적발되어 황수신과 함께 고신이 박탈당하다.
	문종 즉위년(1450)	(28세) 문종이 임원준을 서용하다.
	단종 즉위년(1452)	(30세) 행부사정行副司正 임원준이 의학정책에 대한 여러가지 건의를 올리다. 안평대군의 집에서 약재를 훔친 혐의로 자자刺字를 당하다.
	단종2년(1454)	(32세) 복권되다.
	세조1년(1455)	(33세) 의학훈도로 있으면서 세조에서 과거응시자격을 허락받다. 사직司直으로 있으면서 원종공신 1등을 받다.
	세조2년(1456)	(34세) 시험에 응시하여 문과에 급제하다. 부검토관剖檢討官의 직을 수행하다.
	세조3년(1457)	(35세) 사헌부장령司憲府掌令에 임명되다. 세자의 복약문제를 논하는 자리에 참여하였고, 세자병을 치료한 공로로 지급자급資級이 더해지고 포상받다. 풍수에 능하다고 하여 죽은 왕세자의 묘지를 알아보는 일을 담당하다. 한명회의 종사관으로 예문관에 없는 의학서, 불교서 등을 구입해오라는 왕명을 받다.
	세조5년(1459)	(37세) 예문관 직제학에 임명되다.
	세조7년(1461)	(39세) 봉상시판사, 사섬시판사, 중추원첨지사를 거쳐 이조참의에 임명되다. 서거정 등과 함께 『명황계감明皇誡鑑』을 한글로 번역하다.
	세조8년(1462)	(40세) 중추원첨지사, 호조참판에 임명되다.
	세조9년(1463)	(41세) 죽은 원손의 장지를 살피는 일을 담당하다. 세조가 『의약론』을 지어 신하들에게 보여주고 임원준으로 하여금 주해를 달아 반포하게 하다.
	세조10년(1464)	(42세) 세조로부터 안자鞍子를 하사받다. 상호군, 형조참판, 공조참판, 예조참판을 지내고, 가정대부嘉靖大夫의 품계를 받다.

세조11년(1465)	(43세) 병조참판에 임명되다.
세조12년(1466)	(44세) 자헌대부의 품계에 아마兒馬 1필을 하사받고 다시 정헌대부의 품계를 받다. 중추부동지사를 지내다 공조판서에 임명되다. 최항, 양성지 등과 함께 『동국통감』의 편찬에 참여하다.
세조13년(1467)	(45세) 세자좌빈객을 겸하다.
세조14년(1468)	(46세) 예조가판서를 거쳐 예조판서가 되었고, 세조가 승하하자 빈전도감제조殯殿都監提調, 산릉도감제조직을 맡다.
예종 즉위년(1468)	(46세) 경연지사와 의금부판사를 겸하다.
예종1년(1469)	(47세) 의정부우참찬과 의정부좌참찬을 지내다.
성종1년(1470)	(48세) 숭정대부의 품계를 받고, 의정부좌참찬에 임명되다. 의금부에서 김득부를 제대로 심문하지 않은 일로써 좌천되다.
성종2년(1471)	(49세) 좌리3등공신 서하군西河君에 임명되다.
성종7년(1476)	(54세) 평양선위사平壤宣慰使에 임명되어 명나라 사신을 영접하였고, 좌참찬의 직위에 복귀하다.
성종8년(1477)	(55세) 한계희韓繼禧, 권찬權攅 등과 함께 『의방유취醫方類聚』 30질을 간행하여 왕에게 보고하다.
성종9년(1478)	(56세) 아들 임사홍의 문제로 파직되었으나, 그해 겨울 대비의 병을 치료한 공로로 다시 서용되다.
성종10년(1479)	(57세) 명나라 사신을 접대하는 선위사에 임명되다.
성종11년(1480)	(58세) 명나라 사신을 접대하는 선위사에 임명되다.
성종13년(1482)	(60세) 허종許琮, 성임成任 등과 함께 『소문충공집蘇文忠公集』의 주해를 달다. 성종과 함께 인정전에서 열린 진현시進賢試에 독권관讀卷官으로 참여하다.
성종14년(1483)	(61세) 전의감제조를 겸하다.
성종16년(1485)	(63세) 문과 초시의 시관試官에 임명되다.
성종17년(1486)	(64세) 성종과 함께 인정전에서 열린 문과시에 독권관으로 참여하다.
성종18년(1487)	(65세) 사역원제조를 겸하다.
성종19년(1488)	(66세) 성종으로부터 말 1필을 하사받다. 윤필상, 서거정 등과 함께 지리서의 당나라 일행선사一行禪師의 38장將의 법을 상고해서 올리다. 숭정대 부서하군西河君에 다시 봉해지다. 숭록대부 서하군에 봉해지다.

성종19년(1488)	대비의 병을 치료한 공로로 1자급이 더해지다.
성종20년(1489)	(67세) 내의원에서 새로 펴낸 『구급간이방』을 올리고 포상받다.
성종21년(1490)	(68세) 쌍화곡雙花曲, 이상곡履霜曲, 북전가北殿歌 중에서 음란한 기사를 고쳐서 올리다.
성종22년(1491)	(69세) 성종과 함께 인정전에서 열린 별시別試에 독권관讀卷官으로 참여하다. 병을 이유로 사직을 청하였으나 성종이 허락하지 않다. 숭정대부 중추부부사中樞府副使에 임명되다.
연산군1년(1495)	(73세) 병을 이유로 사직을 청하였으나 성종이 허락하지 않다.
연산군3년(1497)	(75세) 연산군으로부터 명주 1필을 하사받다.
연산군6년(1500)	(78세) 78세의 일기로 졸卒하다. 시호는 호문공胡文公이다.

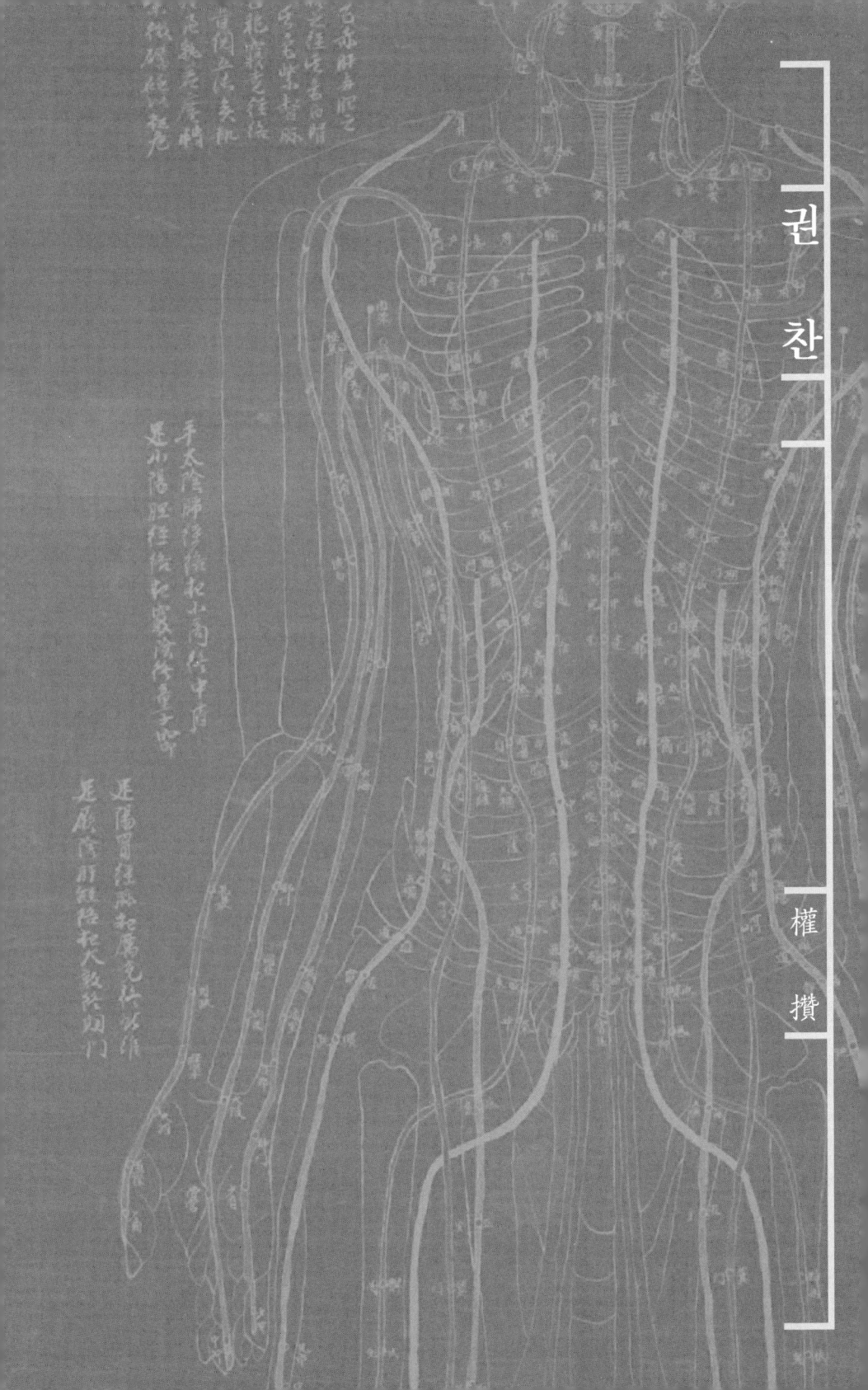

권찬

權攢

안동권문의 후예로 태어나다

권찬權攢은 세종 12년(1430) 권훤權烜의 아들로 태어났다. 자字는 취지聚之이고 안동安東 권씨權氏 추밀공수평파樞密公守平派 19세손이다. 고조부 사염士廉 권염權廉은 고려말 첨의찬성사僉議贊成事를 지냈으며 딸이 충숙왕忠肅王의 후궁으로 수비壽妃가 되자 현복군玄福君에 제수되었다. 권염의 행장은 이색李穡이 묘지명으로 남겼다. 증조부 권주權鑄의 자는 자지子止, 호는 춘수당春睡堂, 모명재慕明齋이다. 홍건적의 침입으로 공민왕이 남천할 때, 전법총랑典法摠郎으로서 왕을 호종하여 신축호종이등공신辛丑扈從二等功臣에 서훈되었고 창왕 때 밀직제학密直提學에 이르렀다. 서예에도 능통하여 여주 신륵사의 〈신륵사장각기神勒寺藏閣記〉, 묘향산 안심사安心寺의 〈지공나옹사리석종비指空懶翁舍利石鐘碑〉, 고양 태고사太古寺의 〈원증국사탑비圓證國師塔碑〉가 남아있다. 조부 회정檜亭 권보權堡는 정5품 사간원 헌납獻納을 지냈다. 고려 때 정당문학政堂文學을 지냈으며 연산군連山君에 봉해졌고 조선조에서는 개성유후開城留後를 지낸 이원굉李元紘의 딸과 결혼했는데, 처가의 도움으로 용인시 처인구 남사면 일대에 세거지世居地를 마련하였다. 이후 권보의 후손들은 남사면 일대에 세거하여 지금도 집성촌을 이루고 있다. 권보는 손자 권찬의 영달로 예조참판禮曹參判에 추증되었다.

권보는 두 아들 권훤權烜과 권휴權烋를 두었는데, 큰아들 권훤이 권찬의 부친이다. 매은梅隱 권훤은 종7품 사재직장司宰直長을 지냈으며 아들 권찬의 영달로 보조공신補祚功臣 좌찬성左贊成 현복군玄福君에 추증되었다. 김두종金斗鍾의 『한국의학사』에서는 권찬의 아버지를 사헌부司憲府 감찰監察을 지낸 상응常應이라고 하였는데 실수로 여겨진다. 『성종실록』「졸기」, 『안동권씨성화보安東權氏成化譜』, 이색의 「권염묘지명」 등에 권훤이라고 되어 있고, 김두종이 지은 다른 서적인 『한국의학문화대연표韓國醫學文化大年表』에도 『성종실록』「졸기」의 내용이 그대로 기록되어 있다. 삼목영三木榮의 『조선의학사급질병사朝鮮醫學史及疾病史』에는 성훤成垣의 아들이라고 하였는데, 『성종실록』「졸기」에 기록된 '증좌찬성환지자贈左贊成垣之子'를 잘못 해석한 결과이다.

권훤은 부사를 지낸 김명리金明理의 장녀와 결혼하여 5남 1녀를 두었다. 큰아들은 권국權掬으로 현감을 지냈고, 둘째는 권확權擴으로 호군護軍을 지냈고, 셋째가 권찬이고, 넷째는 권규權揆로 현감을 지냈고, 다섯째가 권포權抱로 현감을 지냈으며, 딸은 이맹화李孟和에게 시집갔다.

권찬의 외조부인 김명리는 안동 김씨 문온공파文溫公派의 시조인 김구용金九容의 둘째 아들로 사헌부 감찰, 호조좌랑, 사헌부 지평, 호조정랑, 경기도 경력經歷 등을 지냈으며 경기도 경력 재직 시 경기감사 권완權緩과 함께 『목민심감牧民心鑑』을 간행하였다. 김명리의 큰아들 맹헌孟獻은 문과에 급제하여 직제학直提學에 이르렀고, 둘째 아들 중서仲舒는 진사 급제하여 호조참의에 이르렀으며, 셋째 아들 계우季友는 문과 급제하여 사인舍人에 이르렀다. 큰 딸은 권찬의 어머니이고, 둘째 딸은 남은의 셋째 아들로 판서判書를 지낸 남경복南景福에 시집갔으며, 셋째 딸은 사헌부 감찰을 지낸 김철산金鐵山에게 시집갔는데 그 큰 아들은 성종 때 좌의정을 지낸 광산부원군光山府院君 김국광

金國光이고 작은 아들은 좌찬성左贊成을 지낸 광성군光城君 김겸광金謙光이다. 넷째 딸은 최선문崔善問에게 시집갔는데 세조 때 우찬성右贊成에 제수되었으나 끝내 벼슬에 나아가지 않았다.

고려말 크게 현달한 안동 권씨 추밀공수평파는 왕조의 교체에도 불구하고 가문이 번창하였다. 조선초 왕권강화에 크게 기여하였으며 정당문학政堂文學, 문하부참찬사文下府參贊事, 대사헌大司憲, 대제학大提學, 대사성大司成, 의정부찬성사議政府贊成事, 세자좌빈객世子左賓客, 이사貳師 등을 역임한 길창부원군吉昌府院君 양촌陽村 권근權近은 16세손이고, 예문관제학을 지냈고 세종 세자시절 빈객으로서 가르쳤던 권우權遇도 권근의 동생이며, 대사성, 우승지를 역임한 권채는 권우의 아들로 17세손이다. 문과에 장원급제하였고 계유정난의 일등공신으로 세조의 집권을 도왔으며 좌의정에 지낸 권람은 18세손이며, 권근, 권우의 부친으로 태종 때 검교 의정부 좌정승檢校議政府左政丞을 지낸 권희權禧는 15세손이다.

권찬은 친가나 외가 모두 명문가였기 때문에 조선의 의관들이 자신의 미천한 출신 때문에 겪었던 마음고생은 없었다. 명망 높은 사족士族의 후예였기에 비록 의관 출신이기는 하나 권찬이 높은 지위에 오르더라도 권찬의 출신을 들어 비판할 수 있는 사람은 없었기 때문이다.『성종실록』(성종 13년)에 "오늘날에 의약醫藥을 잘하는 자로 한계희韓繼禧와 임원준任元濬, 권찬權攢이 있는데, 이들은 모두 천품賤品의 출신이 아닙니다."라는 기록이 있다. 한계희와 임원준은 문과 출신의 문관이었음에도 사마시를 겨우 통과한 권찬과 같이 비교한 것은 권찬이 사족의 후예였기 때문이다. 권찬은 세조 8년(1462) 사마시에 합격하여 의서습독관醫書習讀官이 되었는데, 『성종실록』(성종 15년)에는 "의원醫員은 처음부터 잡과雜科를 거쳐서 진출進出한 자이므로, 조종祖宗 때부터 사림士林의 반열班列에 끼이지 못한 지 오래 되었습니다. …… 다만 습독관習讀官은 다 사족으로서 유음자제有蔭子弟이니, 그 직무에 충실하여 뚜렷한 성과가 있는 자는 비록 동반東班이나 서반西班의 현직顯職에 서용한다고 하더라도 구애가 되지 않을 듯합니다." 라는 기록도 권찬의 출신을 잘 드러내고 있다. 권찬이 의관으로서는 전무후무하게 육경에 제수되자 언관들의 논핵이 잇따르는데 의관출신으로서 현직에 적당하지 않다는 내용이었지 출신가문을 공격하는 상소는 전혀 없었다.

권찬은 당시 풍습에 따라 부사공 김명리 집에서 태어나 자랐을 것으로 보인다. 김명리는 태종 12년(1412) 징계를 받은 이후 경기도 광주에 퇴거하여 만년을 보내고 세종 21년(1439) 72세로 졸한다. 권찬은 세종 12년(1430)에 태어나 외조부 김명리, 이모들과 이종사촌들의 보살핌을 받으며 어린 시절을 보냈을 것이다. 후에 좌의정에 오르는 광산부원군 김국광은 15살 위였고, 좌찬성에 오르는 김겸광은 11살 위인 이종사촌 형이었으니 어린 시절에는 이들의 가르침도 받았을 것으로 보인다. 세 분의 외삼촌뿐만 아니라 세 분의 이모들이 모두 현달한 집안에 시집을 가서 이들과의 교분이 훗날 권찬에게 여러모로 도움이 되었을 것으로 추정된다. 할아버지 권보의 세거지인 용인은 광주에서 가까운 곳이므로 친가와 외가를 수시로 왕래하면서 어린 시절을 보냈을 것이다.

권찬이 어린 시절을 보냈을 김명리의 집은 학풍이 고고하여 어린 권찬에게 선비로서의 자질을 키우는데 더없이 좋은 환경을 제공하였을 것이다. 김명리는 15세에 진사시, 18세에 생원과를 급제한 수재로 아버지 김구용의 시를 모은 『척약재집惕若齋集』을 간행하였고 경기경력京畿經歷으로 재직 시에는 『목민심감』을 간행할 정도로 학문과 행정에 열정을 가졌던 사람이었다. 아들 삼 형제 중에 둘이 문과 급제할 정도로 자손들의 학문에도 각별한 애정을 가졌었다. 권찬의 친가는 할아버지 권보 때부터 용인에 세거하면서 현달한 자손을 두지 못했지만 증조부 권주의 학풍을 이어받아 학구적인 가풍을 유지하고 있었다. 권찬은 친가나 외가를 오가면서 이러한 학구적인 학풍을 자연스럽게 익혔으며 이는 훗날 명의와 명관으로 성장하는데 큰 힘이 되었을 것이다.

학문적 성장 과정

외가와 친가의 학구적인 가풍 속에서 자란 권찬은 성균관에 입학하여 학문에 매진한다. 언제 입학하였는지 명확하지 않으나, 『예종실록』(예종 1년)에 '일찍이 현관賢關에서 노닐다가 사마司馬의 시험試驗에 뽑혀서 올랐고'라는 기록이 있는 것으로 보아 사마시에 붙기 전에 성균관에 입학하여 수학했다는 것을 알 수 있다.

성균관은 최고의 책임자로 정3품직인 대사성大司成을 두었으며, 그 아래에 좨주祭酒, 악정樂正, 직강直講, 박사博士, 학정學正, 학록學錄, 학유學諭 등의 관직을 두었다. 초시인 생원시나 진사시에 합격한 유생儒生에게 우선적으로 입학 기회를 주었으며, 정원은 개국 초에는 150명이었으나, 세종 11년(1429)부터 200명으로 정착되었다. 초시에 합격한 유생을 상재생上齋生이라 하였으며, 선발시험인 승보陞補나 음서蔭敍에 의해 입학한 유생들을 하재생下齋生이라 하였다.

권찬은 사마시에 합격하기 전에 성균관에서 공부하였으므로 음서로 입학한 하재생이었을 것이다. 권찬은 5부 학당을 먼저 다닌 후 성균관에 입학하였거나 친가와 외가의 음서로 입학하였던 것으로 보인다. 당시 교육제도와 인재선발 규정에 대한 것은 태종 13년(1413) 6월 대사성大司成 권우權遇의 상서로 의정부가 결의한 내용이 『태종실록』에 자세히 나와 있다.

성균관 학생은 1개월 가운데 20일은 경서를 읽고, 4일간은 배운 것을 고강考講하고, 6일간은 과거의 문장인 제술을 실시하여 월말에 그 달에 배운 경서의 다소多少와 고강 및 제술의 분수分數(9등급의 점수)를 기록하여 예조에 보고했다. 식년에 이르러 분수를 총계하여 상등 5명 내지 10명을 '대성大成'이라 하여 예조에 보고하면, 예조에서는 왕에게 전계轉啓하여 초시初試를 면제하고 바로 회시會試(복시覆試)를 보게 하였고, 그 이하는 모두 초시를 보게 하였다. 사학에서 승보升補된 학생은 성적에 상관없이 모두 생원시를 보도록 하였다. 교수와 학생사이에 질의응답식의 교수 방식과 개별 지도에 치중하고 교수 1인당 학생이 10인을 넘지 않았다.

과목당 독서 기간을 정하였는데『대학』은 1개월,『중용』은 2개월,『논어』,『맹자』는 각 4개월,『시경』,『서경』,『춘추』는 각 5개월,『주역』,『예기』는 각 7개월로 하여 총 40개월이 소요되었다. 독서할 때는 글 뜻을 명백히 이해하여 응용에 통달하도록 하였고 장구章句에 얽매여 글의 뜻을 해치지 않도록 하였다.

성균관 유생은 기숙사격인 동재와 서재에서 엄격한 규칙에 따라 생활하였으며, 자치적인 활동기구인 재회齋會가 있었는데 영향력이 커서 교수를 능멸하는 사태도 빈번히 발생하였다. 유생은 기숙사생활을 하는 동안 국가로부터 학전學田과 외거노비外居奴婢 등을 제공받았으며, 교육 경비로 쓰이는 전곡錢穀의 출납은 양현고에서 담당하였다.

의관으로서 성균관의 체계적인 교육을 받은 사람은 드문데, 성균관 생활은 권찬에게 더없이 좋은 자양분을 공급했을 것으로 보인다. 그는 의서를 읽고 해독하는 능력과 행정가로서의 필수 소양을 성균관의 체계적인 교육을 통하여 습득하였을 것이다.

성균관은 권찬에게 좋은 환경을 제공해 주었지만 더불어 좌절

감도 맛보게 한 것 같다. 하재생으로 오랫동안 공부하였지만 초시初 試를 통과하지 못했던 것이다. 같이 공부했던 동반들이 대과를 거쳐 벼슬길에 나아가는 것을 지켜보는 권찬은 답답했을 것이다. 권찬이 의관의 길을 걷게 된 것도 늦은 과거시험 통과가 크게 작용했을 것 으로 추정된다. 퇴계 이황도 늦은 과거 합격으로 어려움을 겪었는데, 그래도 27세에 소과小科에 합격하여 성균관에 입학하였으며, 33세에 문과에 급제하여 환로에 들어선다. 33세가 되도록 초시를 준비해야 했던 권찬은 스스로의 진로에 대하여 고민을 많이 했을 것이다. 명 문가 출신으로 과거에 번번이 낙방했던 한명회는 세상에 한을 품고 결국 정난을 일으킨데 반해, 권찬은 의관의 길에서 스스로의 길을 찾은 것이다.

환로官路에 오르다

성균관에서 학업을 닦은 권찬은 세조 8년(1462) 33세의 늦은 나이로 바라마지 않던 사마시司馬試에 합격한다. 사마시는 생원진사시生員進士試, 감시監試, 소과小科라고도 한다. 감시는 생원시가 고려의 국자감시國子監試를 계승한 데에서 나온 말이며, 소과는 문과文科인 대과大科에 대비시켜 부른 것이고, 사마시는 중국 주대周代에 행하던 향거이선법鄕擧里選法에서 향학鄕學에서 우수한 사람을 골라 국학國學에 천거하는 것을 조사造士라 하고, 국학에서 우수한 자를 골라 관리임명권을 쥐고 있던 대사마大司馬에게 천거하는 것을 진사進士라 한 데에서 나온 것으로 여겨진다. 조선은 과거의 격식을 높이기 위해 중국에서 대과 출신에게 준 진사의 칭호를 소과 출신에게 주고, 대과에 붙여야 할 사마시의 칭호를 소과에 붙였다.

조선시대에서는 음서蔭敍제도가 있기는 했지만 대부분 과거를 통하지 않고는 관직에 나아가기 어려웠다. 과거의 응시자격은 수공업자, 상인, 무당, 승려, 노비, 서얼庶孼을 제외하고는 누구나 응시할 수 있었으나 점차 가문을 중시하는 경향이 나타났다. 양반의 자제들은 어릴 때 서당書堂에서 한문의 기초과정을 배운 뒤 8세가 되면 중앙의 학당과 지방의 향교鄕校에 진학하여 수학한 후 소과(생원과, 진사과)에 응시하여 합격하면 생원, 진사가 되었다. 생원과 진사는 다시 서울의 최고 학부인 성균관成均館에 진학하였고, 이 성균관의 유생들이 대과에 응시하여 3차에 걸쳐 시험을 보아 갑, 을, 병 3과로 나누어 그 등급이 결정되었는데, 갑과의 장원 급제자는 종6품 이상의 참상관參上官으로 임명되었고, 병과 합격자는 정9품 이상의 관리로 임명되었다. 무과는 궁술弓術, 기창騎槍 등의 무예와 경서經書, 병서兵書 등을 시험과목으로 하였다. 잡과는 사역원司譯院, 전의감典醫監, 관상감觀象監, 형조刑曹 등에 근무하는 중인中人의 자제 중에서 그 분야에 소양이 있는 자들을 해당 관청에서 선발하였다.

권찬은 음서로 성균관에 입학하여 학업을 정진한 후 33세에 사마시에 합격했다. 신숙주는 22세 때 생원진사시 양시에 모두 합격하였고, 율곡 이이는 13세에 진사시에 합격하였다. 신숙주나 이이는 천재로 이름났으니 그럴 만도 하겠지만, 대체로 성취가 늦었다고 평가되는 퇴계 이황도 27세에 소과에 합격하였고 33세에 대과에 합격하였으니, 권찬이 33세에 사마시에 합격한 것은 매우 늦은 것이라고 볼 수 있다. 초시에 합격한 후에 문관으로 나아가는 대과大科를 치르지 않은 것은 소과에 너무 늦게 합격하여 진로를 바꾼 것으로 보인다.

권찬은 사마시에 합격한 이후 의서습독관에 보임되어 의학공부에 정진한다. 습독관習讀官은 조선시대 승문원承文院, 사역원司譯院, 관상감觀象監, 훈련원訓鍊院, 전의감典醫監 등에 설치하였던 관직 가운데 하나로 중국어, 천문학, 의학, 군사학, 이문吏文(외교문서에 쓰이던 중국 행정문체) 등에 관한 전문지식을 가르치기 위하여 뽑은 관원들로서 다른 관청의 하급관원들이 겸임하는 것이 일반적이었다. 습독관은 중인 기술관의 자제들로 임명하였으나 나중에는 주로 성균관, 교서관, 승문원 등의 참하관參下官이나 생원, 진사 등을 임명하였는데 종6품에서 종9품에 임명되었다. 관상감에 천문학습독관 10명, 사역원에 한학습독관 30명, 훈련원에 병학습독관 30명, 승문원에 이문습독관 20명, 전의감에 의학습독관 30명을 두었고 이들의 학습을 위하여 관서마다 습독청을 두기도 하였다. 한학습독관은 4관의 참하관, 문음의 자제, 성균관과 4학의 학생들로 임명하였고 훈련원의 병학습독관은 내금위內禁衛 등의 무관이 겸직하였다. 의서습독관은 처음에는 15명이었으나 뒤에 30명으로 늘려 설치하였으며 천문학습독관은 처음에는 천문 20명, 금루禁漏 40명, 풍수학 10명이었으나 나중에 10명으로 통합되었다.

『성종실록』(성종 15년)에 "의원醫員은 처음부터 잡과雜科를 거쳐서 진출進出한 자이므로, 조종祖宗 때부터 사림士林의 반열班列에 끼이지 못한 지 오래 되었습니다. …… 다만 습독관習讀官은 다 사족士族으로서 유음자제有蔭子弟이니, 그 직무에 충실하여 뚜렷한 성과가 있는 자는 비록 동반이나 서반의 현직顯職에 서용한다고 하더라도 구애가 되지 않을 듯합니다."라는 기록이 있다. 습독관은 전문직으로 처음에는 중인 기술관의 자제들이 임명되었지만 나중에는 사족士族의 자제 중에 과거를 통하지 않고 음서蔭敍로 임명되는 경우가 대부분이었다는 뜻이다. 권찬이 의서습독관이 된 것도 가문에 힘입어 음서로 기용되었다고 볼 수 있다. 대과에 합격해야 9품 이상의 관리로 등용되는데, 소과에 합격한 후 바로 9품 이상인 의서습독관에 보임되었기 때문이다.

세조 12년(1466) 내의원內醫院 주부主簿에 제수되었다. 내의원은 내국內局이라고도 하는데, 태조 1년(1392)에 설치한 전의감典醫監을 고친 이름으로 전의원典醫院, 혜민서惠民署와 함께 삼의원三醫院이라 하였다. 관원은 도제조都提調, 제조提調, 부제조副提調를 각 1명씩 두었고, 부제조는 승지承旨가 겸임하였다. 정正(정3품), 첨정僉正(종4품), 판관判官(종5품), 주부主簿(종6품) 각 1명씩, 직장直長(종7품) 3명, 봉사奉事(종8품) 2명, 부봉사副奉事(정9품) 2명, 참봉參奉(종9품) 1명을 두었다. 『실록』에는 기록되지 않았지만 의서습독관이 된 후 의학과 의술을 인정받아 단계적으로 승진하여 주부로 임명되었을 것이다. 의학을 공부하고 의술을 익히는데 있어서 다른 의관들과 비교하여 권찬은 성균관에서 닦은 경학 실력이 크게 작용했을 것으로 추정된다. 훗날의 허준도 경서에 대한 해박한 지식이 있었기에 다른 의관들보다 쉽게 의서에 접근할 수 있었고 임금의 총애는 물론 고명한 의술을 터득할 수 있었다.

종9품인 의서습독관에 임명된 지 4년 만에 종6품 주부에 임명되었고 같은 해 12월 정6품 사헌부司憲府 감찰監察로 임명되었다. 매우 빠른 승진이었고, 의관으로서 사헌부감찰이 된 것도 이례적이다. 사헌부감찰은 정6품으로 문관 3인, 무관 5인, 음관蔭官 5인 등 총 13명 정원이었는데, 모든 면을 감찰하여 기강을 세우고 풍속을 바로잡는 일을 맡아보았다. 관리들의 부정부패를 감찰하고 탄핵하는 자리였으므로 업무집행이 엄정해야 하고 스스로 떳떳해야 했기 때문에 아무나 사헌부에 임명되지 않았다. 권찬의 이종사촌형인 김국광 같은 경우에도 세조 4년(1458) 6월 사헌부 장령에 임명되면서 "본부本部의 직책이 규찰糾察을 관장管掌하는 것인데, 무릇 세계世系에 흠이 있는 자가 함부로 벼슬하는 것은 마땅치 않습니다. 김국광金國光은 곧 장리贓吏 황보신黃保身의 사위인데, 장령掌令으로 삼도록 하시니, 청컨대 고쳐 임명하소서."라는 반대에 직면했었다.

『세조실록』에는 사헌부감찰로 임명하면서 "권찬은 윤소훈尹昭訓의 오촌숙五寸叔인데, 본래 의서습독관으로서 내의원에 예속되어 의술이 자못 정밀한 까닭으로 이러한 명령이 있은 것이다."라고 기술하고 있다. 권찬의 빠른 승차 이유를 단적으로 설명하고 있는데, 첫째는 윤소훈의 오촌숙이고 둘째는 의술이 정밀하였다는 것이다. 의관인데도 사헌부감찰로 임명된 것은 미래의 환로宦路를 위한 자상한 배려였다고 볼 수 있다. 특이한 것은 김국광의 경우 뛰어난 공훈과 업적이 있었음에도 불구하고 장인의 흠을 들추어 사헌부 장령 임명을 반대하는데 반해, 비록 직급은 낮지만 의관이 사헌부감찰에 임명되는데 있어 대간들의 반대가 없었다는 것이다.

세조 13년(1467) 종친부전부宗親府典簿 겸 의학교수醫學敎授가 되었다. 실록에 다음과 같이 부기되어 있다. "그때 권찬이 공조좌랑工曹佐郎으로서 왕손王孫의 병을 치료하여 의료에 효험이 있었기 때문에 특별히 두 계급을 뛰어 올리고 이 관직에 승진시켰다." 공조는 토목공사를 맡은 영조사營造司, 공예품의 제작·도량형을 관리하는 공야사攻冶司, 산림·소택·목재·궁궐의 정원·교통사무·필묵筆墨·칠기漆器를 맡은 산택사山澤司가 있었으며, 소속관청으로는 상의원尙衣院, 선공감繕工監, 수성금화사修城禁火司, 전연사典涓司, 장원서掌苑署, 조지서造紙署, 와서瓦署 등이 있었다. 관원으로는 판서判書(정2품) 1명, 참판參判(종2품) 1명, 참의參議(정3품) 1명, 정랑正郎(정5품) 3명, 좌랑佐郎(정6품) 3명이 있었다. 종친부는 전첨 1명과 전부 1명이 사무를 처리했는데, 전부는 정5품으로 권찬은 이때 무려 두 품계를 승차했다. 의학교수는 전의감典醫監에서 의학을 가르치던 벼슬로 종6품이다. 세조 12년 12월 16일에 사헌부감찰이 되었으므로, 공조좌랑은 세조 13년에 제수된 것으로 보인다. 공조좌랑이 된 경위는 명확하지 않다. 두 계급을 올릴 정도의 왕손이면 중요한 인물인데, 당시 세자였던 예종의 둘째 아들 제안군이 두 살이었고, 수빈은 병으로 계양군의 집에서 와병 중이었는데 수빈의 자손들인 14살 월산군, 11살 자을산군이었을 가능성도 있다. 세조가 10월 5일 정의공주를 문병하였고, 10월 17일 임영대군을 문병한 기록이 있으므로 임영대군의 병환을 낫게 하였을 수도 있다. 임영대군은 1년 후에 다시 권찬의 치료를 받는다. 두 계급을 승차한 것은 대단한 왕손을 치료했기 때문이므로 제안군일 가능성이 높다.

권찬이 관계에 진출하여 빠른 승진을 거듭하며 자리를 잡을 수 있었던 것은 몇 가지 요인이 작용하였다. 첫째, 사족士族으로서 집안의 힘이 컸다. 초시에 붙지 않았음에도 성균관에 입학한 것이나 사마시에 붙은 후에 의서습독관에 보임된 것과 같은 이유이다. 둘째, 의술이 뛰어났다. 같은 시대를 산 한명회의 경우 명망 있는 사족의 후예였지만 40세가 다 되도록 과거에 낙방하여 음서로 환로에 오르지만 별다른 두각을 나타내지 못하여 한직을 전전하였다. 권찬은 의술이 뛰어나 사헌부 감찰에 임명될 때도 '의술이 자못 정밀하였다'고 하였고 종친부 전부로 두 단계를 승진할 때도 왕손의 병을 치료하여 효험이 있었기에 승차하였다고 하였다. 권찬의 뛰어난 의술은 이후의 입신양명에도 매우 중요하게 작용한다. 셋째, 윤소훈의 은덕이 있었다. 윤소훈은 세조의 각별한 사랑을 받았는데 권찬이 내의원

주부, 사헌부 감찰, 공조좌랑, 종친부 전부 등 승진에 승진을 거듭하던 세조 말년에는 윤소훈에 대한 지극한 은전이 『세조실록』 곳곳에 기록되어 있다.

윤소훈의 은덕을 입다

權攢

　윤소훈과 권찬의 관계는『세조실록』에 단 한 번 기록되어 있다. 사헌부 감찰로 임명된 사실을 기록하면서 사관이 부기하기를 "권찬은 윤소훈의 오촌숙인데, 본래 의서습독관으로서 내의원에 예속되어 의술이 자못 정밀한 까닭으로 이러한 명령이 있은 것이다." 하였다. 윤소훈은 죽은 세자의 후궁일 뿐인데 사관이 특별히 거론한 것이 자못 의미심장하다.

　윤소훈은 태일전직太一殿直, 현감縣監, 현령縣令을 지낸 윤기尹沂의 딸로 어머니는 김명리의 장자인 맹헌孟獻의 장녀이다. 권찬의 어머니가 김명리의 장녀였으니 권찬에게는 외5촌 조카가 된다. 당시 조정에는 권찬의 이종사촌되는 김국광과 김겸광이 세조의 총애를 받고 있었다. 김국광은 종1품 숭정대부崇政大夫 행行 병조판서兵曹判書로 재직 중이었으며『세조실록』에는 "임금이 김국광을 총애하니 권세가 날로 성하여 여러 신하가 비교할 이가 없었다."라는 기록이 있을 정도이다. 동생인 김겸광은 평안도 절도사에 재직 중이었다. 세조의 총애를 받던 김국광, 김겸광 형제는 권찬과 이종사촌 간이니 윤소훈보다 더 가까운 친척임에도 불구하고, 권찬의 사헌부감찰 승진 기사에 '윤소훈의 오촌숙'이라고 부기한 것은 윤소훈의 영향력이 작용했음을 드러내기 위함이다.

　윤소훈은 세조의 장남인 의경세자의 후궁이었다. 소훈昭訓은 종5품 궁녀직으로 세자궁 내명부에서 네 번째 관계이다. 위로는 양제良

娣, 양원良媛, 승휘承徽가 있고, 아래로는 수칙守則, 수규守閨가 있다. 의경세자(1438-1457)의 정비는 한확의 딸인 소혜왕후 한씨(훗날 인수대비)이며 월산대군, 명숙공주, 자을산군(훗날 성종)을 슬하에 두었다. 후궁으로는 신소훈, 윤소훈, 권소훈이 있었다. 의경세자가 덕종으로 추증되면서 후궁들의 직위도 변경되고 승진되어 윤귀인, 권귀인, 신숙의로 바뀌었다. 소혜왕후는 자손이 셋이나 되었지만 후궁 셋은 자손이 한 명도 없다. 세조 2년(1456) 10월 신소훈과 윤소훈이 동궁에 들어오고 다음 달 권소훈이 동궁에 들어오는데, 의경세자는 이듬해 9월 2일에 죽는다. 세 소훈이 들어왔을 때 세자는 이미 병약하여 제대로 합궁하지 못했을 것으로 추정된다.

세자의 장례를 치르거나 묘소를 참배하는 기사 이후로 세 소훈의 모습은 실록에서 사라지는데, 윤소훈은 세조 11년(1465) 5월 17일 『세조실록』에 다시 등장한다. "호조戶曹에 전교하기를, '윤소훈尹昭訓의 모든 공상供上은 아울러 제빈諸嬪과 같게 하라' 하였다." 의경세자빈이었던 수빈이 건재하고 권소훈, 신소훈 등 다른 후궁이 있었음에도 불구하고 윤소훈만 특별히 모든 공상供上을 빈嬪과 같이 하라는 파격적인 어명이었다. 윤소훈의 살림살이를 당시 의경세자의 정부인인 수빈이나 세자빈과 동일하게 대우하라는 명인데, 이러한 윤소훈에 대한 각별한 보살핌이 이후 『세조실록』 곳곳에 드러난다.

같은 해 8월에는 진주晉州에 살던 윤소훈의 어미가 병들자 내의內醫 박종의朴從義를 보내어 시약施藥하게 하고 관찰사 정문형鄭文炯에게 유시하여 모든 식재료를 연속하여 후하게 주도록 하였다. 후에 윤소훈 어미에 대한 물목단자物目單子가 간소함을 보고 의금부에 명하여 관찰사, 도사都事, 진주목사晉州牧使를 잡아다 국문鞫問하게 하였다. 같은 해 9월 윤소훈의 어미에게 쌀 10석을 내렸다.

세조 12년(1466) 5월에는 윤소훈의 출입 시 의장儀仗을 빈嬪의 예에 따르게 하도록 명하였다. 공상供上을 빈과 같이 하도록 하명한데 이어 일 년 만에 의장까지 빈과 같이 처우하라는 명이니 윤소훈은 직함만 소훈일 뿐 실질적으로 빈의 대우를 받게 되었다. 같은 해 6월 윤소훈에게 노비 50구와 전장田庄과 전장을 관리하는 종 2호戶를 하사하고, 10월 병시중을 든 대신이나 의관들과 함께 윤소훈의 족친에게도 가자加資하도록 명하였고 윤소훈의 어미에게 쌀 10석을 하사하였다.

세조 13년(1467) 10월 윤소훈에게 내려준 노비 중 죽거나 병약한 자를 장실한 자로 바꾸게 하였고, 같은 해 11월 윤소훈에게 어전魚箭 1소所를 내려주었다. 세조 14년(1468) 3월 수빈과 자녀들에게 수전水田할 땅을 내려주면서 윤소훈에게도 종자 1석石을 할 만한 수전을 내렸다. 같은 달, 윤소훈의 제부弟夫인 송심宋諶의 종인從人이 겁탈당한 일을 임금께 아뢰어 어명에 따라 상당군 한명회와 도승지 권감이 직접 국문하게 할 정도로 엄히 다루었다. 결과적으로 종들끼리 서로 다투고 화해한 해프닝에 지나지 않은 일이었으나 임금이 상당군 한명회와 도승지에게 직접 국문하도록 한 조치는 윤소훈을 얼마나 중히 여겼는지 보여준다. 훗날 송심은 윤소훈 덕분에 수령 자리에 앉게 되었을 때 위엄을 방자하게 하고 법을 소홀히 하였으며 여러 무고한 생명을 빼앗았기에 영구히 서용하지 않도록 처벌을 받았으나 성종이 윤소훈의 입장을 생각하여 명단에서 제외시킨다. 같은 해 4월,

수빈과 자녀들에게 땅과 벼, 황두 등을 내리면서 윤소훈에게도 양주楊州의 종 금삼金三이 받은 수전水田의 종자 1석을 할 만한 땅을 내렸다. 같은 해 8월, 윤소훈의 어미가 경상도 진주晉州의 본집으로 가니 주紬 20필, 백면포白綿布 10필, 면자綿子 20근, 쌀 20석을 내려주고 또 역마驛馬와 담부擔夫를 지급하게 하고, 지나는 군현에서는 공궤供饋하여 호송하도록 하고 본집의 요역徭役을 면하도록 명하였다.

이러한 후의는 죽은 맏아들의 후궁에게 내리는 조치치고는 매우 파격적인 것이다. 세조 14년(1468) 9월 8일 세조가 죽는데, 같은 달 22일, 여러 대신들에게 포상하는 중에 수빈과 윤소훈 족친에게 각각 두 사람의 자급을 올리도록 하는 조치는 세조의 유촉으로 이루어진 것이다. 같은 해 10월, 윤소훈의 집 앞과 조숙종趙淑宗의 집 앞의 두 경수警守는 각각 정병正兵 5인을 보내어 지켰는데, 부장部將 변석륜邊石崙이 잘못하여 갑사甲士 20인을 윤소훈의 집에 가서 지키게 하였다. 이에 예종이 노하여 친히 국문하는데, 판서 박중선朴仲善가 대답하기를, "현주縣主가 피접避接한 곳과 윤소훈의 집 앞에서 시위侍衛하는 군사는 세조 조에 임시로 두었던 것인데, 지금에 이르기까지 그대로 따라서 혁파하지 않았으니, 신에게 실로 죄가 있습니다." 하였다. 세조가 윤소훈을 보호하고자 생전에 취한 조치였음을 알 수 있다.

윤소훈은 세조의 후궁이었던 근빈 박씨보다도 두터웠다. 근빈의 소생인 덕원군德源君 이서李曙가 어머니가 늙고 병들어 사제에 모시고자 청하였으나 이를 허락지 않으면서 윤귀인(윤소훈이 승차했다)이 사제에 나간 것은 선왕의 유교遺敎가 있었기 때문이라고 답변하는데도 알 수 있다.

윤소훈에 대한 세조의 파격적인 예우는 실로 이유가 있었다. 『연산군일기』 연산군 4년(1498) 7월 12일자 기사에 저반의 사정이 담겨 있다. 연산군이 김일손을 취조하면서 세조와 윤소훈과의 관계에 대한 정보처를 캐묻는다. 김일손의 주장에 따르면, 세조가 권소훈에게도 접근했으나 권소훈은 받들지 않았고 윤소훈은 받들어 모셨다는 것이다. 이러한 사실은 권소훈의 양자인 허반에게서 들었다고 한다. 김일손은 김종직의 제자로 성격이 올곧은 선비였으니 거짓을 고했을 리가 없다. 직접적인 내용은 허반에게서 들었겠지만 여러 정황 근거가 있었기에 사초에 실었을 것이다.

윤소훈은 세조의 총애를 받은 실질적 후궁이었다. 세조는 맏아들이 죽자 그 후궁들에게 접근했는데, 권소훈은 거부하였고 윤소훈은 받아들여 총애를 받게 되었다. 의경세자가 죽기 직전에 세 명의 후궁이 한꺼번에 궁에 들어와 거의 처녀의 몸을 유지하고 있었다고는 하나, 후궁을 많이 두었다고 흠이 되던 시절도 아닌데 세조는 굳이 며느리인 윤소훈과 밀회를 즐겼다. 처음에는 비밀리에 만나다가 세조 11년(1465)에 이르러서는 공개적으로 포상을 내린다. 세조는 의경세자의 빈이면서 성종의 어머니이기도 한 수빈에게도 각별한 은전을 자주 내리는데, 세조와 수빈과의 관계도 매우 의심스럽다 할 수 있다. 수빈은 훗날 인수대비가 되어 부덕과 부녀자의 행실을 강조하는 『내훈(內訓)』을 지어 내명부를 다스리는데 이는 시아버지 세조와 윤소훈의 패륜적 행실을 보고 내명부를 엄히 다스려야겠다는 생각에서 시작되었을 지도 모른다.

김일손이 세조의 패륜적 행각을 굳이 사초에 기록한 것은 왕위

찬탈을 비판하여 「조의제문弔義帝文」을 지은 스승 김종직의 뜻을 받들어 세조의 반인륜적 모습을 후세에 전하기 위함이었다. 그러하기에 김일손은 연산군의 취조를 받는 내내 죽음을 각오하고 떳떳한 언행을 보였다.

윤소훈은 세조 11년(1465)에 모든 공상供上을 제빈諸嬪과 같이 하라는 우악한 대우를 받는데, 실제 세조와 관계를 맺은 것은 훨씬 전의 일로 짐작된다. 이때는 왕비인 정희왕후와 의경세자의 빈인 수빈의 암묵내지 허락을 받고 공식적으로 대우하기 시작한 것으로 보인다. 그렇다면 의경세자가 죽은 세조 3년과 세조 11년 사이에 관계가 시작되었다고 보는 것이 타당하다. 권찬은 세조 8년(1462)에 사마시에 합격하여 의서습독관이 된 후 승차를 거듭하는데, 벼슬길 초기부터 윤소훈의 은덕을 입었을 가능성이 높다. 그러하기에 급기야 세조 12년 사헌부 감찰에 임명되자 사관은 권찬의 의술이 정밀함을 거론하면서 윤소훈의 오촌숙임을 같이 부기한 것이다.

세조 13년(1467) 11월 기사에서는 공조좌랑工曹佐郎의 신분으로 왕손의 병을 고쳐 특별히 두 계급 승진하여 종친부宗親府 전부典簿가 되었다고 한다. 아무리 왕손의 병을 고쳤다고 하지만 두 계급 승진은 매우 이례적인 조치가 아닐 수 없다. 조선 초기 음서로 관직에 나간 사람들이 많으나 실제 환로에서의 승차는 본인의 능력이나 살아있는 권력에 힘입은 바가 많았다. 같은 시대를 살아간 한명회의 경우 조부는 조선의 개국공신이자 명나라에 가서 '조선朝鮮'이라는 국호를 받고 돌아온 한상질韓尙質이며 부친은 사헌부 감찰을 지낸 한기韓起로 남부럽지 않은 문벌이었다. 하지만 세조를 만나 쿠데타를 일으키기 전까지 경덕궁 문지기, 왕릉지기 등 한직을 전전했을 뿐이다. 명문 사대부인 친가와 외가, 성실성을 바탕으로 한 뛰어난 의술 그리고 외5촌 조카인 윤소훈의 후광을 등에 업고 권찬은 거친 환로에서 빠르게 자리 잡아갔다.

남이南怡의 난을 계기로 비상하다

남이南怡(1441-1468)는 태종의 외손자로 어머니는 태종의 넷째 딸 정선貞善 공주이다. 세조 3년(1457) 약관의 나이로 무과武科에 장원급제하였고 세조 12년(1466) 정2품 이하의 문관에게 보이는 과거인 발영시拔英試에도 급제하였다. 세조 13년(1467)에는 경기도 포천, 영평 일대의 도적떼를 토벌하였다. 이시애李施愛가 북관北關에서 난을 일으키자 우대장右大將으로 이를 평정하였고 그 공로로 적개공신敵愾功臣 1등에 오르고, 의산군宜山君에 봉해졌다. 이어 서북변西北邊의 건주위建州衛 야인을 토벌하고, 강순, 어유소 등과 함께 이만주李滿住를 처치하였다. 무관으로서의 여러 공로로 세조의 총애를 받게 되었고, 이등군공軍功을 받아 공조판서에 올랐다. 세조 14년(1468)에는 28세의 나이로 병조판서에 올랐다.

총애하던 세조가 죽자, 예종 즉위년(1468) 신숙주申叔舟, 한명회韓明澮 등이 이시애 난 때 등장한 신진세력을 제거하면서 남이도 겸사복장兼司僕將으로 강등 당하였다. 겸사복장으로 있을 때, 궁궐에서 숙직하던 중 혜성이 나타나자 "혜성이 나타난 것은 묵은 것을 제거하고 새 것을 펼칠 징조이다."라고 말하였는데, 병조참지兵曹參知 유자광柳子光이 듣고 곧바로 남이가 반역을 꾀하였다고 모함하였다. 남이를 비롯하여 강순康純, 변영수卞永壽, 조경치曺敬治, 문효량文孝良 등 관련된 인물들이 국문을 받고 처형되었다. 이 옥사는 그 진위 여부와는 별개로 조카를 제거하고 즉위한 세조가 왕권강화를 도모하다가 죽고 어린 왕이 등극하는 불안한 정국 상황에서 발생한 사건이었다. 남이에 대한 당대의 평가는 매우 부정적이었으나, 그 뒤 사림士林이 세력을 잡고 유자광을 부정적으로 평가하면서 남이의 옥사 역시 조작된 것으로 인식되었다.

예종 즉위년(1468) 10월 남이의 난을 평정한 공으로 여러 대신들을 포상하는 가운데 권찬도 공신으로 3등 추충정난익대공신推忠定難翊戴功臣 통훈대부通訓大夫 행行 사섬시첨정司贍寺僉正이 되었다. 통훈대부는 정3품 하계下階의 품계로 당하관 중에 가장 높다. 당시 내의원은 당상관이 겸직하는 도제조, 제조, 부제조를 제외하고 의관으로서는 정3품 정正이 가장 높은 지위였다. 사마시에 합격한 지 6년 만에 정3품에 이르렀으니 매우 빠른 승진이었다.

단순히 의술이 뛰어나고 임금의 총애를 받았다고 공신의 작위를 받을 수는 없었을 것이다. 남이의 난과 관련한 권찬의 공로는 보다 직접적인 것이었다. 예종 1년(1469) 5월 남이의 난을 평정한 익대 공신들에게 교서를 내려주는데 권찬도 추충정난익대공신推忠定難翊戴功臣 가선대부嘉善大夫 현복군玄福君 교서를 받는다. 교서의 내용은 다음과 같다.

> 절개를 다하고 충성을 바쳐서 이미 막대한 아름다운 공적을 세웠으니, 재능을 정표旌表하고, 상賞을 행하여 마땅히 적지 않은 특수한 은총을 더해야 하는데, 이것은 만세萬世의 항규恒規이요. 한때의 사사로운 거조擧措가 아니로다. 생각하건대, 그대는 자품이 영민하고 처사處事가 정상精詳하도다. 일찍이 현관賢關에서 노닐다가 사마의 시험에 뽑혀서 올랐고,

널리 여러 책에 박통하고 깊이 편작扁鵲의 방문方文을 연구하였다. 드디어 영왕寧王의 지우知遇를 만나 항상 금액禁掖에 가까이 모시니, 더욱 근근勤謹하기에 힘써 게으르지 아니하였고, 항상 고문顧問을 받들어 어기지 아니하였다. 절선節宣이 혹 어그러지면 문득 십전十全의 의술醫術을 바쳤고, 완급緩急할 때 가히 의지한 것이 어찌 다만 삼절三折의 양의良醫에 비할 뿐이겠는가? 그러므로, 예권睿眷이 특히 많았고 화반華班을 두루 역임하다가 갑자기 발탁되었고, 마침내 대점大漸을 모신 것이 여러 달이었으나, 홀로 조호調護하는데 고심하면서 어찌 일찍이 잠시 사이라도 그 옆을 떠났겠는가? 매양 몸을 진찰하고 걱정을 하였도. 이에 집안의 불행을 만나 문득 상려喪廬에 의지하여 평안한 적이 없었는데, 내가 어렵고 큰일을 감당하지 못할까 생각하여 출척怵惕하고 격려하였도. 그대에게 명하여 좌우에서 받들어 보필하게 하니 비익裨益함이 널리 많았다. 생각지도 않게 역신逆臣 남이와 강순 등이 분수 아닌 것을 바라고 왕실을 엿보았으며, 몰래 박부剝膚의 독한 주둥아리를 놀리고 불령不逞한 무리들을 모아서 결탁하니, 이미 누란累卵의 위기가 박두하였도다. 상제께서 가만히 그 마음을 달래주는 데 힘입어 여러 간사한 무리가 스스로 그 정상이 드러나기에 이르렀도다. 그대가 능히 분주하여 모획謀畫을 밀찬密贊하니, 저들이 모두 낭발狼跋하다가 도리어 사로잡혀 죽음에 나아갔다. 이에 큰 공을 생각하니, 감히 아름다운 상을 늦출 수가 있겠는가? 그러므로 그대를 익대3등공신翊戴三等功臣으로 책훈策勳하고, 각閣을 세워 형상을 그리고, 비碑를 세워 공을 기록하며, 그 부모와 처자에게 벼슬을 주되 1계급을 뛰어 올리게 하였으며, 적자와 장자는 세습하여 그 녹을 잃지 않게 하고, 자손들은 정안政案에 기록하여 이르기를, '익대

3등공신 권찬의 후손'이라 하여, 비록 죄를 범함이 있을지라도 유사宥赦가 영세永世에 미치게 한다. 이어서 반인伴人 6인과 노비奴婢 8구口와 구사丘史 3인과 전지田地 80결結과 은銀 25냥과 표리表裏 1투套와 내구마內廐馬 1필을 하사하니, 이르거든 영수하라. 아아! 태산과 황하를 가리켜 종시終始할 것을 맹세하고 이미 영세永世에 이르도록 기약하였으니, 국가와 더불어 휴척休戚을 함께 하는 데 한 가지 마음을 변하지 말지어다.

권찬이 남이의 난을 평정한 공은 바로 '모획을 밀찬한' 것이다. 자세한 내막은 기록되지 않았으나 유자광의 밀고로 시작된 남이의 옥에서 목격자로서 중요한 역할을 한 것으로 추정된다. 남이의 옥은 신진세력을 제거하기 위한 것이었기에 매우 잔혹하였다. 남이의 어머니는 세조의 고모인 정선공주였는데, 국상 성복成服 전에 고기를 먹었고 그 아들이 대역을 범하였으며, 또 아들과 잠자리를 함께 한 천지간天地間에 용납할 수 없는 죄를 지었다는 누명을 씌워 저자에서 환열轘裂하여 3일 동안 효수梟首하게 하였다. 정선공주조차 이러한 처벌을 받았으니 일가족이 무사했을 리가 없다. 재산은 몰수되고 자식들은 처형되고 부녀자들은 노비로 공신들에게 내려진다. 권찬도 문치빈의 첩 천년千年과 문효량文孝良의 첩 고읍상古邑尙을 받았다.

남이의 옥은 권찬이 비약하는데 중요한 역할을 하였다. 난을 평정하고 공신으로 책봉 받은 예종 즉위년(1468) 10월에 정3품 하계 통훈대부通訓大夫에 임명되어 당하관 중에 가장 높은 품계에 오르더니, 이듬해 1월 정3품 상계 절충장군折衝將軍 행 호군行護軍에 임명되어 당상관이 되었고, 같은 해 2월 품계가 또 올라 고조부 권염權廉이 고려조에서 받았던 현복군玄福君에 제수되었고, 같은 해 5월 공신교서를 받으며 종2품 하계 가선대부嘉善大夫에 임명되었다. 예종이 즉위한 해 10월부터 이듬해 5월까지 7개월 동안 정5품 종친부 전부에서 종2품 가선대부까지 비약적인 승진을 거듭하였다.

　남이가 반역을 모의한 것이 사실이었든 아니었든 간에 권찬은 남이의 옥을 계기로 의관으로서는 드물게 당상관에 진입하였다. 더욱 중요한 사실은 아버지 세조가 명분으로 내세웠지만 훈구대신을 좌우에 두면서 실패하였던 왕권강화를 다시금 강력히 추진하던 예종의 신임을 받게 된 것이다. 당상관이기도 했지만 예종의 행차를 자주 수행하면서 임금을 지근거리에서 모실 정도로 신임을 받는다.

예종 독살설에 연루되다

예종은 세종 32년(1450) 수양대군(세조)의 둘째 아들로 태어나 세조가 즉위한 후 해양대군海陽大君에 봉해졌으나 맏아들이었던 의경세자가 세조 3년(1457) 갑자기 죽자 세자로 책봉되었다. 어머니는 의경세자와 같은 파평부원군 윤번의 딸 정희왕후貞熹王后이며, 비妃는 한명회韓明澮의 딸 장순왕후章順王后였으나 일찍 죽었고, 계비는 우의정 한백륜韓伯倫의 딸 안순왕후安順王后이다. 장순왕후와 사이에 장남인 성대군을 얻었지만 세 살 때 죽었고, 계비인 안순왕후와 사이에 두 명의 대군과 두 명의 공주를 보았는데, 대군 한 명과 공주 한 명은 요절하고 제안대군과 현숙공주가 있었다. 세자 때부터 지혜와 덕을 겸비한데다 근검하여 세조의 신임을 얻었을 뿐만 아니라 신하들의 공경을 받았다. 세자로 있던 19세(세조13) 봄부터 병환에 시달리던 세조의 명에 따라 모든 정무를 참결參決하니, 청단聽斷하는 것이 밝고 적당하므로, 세조가 기뻐하였다고 한다. 성군聖君으로서의 자질을 보인 예종의 자질은 『예종실록』 총서에 잘 설명되어 있다.

> 예종 양도 흠문 성무 의인 소효대왕睿宗襄悼欽文聖武懿仁昭孝大王의 휘諱는 이황李晄이고 자字는 평보平甫인데, 세조 혜장대왕世祖惠莊大王의 둘째 아들이며, 모비母妃는 자성 흠인 경덕 선렬 명순 원숙 휘신 혜의 태왕태비慈聖欽仁景德宣烈明順元淑徽慎惠懿太王太妃 윤씨尹氏이다. 경태景泰 원년(세종32년, 1450) 경오 정월 정축일에 사저私邸에서 탄생하였는데, 기의岐嶷하고 영이穎異하

였다. 처음에 해양대군海陽大君으로 봉해져서 상당부원군上黨府院君 한명회韓明澮의 딸에게 장가들었으니, 바로 장순왕후章順王后인데 일찍 승하하였다. 천순天順 원년元年(세조3년, 1457) 9월에 왕세자가 졸卒하자 세조가 세자世子로 세우기를 청하니, 황제가 사신을 보내어 조선국 왕세자로 봉하였다. 성품이 영명과단英明果斷하고 공검연묵恭儉淵默하며, 서책에 뜻을 두어 시학자侍學者로 하여금 날마다 세 번씩 진강進講하게 하고, 비록 몹시 춥거나 더울 때라고 하더라도 정지하지 아니하였다. 그러므로 덕업德業이 일찍 이루어지고 여망輿望이 날마다 높아져서, 세조가 일찍이 말하기를, "세자가 육예六藝에 이미 통하지 아니하는 바가 없다."하였다. 성화成化 3년(세조13년, 1467) 정해 봄에 세조가 몸이 불편하여 모든 정무를 참결參決하도록 명하니, 청단聽斷하는 것이 밝고 적당하므로, 기뻐하면서 말하기를, "일을 부탁할 사람을 얻었으니, 내가 근심이 없다."하였다. 이듬해 9월에 세조의 병이 점점 위중해지자 왕위를 잇도록 명받아, 소훈昭訓 청천부원군淸川府院君 한백륜韓伯倫의 딸 한씨韓氏를 왕비로 삼으니, 바로 인혜 왕태비仁惠王太妃이다.

『예종실록』 총서의 두 번째 기사는 안일을 경계하는 예종의 생각을 읽을 수 있고 실제 재위기간 내내 이를 실천한 것으로 보인다.

세조가 일찍이 세자에게 묻기를, "『통감通鑑』은 어느 시대의 것을 읽느냐?"하니, 세자가 한漢나라 헌제獻帝 때라고 대답하였다. 세조가 묻기를, "어째서 망하였느냐?"하니, 대답하기를, "참소와 아첨이 행하여져 위엄과 권세가 점점 신하에게로 옮겨졌고, 오늘의 편한 것만 알고 후일의 위태할 것을 생각하지 아니하여 기강紀綱이 무너진 때문입니다."하니, 세조가 말하기를, "옳다. 시조始祖가 여러 신하와 더불어 한 마음으로 협력하여 대업大業을 창설하였는데, 자손이 점점 안일과 오락에 빠지고 여러 신하들도 각각 스스로 편한 것만 취하였기 때문에 망한 것이다."하였다.

예종은 세조의 병이 깊어진 세조 14년(1468) 9월 7일 세조의 강권에 따라 19세의 나이로 왕위에 오르고, 마음의 편안을 얻은 세조는 다음날 죽는다. 즉위 초에는 세조의 유명에 따라 어머니 정희왕후 윤씨가 수렴청정垂簾聽政하였으며 한명회, 신숙주, 구차관 등을 원상으로 삼아 서무를 의결하게 하였다. 하지만 이미 장성하였고 임금으로서의 자질을 갖춘 예종은 세자 때부터 익힌 정사를 바탕으로 직접 다스리기 시작하였다. 즉위년(1468)에는 둔전屯田을 백성이 경작하는 것을 허락하는 직전수조법職田收租法을 제정하였다. 예종 1년(1469) 3월 삼포三浦에서의 왜倭와의 사무역을 금하였으며, 같은 해 6월에는 각 도와 각 읍에 있는 둔전을 일반 농민이 경작하는 것을 허락하였다. 같은 해 6월에 세계지도인 「천하도天下圖」가 만들어지고, 7월에는 건국 초부터 예종 때까지 발생한 국내의 정변과 전쟁, 외침 사건의 전말을 기록한 책인 『무정보감武定寶鑑』을 편찬하였다. 9월에 상정소제조詳定所提調 최항崔恒 등이 『경국대전』을 찬진하였으나 반포를 보지 못하고 승하하였다.

성군의 자질을 보인 예종이었지만 보위에 오른 지 1년 2개월 만에 약관의 나이로 승하한다. 팔팔한 청춘의 갑작스런 죽음이었기에 의문이 많은데, 실제 실록 곳곳에서 예종의 죽음에 대한 석연찮은 기사들을 접할 수 있다.

예종은 지병으로 족질足疾을 앓고 있었다.『예종실록』1년 1월 기사에 보면, 어려서부터 발에 조금 가려운 데가 있었는데 추위가 심해지면서부터 아프기 시작하였다고 하였다. 이후로도 족질 때문에 정사를 못 보는 경우도 있었던 것 같다. 같은 해 11월 18일자 기사에 보면 족질로 정사를 보지 못해 지체된 일이 없는지를 승정원에 묻고 있다. 이 내용 만으로는 예종이 족질이 어떠했는지 짐작하기 어렵다. 가볍게는 무좀, 동상, 습진 등을 생각해 볼 수 있고 무겁게는 위증이나 정저疔疽를 상정해 볼 수 있다. 무좀, 동상, 습진이었다면 당시 명의들이 즐비하였으니 쉽게 고쳤을 것이나 그렇지 못한 것으로 보아 병이 중했거나 경시한 것으로 보인다.

예종은 족질에 대하여 지병이기는 하지만 대수롭게 여기지 않았다는 내용이 실록에 있는 것으로 보아 죽음의 원인이라고 보기 어렵다. 승하하기 12일 전인 11월 16일 충순당忠順堂에 나아가 입직入直한 군사들을 후원에 모아서 친열親閱하기도 하였다. 예종 사후, 신숙주 등이 임금의 병환 상태를 밖에 알리지 않은 죄를 권찬에게 물으려하자 대왕대비인 정희왕후가 전교하기를, "대행왕大行王의 발병은 마땅히 뜸질로써 치료해야 할 것인데도 또 이를 꺼려했으므로 권찬權攢이 비록 옆에서 모시지 않았지마는, 진맥診脈도 할 수가 없었는데 어찌 병의 증상症狀을 알았겠는가?" 한다. 사헌부 장령司憲府掌令 박숭질朴崇質이 김상진金尙珍과 권찬을 죄주기를 청하자 대왕대비는 전교하기를, "대행왕大行王이 일찍이 발병을 앓고 있어서 뜸질로써 치료하려고 하는데, 의원醫員이 '두 발을 마땅히 함께 뜸질을 해야 합니다.'고 하였으나, 대행왕大行王은 '병나지 않은 발을 어찌 함께 뜸질을 할 필요가 있는가?'고 하였다. 의원이 또 약을 자시기를 청하였으나 대행왕이 군이 거절한 것이니, 권찬 등은 실상 죄가 없다." 만약 예종이 의관을 믿지 못하여 치료받기를 거부했다면, 그동안 예종의 행보로 보아 의심스러운 의관들에 대하여 적절한 조치를 취했을 것이다.

『성종실록』에 따르면 예종은 병석에 누운 지 사흘 만에 11월 28일 아침 진시辰時에 승하했다. 이후에 일련의 조치는 매우 민활하게 이루어져 오후 신시申時에 이르러 성종이 즉위했다. 예종이 죽자, 비록 나이가 어리지만 네 살의 제안대군이 있었는데, 상주 즉 후계를 정해야한다고 대비를 독촉하고 대비는 준비된 답안을 내놓았다. 원자는 어리니 제외하고, 의경세자 자손 중에 월산군은 지병이 있으니 잘산군으로 정한다고 했다. 당시 월산군은 16세였고, 잘산군은 13세였다. 그리고 대왕대비의 수렴청정이 바로 결정되었다. 제안대군이 어려서 보위를 물려주지 못한다면 마땅히 나이가 많은 월산군을 정해야하는데 병을 핑계로 어린 잘산군으로 정하고 잘산군이 어리므로 대왕대비의 수렴청정이 결정된 것이다. 이는 다소 앞뒤가 맞지 않는 논리이다. 어차피 수렴청정을 할 것이면 4살의 제안대군이 왕이 된다고 다를 것이 무엇인가? 수렴청정을 원했던 정희왕후, 대비의 자리를 원했던 수빈, 그리고 세도를 유지하고자 한 한명회, 신숙주 등 원상들의 권력욕이 맞물려 있었기 때문이 아닌가 한다.

잘산군이 후계로 결정되어 사람을 보내려고 하는데 이미 잘산군이 대궐 안에 들어와 있었다. 미리 대기하고 있었다는 뜻이다. 이후

미시未時에 거애하고 이어서 신시申時에 성종이 즉위했으니, 한편의 드라마처럼 일사천리로 진행되었다. 새로운 임금이 즉위하면 억조창생의 삶을 윤택하게 한다는 뜻에서 대부분 죄인들을 무죄 석방하는데 성종이 이에 더하여 관직에 있는 사람은 각기 1계급을 올려 주었다. 이는 세조가 왕위를 찬탈한 후에 취한 조치와 유사하다. 그러나 단종을 몰아낸 세조도 하위 관료들에게 한 자급씩 올려주었지 모든 관료를 승진시키지는 않았다. 큰 혜택을 베풀어 신하들을 입막음하려는 조치로 짐작된다.

예종의 죽음이 예사롭지 않음은 성종 즉위년 12월 1일 기사에도 엿보인다. 전일 염습을 할 때 예종의 옥체가 이미 변색되어 있었다는 것이다. 이에 신숙주, 한명회, 구치관 등 대신들이 병이 오래되어 그러한데, 의원이 이를 알리지 않았으니 벌주라고 주청한다.

예종의 죽음과 관련한 연구 중에는 의관들이 직접적으로 관여하였고 그로 인하여 높은 훈작을 받았다는 주장이 있다. 특히 예종 즉위 후 훈작을 받은 김상진, 권찬이 주동자로 지목되었다. 하지만 김상진, 권찬에 대한 대우는 보다 면밀한 고찰이 필요하다. 성종 즉위년 12월 29일, 새로운 진용을 짜면서 대신들의 직위를 조정하는데, 입시 의관으로 탄핵을 받던 김상진은 종2품 가선대부嘉善大夫 중추부 동지사中樞府同知事에 제수된다. 중추부 동지사는 예종 즉위년 10월에, 상호군은 예종 1년 11월에 제수되거나 사용된 기록이 있으므로 성종 즉위년에 받은 종2품 가선대부 중추부 동지사는 임금의 죽음으로 논핵을 받은 김상진을 재신임한 것에 지나지 않는다. 마찬가지로 같이 논핵 받은 권찬은 다음 해 2월 7일 가선대부 현복군으로 제수되는데 이는 예종 조에 익대공신 교서를 받으며 제수되었던 품계였다. 예종이 죽으면서 논핵 받았던 대표적인 의관인 김상진과 권찬은 매우 빠른 시일 내에 복직되는데 이것만으로 그들이 예종의 죽음에 연루되었다고 단정하기 어렵다.

　예종은 병으로 죽은 것이 아니라 독약으로 죽었다는 정황이 많이 있다. 문제는 여기에 의관의 관여여부가 논점이다. 김상진과 권찬이 예종의 독살에 적극적으로 가담하였고 덕분에 예종이 승하한 후에 처벌을 받지 않았을 뿐만 아니라 종2품 가선대부를 제수 받았다고 주장한다. 승하 후 처벌을 받지 않은 것은 이례적으로 아마 의관처벌로 인한 구설수를 미리 방지하고자 하는 고육지책이 아니었을까 생각되며, 가선대부에 제수된 것은 이미 앞에서 밝힌 대로 이전에 제수 받은 품계를 다시 신임 받은 것에 지나지 않는다. 김상진도 이전에 이미 종2품 가선대부를 제수 받았을 것으로 여러 정황이 보이고 권찬은 익대공신 교서를 받을 때 이미 종2품 가선대부를 제수 받았었다. 즉 예종 승하 후 엄한 처벌을 받지는 않았지만 해임되었고 몇 달 후 다시 이전의 관직으로 복직한 것이다. 또한 성종 즉위 후 김상진과 권찬이 특별한 예우를 받은 흔적이 없다. 이는 권찬이 거의 매년 승진하였고 특히 남이의 난에 공훈을 세워 7개월 동안 정5품에서 종2품으로 벼락 승진한 것에 비해, 성종 즉위 후 정희왕후가 수렴청정한 기간 내내 벼슬자리가 계속 정체된 것과 비교된다. 실록에 별다른 활동도 기록되지 않아 오히려 냉대를 받은 것이 아닐까 의심된다. 성종 1년(1470) 2월 7일 종2품 하계 가선대부 현복군에 제수되어 이전의 품계에 복귀된 후 7년을 기다려 성종8년 3월 원자의 병을 치료한 공로로 종2품 상계^{上階}인 가정대부^{嘉靖大夫} 현복군으로 승진한다. 김상진도 성종즉위년 자신의 이전 직위로 복귀한 후 성조조 내내 승차와 관련된 기사가 없다. 성종 9년 12월 권찬의 승차가 거듭되자 사관이 이를 비판하여 김상진 같은 명의도 가정대부로 마쳤는데 권찬은 더욱 총애를 받아 드디어 크게 현달하였다는 내용에 미루어 벼슬이 가정대부에 이르렀음을 짐작할 수 있는데, 이는 성종조 내내 한두 번의 승차에 그쳤음을 알 수 있다.

김상진과 권찬이 예종의 죽음에 적극적으로 개입하거나 일정 역할을 했을 가능성은 거의 없어 보인다. 정희왕후의 표현대로 진맥도 하지 못한 상태에서 탕약을 처방하는 것은 어려웠을 것이다. 김상진과 권찬은 입시는 하였으되 의관으로서 아무런 조치를 취할 수 없는 상황이었다고 볼 수 있다. 예종의 병세에 대하여 의관들에게도 숨겼거나 의관들의 접근을 막았다고 볼 수 있다. 만약 의관들이 예종의 죽음에 직접적인 역할을 했다면 성종의 즉위로 덕을 본 정희왕후, 인수대비, 한명회, 신숙주 등이 그때까지 보인 행태로 보건데 직접적으로 보상하지 않았을 리가 없다. 성종은 즉위하면서 모든 관직에 있는 이들을 1계급 승진시키는데 김상진과 권찬은 승진이 아닌 이전 품계로 제수되었다. 역사적 증거는 좀 더 확보해야겠지만 정황으로 보아 예종이 독살당한 것은 가능성이 많아 보이나, 김상진과 권찬 등 의관이 예종의 독살에 관여했다고 보기는 어렵다. 오히려 예종의 총애를 받았기에 정희왕후 수렴청정 내내 홀대 받았던 것으로 보인다.

예종의 죽음에 대한 김상진이나 권찬의 연루설은 의관들만이 독극물을 관리했을 것이라는 선입견과 김상진, 권찬의 직급에 대한 조사부족 그리고 조선왕조 의약시스템에 대한 무지에서 비롯된 오해로 여겨진다.

출중한 능력으로 성종의 총애를 받다

성종은 13세의 나이로 보위에 올랐으나, 모든 국정은 대왕대비인 정희왕후의 수렴청정 아래 원상들이 이끌었다. 20세가 되는 성종 7년(1476) 1월이 되어서야 직접 국정을 다스리기 시작하였다. 권찬은 성종 1년(1470) 2월 7일 종2품 가선대부嘉善大夫 현복군玄福君에 제수되는데 이는 그전 해 5월 예종으로부터 익대공신 교서를 받으며 이미 제수 받았던 관직이었다. 예종 승하 후, 의례적으로 언관들의 논핵을 받아 물려났던 관직으로 복귀되었다고 볼 수 있다. 이후 정희왕후 수렴청정 기간 내내 권찬의 활동은 실록에서 찾아보기 힘들다. 성종 6년(1475) 9월 성종의 아버지인 회간왕 즉 덕종의 부묘에 대한 논의에 참석한 것을 제외하고는 실록에 기록될 만한 활동이 없었다. 세조 12년(1466) 사헌부감찰로 제수되면서부터 예종 사후까지 빈번히 등장했던 것과는 대조를 이룬다.

성종이 젊고 건강하여 병환이 자주 없었던 것도 원인일 수 있으나, 성종의 정비인 공혜왕후는 약골이어서 성종 4년 7월에는 병환으로 친정으로 거처를 옮길 정도였으며 이듬 해 6월 승하하였으니 의관으로서의 일이 적지 않았음에도 권찬의 활동은 보이지 않는다. 성종 1년(1470) 4월에 성종 병환 시 숙직한 공으로 김상진과 박종서朴從瑞를 포상했으며, 같은 해 9월 김상진을 제외하고는 의원이 모두 용류庸流하다고 신숙주에 대책을 세우라고 하였으며, 성종 3년(1472) 8월 상호군 김상진 등에게 포상하였는데 권찬은 여전히 전면에 보이지 않는다.

　의술이 뛰어난 의관이었으며 사헌부, 종친부, 공조, 사섬시 등 정무도 두루 경험한 종2품 고위관리가 40대의 왕성한 나이에 맞은 공백기는 예종의 죽음에 권찬의 도움이 없었다는 정황증거이기도 하다. 세조와 예종의 총애를 받다가 정희왕후가 수렴청정하면서 오히려 권찬은 권력의 중심부로부터 밀려났던 것으로 보인다. 뛰어난 의술을 지니고 있었음에도 능력을 발휘할 기회를 얻지 못하고 있었다.

　성종 즉위 후 국정일선에서 소외됐던 권찬은 성종이 친정親政하면서 다시 등장한다. 권신들의 전횡을 억제하면서 왕권강화를 꾀하던 성종이 자신을 보필할 능력 있는 신하를 알아본 것이다. 권찬의 재기는 자신의 특기인 뛰어난 의술 덕분에 가능했다. 성종 친정 두 번째 해인 성종 8년(1477) 3월 12일 권찬은 종2품 상계上階 가정대부嘉靖大夫 현복군玄福君에 제수되었다. 같은 해 2월 21일 원자(훗날 연산군)의 병으로 종묘사직 소격서 제산에 기도를 명하고 병이 창진瘡疹인 듯하여 강무를 정지하게 한 기사가 있는 것으로 보아, 원자의 병을 권찬이 치료하여 그 공로로 위와 같이 승진한 것으로 짐작된다. 성종 8년(1477) 5월 21일 권찬은 정2품 하계下階 자헌대부資憲大夫 행의흥위 호군行義興衛護軍에 제수되며 같은 달 26일에는 자헌대부資憲大夫 현복군玄福君에 제수된다. 성종이 5월 11일부터 병환이 있어 영의정 정창손과 약방제조 등이 병 구환을 하였는데 5월 18일 병환이 나아서 포상하였다. 영의정 정창손, 좌의정 심회, 영중추 조석문, 서평군西平君 한계희韓繼禧, 좌참찬 임원준에게 각각 말 한 필씩을 내려 주었고, 도승지 현석규玄碩圭, 좌승지 이극기李克基에게 각각 망아지 한 필씩을 내려 주었고, 의원 조지경曺智敬 이하에게 물건을 차등있게 내려 주면서 권찬에게는 1자급을 더하게 하였다. 병 구환에 공로가 가장 컸다는 뜻이다.

성종 8년(1477) 5월 20일 서평군西平君 한계희韓繼禧, 좌참찬 임원준任元濬과 함께 『의서유취醫書類聚』 30질秩을 인행印行하여 올렸다. 인행하는데 만 3년이 걸렸는데 의서 내용의 편찬과 교정은 세조 때까지 대부분 완료되었던 것으로 추정된다. 마무리 교정만을 남겨놓은 상태였기에 감인관監印官 유서柳溆와 전교서典校署 별제別提 백수희白受禧의 공이 컸던 것으로 보인다. 인행하는데 공로가 큰 유서와 백수희는 승진하였고, 작업을 감독하고 독려한 한계희, 임원준, 권찬은 호피虎皮 각각 한 장씩을 받았다. 세종 25년(1443) 시작하여 성종 8년(1477) 초간본이 인행되기까지 5대 34년간의 대역사가 마무리된 것이다. 전체 30질 266권 264책으로 구성되었으며 세조원년에 왕명으로 주조한 을해활자乙亥活字로 인쇄되었다. 비록 감독 역할 이상을 하기 어려웠겠지만 『의방유취』 초간본이 인행되는 역사적 순간을 의관으로서 맞이한 것은 크나큰 영광이었을 것이다.

임금으로부터 의술을 인정받은 권찬은 모친상조차 조용히 치르기 어려웠다. 조선은 성리학의 나라였기에 부모상을 치르는 일은 국가대사에 우선했다. 비록 셋째 아들이었지만 아들 중에 가장 현달하여 어머니의 사랑을 독차지했으며 외가의 보살핌과 어머니 친족들의 도움으로 성장한 권찬으로서는 모친상이 무엇보다 중요한 일이었다. 하지만 임금과 조정은 권찬의 뛰어난 의술이 항상 필요했다. 성종9년 1월 12일 모친상 중이었는데, 의술이 정묘하므로 정창손,

한명회, 승지 등이 기복을 요청하였으나, 윤필상 등의 반대로 무산되었다. 성종9년 12월 12일 1자급 승진하여 정2품 상계上階 정헌대부正憲大夫가 되었다. 대비가 편찮았는데 약을 짓는데 공이 있어 임원준任元濬을 서용敍用하고 권찬權攢, 조진曺疹, 문중선文仲善에게 각각 1자급資級을 올려 주게 한 결과이다. 특히 권찬의 공이 커서 다음 날 쌀과 콩을 아울러 70석을 더 내려주었다. 이때 모친상 중이었지만 대비의 병환을 고치고자 기복 절차 없이 진료에 임한 것으로 보인다. 다음 해 1월 25일 급기야 성종은 권찬의 기복을 명하였지만, 언관들과 노사신의 반대 그리고 권찬의 사양을 이유로 기복을 번복하였다.

성종 10년(1479) 9월 24일 권찬은 모친상을 끝내고 이전의 관직으로 복직하여 정2품 상계上階 정헌대부正憲大夫 현복군玄福君에 제수된다. 같은 해 12월에는 성종이 삼전三殿에 풍정豊呈을 바치고, 2품二品 이상과 홍문관원弘文館員, 그리고 입직入直한 제장諸將에게 인정전仁政殿 뜰에서 음식을 대접하게 하고, 전前 상당부원군上黨府院君 한명회韓明澮와 현복군玄福君 권찬權攢, 그리고 강원도 관찰사江原道觀察使 여자신呂自新을 앞으로 나오도록 명하였다. 여자신은 마침 임금을 하직하게 되었으므로 이러한 명이 있은 것인데, 권찬은 한명회와 동등하게 특별대우를 받는다. 성종의 총애가 남다름을 알 수 있다. 성종 13년(1482) 1월 27일 대왕대비가 병이 나서 임원준과 함께 상의하여 약을 드리라는 명을 받는다.

성종 14년(1483) 1월 4일 정창손과 함께 대왕대비의 온탕이 해로움을 간하는 내용이 나오는데 이때 정창손과 함께 약방제조藥房提調를 맡고 있었다. 같은 해 4월 대왕대비의 승하와 관련하여, 권찬 등이 병을 얻을 정도로 지성으로 간병하였고 온천욕이 해롭다고 여러 번 간하였으나 대왕대비가 이를 듣지 않아 끝내 승하하신 것임을 성종이 밝히고 있다. 권찬이 온천욕이 좋지 않음을 간언하는 것이 실록에 두 번이나 기록되어 있는 것으로 보아, 나이가 많거나 허약한 사람은 온천욕이 오히려 해롭다는 사실을 권찬이 정확히 인식하고 있음을 보여준다.

같은 해 6월 28일 드디어 정2품 정헌대부正憲大夫 공조판서工曹判書에 제수되었다. 대왕대비를 지극히 간병한 공로로 육경의 직책에 오른 것으로 보인다. 국정을 장악한 성종이 권찬의 행정능력도 인정하였음을 알 수 있다. 사헌부, 종친부, 사섬시 등 제반 행정을 경험하였고 특히 공조좌랑을 역임한 적이 있어 공조에 대한 행정능력이 있다고 판단한 듯하다. 의관 중에서는 드물게 육조의 수장이 된 것은 성종의 총애가 남달랐음은 물론 권찬의 행정능력이 뛰어났음을 보여준다. 육조의 수장은 권한과 책임이 막중하여 단순히 총애만으로 수행할 수 있는 직책이 아니었기 때문이다.

같은 해 9월 명나라 사신 정동鄭同이 병을 얻어 입국하니, 권찬이 치료를 맡는다. 정동의 병이 중하나 일정이 촉급하여 명으로 돌아가야 하는데 권찬보다 뛰어난 의관이 없어 비록 공조판서이지만 반송사伴送使로서 정동을 배행한다. 이후 권찬은 공조판서로서 직무에 최선을 다한다. 정2품 정헌대부正憲大夫 공조판서工曹判書로 제수되어 죽을 때까지 만 4년 동안 공조판서 직을 수행하는 이때가 권찬의 최고 절정기였다고 할 수 있다.

성종 15년(1484) 12월 양의良醫를 육성하는 방법을 강구하라는 어명을 받고, 권찬은 동반東班, 서반西班의 현직顯職에 서용敍用하여 그들을 권장시키자고 청하였지만 승지들의 반대로 무산되었다. 권찬의 의견이 받아들여졌다면 우수한 인재들이 의관의 길을 걸어 조선의 학은 가일층 발전했을 것이다.

선비는 자기를 알아주는 사람을 위해 죽는다

성종이 즉위하면서 정희왕후의 수렴청정이 시작되었고, 공교롭게도 세조와 예종으로부터 두터운 신임을 받았던 권찬은 종2품의 높은 벼슬에도 불구하고 활동이 눈에 띄지 않는다. 이미 세조 때 왕손을 병을 치료하여 효험이 있었기에 특별히 두 계급이나 올린 전례가 있을 정도로 의술을 인정받았음에도 불구하고 정희왕후 수렴청정 기간을 조용히 보낸다. 김상진을 제외하고 능력 있는 의관이 없다고 신숙주에게 대책을 촉구하는 시점에도 권찬은 눈에 띄지 않았거나 고의적으로 내쳐지고 있었던 것 같다.

성종 7년(1476), 드디어 정희왕후의 수렴청정이 끝나고 성종은 친정을 하기 시작했다. 성종의 친정은 훈구대신들의 입지가 좁아지고 새로운 유능한 세력이 성장할 수 있는 기회를 제공했다. 권찬은 이런 변화의 와중에 자신의 의술을 선보이며 화려하게 재기한다. 성종친정 2년 3월 원자(훗날 연산군)의 창진瘡疹을 고치며 1계급 특진하여 종2품 상계上階 가정대부嘉靖大夫 현복군玄福君에 제수되었다. 같은 해 5월 이번에는 성종의 병환을 치료하면서 다시 1계급 특진하여 정2품 하계下階 자헌대부資憲大夫 현복군玄福君에 제수되었다. 승진한 지 2개월 만에 또다시 승진한 것이다. 마치 세조-예종 조 시절의 영화를 재현하는 듯하다.

승진에 승진을 거듭하던 권찬은 모친상을 당하여 잠시 주춤한다. 하지만 이미 쏟아지기 시작하는 성종의 신뢰와 총애는 권찬의 기복을 논의할 정도로 엄청난 것이었다. 예전에 김상진에게 의지하였듯이 이제 대소 질환을 모두 권찬에 의지하는 단계에 이르렀다고 볼 수 있다. 심지어 성종 9년(1478) 상중에 있는 권찬은 대비의 병환을 치료하도록 명받았으며, 효험이 있자 주도적 역할을 한 공로로 1계급 특진하여 정2품 상계上階 정헌대부正憲大夫가 되었고 더불어 쌀과 콩 70석을 특별 포상으로 받았다. 성종 10년(1479) 9월, 모친상을 마치고 정헌대부 현복군으로 복직한다.

성종 14년(1483) 1월 약방제조라는 직책으로 실록에 기록되었고 같은 해 6월 28일 정2품 정헌대부正憲大夫 공조판서工曹判書에 제수되었다. 의관으로서는 전무후무하게 육조의 하나인 공조를 책임지는 직책을 받은 것이다. 정1품 보국숭록대부輔國崇祿大夫에 제수되었던 허준의 경우에도 품계가 그러했을 뿐 실무는 의관의 업무를 벗어난 적이 없었다. 하지만 권찬은 의관 출신이었지만 육경에 제수된 것이다. 성종이 권찬을 공조판서에 제수한 것은 그의 의술뿐만 아니라 행정능력도 높이 평가했다고 볼 수 있다.

권문세족인 안동 권씨 출신이었지만 사마시로 과거를 끝내고 미천하게 여겨졌던 의관의 길을 걸었던 권찬으로서는 개인의 영달일 뿐만 아니라 가문의 영광이었을 것이다. 물론 권찬은 일찍이 사헌부 감찰, 공조 좌랑, 종친부 전부, 사섬시 첨정 등 행정직을 두루 거쳤지만 의관이 이러한 직책에 제수되면 대게 의례적인 일만 하고 의술에만 전념하기 쉬운데, 권찬은 나름대로 행정능력을 키웠던 것으로 보인다.

성종의 파격적인 등용은 사대부의 나라 조선에서 용납되기 어려웠다. 비록 권찬이 사대부 가문의 출신이라고 하나 사농공상의 엄격한 직업의 귀천을 따진 성리학의 나라 조선에서 의관이 육경에 제수되어 실질적인 권한을 행사한다는 것이 용납될 리 없었다. 권찬의 임용은 언관들의 논핵을 불러왔다. 공조판서에 제수된 날 사관은 논평하기를 "권찬은 의술로 천거되어 육경六卿을 배수拜授받는 데에 이르니, 모든 여론이 부족하게 여겼다."라고 부기하였다. 임명 다음날부터 언관들의 상소가 빗발쳤다. 사간원정언司諫院正言 김직손金直孫이 먼저 포문을 연 다음, 사간원정언 성세명成世明이 다음을 이었고, 사헌부장령司憲府掌令 윤은로尹殷老가 뒤를 이었지만 모두 허락되지 않았다. 특히 이때에 이르러 성종이 직접 변호하기를, "권찬은 의술로 지위가 높아졌다고는 하나, 이미 생원에 합격하고 감찰을 지내고서 도총관都摠管에 이르렀으니, 의술로 발적發跡한 것이 아니다. 만약 의술을 하는 자에게는 영현榮顯한 벼슬을 줄 수 없다면, 이명숭李命崇, 지달하池達河, 이창신李昌臣 등은 한학漢學에 능한데, 또한 이술異術이라 하여 현관顯官에 쓰지 않을 것인가?" 하였다. 사간원 대사간司諫院大司諫 박계성朴繼姓까지 나서서 논핵하였으나 성종은 단호히 물리쳤다. 성종의 의지가 확고하여 권찬의 공조판서 제수에 대한 논핵은 이쯤에서 정리된다.

공조판서직을 수행하는 중에도 언관들은 이러저러한 명분만 생기면 권찬의 판서직에 대한 부당함을 직간접적으로 거론하여 권찬을 괴롭힌다. 성종 16년(1485) 1월 윤보尹甫를 공조참판工曹參判에 임명하는 것에 관하여 사간원헌납司諫院獻納 정광세鄭光世가 권찬을 간접적으로 공격한다. "어제 윤보尹甫를 공조참판工曹參判으로 삼았는데, 육조

六曹의 당상관은 직임이 가볍지 아니합니다. 지금 공조판서 권찬은 직질職秩은 비록 높을지라도 경력이 대개 적으므로 반드시 익숙하지 못할 것이고, 참의參議 변수邊脩는 학문이 없는 무인武人이며, 지금 윤보尹甫 역시 경력이 없습니다. 무릇 한 조曹의 당상관이 만약 한 사람이라도 훌륭하면 서로의 힘이 될 수 있으나, 지금 세 당상관이 모두 경력이 없는데 한 조에 같이 임명되었으니, 지극히 적당치 못합니다. 청컨대 참판을 바꾸소서." 하니, 성종도 하는 수 없이, "윤보尹甫를 다른 조曹의 참판으로 바꾸어 정하라."고 전교하였다. 이에 권찬은 "신이 처음 본직本職에 제수되었을 적에 대간臺諫에서 공박하는 논의의 대상이 되었으므로, 신이 사피하였으나 윤허를 얻지 못하여 지금까지 본직에 있으니, 마음이 진실로 편치 못합니다. 이제 들건대 간관諫官이 윤보尹甫는 참판參判에 적당하지 못하다고 논하고, 아울러 신은 실무에 경력이 없다고 논하였다고 하는데, 신은 물망物望에 맞지 아니하면서 태연하게 본직에 있으니, 황공함이 더욱 심합니다." 하며 사직하기를 청하였으나, 성종은 "대간臺諫이 좋다고 하면 직에 있고 좋지 못하다고 하면 그만두겠는가? 사임하지 말라." 하였다. 정광세鄭光世가 다시 아뢰기를, "공조당상관工曹堂上官이 모두 실무에 경력이 없으니, 만약 결단하기 어려운 일이 있으면 어찌 모두 낭청郎廳에게 물어서 처리하겠습니까? 신 등이 어제 아뢴 것은 이를 두려워한 것인데, 이제 만약 바꾸지 아니하면 신 등의 아뢴 뜻이 어디에 있겠습니까? 또 벼슬로 상 주는 것은 인재를 붙들어 쓰게 하기 위한 것인데, 조정에 가득한 벼슬아치가 어찌 정성근 등 두어 사람뿐이겠습니까? 이제 만약 치우치게 은혜를 입으면 한갓 작상爵賞이 외람될 뿐만 아니라 그 같은 무리의 마음이 또한 반드시 해이해질 것입니다." 하니, 전교하기를, "권찬은 비록 문신文臣은 아니라도 사체를 아는 자이고, 변수邊脩도 승지承旨와 육조참의六曹參議에 두루 거쳐 시험하였으니 일을 알지 못한다고 이를 수 없다. 그대들이 윤보는 다른 조曹에 쓸 수 없다고 한 때문에 그대로 두고 바꾸지 아니한 것이다. 또 홍문관弘文館은 차례로 옮겨서 쓰기 때문에 가자加資한 것인데 그대들은 내 뜻을 알지 못한다." 하였다.

성종 16년(1485) 7월, 홍문관을 위시해서 사간원대사간司諫院大司諫 한언韓堰, 사헌부집의司憲府執義 강거효姜居孝, 사간원헌납司諫院獻納 이승건李承健 등이 연이어 권찬의 체직을 요청했지만 성종은 허락하지 않았다. 오히려 두둔하여 성종은, "권찬은 마음과 행실이 취할 만한데, 만약 의술을 업으로 하는 것을 천하다고 여긴다면 사람들 가운데 누가 의술을 하겠는가? 남의 자식 된 자는 마땅히 알아야 할 것이다. 권찬이 비록 과거 출신은 아니나 재상을 어찌 모두 문신만을 쓰겠는가?" 하였다. 성종의 총애가 남다름은 실록 곳곳에 묻어 나온다. 성종 17년(1486) 3월, 홍문관의 상소에 대해 권찬이 사의를 표명했으나, 성종이 허락하지 않았다. 성종18년(1487) 5월, 사간원의 상소에 대해 권찬이 사의를 표명했으나, 성종은 허락하지 않았다.

의관이 육경에 제수되어 공조를 이끄는 것에 대해 조선 사대부들은 용납하지 하였다. 홍문관, 사헌부, 사간원 등이 끊임없이 권찬의 체직을 요구하는 상소를 올린다. 그런데 상소의 내용을 보면 권찬이 어떠한 일을 잘못하였다거나 부정부패에 연루되었다거나 하는 내용은 없다. 공조는 산림, 소택沼澤, 공장工匠, 건축, 도요공陶窯工, 야금

冶金 등에 매우 다양한 분야의 일을 관장하고 있었기 때문에 사건사고가 끊이지 않았을 터인데도 권찬이 수장으로 있던 시기에는 이러한 문제들이 발생된 적이 없다. 즉 권찬이 능력을 발휘하여 효과적으로 공조를 이끌고 있다는 반증이다. 언관들의 논핵도 구체적인 사무처리 미흡이나 잘못을 거론한 적은 한 번도 없다. 모두 의관으로서 품격이 맞지 않으니 육경의 품격도 떨어지게 되었다는 것이 주요 이유였다. 그러하기에 능력을 위주로 사람을 쓰며 훈구대신들 속에서 왕권강화를 꾀하던 성종은 권찬을 끝없이 신뢰한다. 권찬은 의술뿐만 아니라 행정실무에도 밝았음에 틀림이 없다.

성종 14년에 임명되어 4년간을 지키던 공조판서 자리가 권찬으로서는 가시방석이었을 것이다. 언관들의 논핵이 있을 때마다 가슴앓이도 심했을 터였다. 같은 사대부로서 단지 대과를 거치지 않고 의관이 되었다는 이유로 매도당하는 것이 병이 되었을 것이다. 특히 이종사촌 형인 김겸광과 함께 논핵되기도 하였으니 심정이 더욱 참담하였을 것이다. 성종의 신임에 보답하기 위하여 공조를 알뜰살뜰 다스리려고 했던 것도 무리가 되었을 것이다. 성종 18년(1487) 6월 11일 권찬은 세상을 떠난다. 20일 전에 사간원의 상소에 대응하여 사직을 요청했을 때에도 건강문제는 거론하지 않았다. 만약 건강에 이상이 있었다면 사간원의 상소뿐만 아니라 건강문제도 함께 성종께 아뢰어 사직을 허락받았을 것이다. 아니면 지병이 있었음에도 불구하고 언관들의 횡포에 맞서고자 오기를 부렸을 지도 모른다. 뛰어난 의관이었으며 훌륭한 행정가였던 공조판서 권찬은 갑자기 세상을 하직했다. 58세의 한창나이에 갑자기 죽었다. 성종의 신임에 보답하고자 끝까지 최선을 다하여 공조판서직을 수행하던 중 순직한 것이다. 선비는 자신을 알아주는 사람을 위해 죽는다.

당시 조선의 사대부들은 대부분 7-80대까지 살았다. 90세 이상 살았던 대신들도 있고 100살이 넘은 이도 있었다. 성리학적 양생법을 평생 실천했기에 건강한 삶을 영위할 수 있었다. 권찬과 같이 활동하던 임원준은 과거에 장원급제한 후 출세가도를 달려 숭정대부崇政大夫 예조판서禮曹判書, 의정부 좌우참찬左右參贊 등을 지냈으며 의술에도 조예가 깊어 임금들의 신임을 받았는데, 그러한 임원준도 78세까지 살았다. 임진왜란을 겪으며 숱한 고생을 한 허준도 77세까지 살았으니 58세에 죽은 권찬은 조선사대부로서는 특히 의관출신으로서도 요절한 셈이다. 언관들의 끊임없는 논핵과 성종의 신임에 대한 보답으로 업무에 매진한 것 등이 심신을 과로하게 하여 일찍 죽게 하였을 것으로 보인다. 권찬은 심성이 여리고 성실한 사람이었다. 의술과 행정능력을 겸비한 것은 물론 충성심이 대단하였고 귀천에 상관없이 아픈 이를 긍휼히 여겨 성심껏 진료하였으며 부정부패와는 거리가 먼 청렴한 선비였다. 이런 권찬이기에 당대에 함께 활동하던 명의였던 김상진이나 최고의 관직에 오른 양평군 허준도 누려보지 못한 호사를 실록에서 누리고 있다. 바로 「졸기」이다. 권찬의 일생이 매우 잘 정리되어 있거니와 의관으로서는 드물게 졸기가 기록된 경우이므로 『성종실록』 「졸기」의 전문을 소개한다.

공조판서 권찬이 졸하였는데, 철조輟朝, 조제弔祭, 예장禮葬을 관례대로 하였다. 권찬의 자字는 취지聚之이고 본관은 안동이며 증贈 좌찬성 권훤權垣

權攢

의 아들이다. 천순天順 임오년에 사마시에 합격하여 처음 의서습독관에 보임되어 의방醫方을 널리 연구하여서 그 학업이 매우 정밀하였다. 성화成化 병술년에 내의원주부에 제수하였다. 정해년에 공조좌랑에 제수되었다가 종친부전부宗親府典簿로 옮기고, 또 사섬시첨정司贍寺僉正에 올랐다. 무자년에 세조가 승하고 예종이 빈전을 모실 적에 권찬이 항상 좌우를 떠나지 아니하였다. 남이 등이 모반하여 복주되자 추충정난익대공신推忠定難翊戴功臣의 호號를 내려주고, 기축년에 절충장군折衝將軍 행 호군行護軍을 가하고 얼마 아니 되어 특별히 가선대부嘉善大夫를 가하여 현복군玄福君을 봉하였다. 성종이 즉위한 9년째인 정유년에 가정대부嘉靖大夫를 가하고 또 자헌대부資憲大夫를 가하였다. 무술년에 특별히 정헌대부正憲大夫를 가하여 공조판서에 제수하였는데, 대간臺諫이 의술을 업으로 한 자이므로 육경에 합당하지 아니하다고 탄핵하였으나 들어주지 아니하였다. 이때에 이르러 졸하니 나이가 58세이다. 시호는 정순靖順인데, 몸을 공손히 하고 말이 적은 것이 정靖이고 인자하고 온화하여 고루 굴복시킨 것이 순順이다. 아들이 없어서 당형堂兄 권국權摑의 아들 권흡權洽을 후사後嗣로 삼았다. 권찬은 종족宗族과 성심으로 화목하여 비록 노예가 약을 물을지라도 반드시 마음을 다해 알려주니, 그로 말미암아 구제해 살린 자가 많았다.

의학적 성취

『의방유취醫方類聚』 인행에 참여하다

성종 8년(1477) 5월 20일 서평군西平君 한계희韓繼禧, 좌참찬 임원준任元濬과 함께 『의서유취醫書類聚』 30질秩을 인행印行하여 올렸다. 인행하는데 3년이 걸렸는데 의서 내용의 편찬과 교정은 세조 때까지 대부분 완료되었던 것으로 추정된다. 마무리 교정을 남겨놓은 상태에서 감인관監印官 유서柳漵와 전교서 별제典校署別提 백수희白受禧의 공이 컸던 것으로 보인다. 인행하는데 공로가 큰 유서와 백수희는 승진하였고, 작업을 감독하고 독려한 한계희, 임원준, 권찬은 각각 호피虎皮 한 장씩을 받았다.

『의서유취』는 『의방유취』를 지칭한다. 세조 9년(1463) 11월에 논의된 의서와 세조 10년(1464) 9월에 편찬자들에게 1자급씩 올려준 『의서유취』가 모두 『의방유취』의 다른 이름이다. 세종 때 시작된 『의방유취』 편찬은 세조 때 이르러 더욱 박차를 가하는데, 세조 10년(1464) 1월에는 『의방유취』를 교정함에 착오가 많다하여 손소孫昭 등 10인을 파직시키고, 유요柳瑤 등 7인을 파직시킴과 동시에 한치량韓致良 등 46인의 전사前仕를 삭제削除하고, 안극상安克祥 등 11인은 고신告身을 빼앗는 등 편찬과 인행에 많은 공력을 들인다. 이때 『의서유취』라는 제목도 함께 쓰이다가 (의방유취 5번, 의서유취 2번) 최초 인행되는 성종 때에 이르러서는 『의서유취』라 기록되어 있다. 세종 때 시작되어 세조가 마무리하려고 많은 노력을 기울였으나 결국 성종에 이르

醫方類聚卷之一

總論一

千金方

論大醫習業

類聚一 一

凡欲為大醫必須諳素問甲乙黃帝鍼經明
堂流注十二經脉三部九候五臟六腑表裏
孔穴本草藥對張仲景王叔和阮河南范東
陽張苗靳邵等諸部經方又須妙解陰陽祿
命諸家相法及灼龜五兆周易六壬並須精
熟如此乃得為大醫若不爾者如無目夜遊
動致顛殞次須讀此方尋思妙理留意鑽
研始可與言於醫道矣又須涉獵群書何
者若不讀五經不知有仁義之道不讀三史
不知有古今之事不讀諸子覩事則不能默
而識之不讀内經則不知有慈悲喜捨之德
不讀莊老不能任真體運則吉凶拘忌觸
塗而生至於五行休王七耀天文並須探賾若
能具而學之則於醫道無所滞礙盡善盡美

論大醫精誠

類聚一 二

張湛曰夫經方之難精由來尚矣今病有内
同而外異亦有内異而外同故五臟六腑之
盈虛血脉榮衛之通塞固非耳目之所察必
先診候以審之而寸口關尺有浮沉弦緊之
亂俞穴流注有高下淺深之差肌膚筋骨有
厚薄剛柔之異唯用心精微者始可與言於
兹矣今以至精至微之事求之於至粗至淺
之思豈不殆哉若盈而益之虛而損之通而
徹之塞而壅之寒而冷之熱而溫之是重加
其疾而望其生吾見其死矣故醫方卜筮藝
能之難精者也既非神授何以得其幽微世
有愚者讀方三年便謂天下無病可治及治
病三年乃知天下無方可用故學者必須博
極醫源精勤不倦不得道聽塗說而言醫道
已了深自誤哉凡大醫治病必當安神定志
無欲無求先發大慈惻隱之心誓願普救含

類聚一 三

靈之苦若有疾厄來求救者不得問其貴賤
貧富長幼妍媸怨親善友華夷愚智普同一
等皆如至親之想亦不得瞻前顧後自慮吉
凶護惜身命見彼苦惱若己有之深心悽愴
勿避嶮巇晝夜寒暑飢渴疲勞一心赴救無
作工夫形迹之心如此可為蒼生大醫反此
則是含靈巨賊自古名賢治病多用生命以
濟危急雖曰賤畜貴人至於愛命人畜一也
損彼益已物情同患況於人乎夫殺生求生
去生更遠吾今此方所以不用生命為藥者
良由此也其蝱蟲水蛭之屬市有先死者則
市而用之不在此例只如雞卵一物以其混
沌未分必有大段要急之處不得已隱忍而
用之能不用者斯為大哲亦所不及已其有
患瘡痍下痢臭穢不可瞻視人所惡見者但
發慚愧悽憐憂恤之意不得起一念蒂芥之
心是吾之志也夫大醫之體欲得澄神內視
望之儼然寬裕汪汪不皎不昧省病診疾至

러 마무리되었다. 세종 25년(1443) 시작하여 성종 8년(1477) 초간본이 인행되기까지 5대 34년간의 대역사가 마무리된 것이다. 전체 30질 266권 264책으로 구성되었으며 세조 원년에 왕명으로 주조한 을해활자乙亥活字로 인쇄되었다.

『의방유취』 완성에 권찬의 역할이 크지 않았을 것으로 짐작되지만, 조선의학의 데이터베이스 역할을 하는 『의방유취』가 권찬에 이르러 완성을 보게 된 것은 의미 깊은 일이다. 어떠한 학문이나 문화든지, 초기에는 관련 지식의 수집과 체계화를 필요하며 다음 단계에서는 이를 익히고 실제 응용할 수 있는 내재화가 요구되고 이것이 성공하면 마지막으로 독창적인 학문이나 문화로 거듭나게 된다. 조선의학도 지식의 수집, 내재화 그리고 창조라는 전형적인 모습을 보이는데, 『의방유취』의 완성은 의학 지식의 수집이 완료되었다는 선언이다. 조선의학의 내재화는 노중례, 전순의, 김상진, 권찬이라는 명의들을 면면이 배출하면서 심화되었고, 급기야 광해군 때에 이르러 『동의보감』이라는 독창적이고 최고의 의학교과서를 완성하게 되었다. 권찬은 당대 최고의 명의로서 조선의학 내재화에 힘써 조선의학이 최고의 경지에 이르는데 중간 다리역할을 견실하게 하였다.

의학발전의 길을 제시하다

의료시스템은 국가의 안전을 보장하는 중요 버팀목 중에 하나이다. 일찍이 이것을 깨달은 로마는 선생과 의사에 대해서는 이방인에게도 로마시민권을 부여하였고, EU는 경제통합을 하였지만 의료시스템은 각국이 두터운 장벽으로 보호하고 있다. 의료시스템의 핵심은 의사이다. 양질의 의사를 육성하는 것은 의료시스템의 알파와 오메가가 된다.

성종도 이를 걱정하여 성종 15년(1484) 12월 19일 어서御書를 공조판서工曹判書 권찬權攢에게 내렸는데, "옛사람이 이르기를, '삼세三世가 된 의원醫員이 아니면 그 약을 먹지 않는다'고 하였으니, 의술醫術은 신중하게 다루지 않을 수가 없다. 지금 양의良醫는 대체로 적으며, 비록 있더라도 모두 늙었으니, 미리 염려하지 않을 수가 없다. 경卿은 의술에 정통하니, 장려하는 방법을 말하라."하고, 이에 승정원承政院에 전교하기를, "승지承旨 등도 의논하여 아뢰도록 하라."하였다.

과연 성종은 성군의 자질을 지니고 있었음에 틀림없다. 성종의 하문에 대하여 권찬은 동반東班, 서반西班의 현직顯職에 서용敍用하여 의원들을 권장시키자고 청하였다. 조선시대에는 높은 벼슬이 가장 좋은 보상이었다. 학술을 연마하여 특출한 재능을 보인 이들에게 가장 좋은 대우를 해준다면 재능 있는 인재들이 의술에 투신했을 것이고 조선의학은 한층 더 발전되었을 것이다. 권찬의 제안은 전국시대 연나라 소왕 때 곽외가 천리마에 비유하여 제안한 인재책人才策처럼 매우 효과적인 의학 육성책이었다.

그런데 안타깝게도 도승지都承旨 권건權健, 좌승지左承旨 성건成健, 좌부승지左副承旨 안침安琛, 우부승지右副承旨 이세우李世佑 등이 반대하여 흐지부지되고 말았다. 승지들도 권찬의 방법이 효과적인 것은 인정했으나 사림의 이득에 저해되기 때문에 반대했다. 당시 의원은 처음부터 잡과를 거쳐서 진출하여 사림의 반열에 끼이지 못한 자이기 때문에 족계族系와 출신이 미천한데, 현직에 서용하면 선비들의 마음을 게으르게 만든다는 이유에서였다. 대신 의업에 능숙하고 정통한 자가 있으면 내의원이나 전의감과 혜민서에 특별히 서용하게 하여 녹봉을 많이 주고 그 임무에 오래 종사하게 하면서 일반 사람과는 다르게 대우하면 족할 것이라 주장한다. 당시 승지들의 손을 들어주었던 성종은 권찬 사후 성종 24년(1493) 9월 같은 사안에 대해 확고한 자신의 의사를 밝힌다.

사헌부장령司憲府掌令 양희지楊熙止와 사간원정언司諫院正言 유숭조柳崇祖 등이 와서 아뢰기를, "이제 의원醫院의 상소로 인하여 그 기술에 정통한 자를 현직顯職에 서용敍用하라고 명하셨습니다. 그런데 신 등이 『대전大典』을 상고하건대, 율원律員, 산원算員으로서 그 일삼는 바에 정통한 자는 경외京外의 이직吏職에 제수한다고 실려 있으나, 현직에 서용한다는 조문은 없습니다. 현직이라 함은 육조六曹와 의정부議政府를 이르는 것이니, 이는 의관醫官이 섞여 있을 곳이 아닙니다."하니, 전교하기를, "세상 사람들이 의업을 천하게 여기므로 사람들이 즐겨 입속入屬하지를 않는다. 그전에 권찬은 벼슬이 판서에 이르렀고 유원로兪元老는 현직에 두루 서용되었으니, 어찌 으레 의원이라고 하여 현관顯官에 제수하지 않을 수 있겠는가? 또 의업의 일은 국가에 있어서 대단히 중요하니, 그대들이 비록 말한다 하더라도 고칠 수 없다." 하였다. 양희지 등이 다시 아뢰기를, "권찬은 습독관習讀官이었고, 유원로는 문과 출신文科出身이었습니다. 그러므로 지금 또한 이와 같은 사람이 있으면 비록 현직에 서용하여도 좋을 것입니다. 그러나 어찌 의과 출신자를 현직에 서용할 수 있겠습니까? 세조조에 전순의全循義가 벼슬이 정헌 대부正憲大夫에 이르렀어도 일찍이 현직에 서용하지 않았는데, 지금 만일 이 법을 세운다면 뒤에 비록 당상堂上의 의원을 육조에 서용한다 하더라도 누가 막을 수 있겠습니까? 법이라는 것은 만세萬世에 통행하는 것이니, 고치지 않을 수 없습니다."하였으나, 들어주지 아니하였다.

이러한 성종의 개방적인 정신은 권찬의 병 구환을 받았던 연산군에게도 이어졌으나 훈구대신들의 등장과 사림의 교조화가 위대한 정신의 계승을 방해하였다. 사대부들의 권력독점욕이 결국 조선을 병들게 하여 의학뿐만 아니라 제반 분야에서 조선초기의 흥성함을 유지하기에 급급하거나 퇴보하게 하였다. 비록 선비가 아니었지만 경서에 밝은 양예수, 허준 등이 등장하지 않았다면 『동의보감』의 탄생도 어려웠을 것이다.

오늘날에도 의료시스템은 국가안전망에서 중요한 역할을 한다. 국민의 건강을 증진시키고자 한다면 치료효과가 탁월한 한의학을 육성해야 하며, 이를 위해서는 한의학의 주체인 한의사에 대한 대우가 남달라야 효과적으로 성과를 얻을 수 있을 것이다. 권찬의 제안은 오늘날에도 그대로 시행할 수 있을 정도로 합리적이다.

뛰어난 의술을 펼치다

조선은 사대부의 나라였으므로 의관은 사회적 지위가 낮았다. 따라서 의학을 익힐 기초소양이 갖무리된 사대부들은 의관으로 나아가기를 꺼렸고, 의관의 길을 밟은 대부분의 중인자제들은 기초소양이 부족하여 의서를 읽고 습득하여 의술을 익히는데 어려움이 많았다.

권찬은 명문의 후예로 태어나 외가와 본가에서 선비로 성장하기 위한 공부를 시작했으며 일찍이 성균관에 입학하여 관리에게 필요한 경학과 여러 서적을 공부하였다. 관리로서의 자질을 연마한 다음 의학에 입문하였기 때문에 누구보다도 의술을 익히는데 용이했을 것으로 보인다.

사마시에 합격한 이후 의서습독관이 된 것은 권찬이 의술을 익히는데 큰 도움이 되었을 것이다. 조선은 세종 때 이미 고래의 의서들을 모아두었고 이를 바탕으로 『의방유취』를 편찬하였기에 양질의 의서들을 접하기 쉬웠을 것이다. 또한 노중례, 전순의 등 명의들의 의술이 상당부분 내의원 의원들에게 전승되었고, 권찬이 의관의 길을 시작할 때 전순의, 김상진 등 명의들이 왕성하게 활동하는 시기였으므로 의서와 선배들을 통하여 의술을 배우고 익히기 용이하였을 것이다. 특히 기초 소양이 튼튼하게 형성되었고 순후하고 성실한 성격을 지닌 권찬의 경우는 누구보다도 의술을 체득하는데 빠른 성과를 보였을 것이다.

권찬의 의학적 성취는 빠른 승진에서 엿볼 수 있다. 33세에 사마시에 합격하여 의서습독관이 된 후 4년 만에 내의원 주부를 거쳐 정6품 사헌부 감찰이 되었다. 명문의 후예라는 후광과 윤소훈의 보살핌도 있었지만 의학적 성과 없이는 설명할 수 없는 빠른 승차이다. 사헌부감찰에 임명되었을 때 이를 탐탁지 않게 생각하였던 사관도 "의술이 자못 정밀한 까닭으로 이러한 명령이 있는 것이다"라고 부기할 정도였다.

세조 13년(1467) 11월에는 왕손의 병을 고쳐 두 계급 승진하였다.

예종 즉위년(1468) 9월에는 세조 상중에 시병한 공로로 당상관으로 초계되었고, 같은 해 11월에는 임영대군 이구의 병을 치료하라는 명을 받았다. 예종 1년(1469) 5월에는 "널리 여러 책에 박통하고 깊이 편작의 방문을 연구하였다. …… 절선이 혹 어그러지면 문득 십전의 의술을 바쳤고, 완급할 때 가히 의지한 것이 어찌 다만 삼절의 양의 良醫에 비할 뿐이겠는가?"라는 내용이 담긴 공신 교서를 받아 예종이 그의 의술을 인정하고 있음을 알 수 있다.

성종이 즉위하고 정희왕후가 수렴청정하는 동안에는 권찬은 정치적 이유로 소외된 듯하다. 권신들의 전횡을 막고 왕권강화를 꾀하던 예종의 총애를 받았기 때문에 권신들의 견제를 받았던 것으로 보인다. 뛰어난 의술은 권찬을 재기하게 한다. 권신들의 농단을 물리치며 왕권강화를 꾀하던 성종의 총애를 받는 계기를 마련한 것이다. 성종 8년(1477) 3월 1자급 승진하는데 원자의 질병을 치료한 공로로 추정된다. 같은 해 5월 성종의 병 구환을 한 공로로 1자급을 더하였고, 『의서유취』 30질을 인해하여 한계희, 임원준과 함께 올렸다.

마침내 의술로 성종의 신임을 얻은 권찬은 모친상을 당하여 시묘 중이었음에도 조정은 권찬을 방치하지 않는다. 성종9년(1478) 1월 정창손, 한명회, 윤사흔, 임원준, 박성손 등이 "권찬의 의술이 정심하니" 모친의 상중인 권찬의 기복을 요청하였고, 같은 해 12월 대비가 편찮았는데 약을 써서 치료한 공으로 1자급을 올려 받았고 특별히 쌀과 콩 70석 포상도 받았다. 마침내 성종 10년(1479) 1월 권찬은 의술에 통효通曉하여 그 임무가 지극히 중하니 기복하라는 명을 받았다.

시묘로부터 복귀한 권찬은 성종 13년(1482) 1월 대왕대비가 편찮으니 임원준과 함께 약을 지으라는 명을 받았고, 성종 14년(1483) 1월 온천욕은 나이가 많거나 노쇠한 사람에게는 오히려 해로우니 대왕대비의 온천욕을 정지하도록 아뢰었다. 온천욕의 효능과 부작용에 대하여 정확히 인식하고 있었음을 알 수 있다. 성종 14년(1483) 9월 명나라 사신 정동의 병을 돌보았다. 성종 15년(1484) 1월 임금께 주사안신환朱砂安神丸을 처방하였으나 승지 등이 반대하여 복약하지는 않았다. 하지만 권찬의 처방으로 미루어 성종의 체질과 병증을 알 수 있다. 같은 해 12월 의관을 장려하는 방법을 권찬에게 올리게 명하여 권찬이 의관들을 동반이나 서반의 현직에 서용하면 장려될 것이라고 품달하였으나 승지들이 반대하여 이루어지지 않다. 성종 16년(1485) 1월 여러 증세에 적합한 약을 지어보라고 임원준과 함께 어명을 받았다.

권찬은 뛰어난 의술을 펼쳐 세조와 예종의 신임을 얻었고, 정희왕후의 섭정기간 동안에는 정치적 이유로 소외되었지만 성종의 친정이 시작되면서 뛰어난 의술로 화려하게 복귀했다. 의관으로서 의술을 펼치는 것은 당연하다 하겠으나 명의로서 당대를 풍미하는 것은 어려운 일이다. 권찬은 조선 오백 년 역사에서 손꼽히는 명의였음을 사료를 통하여 알 수 있다.

권찬은 영달하여 지위가 높았음에도 본인의 의술을 펼치는데 대상을 구분하지 않았다. 임금이든 종이든 누구든지 아픈 사람이 처방을 물으면 성심껏 처방을 내고 가르쳐주었다. 높은 지위에 오른 다음부터는 성의를 보이지 않는 한 함부로 처방을 내지 않았던 허준과 비교된다. 권찬은 생명을 긍휼히 여기는 마음을 지닌 타고난 의관이었다.

조선 초기 노중례, 전순의, 김상진, 권찬으로 이어지는 명의 배출은 조선의학을 한 단계 발전시키는 데 중요한 역할을 하였다. 어떠한 학문이나 문화든 '흡수-내재화-창조'라는 과정을 통하여 변모하게 되는데 의학도 마찬가지이다. 의서가 연구되고 이것이 내재화되면 의술에 밝은 명의가 나타나게 된다. 그리고 명의가 배출되면 의학에 자신감을 갖게 되어 독창적인 임상교과서를 만들게 되는 것이다. 조선 중기 『의림촬요醫林撮要』를 위시한 조선의서가 만들어지게 되는 것도 이러한 풍토가 형성되었기 때문에 가능했으며 급기야 조선의학이 자랑하는 최고의 임상교과서인 『동의보감』이 탄생하기에 이른 것이다. 권찬은 조선의학에서 내재화에 성공하여 명의의 맥을 잇는 매우 중요한 역할을 하였다.

세종12년(1430)	안동安東 권씨權氏 추밀공수평파樞密公守平派 19세손으로 태어나다.
세조8년(1462)	(33세) 사마시에 합격하여 의서습독관醫書習讀官에 보임되다.
세조12년(1466)	(37세) 종6품 내의원內醫院 주부主簿에 제수되다. 정6품 사헌부감찰司憲府監察이 되다.
세조13년(1467)	(38세) 정5품 종친부전부宗親府典簿 겸 의학교수醫學教授가 되다.
예종 즉위년(1468)	(39세) 세조 상중에 시병에 대한 공으로 여러 대신들에 포상하는 중에 당상으로 초계超階되다. 항상 불사佛事에 참여한 공으로 다른 신하들과 함께 내구마 한 필씩 받다. 남이의 난을 평정한 공으로 3등 추충정난익대공신推忠定難翊戴功臣 정3품 통훈대부通訓大夫 행 사섬시 첨정行司贍寺僉正이 되다. 임영대군臨瀛大君 이구李璆가 병을 치료하라는 명을 받다.
예종1년(1469)	(40세) 정3품 절충장군折衝將軍 행 호군行護軍에 제수되다. 품계가 올라 현복군+에 제수되다. 임금이 경회루에 나아가 익대 공신에게 교서를 내리고 술을 내려 주어, 추충정난익대공신 종2품 가선대부嘉善大夫 현복군玄福君 교서를 받다.
성종1년(1470)	(41세) 종2품 가선대부 현복군에 복직하다.
성종8년(1477)	(48세) 원자의 병을 치료한 공으로 한 자급을 더하여 종2품 가정대부嘉靖大夫 현복군玄福君에 제수되다. 한계희韓繼禧, 임원준任元濬, 권찬權攢이 『의서유취醫書類聚』 30질秩을 인행印行하여 올리고 호피虎皮를 한 장씩 받다. 임금의 병환을 치료한 공로로 한 자급을 더하여 정2품 자헌대부資憲大夫 행의흥위호군行義興衛護軍에 제수되다.
성종9년(1478)	(49세) 대비의 병환을 치료한 공으로 임원준을 서용敍用하고 권찬, 조진曹疹, 문중선文仲善에게 각각 1자급資級을 올려 주어 정2품 정헌대부正憲大夫에 제수되다. 권찬만 쌀과 콩을 아울러 70석을 받다.
성종14년(1483)	(54세) 정2품 정헌대부正憲大夫 공조판서工曹判書에 제수되다. 의관으로서는 처음으로 육경에 제수되다. 명나라 사신 정동鄭同의 병을 다스리다. 반송사伴送使로서 명나라 사신 정동을 반송하다. 정동은 결국 조선 땅에서 죽다.
성종15년(1484)	(55세) 임금이 권찬에게 서찰을 보내어 의관들을 권장시키는 방도를 묻다.
성종16년(1485)	(56세) 사간원司諫院 헌납獻納 정광세鄭光世의 공박이 있어 공조판서工曹判書 직을 그만두기를 청하였으나 허락받지 못하다. 홍문관의 상소가 있어 사직을 청하였으나 허락받지 못하다.
성종17년(1486)	(57세) 홍문관의 상소에 대해 사직을 청하였으나 허락하지 않다.
성종18년(1487)	(58세) 사간원司諫院 상소에 대해 사직을 청하였으나 허락하지 아니하다. 공조판서 재임 중 58세 나이로 졸하다. 시호는 정순靖順이다.

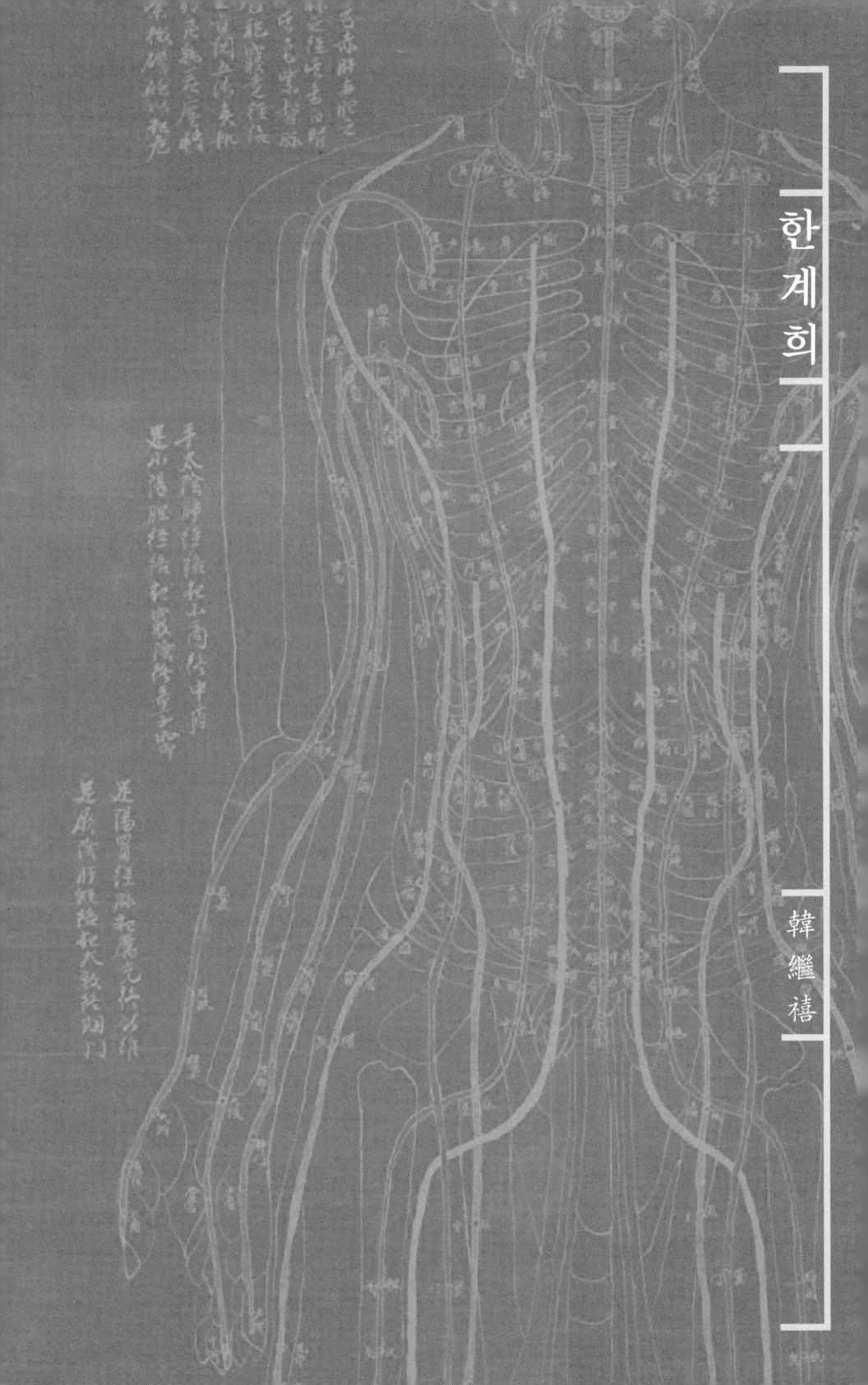

한계희

韓繼禧

생애와 가계

조선 초기의 문신으로 본관은 청주淸州이며 자는 자순子順이다. 세종 5년(1423)에 태어났으며 성종13년(1482) 윤8월 19일 향년 60세로 졸하였다.

세종23년인 1441년 진사시에 합격하고, 1447년 식년문과에 정과로 급제, 승문원정자에 보임되었다가 곧 집현전정자로 뽑혔다. 이어 부수찬, 지제교로서 경연관經筵官을 겸하고 부교리에 이르렀다.

세조가 즉위한 뒤로 신임을 두터이 받아 1455년 세자우문학, 이듬해 좌필선, 집의, 1457년 예문관직제학, 지제교 겸 춘추관기주관으로 문한의 직을 역임하고, 이어 세자우보덕世子右輔德을 겸하였다. 이듬해 좌보덕, 병조지사兵曹知事, 참의, 1460년 우승지, 1461년 좌승지, 공조참판, 중추원부사, 1462년 이조참판으로서 세자우부빈객世子右副賓客을 겸하고, 이듬해 인순부윤仁順府尹을 거쳐 1465년 이조판서가 되었다.

1467년 중추부사, 이듬해 세조가 병환이 심할 때 조약調藥의 임무를 맡았고, 죽기 전날에는 세조의 지시로 대보大寶와 곤면袞冕을 세자에게 전수하는 일을 주관하였다. 1469년 예종이 즉위하자 남이南怡를 제거한 공으로 추충정난익대공신推忠定難翼戴功臣 3등에 책록되고 서평군西平君에 봉하여졌다.

성종이 즉위하여서는 지경연사知經筵事를 겸하고, 1471년 순성명량경제좌리공신純誠明亮經濟佐理功臣 2등에 책록되었으며, 1478년 좌찬성에 이르렀다.

그의 집안은 조선 초기의 명문거족이었다. 한계희는 개국공신이자 영의정을 지냈던 한상경韓尚敬의 손자이다. 아버지는 함길도관찰출척사 한혜韓惠이고 어머니는 성달생成達生의 딸이다. 당대의 유명한 정치가 한명회와는 6촌 형제지간으로 한계희가 손위이다. 성종의 즉위와 함께 한명회는 1등 공신으로 책봉 받았고, 형인 한계미와 한계희는 2등 공신, 동생인 한계순은 3등 공신, 한계미의 아들인 한의는 4등 공신을 책봉 받았다.

조부인 서원부원군西原府院君 한상경韓尚敬은 고려 왕조에 벼슬하여 사선서령司膳署令에 임명되었는데, 임술년 문과文科에 제3인으로 뽑혀서 예의좌랑禮義佐郎에 임명되고 우정언右正言으로 옮겼으며, 전리정랑田理正郎, 예문응교藝文應敎, 공부총랑工部摠郎, 종부령宗簿令을 거쳐 임신년에 밀직사 우부대언密直司右副代言으로 승진하였다. 태조의 조선 건국에 참여하였으므로 익대개국공신翊戴開國功臣의 칭호를 받았다. 이후 중추원도승지中樞院都承旨로 옮기고 추충익대개국공신推忠翊戴開國功臣으로 승진하였으며, 첨서중추원사簽書中樞院事, 도평의사사都評議司使가 되었고, 밖으로 나가 충청도 도관찰사와 경기좌도 도관찰사를 지냈고 서원군西原君에 책봉되었다. 태종 즉위 후에는 왕업과 정사에 관한 충성스런 말로써 임금을 보필하여 총애를 받으며 공조판서와 호조판서, 참찬의정부사參贊議政府事와 이조 판서를 역임하였고, 서원부원군西原府院君과 의정부우의정議政府右議政을 거쳐 마침내 영의정에 책봉되었다.

한상경은 평소 앓던 풍병이 심해져서 64세에 졸하였는데, 마지막까지 임금의 관심과 염려가 그치지 않았으며 내의內醫로 하여금 치료하게 하고 위문과 물품을 내려 위로하였다. 그가 죽자 임금이 몹시 슬퍼하여 즉시 중사中使를 보내 조위弔慰하였고 3일 동안 조회를 폐하였을 뿐 아니라 관官에서 장사葬事를 갖추어 주었다고 하니, 그가 임금으로부터 받은 각별한 사랑을 짐작할 수 있다. 그가 받은 문간文簡이라는 시호諡號는 학문을 부지런히 하고 묻기를 좋아하였으며 덕이 순일純一하고 게을리함이 없었음을 보여준다. 타고난 성품이 부지런하였으며 식량識量이 정밀精密하고 민첩하였고 행실이 단정하고 공손하였다. 벼슬에 나아가서도 깨끗하게 자기 몸을 지켰으니 오랜 기간 전선銓選을 맡아 사람을 천거하였어도 그 일처리가 공정하였고 거처에서도 의식이 검소하였다고 한다. 효성도 지극하여 어머니를 섬김에도 조석으로 안부를 살피고 몸소 감지甘旨를 먼저 맛보아, 비록 관직이 높아지고 기력이 노쇠하여서도 이를 폐하지 않았다. 모친상을 당하여 장례를 마친 후 자신의 풍질이 더욱 심해지자, "내가 병이 있은 지가 오래 되었으므로 먼저 죽어 늙은 어버이의 마음을 상할까 두려웠는데, 이제 자식의 일을 다 마쳤으니 죽어도 유감은 없다."라고 하였다.

한계희의 부친 한혜韓惠는 자신의 부친 한상경이나 아들 한계희에 비한다면 그다지 큰 족적을 남긴 인물은 아니다. 태종17년인 1417년에 문무과 복시에서 문과로 합격하여 전사소윤典祀小尹이 되었고, 2년 뒤에는 겸 지사간원사兼知司諫院事가 되었으며, 세종대에는 동부대언同副代言과 우부대언右副代言, 좌대언左代言, 병조참의, 함길도 도관찰사를 지냈다. 그는 문과로 등용되어 여러 벼슬을 지내기는 하였으나 학문적 성취나 정치적 입지에 관한 언급은 없으며 식견이나 인품에 대한 기록도 눈에 뜨이지 않는다. 다만 실록에 기록된 단편적인 내용을 통해 그가 매우 조심성 있고 착하기는 하였으되 실무 능력이 뛰어나거나 민첩하지 못하였음을 짐작할 수 있을 뿐이다. 그가 함길도 도관찰사를 지내며 수령을 감찰하는 임무를 맡았을 때, 함길도의 기민들을 진휼해야 하는 상황에서 세종은 그의 업무능력을 못미더워하였던 듯, 한혜의 성질이 본래 느려서 진휼賑恤을 제때에 해낼 것 같지 않다는 우려를 보이며 일처리에 잘못이 없도록 전심하여 구제할 것을 한혜에게 특별히 유시하고 있다.

한혜는 계미, 계선, 계희, 계순 등 네 아들을 두었는데 계선을 제외하고는 모두 벼슬에 나아갔다. 큰 아들 한계미韓繼美의 처妻는 바로 정희왕후貞熹王后의 언니였으므로 곡진히 총우寵遇를 입었다. 그가 임금의 총애를 받았던 데에는 물론 외척이었다는 이유도 작용하였겠지만, 성품이나 학문적 깊이에 연유한 바가 컸다. 한계미는 사람됨이 용의容儀가 아름다웠을 뿐 아니라 관후寬厚하며 말이 적어서 사람들과 반목하는 일이 없었다고 한다. 뿐만 아니라 임금의 병에 지목받아 입시할 정도로 의학적 식견 또한 갖추었으므로 동생인 한계희의 의학에도 적지 않은 영향을 미쳤으리라 짐작해 볼 수 있다. 자손으로 본다면 형인 한계미의 집안은 한계희 집안보다 영달하지 못하였다. 한계미의 아들인 한의는 공신의 반열에 오르기는 하였어도 그 인물됨이 한계미나 한계희에 미치지는 못하였던 듯하다. 한의는 41세라는 젊은 나이에 졸하였는데, 사신史臣이 졸기에 논평한 내용을 보면 외척으로서 이른 나이부터 외람된 벼슬을 하였으며 법도가 없이 술을 마시며 끊지 못하다가 결국 죽음에 이르렀다며 비판을 가하고 있다.

한계미와 한계희가 임금의 총애를 받자 동생인 한계순도 승지에 오르는 영예를 누렸다. 처음에 문음門蔭으로 세자 우세마世子右洗馬에 보직補職된 이래 누차 천직遷職되고 직급이 뛰어올라 승지와 공조판서, 충청도 관찰사를 지냈고 자헌대부에 이어 정헌대부, 지중추부사를 제수받았다. 졸기에 따르면 한계순은 사람됨이 온량溫良하여 남을 해치는 마음이 없었고 거처에 올바르고 단정하였으며, 일처리는 근실하고 사람을 대함에는 공손하였다고 한다. 그가 받은 시호인 양평襄平은 일로 인하여 공이 있다는 뜻의 양襄과 다스리는 데에 과실이 없다는 평平자를 썼다. 한계순은 비록 자신의 재주나 학식보다는 그 형 한계미韓繼美와 한계희韓繼禧가 세조世祖의 총애를 받은 데에 힘입어 발탁되어서 점차 높은 반열에 이르기는 하였으되 몸가짐에 흐트러짐이 없고 자신의 직책에 충실한 인물이었다.

한계희는 자신보다 27년 먼저 세상을 뜬 정경부인貞敬夫人 여씨呂氏와 함께 광주廣州 남촌南村 영장산靈長山 동향의 벌판에 묻혔다. 여씨는 증호조참판贈戶曹參判 여계呂稽의 딸로 아들 4형제를 낳았으니, 그가 세상을 떠날 당시 사문士文은 통훈대부通訓大夫 강화부사江華府使로 있었고, 사무士武는 통훈대부 군기주부軍器主簿, 사신士信은 선략사맹宣略司猛이, 사개士介는 조봉대부朝奉大夫 상의원별좌尙衣院別坐였다. 딸은 하나인데, 천안군수 이영희李永禧에게 출가하였고, 서자庶子로는 사수士粹와 사준士俊 둘을 두었다.

한계희의 가문은 조선 초기의 명문거족이었으나, 한계희가 역대 임금의 총애를 받은 까닭은 가문의 배경보다는 세종 때 집현전 장서각藏書閣에 상주하다시피 하면서 박람강기博覽講記로 쌓은 학식이 큰 바탕이 되었다. 그는 풍부한 학식과 단정한 성품으로 관직 생활 내내 주변인들의 추중推重을 받았다.

순탄했던 관직생활

한계희는 세종 23년(1441)에 진사가 되고 세종 29년에 식년문과에 급제하여 승문원 정자正字에 보임되었다가 집현전 정자에 뽑혔고, 거기서 영전되어 부수찬 지제교副修撰知製教 상겸경연관常兼經筵官에 이르렀으며, 다시 영전되어 부교리副校理에 이르렀다. 세종은 장서각藏書閣을 수많은 장서를 구비하였는데 한계희는 항시 열람하여 널리 보고 널리 기억하였으니, 세인들이 우세남虞世南의 비서秘書에 비유하여 그를 '세남비서世南秘書'라 칭하기도 하고 '걸어다니는 비서秘書'라고도 하였다.

『성종실록』에는 세조가 문종에게 이르기를, "계희가 경서經書에 밝고 처신을 잘하여 당대에 견줄 사람이 없습니다."라고 하였다고 적고 있다. 잠저 때부터 한계희의 학문과 인품을 인정하였던 세조는 왕위에 오르자 한계희를 각별히 대하였다. 보도교수輔導教授 겸 우문학右文學으로 제수하였고, 세자인 덕종에게 경학을 가르치게 하였다. 이어 좌필선左弼善 사헌부 집의執義를 거쳐 세조 2년에는 예문관 직제학 겸 지제교知製教와 세자우보덕世子右輔德 겸 춘추관기주관春秋館記注官으로 옮겼고, 예종이 세자로 책봉되자 다시 내전에서 세자를 가르치게 하였다. 1458년에는 세자좌보덕世子左輔德 병조참의兵曹參議로 삼았고, 1460년에는 우승지右承旨로 옮겼다가 가선대부嘉善大夫 공조참판 겸 중추원부사中樞院副使로 임명하였고, 1462년에는 가선대부嘉善大夫 이조참판 겸 세자우빈객世子右賓客으로 삼았다.

1463년에 인순부윤仁順府尹이 되었을 때 한계희는 학문을 정밀히 하고 자신이 부여받은 일을 잘 받들어 근근勤謹히 하였으니, 경적經籍을 편집하고 전장典章을 찬술함에 성과가 컸다. 그러나 삼가고 부지런히 하는 와중에 병이 들어 빈사瀕死 지경에 빠진 적이 여러 번이므로, 세조가 이를 몹시 염려하여 친히 기도하는 글월을 지어 기도하기도 하였다. 세조는 한계희의 병이 좀 나아지자 그를 편전便殿으로 불러서 다음과 같이 말했다고 전한다.

경은 내 마음을 가엾게 여기는데, 나는 경의 안색顔色을 가엾게 여긴다. 내가 일찍이 병들었을 적에 경卿이 늘 구해 주었는데, 경이 지금 병이 드니 나 역시 근심이 된다. 그 근심됨이 깊은 고로 경의 이름도 듣고 싶지 않을 지경이었는데 오늘에 경의 얼굴을 얻어 보게 되었다.

이처럼 한계희를 위로하는 마음이 매우 간곡하였으니 세조로부터 받은 총애를 가히 짐작할 수 있다.

한계희는 1465년에 이조판서에 발탁되어 자헌대부資憲大夫로 승진하였고, 다시 정헌대부正憲大夫가 가자加資되었다. 그가 선부選部에 있을 때 올렸던 장계는 매우 잘 알려져 있다. 그는 사람을 가려 선발하는 일의 중차대함을 절감하고는 물려 줄 것을 요청하였으나 세조는 오히려 한계희의 인품을 가상히 여기고 있다. 한계희가 올린 장계는 다음과 같았다.

불초한 신이 전형銓衡에 대죄待罪하여 항상 합문閤門을 열고 사대부를 영접하여 인물을 품제하는 것도 오히려 능히 현우賢愚를 선발하지 못할까 걱정이 되는데, 하물며 계급을 밟아 오르는 격식을 만들고 분주 경쟁하는 것을 엄금하는 이 때에, 바로 눈 못 보고 귀먹은 자로 하여금 소리와 빛깔을 가려내라는 격이오니, 파직하여 주시옵기를 원합니다.

이에 대하여 세조는 한계희의 말이 옳다고 동의하면서 "경의 자리를 이어 맡는 자가 모두 경과 같다면 되는 것이고 경과 같지 않다면 불가하다."는 말로 대답하였으니, 이는 세조가 한계희의 공평관후함을 잘 알고 있었기 때문이다. 한계희가 사람을 추천하는 데에 공정하였다는 사실은 여러 곳에서 전한다. 그는 사사로운 은혜로 친구를 보아주는 일이 없었는데, 친구나 사대부 중 자기 자제의 벼슬을 요구하는 이가 있으면 심히 거절하지 않고 다음과 같이 말했다고 한다.

옛사람이 이르기를, "천거함을 받아들이는데 있어 착한 이를 제폐할 수 없다." 하였으니, 자제가 진실로 어질다면 말하는 사람도 허물될 것이 없고 쓰는 사람도 사私가 아니다. 구태여 고량膏梁의 자제라 해서 조금이라도 거리낌을 두게 되면 인재를 등용하는 대체大體가 아니다.

이처럼 벼슬을 부탁하는 이의 자제를 본 후 어질고 어질지 못함에 따라 쓰고 버리고 하였기에 청탁을 하는 사람들도 그 아량에 굴복할 수밖에 없었을 것이다. 사사로운 은혜를 가볍게 여기고 선물이나 보답을 반갑게 생각하지 않았으므로 자연히 그의 문 앞은 쓸쓸

하여 왕래하는 사람이 적어서 모든 사람들이 한계희를 훌륭하게 여겼다. 그는 인물을 선발함에 있어서 지극히 공정하여 경쟁하는 자를 물리치고 요행을 바라는 자를 억제하였는데, 그가 선발한 자들은 모두 그 당시의 명사로 이름을 날렸다고 한다.

1466년에는 선부選部를 관장하며 숭정대부崇政大夫가 되었고, 세조 13년인 1467년에는 지중추부사知中樞府事가 되었다. 이 해 여름에 이시애李施愛가 난리를 일으켜 절도사와 관찰사, 수령을 죽이고 길주吉州를 점령하여 반역하면서 조정 대신들을 모해하는 유언비어를 퍼뜨렸는데 한계희의 이름도 그 안에 들어 있었다. 이에 세조는 여러 신하를 불러들인 후 이 사건에 관해 처리할 것을 상의하였고, 고발당한 신하들은 모두 물러가 죄를 기다리고 있었는데, 한계희만 그 상황을 알지 못하고 준례에 따라 어전에 들어간 일이 있었다. 그 때 내시가 한계희를 제지하여 한계희가 머뭇거리니 세조가 웃으며, "경은 어째서 늦게 오는가?" 하고는 여러 신하와 더불어 의논하게 하고 대궐 안에 계속 머물게 하여 한 달이 넘어서야 내보냈다. 한계희가 비록 혐의를 받는 처지에 있었지만 평소 한계희의 인품을 익히 알던 세조는 그의 충성심을 의심하지 않았고 그를 끝까지 미덥게 여겼기 때문이다.

세조 14년인 1468년 8월에 세조가 병이 나자 한계희를 불러 입시入侍하게 하였고, 수십 일이 지나 위독해지자 곁에 있던 세자에게 대강의 훈계의 명을 내리고 한계희에게 최후의 명령을 내려 세자에게 선양宣揚하게 하였다. 이 때 세조는 한계희에게 이르기를, "경의 충성심을 알기 때문에 경에게 명하여 나의 어린 자식을 보필하게 하는 것이니, 경은 아무쪼록 내 어린 자식을 잊지 말라. 내 자식도 또한 어찌 경을 잊겠는가. 아마 서로 유익할 것이다." 하였다. 9월이 되어도 세조의 병에 차도가 없자 마침내 한계희를 다시 불러 독대한 자리에서 선위禪位의 뜻을 유시하였다. 세조는 한계희에게 명하여 대보大寶와 곤면袞冕을 세자에게 전수하는 일을 주관하게 하였고, 세자는 꿇고 절하며 받고 나와 정문正門에 좌정하고 백관의 하례를 받았다.

즉위한 예종은 한계희를 불러 독대하는 자리를 가졌고 그로부터 도움을 받게 된다. 예종은 남이南怡 등의 모반사건을 다스린 공으로 그를 추충정난익대공신推忠定難翊戴功臣에 책록하였고 서평군西平君에 봉했다. 이후 숭록대부崇祿大夫로 가자加資되었다. 과거 세조가 귀성군龜城君 이준李浚으로 도총관都摠管을 삼고 남이南怡로 병조판서兵曹判書를 삼자 한계희가 비밀히 장계를 올려 이준은 종친宗親이니 금위禁衛의 군사를 맡겨서는 안 되고 남이는 성질이 거칠고 사나우니 병권을 주어서는 안 된다고 하여 세조가 바로 받아들여 그 날로 다 하직시킨 일이 있었다. 예종이 즉위卽位하자 남이 등이 과연 반역을 도모하였다는 혐의로 사형을 내리고, 이준도 또한 책훈策勳을 폐하였다. 이 일은 한계희가 인물을 선발함에 공정하였을 뿐 아니라 인물을 평가하는 안목이 뛰어났다는 사실을 말하는데 종종 회자된다.

한계희는 성종이 즉위하자 책훈策勳되어 지경연사知經筵事를 겸하였다. 그는 신륵사를 영릉英陵 보호사찰로 중창하여 보은사로 개명改名하는데 도제조로 참여하였고 『경국대전經國大典』 찬술하여 간행하는 데에 제조로 참여하였다. 1470년에는 낙산사기落山寺記를 짓기도 하였다.

1471년인 성종 2년에는 순성명량경제純誠明亮經濟 좌리공신佐理功臣에 책록되었으며, 이후 간경사업刊經事業에 중심이 되어『능엄경楞嚴經』, 『법화경法華經』「육조해六祖解」,『금강경金剛經』「삼가해三家解」,『원각경圓覺經』「심경心經」,『영가집永家集』등의 경인經印 보급에 진력하였다.

성종 10년에는 의정부 좌찬성左贊成이 되어 성종이 선정치민善政治民하는데 정치의 중심이 되었다. 성종 13년(1482) 윤8월 19일 향년 60세로 졸하니 성종成宗은 조회朝會를 사흘간 폐하고 극진한 예우로 장사토록 하고 문정공文靖公의 시호를 내렸다.

성종은 한계희 생전에 한계희에게 사패지賜牌地를 내려주려 하였으나 한계희는 이를 극구 사양하였다. 그러나 성종의 끈질긴 사패지 하문下問으로 말년에서야 하사받았다. 한계희는 "군이 묻힐 자리를 주신다면 대왕의 태실胎室 옆 한자리를 주심이 어떻겠느냐"고 하였고, 이에 성종이 쾌히 응낙하여 태실胎室을 광주군 태전리로 옮기고 율리栗里 일대를 사패지로 내려주어 현재의 능침陵寢 자리에 묻힐 수 있었다.

고매한 인품과 학문세계

그의 집안은 조선 초기의 명문거족으로서 처음 벼슬길에 오르면서는 가문의 배경이 도움 되기도 하였다. 그러나 세종 때 집현전 장서각藏書閣에 상주하다시피 하면서 서적을 두루 읽고 뛰어난 기억력으로 쌓은 학식이 큰 바탕이 되어 관료로서 성공적인 삶을 걸었다. 학식과 단정한 성품으로 주위로부터 추중推重을 받았으며 특히 서거정과 교분이 두터웠다.

서거정의 말을 인용하자면, 한계희는 나면서부터 특이하고 천성이 단정하여 함부로 말하거나 웃지 않았고 동작이 저절로 예에 합하여 염연히 장성한 사람 같았다. 그는 평일에 해득한 것과 의심난 것을 어진 스승과 친구에게 질문하며, 정신을 가다듬고 생각을 모아 밑바닥에 쌓인 것을 해득하지 못하면 그만두지 않았으니, 이로 말미암아 소견이 더욱 고명해지고 얻은 바가 더욱 정밀하여 동료들에게 크게 추앙을 받았다. 평소 공무의 여가에 모여 앉으면 대부분 고상한 담화와 특이한 의논으로 훌륭한 문장을 서로 자랑하지만 한계희만은 홀로 단정히 앉아 용모를 정답게 하며, 책 한 권을 손에 쥐고 읽으며 마음으로 묵상하여 주변의 담화에 거리를 두었으므로 사람들이 그를 어렵게 여겼다.

한계희의 박식하고 고매한 성품은 그의 졸기에서도 확인된다. 그의 졸기를 기록한 사관은 논평에서 그의 사람됨을 다음과 같이 표현하였다.

한계희는 천품이 검소하고 간결하며, 분잡하고 화려한 것을 좋아하지 아니하여 온 집안이 초라했으며, 좌우에는 도서뿐이었다. 소시少時에 집현전에 뽑혀 들어갔을 적에도 동료들이 매우 경외하여, 온 좌중이 웃으며 농지거리를 한창 하다가도 공公이 밖에서 들어오는 것을 보면, 곧 조용히 하고 아무 소리도 없었다.

한명회로 대표되듯, 당시 청주 한씨는 매우 유력한 집안이었다. 게다가 한계희는 당시 권력의 정점에 위치하고 있었다. 그럼에도 불구하고 한계희의 살림은 궁색하기가 극에 달하여 자녀의 혼수걱정을 해야 할 정도였다. 그의 집에는 언제나 책만 가득하였고 항상 책 읽는 소리만 들릴 뿐, 권력이나 재물과는 거리가 멀었기에 자연히 사람들의 발길이 뜸하여 오가는 사람 없이 조용하였다.

『연려실기술』에 따르면 한계희는 한명회의 재종형으로써 여러 대의 명망과 부귀가 혁혁하였음에도 불구하고 홀로 개결한 지조가 있어서 봉록의 수입으로 종족 중에 외로운 자와 홀어미 된 이들을 돌봐주었으므로 가세가 가난하여 조석을 거친 음식으로 때웠다. 이러한 형편은 나아질 줄 몰라 늙어서는 더욱 가난이 심하였다. 그의 형 계미가 이를 민망히 여겨 때로 구휼하였으나 사양하고 받지 않았다고 전한다.

한계희는 성종成宗이 권유한 청백리 지정도 받지 않았으며, "흉년에 백성들은 한 끼도 못 먹는데 내 어찌 세끼를 다 먹을 수 있으리오." 하고 조석 두 끼만 식사하는 것도 밥과 죽으로 연명하였다. 형편이 이러하자 급기야는 한명회의 제안으로 대소일가가 모여 문서를 작성하여 흥인문 밖 고암리(현재의 안암동 고려대학교 근처) 논 10섬 지기를 억지로 받게 하였다. 한계희가 이 역시 쉽사리 받았을 리 만무하다. 결국 그는 논은 받았으나 여기에서 나오는 소출은 집에 들어오지 못하게 하고 인근에 가장이 병든 집이나 가난한 선비, 과부, 고아 등 살림이 어려운 집에 골고루 나누어 주도록 하였다. 그의 사심 없는 깨끗한 삶을 짐작할 만하다. 성현들의 삶을 본받아 몸소 실천하며 살았으니 그는 권력을 즐기는 관료보다는 오히려 이타행利他行을 실천하는 선비의 삶을 살았다.

한계희의 가장 큰 벗은 서거정이었다고 해도 과언이 아니다. 서거정은 한계희의 인물됨에 관하여 다음과 같이 적었다.

공은 자품과 성질이 간결하고 추중하며, 지조와 행동이 단정하고 순일하며, 평소에 세운 뜻은 의연히 옛사람으로써 스스로 기약하며, 학문이 정숙하고 식견이 고매하여 사기辭氣에 나타나고, 의론에 발로된 것이 명백하고 정대하여 조그마한 힘도 없었다. 그리고 관에 거해서는 공公을 받들고, 일을 행하는 데는 정正을 지켜 청백으로 몸을 갖고, 사람과 상대할 적에는 먼저 자신이 겸양하여 일찍이 애안崖岸을 세워 남보다 특이한 것을 내보이려 하지 아니하며, 국가의 대사를 처결하는 마당에 임하면 누구도 감히 범접할 수 없었고, 집에 있을 적에는 검약儉約하여 자봉自奉이 심히 박하며, 상죽像竹 소리를 듣지 아니하고, 분대粉黛의 여색을 접근하지 아니하며, 일실一室의 도서圖書로 담박한 생활을 하였고, 우리 세조의 지우知遇로 천재일시의 기회를 얻었으나, 총애가 지극할수록 마음은 더욱 조심하고, 지위가 높을수록 더욱 나직하였다. 열성列聖이 서로 계승한 후에도 돌보아 주신 은혜가 더욱 융성하였는데, 공은 능히 명절名節을 닦아서 시종을 보전하였으니 아, 거룩하도다.

　한계희의 깨끗하고 지조 있는 성품을 논하는 서거정의 묘사가 자못 절절하다. 한계희의 비명 역시 서거정이 썼는데, 서거정은 자신을 낳아준 이는 부모지만 자신을 알아준 이는 한계희였다며 그를 잃은 슬픔을 토로하고 있다. 서거정은 그의 인품을 백옥과 봉황에 비유하며 명銘을 남겼다. 서거정의 문집에 남아있는 한계희에 대한 만사挽詞를 보면 그들의 교유가 젊은 시절부터 시작되어 노년까지 이어져왔음을 알 수 있다. 서거정은 자신들의 관계가 돈후함을 후한後漢 때의 뇌의雷義와 진중陳重에 비유하였고 한계희의 학문적 높이를 기려 한유에 빗대 표현하였다. 다시는 인간 세상에서 이러한 옥과 같은 인물을 보지 못할 것이라고 하였을 만큼 한계희에 대한 서거정의 평가는 각별하였다. 서거정은 오랜 기간 한계희와 벗으로 지냈지만 세월을 거듭할수록 한계희에 대한 벗 이상의 경외감을 간직했던 것 같다.

김수온과 함께 한 불경간행

『의방유취』 교정에 참여하기도 하였던 김수온은 형인 승려 신미와 함께 왕실에서 불경 간행 사업에 활발하게 관여한 바 있다. 김수온과 한계희는 모두 왕실에서 주관하는 불경 간행과 불사에 앞장섰다는 공통점이 있지만 이 두 사람의 성향은 매우 상반된다. 김수온은 고려시대 이래로 불교를 숭상해 온 외가의 분위기 속에 자랐고 그의 형 신미는 당대의 명승으로 이름을 날렸다. 김수온의 모친은 김수온이 출가할 것을 유언으로 남길 만큼 불교에 독실하였고, 김수온 자신도 출가하고자 하는 뜻을 한 차례 밝혔다가 훗날 조정에서 논란거리가 되기도 하였다. 반면에 한계희의 불교적인 성향은 전면에 드러나지 않는다. 다만 그의 박식함으로 미루어 보았을 때 불교나 도가의 사상까지도 모두 소화하였으리라는 짐작을 할 수 있을 뿐이다. 예종 대에 간경도감 제조를 겸하고 있던 한계희는 당시에 간경도감 정파 논의가 대세였음에도 불구하고 이를 반대함으로써 주위의 멸시를 받기도 하였다.

간경도감은 불경佛經의 번역과 간행 사업을 위하여 궁중에 설치한 기관으로, 세조 7년에 처음 설치되었으며 성종 2년이 되어서야 폐지되었다. 성종이 즉위하자 초기부터 간경도감 혁파에 대한 상소가 이어졌다. 도감이라는 명칭은 임시로 설치하는 아문에 붙이는 이름으로, 일이 끝나면 파하는 것이 원칙이다. 그러나 성종이 처음에 상소에 응답한 바와 같이 아직 세조의 뜻을 완성하지 못한 바가 있었기 때문에 파하지 않았던 것이었다. 그러나 성종2년에 간경도감에서 포 50필을 들여 중국에서 불서를 구해오려 하자 불교의 폐단과 간경도감 혁파를 논하는 사간원의 상소가 다시금 빗발치게 되고, 이에 성종은 마침내 간경도감을 파하게 된다. 한계희가 간경도감 제조로 일하면서 간경도감 정파를 반대한지 3년, 간경도감이 설치된 지 10년 만의 일이었다.

한계희가 김수온, 신미와 함께 여러 불경을 간행하는 데에 참여하였고 간경도감의 제조까지 겸직하였던 것은 그가 불경에 대한 폭넓은 지식과 불교에 대한 깊이 있는 이해를 지니고 있었다는 사실을 전제로 한다. 실제로 혜성이 우리나라에서 관측되자 대신들 사이에서 기양祈禳, 즉 재앙을 물리치기 위한 기도를 드려야 한다는 논의가 일어났는데, 예종은 불경에 기양하는 술법이 있는지 한계희에게 물어보도록 전교를 내린다. 예종대까지만 해도 세종대 이래로 유지되어 온 불교에 대한 호의적인 태도가 남아있었음을 보여주는 한편, 한계희가 간경도감 제조로서 불경에 관해 해박한 지식을 갖고 있었음을 말해주는 대목이다. 결국 기양 의례는 한계희와 도승지의 논의를 통해 소격전과 내불당에서 모두 이루어졌다.

한계희가 관여한 불경사업은 신미나 김수온과 함께 참여한 것이 많은데, 그 중에 『영가집언해』, 『원각경언해』, 『반야바라밀다경언해』, 『대불정수능엄경』, 『법화경언해』 등이 있고, 함허涵虛의 『금강경오가해설의金剛經五家解說誼』를 교정하여 간행하는 등 불전의 국역과 유통에 공헌하였다.

『신응경』의 서문을 짓고 『의방유취』를 간행하다

한계희는 당시 임원준과 함께 『의방유취』 간행의 책임 인물 중 한 사람이었다. 기록상으로 분명히 제시된 것은 없으나 성종 8년(1477)의 『의방유취』 인행 기록을 보면 한계희와 임원준, 권찬이 『의방유취』 30질을 간행하여 올렸다는 내용이 나온다. 임원준의 의학적 역량과 식견으로 볼 때 『의방유취』 간행에 주도적 역할을 한 이는 분명 임원준이었겠지만, 한계희 역시 주요 측근이자 의학적 역량을 인정받은 관료의 한 사람으로서 『의방유취』 간행에 깊숙이 참여할 만큼의 식견과 재능을 지닌 인물이었다. 그는 왕실 안팎에서 그러한 재능을 인정받았을 뿐 아니라 의학사에도 뚜렷한 족적을 남겼다.

의학에 대한 그의 관여와 책임은 『의방유취』에 그치지 않았다. 1474년에 간행되고 이후 여러 차례 중간되면서 조선 시기 침구의학의 주요 임상서로 자리매김한 『신응경神應經』 또한 한계희의 손을 거쳤다. 『의방유취』를 찍어내는 데 3년이 걸렸다 하였고 『의방유취』를 간행하여 올린 때가 1477년이었으니, 『의방유취』 교정 작업이 끝나고 비로소 인쇄 작업이 시작되던 무렵에 이 책을 간행한 것으로 보인다. 한계희는 직접 『신응경』의 서문을 지어 올렸다.

그의 서문은 침구전문분과 설치에 대한 말로 시작된다. 1472년에 예조禮曹에서 마련한 의학권장조건醫學勸勵條件을 보면 이미 성종 3년에 침구전문분과에 대한 설치가 논의되었음을 알 수 있다. 이 의학권장조건은 습독관 제도를 정비하고 사맹삭에 처치지는 의학생도들의 취재 과목을 체계화하는 한편, 의생들의 학업 성취도를 높이는 권징사항들을 주 내용으로 하면서 침구에 관한 전문 분야를 따로 설치하자는 건의가 포함되어 있다. 즉, 성종 초에 침구전문분과에 대한 요구가 있었고 이러한 요구에 부합하는 침구전문교육체계가 마련되어 가는 정황을 짐작할 수 있다. 이처럼 침구 교육에 대한 요구가 무르익은 환경에서 다음 해인 성종 4년(1473)에 일본의 사신 일행이 『신응경』을 바쳤고, 바로 이듬해인 성종 5년(1474)에 왕명으로 이 책을 간행하게 된 것이다. 다시 말해서 『신응경』이라는 침구임상 전문서의 간행은 일본인들을 통해 중국의 의서를 습득함으로써 이루어진 우연한 사건이라 보기 어렵다. 이미 당시의 조선 사회에서 침구 임상 기술과 교육에 관한 절실한 요구들이 존재하였기에 이 책이 조선의 의료현실에서 담당할 수 있는 역할을 정확히 간파할 수

『신응경(神應經)』. 보물 제1180호로 지정되었다. 성종 5년(1474)에 목판본으로 간행하였고 인조 21년(1643)에는 훈련도감자판으로 다시 간행하였다. (출처: 문화재청)

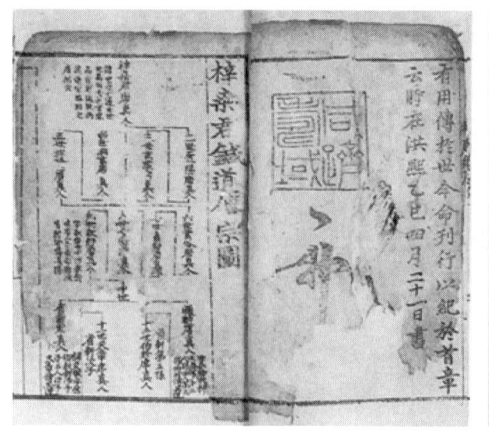
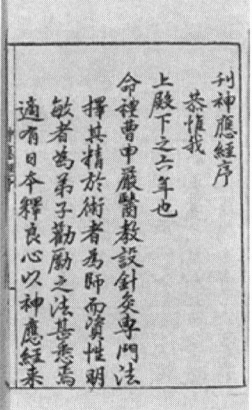

있었던 것이다.

『신응경』은 본래 중국 명나라의 진회陳會가 지은 것을 1425년에 다시 유근劉瑾이 교정 증보한 침구전문서적이다. 성종 4년(1473)에 일본의 사신 일행을 따라 온 승려 양심良心이 『팔혈구법八穴灸法』이라는 서적과 함께 임금에게 이 책을 진상하였고, 성종은 다음해에 이 두 가지를 묶어서 간행하게 하였다. 이 책은 인조 21년(1643)에 훈련도감 활자로 인쇄되었다는 기록이 남아있고, 『고사촬요攷事撮要』에도 진주에 책판이 있다고 기록되어 있다. 이 외에도 수많은 필사본들이 제작되어 현재까지도 많은 수가 전해진다. 이처럼 『신응경』은 여러 차례 중간되고 수많은 의학자들에 의해 다시 필사되어 전해졌을 만큼 조선시대에 중요한 의서로 활용되었다. 현재 전해지는 판본은 규장각에 보관되어 있는데 이는 1643년에 김육金堉이 발문을 달아 내의원에서 간행한 판본이다. 여기에는 원저자의 1425년 서문과 조선에서 발행하였을 때 한계희가 쓴 1474년의 초판 서문 및 중간본의 발문이 들어 있다.

한계희는 서문에서 『신응경』을 간행하게 된 경위와 책의 구성 및 이 책의 효용성에 대하여 논하였다. 『신응경』을 간략히 평한 부분을 보면 "절량법折量法과 보사법補瀉法은 옛 성현들이 다 밝히지 못한 부분을 밝혀 놓았고, 취혈에서도 옛 사람들이 다 펼치지 못한 내용을 펼쳐 놓았으며, 긴요하고 중요한 것만을 모았기에 효과를 보는 경우가 많으니, 그 문장은 간략해도 널리 사용 가능하다.[折量 補瀉法 皆古賢所未發者 其取穴 又多有起發 古人所未盡處 其所著穴 皆撮其切要 而得效多者 文蕳而事周]"고 하였다. 신응경의 본문을 보면 제풍, 상한, 담천해 수, 제반복통, 적취창만 등 임상 증후에 따라 취혈처를 기술하는 방식으로 구성하였다. 복통부를 보면 복통의 일반적인 취혈에 대해 먼저 나열한 후, 부위와 양상에 따라 다시 세분하여 취혈법을 기술하고 있다. 이에 대하여 한계희는 "증상과 혈자리가 일목요연하므로 성상께서 찬탄하셨다.[證與穴瞭目 聖上嘉歎]"고 하였으니, 실용적 침구서에 대한 당시의 요구에 시의적절하게 부합하는 의서였다고 할 만하다. 이러한 실용성으로 인해 조선 후기에도 간행을 거듭하였고 필사본으로도 널리 유포되어 임상가들에게 널리 활용될 수 있었다.

한계희의 서문에서 드러나는 또 한 가지 특징은 실용성과 간편함을 추구하는 당시 의학의 경향이다. 이미 향약의학이라는 굵직한 흐름으로 의학기술의 활용성을 높이고 보편성과 접근성을 높여 놓았지만, 여전히 약재와 처방을 구하는 일은 서민들에게는 어렵기만 하였음이 그의 글 속에 나타나 있다. 한계희가 쓴 서문의 일부를 살펴보면 다음과 같다.

> 신이 가만히 생각건대, 의원이 구료하는 방법에 약이藥餌와 침구鍼灸를 치우치게 하는 폐단이 있어서는 안 되니, 다만 국내에서 생산되는 약이 많지 않으므로 구하려 해도 시장을 전전한들 얻기가 어려울 뿐 아니라 진짜와 가짜, 묵은 것과 새것을 두루 꿰뚫기도 어렵습니다. 그러나 침과 뜸으로 말하자면 재물을 소비하면서 먼 곳에서 구해오는 수고를 하지 않아도 될뿐더러 채집하고 말려서 약을 지어야 하는 어려움도 없습니다. 침 한 방과 뜸 한 장이면 처방전이 없어도 준비된 채 응할 수 있고 손바닥 사이에서 쉽게 운용할 수 있으며 담소하는 가운데에서 판별

할 수 있습니다. 그리하여 빈부와 귀천, 장소의 원근이나 병의 완급을 불문하고 적중하지 않는 경우도 없고 마땅치 않은 경우도 없습니다. 약의 힘이 미처 공격하지 못하는 곳에서 항상 효과가 나므로 그 공용이 신묘합니다. 그런데도 용렬한 의원이 이를 잘 알지 못하고 비천한 것으로 여기며 심지어는 모욕하면서 쓰지 않으려고까지 합니다. 그러므로 이 세상의 병든 자들이 생사生死와 요수夭壽를 모두 무당이나 음사淫祀에 맡기고 있으니, 어찌 애통하지 않겠습니까. 성상께서는 이런 점을 민망하게 여기시어 전문專門을 설치하고 과정課程을 더욱 엄하게 하였습니다. 그런데 마침 먼 외방에서 와서 바친 것이, 진기하여 완상할 만한 이상한 물품이 아니라 백성들을 구제하고 세상을 구제할 수 있는 신묘한 처방이었는바, 이를 기약하지도 않았는데 가지고 와 바쳐 백성들을 아끼고 만물을 사랑하는 성상의 성대한 덕에 부응하였으니, 이것이 어찌 우연한 일이겠습니까.

위의 내용을 살펴보면, 의술의 내용을 약이와 침구로 구분하면서 침구의 편리함과 실용적인 측면에 관해 논하고 있다. 당시에 물론 향약이 보급, 장려되어 민간에서 보편화되어가는 흐름을 형성하는 과정이었지만, 약재 확보에 있어서 지역적, 계층적 제한이 분명히 존재하였기에 일반 백성들이 그 혜택을 고루 입기는 어려웠을 것이다. 조선 초기 의료제도를 정비하고 의서를 널리 보급하여 국가적인 의료 수준을 상향 조정해야 한다는 사명을 지녔던 이들에게 침구 치료는 보다 효율적인 방편으로 떠올랐을 것이다. 『의방유취』라는 거질의 의서를 펴내는 과정에서 이러한 고민은 더 깊어질 수밖에 없었다. 그러했기에 일본 승려를 통해 들어온 명나라 침구서가 그토록 반갑게 받아들여졌고 이후에도 폭넓은 반향을 일으키며 오랜 세월 유지될 수 있었던 것이다. 한계희는 『신응경』 서문의 말미에서 병고가 생겼을 때 의원을 찾기 전에 먼저 무당에게 의탁할 수밖에 없었던 백성들의 처지를 안타깝게 여기면서 보다 실질적인 방법으로 백성들의 질병을 구료할 수 있기를 바라는 마음을 기록하고 있다.

의학세계

한계희의 박식함은 의학에 있어서도 예외가 아니었다. 한계희는 당대의 관료들 중에서도 의학적 식견이 뛰어난 자로 명망이 높았다. 한계희는 정치적 파란을 비켜가며 비교적 순탄한 관직생활을 보냈고 그 과정에서 자신의 의학적 식견을 임금 곁에서 충분히 펼칠 기회를 가졌다. 실록에는 그의 형인 한계미, 그리고 임원준과 함께 세자나 임금의 질병 진찰을 위해 입시한 기록이 여러 차례 나온다. 특히 한계희와 임원준은 임금의 최측근에서 내의들과 더불어 임금의 건강을 위해 적극적인 역할을 담당했던 것으로 보인다. 뿐만 아니라 성종대에 한계희는 실질적인 내약방의 지휘관 격인 약방제조를 겸직하기도 하였다.

인품과 박식함에 의학적 식견까지 갖추었던 한계희는 세조의 깊은 신뢰를 받았다. 세조는 의학에 대한 학문적 관심이 높아 『의약론醫藥論』을 저술한 바 있는데, 간행 시 주해는 임원준이 달게 되지만 세조가 처음 저술 후 보여준 이들은 바로 한계희와 노사신으로 기록되어 있다. 한계희는 세조의 신임을 받고 있었을 뿐 아니라 의학적인 지견 또한 인정받고 있었기에 자신의 저술에 관한 견해를 묻고 의논을 나누었던 것으로 여겨진다.

한계희의 의학 지식은 이론적인 부분에 머물지 않고 실질적인 임상기술에까지도 이르렀던 것으로 보이는데, 처방에 관한 의논이나 증후 진단에 참여하였다는 기록이 이를 뒷받침한다. 세조 3년, 세자가 병이 났을 때에는 정승들을 비롯하여 한계미, 한계희, 임원준 등이 내의와 함께 복약을 의논하고 간병하였다는 기록이 나온다. 여기에서 삼정승과 내의 이외에 등장하는 인물들이 주목되는데, 이들의 공통점은 당대의 내로라하는 관료들로서 의학적 식견을 인정받던 이들이었다는 사실이다. 세자가 병이 났을 때 임원준과 한계희를 의관들과 함께 입시시켜 병을 돌보도록 하였다는 것은 이들에 대한 세조의 깊은 신뢰를 보여줄 뿐 아니라 이들의 의학적 식견이 당시의 의관들 못지않은 수준이었음을 시사해 준다.

세조 9년에 세조가 병이 나자 한계희에게 입시入侍하라는 명령을 내리고 예종이 나이가 어리므로 뒷일에 속한 것은 일체 한계희에게 위임하였는데, 비록 종척宗戚이나 근시近侍들이라 해도 그 자리에 참여하여 듣지 못했다고 한다. 이 때 한계희는 직접 약을 조제하여 올렸다고 하는데, 병이 호전되자 세조는 여러 차례 선물을 내려 치하하였다.

실록을 기록한 사관의 말을 빌자면, 임원준과 더불어 한계희는 당시의 관료들 중에서도 의방에 대한 지식이 풍부한 이로 손꼽혔다. 세조의 병이 낫고 강희맹, 노사신, 한계희, 임원준을 불러 대렵도 노름을 시킨 기록을 보면 이들 중 임원준이 의방에 가장 정통하였고 한계희가 그 다음이라고 한 데에서 이를 알 수 있다. 한계희와 임원준은 이후 성종대에 『의방유취』 간행 사업에서도 주도적인 역할을 맡게 되는데 임금이나 왕실에 의료적 요구가 있을 때마다 이들 둘은 거의 함께 거론되거나 등장함을 발견할 수 있다.

세조 12년에 임금에게 병이 나자 한계희와 임원준, 그리고 의관

김상진이 곁을 지키며 계속 시중을 들었다는 기록이 나온다. 이때 세조는 중간에 차도가 있자 한계희, 노사신, 내의 전순의, 김상진 등을 함께 불러 대렵도 노름을 하게 하기도 하였다. 또한 병을 앓는 중에 자신이 꾼 꿈에 대한 이야기를 임원준, 한계희, 김상진에게 해 주었는데 한계희의 의학지식은 세조와의 대화에서도 드러난다. 세조의 얘기를 들어보면, 자신이 꿈속에서 생각하기를 현호색을 먹으면 병이 나을 것 같아서 이를 먹었더니 과연 가슴과 배의 아픈 증세가 덜어졌다며 이 약이 무슨 약인지 묻고 있다. 당시 임원준과 내의 김상준도 함께 입시해 있었지만 이에 대한 대답은 한계희로부터 나온다. 한계희는 현호색이 본래 흉복통을 다스리는 약임을 확인시켜 준다. 세조는 한계희의 말을 듣고는 현호색을 가미한 칠기탕을 복용하였으며 실제로 약효를 거두어 병을 치료하게 된다. 이 기록은 비록 짧은 내용이지만 다양한 면면을 엿보게 한다. 뛰어난 의학적 지식을 보유한 임원준, 그리고 내의가 함께 배석한 자리였음에도 한계희가 스스럼없이 자신의 의학적 지식을 피력하였던 것은 그만큼 탄탄한 지식이 갖추어져 있었기에 나올 수 있었던 자신감이 아니었을까. 또한 한계희의 한 마디를 듣고 세조가 바로 실천에 옮겼다는 사실은 한계희의 의학적 식견에 대한 세조의 신뢰가 있었기에 가능한 일이었을 것이다.

세조의 마지막 임종을 지킨 이들도 한계희와 임원준이었다. 세조 15년 되던 해에 임금의 상태가 악화되자 한계희와 임원준을 불러들였고, 세조는 생전에 자신이 그토록 총애하며 학문과 의술로 소통하던 한계희와 임원준 앞에서 임종하였다.

성종대에 한계희는 약방제조를 겸직하게 된다. 내의원은 공식적인 기구를 일컬을 때 주로 사용되는 명칭이며, 왕실의 입진과 각종 치료를 담당하는 기관으로서는 대개 약방으로 일컬어졌다. 관직명 역시 내의원제조로 불리기도 하지만 약방제조가 보다 일반적으로 사용되던 관직명이다. 약방의 책임자는 도제조인데 영의정이 겸직하게 되며, 제조는 정2품, 부제조는 승지가 겸직을 하는 것을 원칙으로 하였다. 입진과 의약의 진두지휘는 도제조가 맡아서 하지만 제조와 부제조 역시 함께 처리하거나 업무를 대신하였다. 이들의 가장 중요한 역할은 입진과 의약인데, 입진을 하여서는 도제조나 제조가 먼저 임금의 증후를 문진하게 된다. 증후를 묻는 문진은 증상과 치법에 대한 깊은 이해와 실전 경험을 바탕으로 하는 과정이다. 『승정원일기』의 약방 입진 기사 속에 등장하는 약방 도제조나 제조의 문진 내용을 통해 이들의 의학적 깊이를 가늠해 볼 수 있는 것도 이러한 이유가 있기 때문이다. 의약議藥, 즉 약을 의논함에 있어서는 실질적으로 도제조나 제조의 역할보다는 삼청三廳, 즉 본청本廳, 침의청鍼醫廳, 의약동참청議藥同參廳의 수의首醫들의 역할이 컸다. 이러한 삼청 체계는 이후 인조와 효종, 현종 대를 거치면서 비로소 확립되게 되므로, 한계희가 제조로 활동하던 당시에는 의관들이 입시하여 진찰하거나 약을 의논할 때에 오히려 도제조나 제조, 부제조의 역할이 상대적으로 중요하였으리라고 생각해 볼 수 있다.

성종 7년은 한계희가 약방제조를 겸직하던 무렵인데, 성종은 한계희와 임원준, 조지경을 불러 자신의 종기를 보이고 치료를 강구하게 하였다. 한계희 역시 빠지지 않고 함께 등장한다는 사실에서 임원준과 한계희의 의학적 동행 관계를 다시 한 번 발견할 수 있다.

한계희의 의학적 식견은 집안의 분위기를 통해 형성된 것으로 추정된다. 한계희의 조부인 한상경은 오랫동안 풍질을 앓았다고 되어 있다. 지식인들은 의학지식에 대한 접근이 쉬웠고, 당시의 사회적 분위기로 볼 때 처방지식이나 약물지식을 비교적 풍부하게 갖고 있었으므로 한상경 역시 평상시 자신의 건강을 유지하기 위해 의학적 식견을 넓혔으리라 짐작하기는 어렵지 않다. 이는 한계미의 의학에 대한 관심을 통해서도 드러난다. 왕실의 사위로 임금의 총애를 받았던 한계미는 의학적 식견 또한 갖추었기에 세조와 그의 세자가 병을 앓을 때 처방을 의논하는 데에 참여하였을 뿐 아니라 최측근으로서 한계희, 임원준과 더불어 곁에서 간병하는 일을 맡기도 하였다. 두 살 터울이었던 한계희는 그러한 한계미의 영향을 받아 의학에 빨리 입문할 수 있었을 것이다. 무엇보다 박식함을 자랑하던 한계희였기에 형인 계미에 비해 더욱 깊이 있고 폭넓게 의학에 접근할 수 있었을 것이고 성종 대에 이르기까지 왕실의 질병구료 일선에서 논의하는 일이 가능하였을 것이다.

임원준과 한계희는 『의방유취』 편찬과 관련하여 직접 거론되는 두 인물이다. 임원준은 문신이자 의학자로서 경서 뿐 아니라 풍수와 의학에도 정통한 인물로 일컬어진다. 의학에 있어서는 당시의 문신들 가운데에서 으뜸으로 꼽힐 만큼 식견이 뛰어났으며 세조가 저술한 『의약론』을 주해하기도 하였다. 이 둘은 왕실에서 의약과 관련된 일을 함께 돌보면서 가까이 지냈을 뿐 아니라 임금의 총애와 신뢰를 받아 세조의 건강자문 역할을 함께 맡아서 하였다. 세조 역시 『의약론』을 손수 지을 만큼 의학에 대한 관심이 컸으므로 이들의 관심사에는 접점이 많았을 것이고 대화에도 깊이를 더하였을 것으로 여겨진다. 세조는『의약론』에서 질병의 한열을 분별해야 함을 강조하였는데, 이는 비단 한열 뿐 아니라 팔강八綱에 따른 질병 진찰의 중요성을 말한 것으로 보인다. 또한 병의 신구新舊에 따라서도 약 쓰기를 달리해야 함을 논하였는데 이는 초병初病과 초구병稍久病, 구병久病에 따라 치료 전략을 달리해야 한다는 삼법三法의 원칙, 다시 말해서 초병에는 맹치猛治를 해도 되지만 초구병에는 관맹寬猛을 겸하여 치료해야 하고, 구병에는 관치寬治, 완치緩治해야 한다는 한의학 임상의 기초 원칙을 다시 한 번 밝혀놓은 것에 다름 아니다. 또한 세조는 여덟 가지 부류의 의원에 관해 논하고 있는데, 이처럼 의원에 대한 예민한 촉각을 가진 세조였기에 그가 인정하고 신뢰한 임원준과 한계희, 한계미의 의술과 인품을 짐작하고도 남음이 있다.

세종5년(1423)	태어나다.
세종23년(1441)	(19세) 진사시進士試에 급제하다.
세종29년(1447)	(25세) 식년문과式年文科에 급제하여 집현전集賢殿 정자正字에 선임되다.
세조1년(1455)	(33세) 잠저 때부터 세조로부터 학문과 인품을 인정받다가 교리校理 겸 문학文學이 되어 세자인 덕종에게 경학經學을 가르치게 되다.
세조3년(1457)	(35세) 예문관직제학藝文館直提學, 세자우보덕世子右輔德이 되다. 후일의 예종인 해양대군海陽大君이 세자로 책봉되자 왕명으로 다시 내전에서 세자를 가르치다.
세조4년(1458)	(36세) 좌보덕左輔德, 지병조사知兵曹事를 거쳐 병조참의가 되다.
세조6년(1460)	(38세) 우승지가 되다.
세조7년(1461)	(39세) 좌승지, 공조참판을 거쳐 중추원부사가 되다.
세조8년(1462)	(40세) 이조참판吏曹參判에 올라 세자시강원 우부빈객을 겸임하다.
세조9년(1463)	(41세) 인순부윤仁順府尹이 되다.
세조11년(1465)	(43세) 이조판서가 되다.
세조13년(1467)	(45세) 중추부사가 되다.
세조14년(1468)	(46세) 세조의 병석에 들자 조약調藥의 임무를 맡다. 세조의 병이 위독하여 내전에서 예종에게 전위傳位할 때 배석하여 대보大寶와 곤면袞冕을 세자에게 전하는 일을 주관하다.
예종 즉위년(1469)	(47세) 남이南怡의 옥사獄事를 다스리는 데 공을 세워 추충정난익대공신推忠定難翊戴功臣 3등으로 책록되고 서평군西平君에 봉해지다.
성종2년(1471)	(49세) 순성명량경제좌리공신純誠明亮經濟佐理功臣 2등에 책록되다.
성종8년(1477)	(55세) 『의방유취醫方類聚』 30질帙의 인본印本 간행을 주관하다.
성종9년(1479)	(57세) 좌찬성左贊成에 오르다.
성종13년(1482)	(60세) 졸卒하다.

서거정

徐居正

가계와 인맥

서거정徐居正의 본관은 대구 달성達城으로, 자는 강중剛仲이며, 옛 자는 자원子元이고, 호는 사가정四佳亭이다. 세종 2년(1420)에 태어나 성종 19년(1488)에 졸하였다. 세종 26년(1444)에 급제하고, 세조 3년(1457) 중시重試, 세조 12년(1466) 발영시拔英試, 세조 12년(1466) 등준시登俊試 등 세 과에서 발탁되었다.

아버지 서미성徐彌性은 고려 말인 우왕 9년(1383)에 태어나 세종 13년(1431)에 졸하였으며, 자는 자상子常이다. 정종 1년(1399) 사마시에서 생원 1등으로 합격하였고, 달성부원군達川府院君에 추증되었다. 조부는 판서判書에 증직된 호조전서戶曹典書 서의徐義이며, 증조부는 참판參判에 증직된 판전객시사判典客寺事 서익진徐益進이다.

증직贈職은 국가에 공로가 있는 사람에게 죽은 뒤에 품계 및 관직을 추증追贈하여 영예를 누리게 한 일로서, 공양왕 3년(1391)에 2품 이상은 3대代, 3품은 2대, 4-6품은 부모까지를 증직하는 제도를 확립시켰다. 서미성의 아버지와 할아버지가 증직된 것으로 보아 서미성이 3품의 지위에 올랐다는 것을 알 수 있다. 실제로 세종 5년(1423) 종3품인 사헌부司憲府 집의執義로 있을 때 방탕한 생활을 하는 양녕대군을 탄핵하였고, 이후 정3품인 평안도 안주安州 목사牧使를 지냈던 기록이 있다.

또한 할머니 언양彥陽 김씨金氏는 개성윤開城尹 김숙명金淑明의 딸이었으며, 어머니가 그 유명한 양촌陽村 권근權近의 딸이었으니 서거정의 집안은 아버지의 학문과 사회적 성취로 갑자기 성장한 것을 알 수 있다.

아버지 서미성의 성장에는 가장 가까이서 교유하며 학문을 논한 권제權踶(1387-1445)와의 관계를 꼽을 수 있다. 권제는 양촌의 학문적 능력을 이어받아 태종 14년(1414)의 문과에서 장원을 하였고 예문관 대제학大提學 등을 역임하였으며, 『고려사高麗史』와 『용비어천가龍飛御天歌』의 집필에 관여하였다.

서미성은 정종 1년(1399) 17세로 기묘식년사마시己卯式年司馬試에 생원生員 장원으로 뽑힐 때 이미 권근의 눈에 든 것으로 보이며, 권제와의 교유 속에 권근의 사위이자 권제의 매형이 될 수 있었다. 부인과의 사이에서 2남 5녀를 두었다. 첫째는 현감縣監 거광居廣이고, 둘째가 거정이다.

양촌뿐 아니라 권우權遇, 권제, 권채權採 등 내로라하는 문장가들이 동시다발적으로 나왔던 안동 권씨 집안에서도 서미성의 아들 거정은 어려서부터 남다른 능력을 인정받았다. 이미 여섯 살의 나이에 독서하고 글을 지었고, 조금 커서는 성균관에 시험이 있을 때마다 상위권에 들었기 때문인데 사람들은 이를 두고 "양촌의 문장이 분명 그 외손주에게 전해진 것이리라."고 말하였다. 결국 거정은 다섯 임금을 섬기면서 28년 동안 문형文衡을 맡아 권근의 뒤를 이어 조선 전기의 대표적인 학자이자 문인으로 활동하였다. 이 기간에 『경국대전經國大典』, 『동국통감東國通鑑』, 『동국여지승람東國輿地勝覽』의 편찬에 참여했으며, 『동인시화東人詩話』, 『동문선東文選』, 『역대연표歷代年表』, 『태평한화골계전太平閑話滑稽傳』, 『필원잡기筆苑雜記』를 저술하였다. 문집으로는

『사가집四佳集』이, 필체는 충주에 있는 『화산군권근신도비花山君權近神道碑』가 있었으나 훼손되어 중수하였다. 대구 귀암서원龜巖書院에 제향되었다.

구암서원 숭현사(龜巖書院 崇賢祠). 대구광역시 중구 동산동. 서거정의 위패가 모셔져 있다.

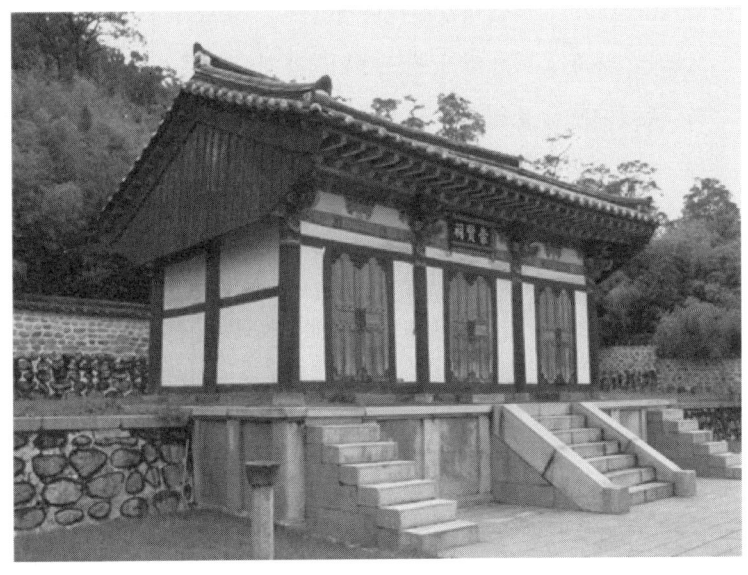

의학과 관련한 활동

徐居正

『신증동국여지승람』의 공산公山(현재의 공주) 지역에는 백제百濟 때 만든 돌항아리를 보고 쓴 서거정의 시가 기록되어 있다. 수많은 거정의 저술 가운데 우리나라에서 냇가에 흔히 자생하여, 관상용으로도 재배되었고, 한약재로도 많이 사용된 석창포를 소재로 한 시를 소개한다.

    石甕菖蒲詩   석옹창포시

    百濟古物惟石甕   백제 고물古物인 돌항아리
    腹大濩落何所用   배만 턱없이 크니 엉성하여 어디에 쓸꼬
    誰知昌陽天地精   뉘가 알리, 창포가 천지의 정기精氣인 줄을
    斲石開雲此移種   돌을 깨고 구름 열어 이곳에 옮겨 심었네
    (고전번역원 인용)

서거정은 28년간 조선의 문형文衡으로 활동한 문장가로서 법률, 천문, 역법, 지리 등 모든 방면의 저술에 관여해왔기 때문에 당연히 의학과 관련한 저술 활동에도 참여할 기회가 있었다.

가장 중요한 작업은 세조 12년(1466) 신숙주申叔舟, 최항崔恒, 강희맹姜希孟, 양성지梁誠之, 구종직丘從直, 임원준任元濬, 성임成任, 이파李坡, 이예李芮, 김석제金石梯, 정침鄭沈 등에게 명하여 각기 낭청郎廳 1인을 거느

리고 제서諸書의 유취類聚를 집필하도록 한 것이다. 결국 아버지 세종으로부터 아들들인 문종과 세조의 대에 이르러 조선왕조가 꿈꾼 것은 역易, 천문天文, 지리地理, 의醫, 복서卜筮, 시문詩文, 서법書法, 율려律呂, 농상農桑, 축목畜牧, 역어譯語, 산법算法 등 국가를 다스리는데 있어 필요한 모든 부분에 대한 종합집필이었던 셈이다. 그러나 이와 같은 제서의 유취 작업은 착수에 대한 지시는 있었지만 결과물의 완성에 대한 기록은 남아있지 않다.

다만 중국의 역대 왕조에서도 최전성기를 구가할 때인 청나라의 『고금도서집성古今圖書集成』이나 『사고전서四庫全書』와 같은 작업을 조선 전기 집권층에서 의도했던 것으로 짐작해봄직하다.

어떻게 보면 서거정이 집필에 참가한 『경국대전經國大典』, 『동국여지승람東國輿地勝覽』, 『동인시화東人詩話』, 『동문선東文選』, 『역대연표歷代年表』, 『필원잡기筆苑雜記』 등도 이러한 제서의 유취와 맞닿아 있는 저술인 셈이다.

의서로서 『의방유취醫方類聚』는 그 이름에서도 분명히 제서유취의 작업임을 확연히 알 수 있는데, 동아시아 의학사 상 최대 저작물을 동시대에 집필해낸 것으로 미루어봤을 때 이들이 말하는 제서의 유취라는 것이 어떠한 것인지를 아래와 같이 짐작해볼 수 있다.

첫째, 『의방유취』는 현재 남아있는 내용만으로도 260여 권, 87문으로 구성되어 있다. 각 단원은 이론理論, 방약方藥, 식치食治, 금기禁忌, 도인導引, 침구鍼灸로 구성되어 있으며, 다른 중국의 여러 의서들이 이론과 처방으로만 구성된 것에 비해 식치, 금기, 도인, 침구를 함께 다루고 있어 다양한 치료방법들을 모두 포괄하고 있다. 앞서 출판된

『향약집성방』과 이후의『동의보감』역시 침구법이 단원 별로 말미에 함께 기재되어 있어, 침구와 의약, 그리고 각종 생활양생법이 한데 어우러져 있는 것은 한국의학만의 독특함이 된다. 아울러 식치는 향약의학의 핵심적인 내용으로『동의보감』에는 '단방單方'의 형태로 침구법 뒤에 기술되어 있고, 조선왕실의 상세한 기록을 담고 있는『승정원일기承政院日記』에는 차茶의 형태로 맑게 우려낸 제형으로 몸을 조리하는 장면이 자주 나온다.『동의보감』도 하나의 질병 주제 아래 이론理論, 진맥診脈, 식치食治, 금기禁忌, 도인導引 등을 두루 포괄하고 있어 질병을 중심으로 가능한 모든 치료법을 포괄한다.

　둘째, 87문 병증의 이론, 방약, 식치, 금기, 도인, 침구 각각은 이전 시기까지의 중요한 의학서적 별로 해당 내용을 옮겨 놓았다. 책이 출판된 시기별로 책 제목과 함께 배치를 하였기 때문에 동아시아 의학사에 있어서 보배와 같은 기록물이다. 다수의 중국에서 출판된 처방서들이 인용한 서적을 표시하지 않고 서술한 것과는 대조적이다. 비슷한 내용이나 참고해야 할 사항들은 주석을 달아놓아, 실존된 많은 의서들이『의방유취』를 통해 복원되고 있다. 주제별로 기술하고 있고, 모든 인용문헌의 출전을 표기하고 있으며, 저술된 순서로 배치하고 있기 때문에 오래된 의서들의 출판시기에 대해 고증할 수도 있다. 이를 통해『비예백요방備預百要方』이라는 의서가 13세기 초 고려의서임이 밝혀져 복원되기도 하였고, 중국에서는 당唐의 의서로 알려진『선수이상속단방仙授理傷續斷方』이 원나라 말의 의서로 판명되기도 하였다.『향약집성방』이나『동의보감』도 참고문헌을 모든 문장에 표시하고 있어서, 학술적인 엄밀성은 한국의학의 또 다른 전통이 되어 있다.

셋째, 당대까지 수집 가능한 동아시아의 모든 의서를 정리하고 있다. 안타깝게도 이 책은 워낙 거대분량의 서적이어서 처음 집필할 당시부터 몇 질 밖에 만들지 않아 대부분 소실되었고 현재 일본 궁내성 도서관에 1질이 남아 있다. 임진왜란壬辰倭亂(1592-1598) 때 일본군이 약탈해갔기 때문이다. 현재 남아 있는 것이 252책, 950여 만자, 5만여 종의 처방이 남아 있다. 중국에서 역대의 모든 처방을 대략 12만여 종으로 계산한다고 하니 15세기 초까지 동아시아 지역의 모든 처방을 정리하였다고 보아도 과언이 아닐 것이다. 앞서『향약집성방』이 15세기에 이르러 단기간에 많은 분량으로 늘어나게 된 것도 이와 같은 종합하는 집필 방식을 따랐기 때문이다.

다섯째, 중요한 항목을 나누고 다시 세분화하여 설명하는 신유학의 강목체綱目體 집필방식을 따르고 있다. 15세기 초 조선은 국왕직속으로 설치된 집현전集賢殿에서 젊은 신유학자 출신 관료들을 근무시키면서 후진양성, 학문연구, 각종 공문서 작성, 과거시험출제, 왕실기록관리 뿐 아니라 학문의 전 분야에 걸친 편찬사업을 주도하였다. 이 과정 속에서 역易, 천문天文, 지리地理, 의醫, 복서卜筮, 시문詩文, 서법書法, 율려律呂, 농상農桑, 축목畜牧, 역어譯語, 산법算法 등 각 분야의 모든 서적을 '유취類聚'하라는 왕명이 내려지게 된 것인데, 조선의 가장 중요한 의서들인『향약집성방』,『의방유취』,『동의보감』은 모두 신유학자들의 학문서술 방식인 강목체綱目體로 기술되었다.

서저정의 활동 중『동문선』의 집필과『동국여지승람』의 편찬 역시 의학과 관련하여 흥미로운 대목이다. 우리나라에는 삼국시대부터 지리지가 편찬되었다는 기록이 『삼국유사三國遺事』에 있으며, 1145년 『삼국사기三國史記』의 지리지는 현존하는 우리나라 최초의 지리지이다. 이후 조선시대에는 다양한 지리지가 편찬된다. 먼저 세종 14년(1432)에는 『신찬팔도지리지新撰八道地理志』가 만들어졌고, 단종 2년(1454)에 『신찬팔도지리지』의 내용을 보완한 『세종실록지리지世宗實錄地理志』가 완성되었다. 이 때까지의 지리지는 중앙 정부에서 주도하였고, 호구戶口, 전결田結, 토지의 비척肥瘠, 토의土宜, 토공土貢, 풍기風氣, 조세租稅 등 의료를 포괄하는 경제 분야와, 군현이합郡縣離合, 향소부곡鄕所部曲, 월경처越境處 등의 행정 분야, 성곽城郭, 험조險阻, 관방關防, 봉화烽火, 군정軍丁, 진鎭, 영營 등 군사 분야의 내용까지도 담고 있다.

이후 성종 12년(1481)의 『동국여지승람東國輿地勝覽』은 성종 17년(1486), 중종 26년(1531)에 잇따른 교정과 증보작업으로 『신증동국여지승람新增東國輿地勝覽』으로 간행하였다. 특히 이전의 『세종실록』지리지에 비하여 서거정의 『동문선』을 포함한 인물人物, 예속禮俗, 시문詩文 등의 항목을 보강하였고, 대신 경제, 행정, 군사 등의 내용은 제외하거나 간소화하였다. 이는 정치, 경제적인 목적보다는 다분히 성리학으로 백성을 교화하기 위한 내용이 강조된 것으로 이해할 수 있다.

중앙정부에 조세의 목적으로 제공하는 품목이라고 보았을 때, 지리지의 토의土宜, 토공土貢, 약재藥材, 토산土産 등의 항목에 등장하는 약재들은 15세기 우리나라에서 자생하는 우수한 약재로 간주할 수 있다. 뿐 아니라 온천과 같은 의료시설, 지역의 의학인물 및 의학 관련 문화재, 속담, 전염병과 관련있는 여단癘壇 등을 포함한 한의학 관련 정보도 담고 있다.

세종 대에 완성된 이러한 약재를 포함하는 전국적인 조세시스템은 조선의 보건의료시스템을 구축하는데 아주 중요한 근간이 되며, 조선 개국이후 향약의학 발전의 토대가 되었다.

이러한 향약의학과 관련하여서도 서거정의 발자취를 느낄 수 있는 대목이 또 있다. 『향약집성방』은 성종 9년(1478)에 증보되고, 성종 10년(1479)에는 『향약본초鄕藥本草』에 도설圖說을 첨가하였으며, 성종 19년(1488)에는 『향약집성방』을 언해하였다는 기록이 있다. 특히 마지막의 언해에 대한 기록에 노사신盧思愼, 허종許琮과 함께 서거정이 참여한 것으로 한국의약인명사전韓國醫藥人名事典을 비롯하여 여러 곳에 보인다. 그러나 실록 등에는 정확한 언급이 없어 추후 좀더 세밀한 조사가 필요할 것으로 보인다.

의학과 관련한 또 다른 기록은 세조 12년(1466)의 것으로, 당시 중추부동지사中樞府同知事였던 서거정에게 『마의서馬醫書』를 편집하게 한 것이다. 이때의 실록기사를 자세히 들여다보면 "임금이 마정馬政에 마음을 두어 말을 먹여 기르고 다스리는 법을 여러 신하와 위사衛士에게 물으니, 각각 보고 듣고 경험한 일로써 진술해 아뢰었는데, 이에 이르러 서거정에게 명하여 편찬하게 하였다."는 것이다.

흥미로운 대목은 "다들 경험한 일을 진술하였다."라고 한 점이다. 이 같은 기록은 정종 원년(1399)에 제생원濟生院에서 방사량房士良이 간행한 『신편집성마의방新編集成馬醫方』의 내용과 기록을 통해 흥미로운 점이 있다. 방사량의 서문에 의하면 이 책은 중국의 관련 의서에서 효과가 있는 처방을 고르고, 고려인들의 수의학에 관한 노하우를 채집하여 편찬한 것이기 때문이다.

서두에 좋은 말을 고르기 위한 그림, 털에 대한 그림, 수요를 알아보는 법, 치아를 보는 법, 말을 기르는 법 등을 설명하고 있고, 이어 질병 각론에서는 오장五臟, 풍문風門, 제황문諸黃門, 제창문諸瘡門, 골안문骨眼門, 제열문諸熱門, 습역문濕疫門, 비상문鼻顙門, 제창문諸瘡門, 후종문喉腫門, 타파문打破門, 소제문瘙蹄門, 개창문疥瘡門, 잡병문雜病門으로 나누어 그림과 함께 설명하였다. 뿐만 아니라 서문에서 밝힌 것처럼 당시 고려인들의 경험도 다수 채록하여, '동인경험목양법東人經驗牧養法', '동인경험방국출산東人經驗方麴朮散', '동인경험치창만방東人經驗治脹滿方', '동인경험치마개東人經驗治馬疥' 등으로 기록된 부분이 있으며, '향명鄕名…', '향운鄕云…'이라 표기하고 향약명鄕藥名을 주석으로 달아놓고 있어 향약을 활용한 고려인들의 수의학적 경험을 기술하고 있다.

　현재 서거정이 편찬한 『마의방』의 내용은 확인할 길이 없는데 아마도 앞선 시기 방사량의 『신편집성마의방』에서 크게 달라지지는 않았을 것으로 생각된다. 다만 경험한 일을 진술하였다고 한 것으로 보아 『신편집성마의방』에서 '동쪽 사람들이 경험한' 내용을 중심으로 실용적으로 구성되었을 것으로 짐작된다.

15세기 왕실과 관료들의 의학적 성취

세종의 아들인 세조는 다른 왕자들과 함께 『의방유취』의 교정작업에 직접 참여하기도 하였다. 왕이 된 이후 『의약론醫藥論』을 직접 저술하였고, 또한 의서습독관醫書習讀官 제도를 실시하여 글을 읽고 책을 편집할 수 있는 의사들을 길러 『의방유취』의 교정작업에 참여할 수 있도록 배려하였다. 이와 같은 세조의 의학진흥정책은 아버지 세종의 것을 이어받은 것이며 국가의 기틀을 잡는데에 의료를 매우 중하게 여겼음을 알 수 있게 한다.

이와 관련하여 세조 8년(1462), 9년(1463), 13년(1467)에 있었던 세 번의 경연經筵과 관련한 세조실록의 기사들이다. 경연이란 왕과 함께 3정승을 포함한 대신들, 승정원의 6승지 및 홍문관의 관원들이 참여하여, 4서 5경과 역사 및 성리학 서적을 강의하는 모임이었는데, 국왕과 신하들이 정치 현안들을 협의하는 자리가 되기도 하였다. 이러한 자리에 세조는 8년과 9년, 13년에 경서와 함께 의서醫書를 함께 강의하였다. 서거정은 위 세 번의 경연에 모두 참여하여 의서를 강하는 자리를 함께 하였다.

좀 더 구체적으로 살펴보면 8년에는 서현정序賢亭에서 내종친內宗親 및 영의정 신숙주申叔舟, 우찬성 구치관具致寬, 형조판서 이극감李克堪, 판한성부사 이석형李石亨, 병조참판 서거정徐居正과 제장諸將 · 승지承旨 등이 입시入侍한 자리에서 예문관藝文官 및 성균관 유생成均館儒生들에게는 경서經書를, 의서습독관醫書習讀官에게는 의서醫書를 강講하게 하였다.

9년에는 비현합丕顯閤에서, 성균유학成均儒學 박정손朴精孫 등 5인과 겸예문兼藝文 정난종鄭蘭宗 등 3인에게 경서經書를 강講하게 한 자리에 왕세자王世子와 내종친內宗親과 하동부원군河東府院君 정인지鄭麟趾, 봉원부원군蓬原府院君 정창손鄭昌孫, 영의정領議政 신숙주申叔舟, 우의정右議政 구치관具致寬, 우참찬右參贊 최항崔恒, 예조판서禮曹判書 박원형朴元亨, 이조판서吏曹判書 김담金淡, 이조참판吏曹參判 홍응洪應, 병조참판兵曹參判 김국광金國光, 대사헌大司憲 서거정徐居正 등이 입시入侍하였다. 동지중추원사同知中樞院事 전순의全循義, 호조참판戶曹參判 임원준任元濬도 또한 의학醫學을 시강侍講하고, 이어서 의서醫書의 창준唱準 인원人員을 불러서 마감磨勘하게 하였다.

13년에는 화위당華韡堂에서 효령대군孝寧大君 이보李補, 봉원군蓬原君 정창손鄭昌孫, 영의정 한명회韓明澮, 능성군綾城君 구치관具致寬, 좌의정 심회沈澮, 연성군延城君 박원형朴元亨, 좌찬성 최항崔恒, 우찬성 조석문曹錫文, 좌참찬 윤자운尹子雲, 인산군仁山君 홍윤성洪允成, 병조판서 김국광金國光, 이조판서 한계희韓繼禧, 호조판서 노사신盧思愼, 예조판서 강희맹姜希孟, 공조판서 임원준任元濬, 형조판서 서거정徐居正, 중추부지사中樞府知事 성임成任, 동지사同知事 구종직丘從直, 홍응洪應, 이예李芮, 정자영鄭自英, 대사헌大司憲 양성지梁誠之, 호조참판 이파李坡, 예조참판 이계손李繼孫과 승지 및 종친宗親과 예문관藝文館 유신儒臣, 성균관成均館 유생儒生, 의학인醫學人 등에게 각자가 하고 있는 일에 대해 강의하게 하였다.

세조 9년(1463)은 이부李溥, 이준李浚, 이철李徹, 정현조鄭顯祖, 이종생李終生, 이찬李禶, 이민李敏, 이정李定, 이영李寧, 최항崔恒, 송처관宋處寬, 홍응洪應, 김국광金國光 등과 함께 『의방유취』의 교정을 독려하던 시점이고, 세조 10년(1464)은 교정작업에 잘못이 있어 유요柳瑤 등 7인은 파직罷職하고 전사前仕를 삭제하였으며, 손소孫昭 등 10인은 파직, 한치량韓致良 등 46인은 전사삭제, 안극상安克祥 등 11인 고신告身을 빼앗는 대규모 인사처벌이 진행된 때이다.

이미 세조 8년부터 경연 자리에 『의방유취』의 교정작업을 주도하던 의서습독관들을 불러 지속적인 점검을 하던 중 벌어진 참사였음을 알 수 있다. 이를 통해 세조가 아버지 세종의 유업을 잇는 수준이 아니라 의학을 발전시키기 위해 그 이상의 노력을 기울였음을 알 수 있다. 또한 의서습독관들이 경연에 참여할 수 있었다는 것은 의료인에 대하여 신분의 차별이 아직은 크지 않았다, 또한 성리학이 지나치게 공리공론에 흐르지 않고 기술직을 중요하게 여겼다는 것도 알 수 있다.

이러한 흐름은 고려말부터 꾸준히 의학을 발전시키려는 조선 왕조의 노력 속에서 확인할 수 있다. 고려 말『삼화자향약방三和子鄉藥方』으로부터 조선 정종 때의『향약간이방鄉藥簡易方』, 태종 때의『향약구급방鄉藥救急方』,『향약제생집성방鄉藥濟生集成方』, 세종 때의『향약채취월령鄉藥採取月令』,『세종실록지리지世宗實錄地理志』등을 거쳐『향약집성방鄉藥集成方』이 1차 완성되었고, 이후 성종 때에 이르러『향약집성방』은 증보增補, 본초 도경本草 圖經 및 언해諺解 등의 보완작업이 진행되어 2차 완성되었다.

이러한 향약의학의 발전 과정에 대략 100여 년이라는 긴 시간이 걸리는 동안 중요한 역할을 한 인물들은 권근權近, 권백權白, 권중화權仲和, 권채權採, 김내金柰, 김사형金士衡, 김순명金順命, 김원경金元冏, 김희선金希善, 노사신盧思愼, 노중례盧重禮, 박습朴習, 박윤덕朴允德, 박을상朴乙祥, 박인朴仁, 박훤朴暄, 방사량房士良, 변계량卞季良, 삼화자三和子, 서거정徐居正, 서찬徐贊, 신장申檣, 안경량安敬良, 양성지梁誠之, 유효통兪孝通, 윤상尹祥, 윤회尹淮, 이경동李瓊仝, 이종李悰, 이지강李之剛, 장순蔣淳, 정포鄭包, 조준趙浚, 최자하崔自河, 한상경韓尙敬, 허종許琮, 허형許衡, 황자후黃子厚 등 38명이다.

세종15년(1433) 『향약집성방』이 간행되고, 다시 10여 년만인 세종27년(1445) 『의방유취』가 처음 집필되고 성종 8년(1477)에 완성될 때까지 30여 년의 세월 동안 뚜렷한 역할을 한 사람은 강희맹姜希孟, 권찬權攢, 김국광金國光, 김문金汶, 김석제金石梯, 김수온金守溫, 김예몽金禮蒙, 김유지金有智, 노중례盧仲禮, 민보화閔普和, 백수희白受禧, 서거정徐居正, 성임成任, 손소孫昭, 송처관宋處寬, 신석조辛碩祖, 신숙주申叔舟, 안극상安克祥, 양성지梁誠之, 유서柳湑, 유성원柳誠源, 유요柳瑤, 이극감李克堪, 이민李敏, 이부李溥, 이사순李師純, 이사철李思哲, 이영李寧, 이예李芮, 이용李瑢, 이유李瑈, 이정李定, 이종생李終生, 이준李浚, 이찬李瓚, 이철李徹, 이파李坡, 임원준任元濬, 전순의全循義, 정현조鄭顯祖, 최영린崔永潾, 최윤崔閏, 최항崔恒, 한계미韓繼美, 한계희韓繼禧, 한치량韓致良, 홍응洪應 등 47명이다. 이 가운데에는 교정 착오로 처벌을 받았던 72명 가운데 일부 이름이 확인된 사람들만 언급한 것이니 『의방유취』의 집필과 교정에 어느 정도의 시간과 인력, 그리고 자금이 투입되었는지는 명백하다.

이 사람들 가운데 의학을 비롯하여 다양한 잡학으로 이름을 떨친 권중화, 방사량, 황자후, 임원준, 한계희, 허종이나 의관으로 유명했던 노중례, 유효통, 김유지, 전순의, 최윤, 정승이었던 조준, 김사형, 김희선, 한상경, 신숙주, 최항, 홍응, 종친인 이예, 이파, 이녕, 이정,

이유, 이민, 이부, 사가독서賜暇讀書를 했던 권채, 신숙주, 최항, 유성원, 강희맹, 노사신 및 서거정, 그리고 문형의 자리에 올랐던 권근, 변계량, 서거정 등이 모두 의학과 관련한 저술활동에 관여하였다.

조선 전기 의방유취 관련 인물

대상자	직위	연도	내용
김예몽(金禮蒙)	집현전 부교리 (集賢殿 副校理)	세종 27년(1445)	의서수집 및 1차 정리
유성원(柳誠源)	저작랑(著作郞)	세종 27년(1445)	의서수집 및 1차 정리
민보화(閔普和)	사직(司直)	세종 27년(1445)	의서수집 및 1차 정리
김문(金汶)	집현전 직제학(直提學)	세종 27년(1445)	편집
신석조(辛碩祖)	집현전 직제학	세종 27년(1445)	편집
이예(李芮)	집현전 부교리	세종 27년(1445)	편집
		세조 12년(1466)	제서(諸書)의 유취(類聚)
김수온(金守溫)	승문원 교리 (承文院 校理)	세종 27년(1445)	편집
전순의(全循義)	의관(醫官)	세종 27년(1445)	편집
최윤(崔閏)	의관	세종 27년(1445)	편집
이용(李瑢)	안평대군(安平大君)	세종 27년(1445)	감수(監修)
이사철(李思哲)	도승지(都承旨)	세종 27년(1445)	감수
이사순(李師純)	우부승지(右副承旨)	세종 27년(1445)	감수
노중례(盧仲禮)	첨지중추원사 (僉知中樞院事)	세종 27년(1445)	감수
이극감(李克堪)	좌승지(左承旨)	세조 5년(1459)	세조와 의방유취 교정을 논의
양성지(梁誠之)	행대호군(行大護軍)	세조 5년(1459)	의방유취 교정(校正)을 맡음
	이조판서(吏曹判書)	세조 10년(1464)	승진, 편찬(編纂) 작업으로 상받음
		세조 12년(1466)	낭청(郎廳) 1인을 거느리고 의서유취(醫書類聚), 제서(諸書)의 유취(類聚)

	대상자	직위	연도	내용
徐居正	이부(李溥)	영순군(永順君)	세조 9년(1463)	교정논의
	이준(李浚)	귀성군(龜城君)	세조 9년(1463)	교정논의
	이철(李徹)	은산부정(銀山副正)	세조 9년(1463)	교정논의
	정현조(鄭顯祖)	하성위(河城尉)	세조 9년(1463)	교정논의
	이종생(李終生)	진남군	세조 9년(1463)	교정논의
	이찬(李穳)	은천군(銀川君)	세조 9년(1463)	교정논의
	이민(李敏)	덕성군(德城君)	세조 9년(1463)	교정논의
	이정(李定)	영천경(永川卿)	세조 9년(1463)	교정논의
	이영(李寧)	낙안경(樂安卿)	세조 9년(1463)	교정논의
	최항(崔恒)	우참찬(右參贊)	세조 9년(1463)	교정논의
	송처관(宋處寬)	행 상호군(行 上護軍)	세조 9년(1463)	교정논의
	홍응(洪應)	이조참판	세조 9년(1463)	교정논의
	김국광(金國光)	병조참판(兵曹參判)	세조 9년(1463)	교정논의
	손소(孫昭) 등 10인	파직(罷職)	세조 10년(1464)	교정착오로 죄를 받음
	유요(柳瑤) 등 7인	파직 전사삭제(前仕削除)	세조 10년(1464)	교정착오로 죄를 받음
	한치량(韓致良) 등 46인	전사삭제	세조 10년(1464)	교정착오로 죄를 받음
	안극상(安克祥) 등 11인	고신(告身) 빼앗음	세조 10년(1464)	교정착오로 죄를 받음
	한계미(韓繼美)	서원군(西原君)	세조 10년(1464)	승진, 편찬(編纂) 작업으로 상받음
	최영린(崔永潾)	행사헌장령(行司憲掌令)	세조 10년(1464)	승진, 편찬(編纂) 작업으로 상받음
	이유(李瑈)			의방유취 교정을 독려함
	신숙주(申叔舟)		세조 12년(1466)	역(易)·천문(天文)·지리(地理)·의(醫)·복서(卜筮)·시문(詩文)·서법(書法)·율려(律呂)·농상(農桑)·축목(畜牧)·역어(譯語)·산법(算法) 등 제서(諸書)의 유취

대상자	직위	연도	내용
최항(崔恒)		세조 12년(1466)	제서의 유취
서거정(徐居正)		세조 12년(1466)	제서의 유취
강희맹(姜希孟)		세조 12년(1466)	제서의 유취
성임(成任)		세조 12년(1466)	제서의 유취
이파(李坡)		세조 12년(1466)	제서의 유취
김석제(金石梯)		세조 12년(1466)	제서의 유취
임원준(任元濬)		세조 12년(1466)	제서의 유취
	좌참찬	성종 8년(1477)	30질 인해
한계희(韓繼禧)	서평군(西平君)	성종 8년(1477)	30질 인해
권찬(權攢)	행 호군	성종 8년(1477)	30질 인해
유서(柳湑)	감인관(監印官) 의관	성종 8년(1477)	교정작업 공로 인정
백수희(白受禧)	전교서별제(典校署別提)	성종 8년(1477)	교정작업 공로 인정

서거정

조선 전기 향약의학 관련 인물

서적	대상자	근거	내용
삼화자향약방	삼화자(三和子)	향약제생집성방 서문(1398)	삼화자방이 있었음
향약간이방	권중화(權仲和), 서찬(徐贊)		권중화가 서찬에게 향약간이방을 편찬시킴
향약혜민경험방	김희선(金希善)	태조실록(1393)	각도에 의학교수와 의원을 두고 양반 자제들을 교육, 향약혜민경험방을 배워 질병치료
향약구급방	윤상(尹祥)	향약구급방 중간본 발문 (1417)	발문 작성
	이지강(李之剛), 최자하(崔自河)		제작 출판
	김내(金奈), 박인(朴仁), 권백(權白), 박을상(朴乙祥), 장순(蔣淳), 박훤(朴暄), 정포(鄭包), 박습(朴習)		기여자
	황자후(黃子厚)	세종실록(1427)	인쇄건의

서적	대상자	근거	내용
향약제생집성방	권근(權近)	향약제생집성방 서문, 발문 (1398)	서문, 발문 작성
	조준(趙浚), 김사형(金士衡), 김희선(金希善), 권중화(權仲和)		조준, 김사형, 김희선, 권중화 등이 제작, 출판
향약제생집성방	한상경(韓尙敬), 안경량(安敬良), 김원경(金元冏), 허형(許衡), 이종(李悰), 방사량(房士良)	향약제생집성방 발문(1398)	제생원 소속으로 공이 있음
향약채취월령	변계량(卞季良), 윤회(尹淮)	향약채취월령 발문(1431)	발문 작성
	유효통(兪孝通), 노중례(盧重禮), 박윤덕(朴允德)		제작
세종실록지리지	윤회(尹淮), 신장(申檣)	세종실록지리지 서문(1432)	서문 작성
향약집성방	권채(權採)	향약집성방 서문(1433)	서문 작성
	유효통(兪孝通), 노중례(盧重禮), 박윤덕(朴允德)		제작
	양성지(梁誠之)	예종실록(1469)	반포건의
	이경동(李瓊同)	성종실록(1478)	
	김순명(金順命)	성종실록(1479)	
	노사신(盧思愼), 서거정(徐居正), 허종(許琮)	한국의약인명사전 성종실록(1488)	언해(諺解)

徐居正

조선 최고 문장가의 손을 거친 조선의학

단종 2년(1453) 세조를 수행하여 북경北京에 가던 중 압록강에 이르렀을 때 서거정 모친의 부음이 전해 왔으나, 세조가 비밀에 부쳤다. 그날 밤 서거정은 "달은 어머니를 상징하는데 꿈에 달이 이상하게 하늘에 걸려 있었다."고 하며 자다 일어나 울었다. 이 말을 전해들은 세조는 "거정의 효성이 지극하여 하늘을 감동시켰다."고 하여 늘 서거정을 아꼈다고 한다.

서거정은 대제학을 22년 동안 맡으면서 23번의 과거를 치르면서 많은 인재들을 등용하였고, 숱한 저술과 명문장들을 남겼다. 조선 최초의 문형인 외할아버지 권근의 문장력을 이어받았을 뿐 아니라 태종을 도와 조선의 기틀을 다잡은 권근처럼 세조를 도와 세조의 치적을 남기는데 가장 앞장선 사람이었다. 물론 단종을 따르지 않고 세조를 섬겼다는 점, 그리고 독단적이었다는 점에서 선비로서 후세의 비판을 받았다.

성종 15년(1484) 양성군陽城君 이승소李承召의 졸기卒記에 사관史官이 두 사람에 대해 평가를 하는 글이 있다. "이승소는 풍자風姿가 단아하고 조리操履가 맑고 삼가서 산업産業을 경영하지 아니하며, 함부로 사귀어 놀지 아니하니, 사람들이 금옥군자金玉君子라고 일컬었다. 성품이 겸손하고 양보하여 일찍이 능함으로써 남보다 먼저 하지 아니하였다. 문장이 서거정徐居正과 더불어 이름이 맞먹었는데 서거정은 홀로 문병文柄을 마음대로 하고 이승소는 매양 미루어 사양하며 감히 항거하지 아니하였다." 이는 결국 서거정이 28년 간 문형의 자리를 지킨 것은 그와 견줄만한 인물이 없어서가 아니라 이승소라는 걸출한 인물이 있었음에도 불구하고 서거정과 더불어 다투지 못했다는 것이다. 서거정이 독단적인 세조 밑에서 마찬가지로 독단적인 문형으로서 활동했다는 것을 엿볼 수 있다.

    서거정은 세조의 뜻을 따라 의서습독관을 운영하고, 경연에 이들을 참여시켜가면서, 『의방유취』를 교정해 나갔다. 또한 『의방유취』를 넘어 제서의 유취를 시도하였던 사람, 세조를 대신해 『마의방』을 집필한 인물, 그리고 세조 승하 후에도 성종을 보필하여 『향약집성방』을 언해하고, 『증보동국여지승람』의 편찬에 참여하여 향약을 보급 및 정리한 의학인물이자 조선의 문형이었다.

세종 2년(1420)	(1세) 태어나다.
세종 20년(1438)	(19세) 생원·진사 양시에 합격하다.
세종 26년(1444)	(25세) 식년문과에 을과로 급제하여 사재감직장司宰監直長에 제수되다.
세종 29년(1447)	(28세) 부수찬副修撰으로 지제교 겸 세자우정자知製教兼世子右正字가 되다.
문종 1년(1451)	(32세) 부교리에 오르다.
문종 2년(1452)	(33세) 수양대군首陽大君을 따라 명나라에 종사관從事官으로 다녀오다.
세조 1년(1455)	(36세) 세자우필선世子右弼善이 되다.
세조 3년(1457)	(38세) 문과중시에 병과로 급제하여 우사간·지제교에 초수招授되다.
세조 4년(1458)	(39세) 정시庭試에서 우등하여 공조참의·지제교에 오르다. 곧이어 예조참의를 제수받다. 세조의 명으로 『오행총괄五行摠括』을 저술하다.
세조 6년(1460)	(41세) 이조참의가 되다.
세조 11년(1465)	(46세) 예문관제학·중추부동지사中樞府同知事를 지내다.
세조 12년(1466)	(47세) 발영시拔英試에 합격하여 예조참판이 되다. 등준시登俊試에 3등으로 합격하여 행동지중추부사行同知中樞府事에 특가特加되다. 『경국대전』 찬수에 참가하다.
세조 13년(1467)	(48세) 형조판서로서 예문관대제학·성균관지사를 겸하다.
성종 1년(1470)	(51세) 좌참찬에 제수받다.
성종 2년(1471)	(42세) 순성명량좌리공신純誠明亮佐理功臣 3등에 녹훈되고 달성군達城君에 봉해지다.
성종 5년(1474)	(55세) 좌참찬에 복배되다.
성종 7년(1476)	(57세) 우찬성에 오르다. 『삼국사절요』를 공편하다.
성종 8년(1477)	(58세) 달성군에 다시 봉해지고 도총관都摠管을 겸하다.
성종 9년(1478)	(59세) 대제학을 겸직하고 곧이어 한성부판윤에 제수되다. 『동문선』 130권을 신찬하다.
성종 10년(1479)	(60세) 이조판서가 되어 송나라 제도에 의거하여 문과의 관시館試·한성시漢城試·향시鄕試에서 일곱 번 합격한 자를 서용하는 법을 세우다.
성종 11년(1480)	(61세) 『오자吳子』를 주석하고 『역대연표歷代年表』를 찬진하다.

성종 12년(1481)	(62세) 『신찬동국여지승람』 50권을 찬진하고 병조판서가 되다.	
성종 14년(1483)	(64세) 좌찬성에 제수되다.	
성종 16년(1485)	(66세) 세자이사世子貳師를 겸하다. 『동국통감』 57권을 완성하다.	
성종 17년(1486)	(67세) 『필원잡기筆苑雜記』를 저술하다.	
성종 18년(1487)	(68세) 왕세자에게 『논어』를 강하다.	
성종 19년(1488)	(69세) 졸卒하다.